门诊策略丛书

# 神经内科医师门诊决策

主　编　赵振环

副主编　宁玉萍　张岳峰

编　委　张　良　郑　东　谭　燕
　　　　彭良富　施海姗　方雅秀
　　　　刘奎元

秘　书　谭　燕

科学技术文献出版社
SCIENTIFIC AND TECHNICAL DOCUMENTATION PRESS

**图书在版编目(CIP)数据**

神经内科医师门诊决策/赵振环主编．—北京:科学技术文献出版社,
2013.2
ISBN 978-7-5023-7177-7

Ⅰ.①神… Ⅱ.①赵… Ⅲ.①神经系统疾病-诊疗 Ⅳ.①R741

中国版本图书馆 CIP 数据核字(2012)第 010524 号

## 内 容 简 介

神经系统疾病的症状、体征非常复杂,经常与其他科疾病并存,或者为其他科疾病的并发症。但所有门诊医师都要在极短的时间内做出诊断与治疗的决定,此时,临床医师的决策至关重要。

门诊临床医师的治疗决策步骤包括:判断疾病的治疗能否在门诊进行;决策门诊治疗方案。

本书的第一至第四章描述诊断流程、要点、注意事项,为本书最重要的部分,读者依照所述方法反复训练,有益于迅速提高门诊决策能力。第五章描述神经科经常出现的重要的体征与症状,为知识性内容;诊断流程为其精髓,值得仔细阅读,甚至牢记。第六章为治疗策略。编者在书中展示的示例更是本书精华部分,读者可通过示例体会门诊决策能力培养的重要性。

### 神经内科医师门诊决策

策划编辑:李　洁　孙江莉　　责任编辑:陈家显　　责任校对:唐　炜　　责任出版:张志平

| | | |
|---|---|---|
| 出　版　者 | 科学技术文献出版社 | |
| 地　　　址 | 北京市复兴路 15 号　邮编 100038 | |
| 编　务　部 | (010)58882938,58882087(传真) | |
| 发　行　部 | (010)58882868,58882866(传真) | |
| 邮　购　部 | (010)58882873 | |
| 官　方　网　址 | http://www.stdp.com.cn | |
| 淘宝旗舰店 | http://stbook.taobao.com | |
| 发　行　者 | 科学技术文献出版社发行　全国各地新华书店经销 | |
| 印　刷　者 | 北京时尚印佳彩色印刷有限公司 | |
| 版　　　次 | 2013 年 2 月第 1 版　2013 年 2 月第 1 次印刷 | |
| 开　　　本 | 787×1092　1/16 开 | |
| 字　　　数 | 562 千 | |
| 印　　　张 | 24 | |
| 书　　　号 | ISBN 978-7-5023-7177-7 | |
| 定　　　价 | 62.00 元 | |

# 目　　录

# 第一章

# 诊断思路

神经内科疾病有其特定的诊断思路,它包括定位诊断与定性诊断。而且神经内科疾病与普通疾病的诊断步骤与诊断原则也有所不同。

## 一、神经系统疾病诊断步骤

(1)病史＋体征;

(2)解剖诊断←——主要症状和体征的演变;

(3)病因诊断←——病史＋体征＋辅助检查;

(4)影像学诊断;

(5)病理学诊断;

(6)分子生物学诊断。

## 二、神经系统疾病的临床诊断原则

(1)在对神经系统疾病进行初步分析时,进行解剖学(定位)诊断通常要优于病因学(定性)诊断。定位诊断的重要性实际上相当于普通内科疾病进行分科就诊一样重要,换句话说,就是普通内科医师不知道患者患的是肺病、胃肠疾病或肾脏疾病就去探讨疾病的原因,是令人不可思议的。而且,特定部位神经系统损害往往与某些特定病因相关。定位诊断一旦确立,定性也随之更易明晰。

在临床工作中,应始终坚持神经系统检查是最基本也是最重要的临床诊断方法的原则,既极大的简化神经系统疾病的诊断步骤,也是获得正确诊断的基础。更加重要的是它能指导最有价值的辅助方法的选择。因为有时病因诊断扑朔迷离,而精确定位并结合部位与特定发病相关特征的诊断方法,有助于获得正确的临床信息,降低患者的费用。

(2)通常情况下,只要正确应用临床诊断方法及程序,均能追本溯源。但是门诊医师牢记部分特征性的临床表现、症状,即可立刻定位、定性。如,帕金森病(PD)具有特征性的临床表现,副肿瘤性小脑变性的斜视性眼阵挛,肝豆状核变性的角膜 K-F 环,神经梅毒与糖尿病的眼肌运动性神经病的阿罗瞳孔。

(3)部分患者疾病表现特殊,其临床表现与体征所构成的综合征已经提示了病因与部位。

门诊医师应牢记这些常见的综合征表现。如,延髓背外侧综合征(Wallenberg)。

(4)临床实践中要有开阔的思维,同一症状、体征,可能为不同疾病的表现。门诊医师尤其要熟记症状鉴别。如截瘫,既可是遗传病(遗传性痉挛性截瘫),也可是多发性硬化(MS),还可以是脊髓肿瘤、急性脊髓炎。

(5)不管如何复杂的临床疾病,都要遵循临床诊断的基本准则。这些准则包括:判断所获得的临床症状、体征是否可靠、完整;疾病的病因与病理能否合理解释神经系统的紊乱。

# 第一节　本专科疾病诊断的基本概念

神经系统疾病的诊断是医师在所获得的病史基础上,根据一般查体与神经系统检查所获得的资料,再结合有关辅助检查,加以分析、推断得到的。一般分为定位诊断和定性诊断两方面。

(1)定位诊断:确定神经系统受损的解剖部位。由于神经系统各部位的解剖结构和生理功能不同,当损伤时即出现不同的神经功能障碍,表现出不同的临床症状和体征,定位诊断是根据这些症状和体征,结合神经解剖、生理和病理知识,推断其病灶部位的一种诊断过程。

(2)定性诊断:乃系确定病变的病理性质和原因,即对疾病做出病理、病因诊断的过程。因为神经系统与其他系统有密切联系,且神经系统疾病不仅可由神经系统本身疾病所致,也可继发于其他系统疾病,故在考虑定性诊断时,必须从整体出发,根据起病急缓、病程长短、症状和体征出现的先后次序以及其演变过程,参照有关辅助检查的结果进行分析。常见病因有:感染、外伤、血管性疾病、中毒、代谢障碍、肿瘤、变性疾病、先天性疾病和寄生虫病等。

神经系统疾病的定位诊断和定性诊断不可截然分开,如某些神经系统疾病,在确定病变部位的同时也可推断出病变的性质,如内囊附近病损,多由动脉硬化合并高血压性血管疾病所致。因而在不少情况下,神经系统疾病的定位诊断、定性诊断是相互参考同时进行的。

# 第二节　本专科疾病诊断的基本程序

## 一、本专科疾病的提示

门诊医师应从患者最初的陈述中,敏锐地找出提示疾病的特征性的症状或体征,并从可能引起该症状/体征的本专科或其他科所有疾病中,快速判断该病为本专科疾病还是其他科疾病,或者二者并存。这是门诊医师必须牢记的程序,这是防止医疗过失/事故的关键。门诊专科医师必须养成这一工作习惯。

门诊工作的特点是时间紧,如何做到迅速找出提示诊断的特征性的症状或体征,是门诊医师的基本功。这需要门诊医师平时多积累知识,尤其是要有意识地揣测或牢记各疾病发作时病人可能出现的各种特征性主诉,还要有意识牢记这些特征性主诉可由哪些疾病导致,而且最好能理解导致该些特征性主诉的发病机制。并且要牢记这些疾病可能的特征、起病的方式。

## 二、神经系统疾病的定位诊断

神经系统包括周围神经系统、中枢神经系统。中枢神经系统包括脊髓、大脑。但是神经系统疾病的定位诊断不但包括神经系统本身,还包括神经系统所支配的器官(如肌肉)、神经与器官的联系结构(如神经肌肉接头)。大体定位包括:肌肉疾病、神经肌肉接头、周围神经疾病、脊髓病变、脑干病变、小脑病变、大脑病变、脑脊髓膜病变。

神经系统疾病的诊断步骤如图 1-1 所示。

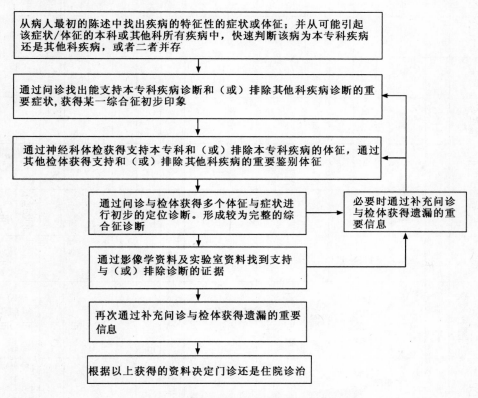

**图 1-1　神经科疾病门诊流程图**

## (一)肌肉、周围神经、脊髓损害体征定位的诊断

参见表 1-1。

**1. 肌肉病变**

部位:肢带肌为主,面肌正常,偶见眼咽肌及肢体远端。

特征:遗传性,肌无力、肌萎缩或肥大,反射相应降低,常无疼痛(脂质代谢异常可有疼痛或肌痉挛)。

起病:多在早年发病,起病隐匿,进展性。

①炎症性肌病:肢带肌为主,可有严重的颈肌、咽喉肌无力而出现抬头、吞咽困难等,不影

表 1-1　肌肉-周围神经-脊髓定位体征简表

| | | 肌肉/接头/运动神经病 | CIDP | 神经根-周围神经炎 | 后根 | 后角 | 前角 | 前联合 | 后索 | 脊丘束 | 脊小脑束 | 半切 | 脊髓前动脉 |
|---|---|---|---|---|---|---|---|---|---|---|---|---|---|
| 一般感觉 | 特点 | ↓ | | 手套样 | | | | 马褂样 | | | | 交叉损 | |
| | 痛温觉 | √ | | | √ | √ | | √ | √ | × | √ | √ | √ |
| | 触觉 | √ | | | √ | √ | | √ | × | × | √ | √ | √ |
| 运动不能 | 特点 | 近端/接头-眼咽喉易损 | | 根-近端/周围-远端 | | | 节段(括约肌)不受损 | | | | | | |
| | 无力 | | 多√ | 可√ | | | 可√ | | | | | 可√ | |
| | 瘫痪 | | | 可√ | | | 可√ | | | | | 可√ | |
| 腱反射改变 | | | 可↓偶↑ | 多↓ | 多↓ | | 多↓ | | | | | 可↓ | 早↓/后↑ |
| 病理征 | | | | | | | 可√ | | | | | √ | 早↓/后√ |
| 肌张力改变 | | | 多√ | | | | | | | | | ↑ | 早↓后↑ |
| 肌束震颤 | | | | | | | 可√ | | | | | | √ |
| 大小便障碍 | | | | | | | 可√ | | | | | √ | |
| 共济失调 | | | | 可√ | 可√ | | | | Romberg | | 小脑性 | | |
| 自发疼痛 | | | 可√ | 可√ | √ | 痛觉过敏 | | | | | | √ | √ |
| 肌营养障碍 | | | 可√ | 可√ | 可√ | 可√ | √ | | | | | 可√ | |
| 根性刺激征 | | | | 可√ | | | √ | | | | | | |

响眼外肌。1/3 患者可伴有肌痛和压痛。多见于中年女性发病,首先为骨盆带肌无力。呈慢性或亚急性进展;

②内分泌性肌病:肢带肌为主,常为甲状腺或肾上腺疾病所致。多为无痛性肢带肌无力和萎缩,血清酶多正常。甲减性肌病多有黏液性水肿和反射时程延迟。

**2. 神经肌肉接头疾病**

部位:与疾病种类有关。

特征:波动性,与活动密切相关。

①重症肌无力

部位:眼外肌、面肌、咀嚼肌、延髓肌、肢带肌和呼吸肌。

特征:病理性疲劳,少见肌萎缩及反射改变。

②突触前膜病变

部位:多为骨盆带肌无力。

特征:常有疼痛等。肌无力活动后减轻。多见于 50 岁以上的男性,常为肺癌的副肿瘤综合征。

**3. 周围神经疾病**

①多发性周围神经病变

部位:肌肉远端。

特征:对称性无力、肌萎缩、反射减低或消失、伴感觉障碍和自主神经功能障碍。呈向心性发展。

②多数性单神经病

部位:肢体远端。

特征:为多个不相邻的周围神经损害,常见病因为糖尿病、结缔组织病变等。

③单一神经损害:多为局部病因所致。

④神经丛病变:见于外伤、肿瘤或炎症等。

⑤臂丛损害:上部、下部;腰骶丛损害。

**4. 脊髓的定位诊断**

包括纵向与会横向的定位诊断。

确定脊髓病变平面的主要依据(表 1-2)。

表 1-2　确定脊髓平面的主要体征

| | |
|---|---|
| 运动障碍 | 节段性运动障碍、肌肉萎缩、肌束震颤 |
| 瘫痪类型 | |
| 感觉障碍 | |
| 　根痛 | |
| 　节段性或根性感觉障碍 | |
| 　传导束性感觉障碍的平面 | |
| 　传导束病损的其他表现——后束损害出现 Lhermitte 征(放电样疼痛)、侧束损害出现 | |
| 　　传导束痛和早期的类周围性感觉障碍 | |

续表

反射改变

  腱反射的改变:节段性、锥体束

  浅反射改变

  自主神经功能改变

    皮肤、指甲的营养性改变

    节段性或平面以下泌汗或血管舒缩功能改变

关节改变(Charcot 关节)

(1)常见的脊髓不同水平损害

特征:感觉＋运动＋自主神经障碍(见表 1-3)。

表 1-3   脊髓各阶段损害表现

| 部位 | 特征 |
|---|---|
| 高颈段 | 四肢中枢性瘫痪＋呼吸严重受损＋自主神经功能障碍(高热、无汗等)＋可有三叉神经脊束支受累 |
| 颈膨大 | 上肢周围性损害＋平面以下中枢性瘫痪＋呼吸部分受累,部分患者有 Horner 综合征 |
| 胸段 | 双下肢中枢性瘫痪,注意腹壁反射改变,$T_{11\sim12}$损害——Beevor 综合征 |
| 腰膨大 | 双下肢周围性损害 |
| 圆锥 | 二便障碍等自主神经损害突出、感觉障碍局限于鞍区($S_{3\sim5}$)、运动障碍轻微(肿瘤) |
| 马尾(周围神经病) | 双下肢不对称的疼痛、周围性瘫痪或感觉障碍,后期二便障碍 |

(2)脊髓内外病变的确定基本原则

①脊髓内病变——传导束性损害明显、自主物神经功能损害出现早而明显、符合脊髓某一部位病变的特征(如全横贯、半切、脊髓前 2/3、脊髓后束＋侧束等)。

脊髓外病变——节段性表现早(如单肢受累)、长束损害及自主神经损害迟而不明显、多符合脊髓的局部性病变。

②硬膜内外病变的鉴别(有时非常困难)(见表 1-4)。

表 1-4   硬膜内外病变的鉴别

| | 硬膜外 | 硬膜下 |
|---|---|---|
| 病因 | 多为神经纤维瘤、转移瘤或椎体病变 | 多为炎性肉牙肿、神经鞘瘤或脑膜瘤等 |
| 早期表现 | 多为神经根或硬膜受损的表现(如根痛或脊膜痛) | 在出现神经根损害的同时往往有局部脊髓受累的征象,可出现典型的半切综合征。硬膜刺激症状不明显 |
| 晚期表现 | 出现脊髓部分性全横贯损害 | 导致脊髓全横贯损害 |

注意脊髓肿瘤可起源于后根、前根或侧束部位,早期症状因部位而异。

**5. 脊髓特殊损害综合征**

见表1-5。

表1-5　脊髓损害综合征及病因或特征

| 损害综合征 | 损害特征或疾病 |
| --- | --- |
| 脊前动脉综合征 | 多为$T_4$平面的损害,以前2/3为主,后束保留 |
| 脊后动脉综合征 | 一侧或双侧脊髓后1/3损害,少见 |
| 慢性后束病变 | 梅毒、肿瘤 |
| 双侧后束＋侧束 | 炎症、亚急性变性 |
| 双侧锥体束＋前角损害 | 遗传性共济失调＋共济失调 |
| 多部位、多层面损害膜炎 | 多发性硬化、脊髓蛛网 |
| 前角病变 | 脊髓灰质炎、脊肌萎缩症 |
| 前角＋锥体束 | ALS,副肿瘤综合征 |
| 锥体束 | 遗传性痉挛性截瘫、原发性硬化 |
| 中央管周围病变 | 脊髓内肿瘤、空洞症 |
| 急性全横贯损害 | 炎症、血管病、MS或Devic病 |
| 半切综合征 | 肿瘤、外伤 |
| 脊髓侧角损害 | Shy-Drager综合征、副肿瘤 |

**6. 脊髓病变**

(1)前角损害:运动神经元病——多为对称性的双手小肌肉无力和萎缩不伴感觉障碍。

(2)运动神经元病:如有上运动神经元病变,可有双下肢中枢性瘫痪和双手的腱发射亢进。后期可累及肢体近端、呼吸肌等。但不累及眼外肌和括约肌等。

(3)Brown-Seguard综合征:病变同侧锥体束征和深感觉障碍,对侧浅感觉障碍。

(4)急性全横贯损害:脊髓休克。

(5)慢性全横贯损害:痉挛性截瘫、痉挛性轻截瘫、自动症。

## (二)脑干损害定位的诊断

参见表1-6。

表1-6　脑干损害定位及综合征

| 病变部位 | 综合征或病名 | 病变部位与体征 | | | |
| --- | --- | --- | --- | --- | --- |
| | | 脑干病损侧病变体征 | 脑干病损(不交叉结构) | 脑干病损侧对侧体征 | 脑干病损(交叉结构) |
| 延髓背外侧盖部 | Wallenberg,延髓背外侧后下小脑动脉阻塞 | 共济失调,肌张力低,面部痛温觉丧失,腭弓、声带不全瘫,霍纳征,眩晕、眼震 | 脊髓小脑束,三叉神经脊束,疑核,下行交感纤维,前庭下核 | 肢体、躯干痛温觉丧失 | 脊髓丘脑束 |

续表

| 病变部位 | 综合征或病名 | 病变部位与体征 | | | |
|---|---|---|---|---|---|
| | | 脑干病损侧病变体征 | 脑干病损(不交叉结构) | 脑干病损侧对侧体征 | 脑干病损(交叉结构) |
| 橄榄体前部或包括中线中部 | 脊髓前动脉阻塞,橄榄体前综合征 | 舌麻痹 | 舌下神经根 | 上运动元偏瘫面部除外,半身感觉障碍 | 锥体束,或有脊髓丘脑束及内丘束 |
| 橄榄体前部或包括中线中部 | 橄榄体后,Jackson 或 Avellis | 软腭弓,声带,胸锁乳突肌,舌肌下运动神经元瘫痪 | 舌咽、迷走、副神经及舌下神经核 | 除面部外偏身感觉障碍 | 脊髓丘脑束有时受损 |
| 桥脑基底部内侧 | 桥脑基底内侧,Fovillis | 外展神经麻痹 | 外展神经核 | 半身感觉障碍偏瘫 | 脊髓丘脑束,内丘索,锥体束 |
| 桥脑基底部外侧 | 桥脑基底外侧,Millard-Gubler | 外展神经麻痹,面神经麻痹 | 外展神经麻痹,面神经核 | 半身感觉障碍,偏瘫 | 脊髓丘脑束,内丘索,锥体束 |
| 桥脑盖部 | 桥盖,Raymond-Cestan | 小脑共济失调,有时有外展、面瘫或凝视麻痹 | 结合臂,面及外展核有时受累 | 半身感觉障碍 | 内丘索 |
| 中脑基底部 | 动眼与锥体交叉,Weber | 动眼神经麻痹 | 动眼神经 | 偏瘫 | 锥体束 |
| 中脑红核前、锥体束后部 | Benediket | 动眼神经麻痹 | 动眼神经、黑质 | 半身舞蹈或徐动症 | |
| 中脑红核区 | 红核区病变,Claud | 动眼神经麻痹 | 动眼神经,红核 | 半身共济失调 | |

**1. 脑干的基本功能**

(1)颅神经的基本功能。

(2)传导功能(感觉、运动)。

(3)固有的重要功能。

意识-觉醒的维持;反射功能(肌张力、平衡、咳嗽、眼球运动、光反射等)基本的生命中枢。

**2. 脑干病变的定位原则**

(1)确定脑干水平的损害

①颅神经+脑干功能障碍;

②后组颅神经——延髓;

③中组颅神经——桥延或脑桥;

④3、4 对颅神经——中脑。

（2）脑干内外病变的区别

①原则——脑干内病变时，脑干受损的症状出现早而明显。

支持脑干内病损的证据包括：出现脑干固有功能的损害（如意识改变、特殊反射功能的改变）、核性颅神经损害（如分离性动眼神经病损）、特殊综合征（Charcot 综合征、核间性眼肌麻痹）等。

②确定病变的范围。

**3. 脑干病变的表现**

（1）颅神经损害。

（2）传导束损害：感觉、运动、平衡障碍。

（3）意识-觉醒障碍。

（4）自主神经损害：高热、针尖样瞳孔、无汗。

（5）呼吸节律改变。

①周期性呼吸——间脑；

②中枢性过度换气——中脑上端；

③长吸气——桥脑上端；

④共济失调性呼吸——延髓上端。

## （三）小脑病损的定位诊断

**1. 小脑的基本功能**

（1）绒球小节叶：与躯体平衡和肌张力的调节有关。

（2）旧小脑：接受脊髓的非意识性本体感觉冲动调节肢体的协调运动和维持肌张力。

（3）新小脑：受大脑皮层的影响协调肢体的精细运动。

**2. 小脑损害的表现**

（1）共济失调：肢体远端精细运动障碍。

（2）平衡障碍躯体平衡障碍、小脑性步态。

（3）辨距不良：运动不足或过度。

（4）协同障碍：起坐试验。

（5）快速轮替异常（disdiadochokinesia）。

（6）意向性震颤、姿势性震颤。

（7）肌回跳现象。

（8）肌张力降低及钟摆样膝反射。

（9）小脑性语言。

（10）眼球震颤。

（11）书写障碍。

（12）特殊征候：如肌阵挛（橄榄核-齿状核-红核环路病变）——局部性、全身性等。

### (四)间脑病损的定位诊断

参见表 1-7。

**1. 间脑的功能**

(1)组成:位于脑干和端脑之间,包括丘脑、下丘脑、上丘脑、底丘脑和第三脑室。

(2)丘脑的功能:主要为感觉初级中枢,在鸟类为运动控制高级中枢(人类参与运动的控制),初级情感中枢,上行激活系统的组分。

(3)下丘脑的功能:神经内分泌活动的中枢,调节内环境。

(4)上丘脑的功能:包括缰核、后连合和松果体。参与内分泌和自主神经的调节。

(5)底丘脑的功能:为椎体外系的组分,参与运动的控制。

**2. 间脑病损的常见表现**

(1)丘脑综合征(Dejerine-Roussy 综合征):丘脑膝状体动脉闭塞(后腹核病损)。

(2)底丘脑综合征:对侧偏身投掷症(hemiballismus)。

(3)下丘脑综合征:体温调节障碍、摄食障碍、代谢异常(水、盐、糖)、性功能障碍、性早熟、自主神经系统功能障碍(亢进或减退)及精神活动异常等。

(4)上丘脑综合征:松果体瘤——儿童性早熟、Parinaud 综合征、导水管综合征。

(5)特殊综合征:

①Frohlich 综合征:肥胖+生殖无能←破坏性病变;

②Albright 综合征:性早熟+皮肤色素沉着+弥漫性纤维性骨炎;

③Sheehan 综合征:间脑性癫痫,发作性植物性症状+EEG 证据。

### (五)大脑损害的定位诊断

参见表 1-7。

**1. 大脑半球的基本组成**

额叶——情感、思维、智能、社会能力和道德规范的基本中枢,运动发动中枢。

颞叶——记忆、智能、听觉理解。

顶叶——感觉、空间构象、语言形成(左侧)。

枕叶——视觉、视觉语言。

边缘叶——内脏运动、嗅觉、记忆。

优势半球——言语功能占优势的半球。

语言区——左侧半球包绕外侧裂的大脑皮质。

**2. 大脑半球病变的基本特征**

(1)刺激性症状:阳性症状——抽搐、发麻、疼痛、幻觉等。

(2)破坏性症状:功能缺失——麻痹、感觉减退或消失、意识障碍、语言能力丧失、智能障碍、社会能力或道德丧失等。

**3. 额叶病变的定位**

(1)前额叶:为精神智能中枢,病损后出现智能障碍、社会能力减退、行为障碍、缺乏道德

表 1-7　大脑功能分区简明定位表

| 症状或体征 | 智能（记忆、计算时空、社会能力、思维） | 精神（淡漠、人格改变、社会行为、道德感、焦虑激越、额叶征、二便障碍、萎缩、不自主运动） | 肌肉（眼唇肌抽动、单肢瘫、共济失调、头眼凝视） | 感觉（嗅觉障碍、听觉障碍、视觉障碍：1视野缺陷 2幻视 3视物变形、眩晕、4痛温触觉障碍 5癫痫） | 植物性（相关水盐糖代谢） | 失语（运动性、感觉性、命名性、传导性） | 6失写 7失算 8失认 9失用 10失读 11失乐 |
|---|---|---|---|---|---|---|---|
| 额叶：前额叶 中央前回、眶回 | → | 木僵 | | | | | |
| 额下回★▼ | | | | | | | ★6 |
| 额中回后部 8区★ | | | 8区 | | | | |
| 额上回后部 6区 | | | | | | | |
| 颞叶★● 颞上回 42区★ | →可萨夫 | | | 嗅觉→ | | | |
| 颞横回 22区 | → | | | | | | |
| 颞中回 颞中回之间★ | | | 躯干性 | ●对侧同向偏盲 向上偏盲 或上1/4象限盲 5前回转动作发作 | 5前回转动作发作 | ★ | ▼11 |
| 颞上回与角回之间 | | | | 双 嗅 侧 幻 发 觉 作 性 | | ? | |
| 颞下回 海马 | | | | | | | |
| 弓隆 边缘叶 | → | | | | | | |
| 乳头体 | | | | | | | |
| 顶叶● 旁中央小叶 缘上回★ | | | | ●对侧同向偏盲；下 偏盲 1/4 象限盲 1、2、3 | 4、5后回转 | | 7、8、9 ★10 |
| 顶上小叶 角回★ | | | | | | | ★9 |
| 中央后回 顶颞枕部 | | | | | 发作性 | | |
| 枕叶★ 17区 顶枕交界 | | | | ●对侧同向偏盲 5视觉性 | 5视觉性 | | 8变形 |
| 基底节 | | | + | | | | |
| 间脑 | | | | | | | |
| 胼胝体 | | | | | | ▼1/3部分 | 9、▼2/3 |

★主侧半球；●皮质深部结构；▼皮质前部；十代表胼胝体中间 1/3 部分。失乐：不能唱歌，也听不懂音乐。

感。额叶共济失调、额叶释放征。典型病变——Pick 病。

（2）双侧额叶病损：无意志力、淡漠（abulia）。

（3）额叶底部（眶叶，orbital lobe）：人格及社会行为改变、嗅觉缺失、Foster-Kennedy 综合征。

（4）中央前回：假性单瘫。

①额上回：眼球侧视中枢注视麻痹或强制性注视；

②额中回：书写中枢（左侧）失写；

③额下回：Broca 区（左侧）运动性失语。

**4. 颞叶病损的定位**

（1）感觉性失语：（优势半球颞横回）、命名性失语（42 区或颞枕联合区）、导性失语。

（2）精神症状：海马结构——Korsakoff 综合征。

广泛受损——智能障碍、人格异常。

（3）皮层聋：双侧广泛性病变。

特征——声音感觉性下降、症状不稳定。

（4）象限盲：对侧同上 1/4 象限盲（绕脑室颞角之视放射）。

（5）颞叶癫痫：癫痫等位征、精神运动性癫痫——自动症、海马发作（沟回发作，嗅幻觉）、眩晕性癫痫等。

**5. 顶叶病损的定位**

（1）感觉障碍：皮层觉障碍（假单肢样）、触觉失认、对点单感、实体感缺失等。

（2）感觉性癫痫：如 Jackson 发作。

（3）旁中央小叶：排尿困难及下肢感觉异常。

（4）Gerstmann 综合征：主侧角回损害——失写、失计算、手指失认及左右分辨不能。

（5）失用症：主侧缘上回为运用中枢。

非主侧损害体象障碍（自身认识异常）——偏侧忽略、幻多肢等。

结构性失用——对空间关系的认识障碍。

（6）象限盲：对侧同下 1/4 象限盲。

（7）营养性障碍：对侧肌萎缩或偏侧畏缩、深反射低下。

**6. 枕叶病变的定位**

（1）偏盲、象限盲。

（2）皮层盲：瞳孔正常，有时否认失明（Anton 综合征）。

（3）视幻觉：对侧闪光性幻视（17 区）、复杂的幻视（18～19 区）。

（4）失读：主侧枕顶交界。

**7. 边缘系统病损的定位**

精神、自主神经功能、嗅觉、记忆及内脏活动等异常。

（1）Bucy-Kluver 综合征：精神盲、贪食、本能行为亢进及温顺。为双侧颞叶、海马的广泛病损。

（2）Korsakoff 综合征：海马、乳头体病损。

（3）急性遗忘综合征：双侧穹隆病损。

**8. 半卵圆中心的定位（放射冠病损）**

因受损部位不同而出现感觉、运动、视觉或听觉功能障碍。

（1）运动障碍：单瘫或偏瘫、失语。

（2）感觉障碍：远端重，或呈单肢分布。

（3）视觉异常：偏盲。

（4）中枢性听觉障碍：听觉减退。

## 三、病因诊断

其他科的病因诊断相当于神经内科定性诊断，就是确定导致神经系统损害的病因或性质。病因为遗传代谢疾病、脑血管疾病、变性疾病、中毒、感染、全身系统疾病所致神经系统损害等。

多数神经系统疾病与年龄有关。不但遗传性疾病与年龄有关，而且神经变性疾病、脑血管疾病、脱髓鞘疾病中的多数病种的首发症状均与年龄有关。例如神经科的顺口溜：50 不脱（髓鞘），60 不美（美尼尔综合征）。起病的形式也可提示疾病的性质。急骤起病可因急性血管事件、炎症、中毒及外伤等，缓慢起病多为肿瘤、变性起病、遗传代谢疾病和发育异常；发作性疾病可见于癫痫、晕厥，或短暂性脑缺血发作；间隙性发作可见于周期性麻痹；反复发作并呈波浪式进展常为多发性硬化的特征。

## 四、提出临床初步诊断

神经内科的诊断包括定位诊断与定性诊断。门诊医师应该根据主诉及体检得到的大体影像提出诊断。可参见图 1-1 所示神经科疾病门诊流程图进行。

## 五、判断原发和继发

神经系统损害可以是继发于其他系统疾病，如尿毒症、肺心病。门诊医师要注意对系统外疾患加以关注。问诊、体检与检验检查要围绕其进行，要判断出是原发还是继发。

**病例示例 1**

**病史摘要**：妻子代诉。

患者，唐×，因发热、头晕 1 周，乱语、意识不清 2 日，于 2008 年 12 月 15 日 13 时由外院转入广州市脑科医院神经内科。

2008 年 12 月 8 日开始，患者出现发热、流涕、鼻塞、头痛在当地卫生站就诊，拟诊感冒，予以输液治疗（具体药物不详），治疗 2 天后，患者症状减轻。2 天前患者发热、头痛加重并出现定向力障碍，不知道自己去了哪里，不认识家人，拟结核性脑膜脑炎入东莞××医院神经科，入院后予以氧氟沙星、异烟肼等抗痨治疗，患者第 2 天意识欠清。由熟人介绍患者于 2008 年 12 月 15 日 13 时转入广州市脑科医院神经内科。

**体格检查**：谵妄状态，呼之可睁眼，可对答一两个字，检查欠合作。一般检查：呼吸音粗，未闻及干湿性啰音，R 32 次/分；心界不大，心率 105 次/分，律齐无杂音。NS 系统检查：颈强直，脑膜刺激征阳性。瞳孔等大、等圆，光反射灵敏，眼球居中。浅反射：腹壁反射消失，提睾/肛门反射减退。上肢腱反射正常，肌力、肌张力正常；下肢膝反射减退，踝反射消失，肌力 5⁻级、肌张力减退。巴氏征（±）。共济运动不能配合。

**实验室及影像学检查**：外院：头颅 CT 结果示：头颅 CT 检查未见异常，胸部 X 光片结果为"右上肺部感染"。CSF：蛋白 1283mg/L，有核细胞 $100 \times 10^6$，淋巴 61%，氯 92.5mmol/L，糖正常，血钠、氯降低。

**入院诊断**：1. 中枢神经系统感染？

　　　　　　2. 肺部感染？

**诊治回顾：**

2008 年 12 月 21 日下午主治医师查房实录：

1. 住院医师汇报简短的病史。

2. 住院医师：患者血气显示 $SPO_2$ 为 95%，$PO_2$ 为 80mmHg；$PCO_2$ 为 65.2mmHg，何种原因导致 $PCO_2$ 增高？请上级医师指导。

3. 主治医师：我们先检查患者。

**主治医师查体**：听诊心肺后，检查患者神经系统。主治医师呼叫患者，患者睁眼，但不配合医师。医师查看患者眼球运动、瞳孔、光反射。抬放患者头部，检查掌颏反射等，检查上下肢腱反射，病理反射。检查患者浅反射，检查患者肌力（做患者上、下肢轻瘫试验）。

主治医师及各位下级医师检查完患者后，大家发言。

**主管医师**：病史特征：患者发热、头痛、意识不清。神经系统检查：脑膜刺激征＋；双下肢肌力 5⁻级，腱反射－；上肢正常。实验室及器械检查：外院头颅 CT 结果正常，腰穿蛋白增高，细胞数轻度增加；定位：脑膜，脑干。定性：感染性，首先考虑结核感染，其次病毒感染，再次真菌感染。

患者呼吸音快，心率 32 次/分，心率快，患者发热。考虑患者的 $CO_2$ 分压升高为肺部感染所致。

**回顾性点评**：概括病史特点时，年轻医师经常会遗漏重要的信息。主管医师分析该病史时明显遗漏与鉴别有关的头痛、下肢无力治疗前后改变的信息。而且定位诊断能力有待提高。

**主治医师**：患者双下肢无力（5⁻级），上肢正常；腱反射消失；双侧病理征（±）；患者小便潴留，大便障碍；由于患者检查不配合，未查出明显的颅神经体征；脑膜刺激征＋，意识障碍。定位：脊髓，脑膜、脑实质（皮层或脑干）受损。腱反射消失考虑脊髓休克所致。患者脑膜刺激征＋，意识障碍，发热，外院脑脊液蛋白增高，细胞数轻度升高，糖、氯化物正常，考虑病毒感染。大脑皮层或脑干受累影响呼吸，可以解释患者 $PCO_2$ 分压升高。诊断：急性播散性脑脊髓脑膜脑炎。值得注意的是部分结脑的脑脊液蛋白升高，但糖与氯化物不高，因此要排除结脑。而且外院腰穿细胞学检查显示红细胞，应排除腰穿所致，建议立即重做腰穿。治疗：结核菌素试验进一步排除结脑。首先抗病毒，降颅压。注意水电解质平衡。

**回顾性点评**：该上级医师考虑到脊髓问题，考虑到脑部问题，试图以一元论解释该病。但未考虑到患者病史变化特点。在较为复杂的诊断时，许多年轻医师的习惯是尽可能找支持诊断证据，而忽视排除、鉴别证据。本例主治医师在定位脊髓损伤时，疏忽了检查痛温觉是否存在。而痛温觉的存在是脊髓横断性损害的否定证据。由于上级医师主观上认为患者的 $PCO_2$

分压升高与脑干损伤呼吸改变有关,只关心患者的呼吸频率变快,疏忽了重要的脑干与呼吸有关证据:呼吸节律(该患者呼吸节律正常,此为否定呼吸、$PCO_2$ 分压升高与脑干有关的重要证据之一)。从而导致判断失误。

可见通过详细的临床检体获得肯定证据与获得否定证据对诊断同样重要。

2008 年 12 月 22 日上午主任医师查房实录

1. 低年资住院主管医师汇报简短的病史:昨天腰穿结果:蛋白 1123mg/L,有核细胞 $8 \times 10^6$,氯 108mmol/L,糖正常。

2. 低年资住院主管医师:患者血气显示 $SO_2$ 为 95%,$PO_2$ 为 77.5mmHg;$PCO_2$ 为 95.2mmHg,何种原因导致 $PCO_2$ 增高?请上级医师指导。

3. 主任医师:我们先检查患者。

**监视器显示**:$SO_2 \sim 95\%$;心率 $\sim 110$ 次/分。

主任医师及各位下级医师检查完患者后,大家发言。

**主管医师**:病史特征:患者发热、头痛、意识不清。神经系统检查:脑膜刺激征(+);下肢肌力 5$^-$级,肌张力降低,腱反射(一);上肢正常,双侧病理征(±)。实验室及器械检查:外院 CT 结果正常,腰穿蛋白增高,细胞数轻度增加;外院与本院的两次腰穿结果显示蛋白增高,细胞数也是轻度增加。定位:脑膜,脑干。定性:感染性,首先考虑结核,其次病毒,再次真菌。

患者呼吸音快,32 次/分,心率快,患者发热,呼吸音粗,胸片显示右"上肺部感染"。考虑患者的 $CO_2$ 分压进行升高为肺部感染所致。

**回顾性点评**:该医师在比较本院与外院腰穿结果时,获得的信息只有患者脑脊液蛋白增高。而没注意到患者脑脊液蛋白存在下降趋势的信息,或解释为误差所致。再次导致重要的、决定诊断方向的信息被忽视。

**医师**:同意主管医师意见,值得注意的是患者的 $PO_2$ 分压并未下降,而 $PCO_2$ 分压则上升,肺部感染不能解释。

**回顾性点评**:该医师及时发现了患者的 $PCO_2$ 分压升高与 $PO_2$ 分压降低之间的不同步,并且认识到不能以肺部感染对此加以解释。遗憾的是,未能发现患者的呼吸减弱,也未能注意到监视器显示的"正常呼吸幅度",是在放大到 1.3 倍后才出现的细小改变;也未能依据病理生理知识判断出病因,这些都是年轻医师有待加强的地方。

**主治医师**:患者双下肢无力,结合患者小便潴留,大便障碍,上肢正常,腱反射消失,双侧病理征(±),脑膜刺激征阳性,意识障碍。定位:脊髓,大脑(脑干、大脑皮层)、脑膜。腱反射消失为考虑脊髓休克所致。患者发热,脑脊液蛋白增高,细胞数轻度升高,糖、氯化物正常,考虑病毒感染。脑干脑炎,影响呼吸,可以解释患者 $PCO_2$ 分压升高。患者颅内压 220mmHg,并不非常高,头痛不重,脑脊液未找到隐球菌,故暂不考虑隐球菌性脑炎。诊断:急性播散性脑脊髓脑膜脑炎,结脑待查。治疗:抗病毒,降颅压。

**副主任医师**:脊髓损伤(腰段以下)引起的脊休克,虽然可以出现双下肢无力、张力低、小便潴留、大便障碍、腱反射消失、双侧病理征(±),上肢正常;而下肢以瘫痪常见。但是刚刚检体时患者意识障碍为谵妄状态,双下肢对疼痛刺激仍有反应,初步考虑患者的痛温觉正常,这不符合脊髓横断性损害特征。患者发热,脑膜刺激征阳性,脑脊液蛋白增高达 1.0 克以上

(2次),细胞数轻度升高,有红细胞,以中性粒为主,糖、氯化物正常。由于患者病程短,早期与不典型的结核感染可以中性粒细胞为主,而且糖、氯化物可以正常。因此考虑结核感染可能性大,大小便障碍可能为大脑旁中央小叶损害所致,而下肢腱反射消失可能为脊髓神经根结核感染所致,但不好解释的是头颅 CT 检查结果正常。患者的腰穿压力 220mmHg,虽然高,但瞳孔大小、光反应正常。不能用颅内压升高所致呼吸改变解释 $PCO_2$ 分压升高。另患者下肢肌无力(5⁻级),蛋白增高,细胞数减少,腱反射减退,要考虑急性多发性神经根炎。患者呼吸音清晰,频率虽然快,但节律整齐;监视器显示呼吸幅度尚可,仍然要考虑 GBS 所致的呼吸肌无力。

**回顾性点评:**该副主任医师,已经较为全面地从定位到定性诠释了患者疾病。遗憾的是也未能注意到监视器显示的呼吸幅度是经放大后才达到正常的。

**主任医师:**同意副主任医师的定位诊断。

首先考虑脑炎合并 GBS。支持点:(1)感冒后双下肢乏力,治疗好转后再次出现双下肢无力,并进行性加重,下肢腱反射减退;尽管深感觉未查,痛(温觉)存在,而且没有病理征。(2)近2天出现的 $PCO_2$ 分压升高,而 $O_2$ 分压相对正常,这说明患者的肺泡氧气交换没问题,而从肺中呼出 $CO_2$ 困难,观察患者呼吸的幅度似乎较正常人弱,大家要注意监视器显示的呼吸幅度在放大到 1.3 倍时才与正常人的波幅一致。尽管患者发热、血象高、呼吸节率快,但患者呼吸音清晰,节律整齐,该患者胸片结果正常,可排除肺炎。患者呼吸节律均匀一致与脑干受损的呼吸节律改变为主明显不一致,可排除脑干受损所致。(3)患者的腰穿蛋白增高,细胞数减少。虽然多数 GBS 蛋白-细胞分离在发病半月后出现,但仍有部分患者一开始就具有蛋白-细胞分离特征。该患者的脑脊液生化检查显示其糖与氯化物结果正常,符合 GBS 改变。(4)尽管早期与不典型的结核感染可以以中性粒细胞为主,而且糖、氯化物可以正常。但外院腰穿检查结果与本院相比,患者的蛋白呈下降趋势。即使考虑到以上检查结果不一为检验误差所致,患者脑脊液蛋白在 $PCO_2$ 分压进行升高、意识障碍加重时仍然没有增高。这与结脑病程不一致。另外,多数结脑有肺部结核证据,该患者胸片结果正常。(5)患者感冒后的头痛经治疗好转后的特征,以及患者现在头痛并不严重的特征与隐球菌性脑炎不一致,而且隐脑的颅内压常常更高些。(6)GBS 常常合并轻度的大小便障碍。虽然旁中央小叶受损可以出现大小便障碍,但患者的头颅 CT 结果显示正常。考虑到 CT 对后颅窝结构成像差些,而对大脑皮层显影尚可(尽管部分 CT 等密度病灶可能漏诊)。如以一元论解释病情,GBS 会比结脑合理些。(7)患者 $PCO_2$ 分压 65mHg、$PO_2$ 分压为 80mmHg 时意识已经改变,因此患者意识改变不完全与 $PCO_2$ 分压升高有关,可能为脑干或大脑皮层受损引起。患者转头时眼球外展不到位,可能有颅神经受损,结合意识改变可以考虑脑干病变。不支持点:多数 GBS 患者呼吸肌无力时,下肢瘫痪更严重;部分患者会主诉感觉异常。巧合的是患者肌无力加重时都使用了激素。

其次考虑重症肌无力合并脑炎。支持点:使用激素后患者出现肌无力加重。无病理征,无脊髓受损的长束征出现,肌酶、电解质正常。不支持点:非常少见以重症呼吸肌无力为主要表现,并且下肢肌轻度无力且无口咽肌或眼肌无力表现的患者。

再次考虑结脑。支持点:发热、头痛、脑膜刺激征阳性。不支持点:病情加重,脑脊液转好。而且脑脊液糖与氯化物正常。无颅外结核表现。

**处理:**(1)首要问题是密切观察患者呼吸,注意频率、节律的改变;注意氧饱和度的改变。

准备气管插管或气管切开。(2)注意观察血压、瞳孔改变与呼吸变化间的关系。(3)尽快进行头颅磁共振检查,明确脑干与大脑皮层病损。(4)结核菌素试验进一步排除结脑。(5)尽快进行肌电图检查(特别是重复电刺激)排除重症肌无力,必要时进行新斯的明试验。(6)抗病毒治疗。(7)患者自身免疫系统可能紊乱,要查梅毒、HIV。(8)轻度脱水降低颅内压。

**回顾性点评**:全面地从定位到定性诠释了患者疾病,包括病史、治疗各种细致的分析。

2008年12月22日后救治:患者2008年12月某日下午血气$PO_2$分压为70mmHg、$PCO_2$为85mmHg,呼吸频率36次/分,监视器呼吸幅度放大到1.3倍显示时才与正常人呼吸幅度一致。患者2008年12月某日血气$PO_2$分压为65mmHg、$PCO_2$为95mmHg,监视器显示的呼吸幅度在放大到2.0倍时才与正常人呼吸幅度一致,但呼吸节律仍整齐。新斯的明试验患者呼吸幅度有所增加,但监视器显示的呼吸幅度在放大到1.5倍时才与正常人的波幅一致,而且血气没有明显改善。至此,仍未完全排除重症肌无力,但基本排除结脑。治疗选取对重症肌无力与GBS都有效的折中方案:呼吸机维持呼吸,静脉滴注丙种球蛋白1.0克/天,继续使用甲基强的松龙1.0克/天,更昔洛韦0.3克/次,1天3次。连续治疗3天,患者呼吸恢复,意识完全清醒,检查双眼外展不到位,右手指鼻试验欠准,感觉正常,病理征始终阴性。6天脱机。脱机后头颅MR显示胼胝体、脑干受损,肌电图显示H反射延迟。至此患者GBS合并脑干脑炎诊断成立。脱机后2天后,下肢肌力恢复5级,但仍有小便潴留。患者梅毒确诊试验阳性。

# 第二章

# 问诊策略

在神经系统疾病的诊断中,病史的采集是十分重要的。我们要采取实事求是的态度,做好病史的采集工作。要在门诊工作中快速获得对神经系统疾病的定位、定性诊断以及治疗有用的信息,需要神经科医师耐心细致地工作。要客观细致,不能主观臆断;要重点突出,不要主次不分;要正(阳性症状或肯定证据)负(阴性症状或否定证据)兼顾,不要偏颇。

采集病史时,可以侧重于神经系统的症状,但不应该忽视其他系统的症状。问诊时要善于对各种症状的内在联系进行综合分析,分清主次,去伪存真,并归纳整理。

总之,采集的病史应提供患者病情的全面资料,包括病时的情况、首发症状、进展经过及患者目前的主要临床症状等。

## 第一节　在诊断本专科疾病时需明确的各项问题

医生在门诊患者时,需明确以下各项问题:

(1)症状的发生情况:包括初发症状的发生时间、发病方式和患者能想到的可能原因或诱因。

(2)症状的特点:包括症状的性质、部位、范围和严重程度。

(3)症状的发展与演变:病程中症状加重、减轻或是无变化,以及症状加重或减轻的变化过程及其影响因素。

(4)伴随症状与主要症状的相互关联:主要症状之外的伴随症状的特点、发生时间及相互影响。

(5)既往诊治情况:包括病程各阶段检查、曾经诊断、具体治疗方法及疗效。

(6)与现病有关的躯体疾病情况:是否合并存在心、肝、脾、肺、肾、内分泌等重要器官疾病,以及与现病发生、发展和变化的关系。

(7)病程中的一般情况:包括饮食、大小便、睡眠、体重和精神状态等,对婴幼儿患者或有时起病的成人患者尚需了解发育情况。

须特别注意的是,下列几种症状是神经系统疾病最常见的症状,如果存在,需要重点询问,如果没有亦需注明。这些症状包括:头痛、疼痛、抽搐、瘫痪、感觉异常(麻木、电击感、痒感、蚁行感等)、视力障碍、眩晕。

其他相关的必须询问的问题是药物服用史(除治疗药物外,还应仔细询问精神科、成瘾性药物)、毒物接触史。

# 第二节　症状问诊要点

## 一、发病年龄

门诊问诊尤其要注意患者发病的初发症状。多数神经系统疾病与年龄有关。不但遗传性疾病与年龄有关,神经变性疾病、脑血管疾病、脱髓鞘疾病中的多数病种的首发症状均与年龄有关。例如神经科的顺口溜:50 不脱(髓鞘),60 不美(美尼尔综合征)。

## 二、起病急缓

门诊医师要对疾病的起病方式高度关注。不同种类的神经科疾病的发病方式不一。门诊医师要高度重视发病的发作方式(急性、亚急性或慢性;发作性、间歇性或周期性)。起病急缓是定性诊断或病理诊断的重要线索。例如,急骤起病可因急性血管事件,炎症、中毒及外伤等,缓慢起病多为肿瘤、变性起病、遗传代谢疾病和发育异常。医师必须牢记,也需在门诊病历记录中加以注明。

## 三、病程特点

多数神经科疾病具有特定的病程,有时病程特点也是区分不同疾病的重要信息。例如,血管性痴呆与老年性痴呆就具有不同的病程特点。急性起病多数提示血管性或炎性疾病;起病缓慢、逐渐进展提示变性疾病、代谢性疾病或肿瘤;发作性疾病可见于癫痫、晕厥、或短暂性脑缺血发作;间隙性发作可见于周期性麻痹;反复发作并呈波浪式进展常为多发性硬化的特征。门诊医师问诊时应询问相关信息,并加以描述。

## 四、本系统症状特点

(1)门诊医师要特别注意本系统症状的特点,尤其要注意首发症状的特点。首发症状往往具有定位的价值,其部位与范围往往可提示病灶的位置。

(2)起病形式、症状发展和演变规律可提示疾病的性质。

## 五、系统外症状特点

脑炎、脑膜炎要重点询问呼吸系统症状,如咳嗽、发热、消瘦等结核消耗症状。

脑血管疾病、晕厥要重点询问循环系统、血液系统症状,如高血压症状、低血压症状、贫血症状。

与意识、精神症状有关疾病要重点询问肝脏、肾脏、呼吸、中毒(药物)等。

# 第三节　个人史问诊要点

个人史应重点询问患者的发育史、社会经历和职业、习惯与嗜好、婚姻史及野游史等,必要时询问是否到过疫区等。对儿童应询问围产期母亲的情况和患儿生长发育的情况。对女性患者应询问月经史和婚育史。

涉及精神、意识、行为、运动改变的患者还应仔细询问患者在家里和职业场所可能接触的化学物质。

# 第四节　药物应用史和饮食史问诊要点

**1. 牢记以下几个症状与药物关系密切**

(1)不自主运动——精神科药物、降压药。

(2)意识障碍——精神科药物、成瘾药物、皮质醇激素。

(3)小便潴留——精神科药物。

**2. 饮食与病情有关**

(1)要牢记美多巴的吸收与食物相关联,PD患者症状的波动要询问饮食习惯的改变。

(2)部分寄生虫疾病与生吃或接触某些食物有关。如肝吸虫与生吃鱼片有关;肺吸虫与河蟹、小龙虾有关。

# 第五节　过去医疗史问诊要点

过去病史对于门诊诊断治疗具有重要价值。因此患者身体各系统的疾病都需查询,着重以下几项:

(1)外伤:曾否及何时有过头部或脊椎部外伤,当时有无骨折、昏迷、抽搐或瘫痪,有无后遗症状。

(2)感染:曾否患过流行病、传染病或地方病,例如乙型脑炎、森林脑炎、各种脑膜炎、传染性肝炎、流行性结膜炎、风湿热、结核病、血吸虫病、钩端螺旋体病、囊虫病、肺吸虫病、性病等;有无慢性感染病灶,如中耳炎、耳乳突炎、鼻窦炎、肺脓肿、支气管扩张等;有无反复发作的口腔和皮肤溃疡等。

(3)中毒:有无四乙基铅、汞、苯、砷、锰、二硫化碳、有机氟、有机磷、有机氯等有毒物质的接触或中毒史。

（4）心血管障碍：有无高血压病、心脏病、周围血管栓塞等病史。

（5）过敏：有无荨麻疹、药疹、支气管哮喘及其他过敏史。

（6）肿瘤：有无恶性肿瘤或性质未明确的肿瘤病史；有否与癌肿密切相关的临床症状。

（7）代谢疾病：有无糖尿病、高脂血症、铜代谢障碍等。

（8）内分泌疾病：有无甲状腺功能亢进症、甲状腺功能减退症、垂体功能障碍等。

（9）免疫疾病：有无系统性红斑狼疮、干燥综合征、硬皮病、类风湿关节炎、肉芽肿等。

（10）消化系统疾病：有无胃炎、溃疡病、肝病等。

（11）血液病：有无贫血、白血病、出血性疾病、真性红细胞增多症等。

# 第六节 家族史问诊要点

神经系统遗传病并不少见，且种类繁多。应询问家族中是否有同样的疾病患者，以及家族中患病者的分布情况。同时应注意患者家族中有无患者患有癫痫、肿瘤、周期性瘫痪和偏头痛等病史。

# 第七节 神经心理问诊要点

对精神行为正常与否的判断没有客观标准。一般情况下从以下 3 个方面进行判断：①纵向比较，与患者过去一贯情况相比较，其变化是否明显，并且持续时间过长；②与大多数人相比较，其精神状态是否差别明显，并且持续时间过长；③精神活动是否与环境和背景以及患者的性格一致。因此，神经心理问诊需特别注意以下几个方面：

**1. 注意询问隐袭起病、疾病演进过程**

由于精神行为变化较难发现，起病隐袭者，家属容易将生活中某一特殊事件视为疾病的开端。因此，对以往情况做系统询问，常有助于了解确切的病期和病情变化。由于部分疾病的特征性病程，对诊断具有提示意义，例如行为和精神症状的昼轻夜重变化，常为意识清晰水平轻度下降的指标。

**2. 注意询问症状出现的先后次序**

部分疾病的精神行为异常症状的出现次序对区分器质与功能性精神障碍具有重要意义。一般来说，脑器质性疾病早期常有的记忆减退、工作能力下降、对新环境新工作适应困难、情绪不稳、人格和行为改变等精神变化，以后才表现为典型的智能减退，症状性精神病多先有躯体疾病存在，然后才出现精神异常。但脑器质性疾病有时可伴有癔症发作之类的神经症状，有时可出现显著的幻觉、妄想等精神病性症状；这些精神症状可早于躯体症状出现，或比躯体症状更为突出，容易引起诊断的混淆。

**3. 要注重患者既往情况的询问**

除应仔细询问患者既往有无精神病史、躯体疾病史、颅脑外伤史、手术史、酒精和药物滥用史，以及以往对应急的习惯性反应方式；还应询问患者病前的性格类型、心理功能状态、家庭社会背景，以及特殊的易感素质等，以便能更好地理解患者的症状内容，找出在处理过程中必须加以注意的特殊因素。

**4. 要注意询问患者家族史情况**

家庭成员的疾病史对诊断有重要提示意义。例如，肝豆核变性、Huntington 病、Alzheimer 病均有显著的家族性倾向。

**病例示例 2**

**病史摘要：**女儿代诉。

患者，黄××，女，55 岁。因急起反应迟钝、精神异常 1 周由外院转入广州市脑科医院神经内科。

2008 年 6 月 12 日开始，患者出现头晕、胸闷、纳差，但无呕吐、乏力、大小便失禁、视物旋转等异常。持续 3 天后，其弟至她家探亲时发现其生病，遂送往当地卫生站就诊，诊治不详。其后在卫生站昏迷不醒。家人将患者于 2008 年 6 月 15 日下午转入台山市××医院，CT、MRI 提示"病脑"，治疗不详。入院后，患者于 2008 年 6 月 16 日上午清醒，患者清醒后如同常人。入院后第三天，患者进行高压氧治疗。第四天后出高压氧仓后，患者出现精神异常。家人紧张，于 2008 年 6 月 18 日转入广州医学院附属第一医院。入院后患者精神症状加重。出现打人、怀疑女儿偷她东西症状，不能有效控制。于 2008 年 6 月 19 日转入我院精神内科。

**体格检查：**谵妄状态，检查欠合作。一般检查：呼吸音清晰，22 次/分，齐整；心音有力，心率 90 次/分，律齐整。NS 系统检查：未发现明显的阳性神经科体征。

**实验室及器械检查：**外院：头颅 CT 结果提示：头颅 CT 检查未排除脑炎，腰穿：蛋白 pandy test＋＋，细胞 $2 \times 10^6$，氯 118mmol/L，糖 3.3mmol/L。

**入院诊断：**昏迷原因待查中枢神经系统感染：病毒性脑炎？结核性脑炎？真菌菌性脑炎？

**诊治回顾：**

2008 年 6 月 13 日上午主治医师查房实录：

1. 低年资住院主管医师汇报简短的病史。

2. 主治医师、主任医师检查患者询问病史。

3. 讨论。

**低年资住院主管医师：**患者为老年女性，因进食差、乏力后，一过性昏迷好转后出现精神异常。无明显精神刺激史，家人中无精神患者及相关的遗传性疾病病史；检体无明显神经系统异常发现。头颅 CT 结果提示：头颅 CT 检查未排除脑炎，腰穿：蛋白 pandy test＋＋，细胞 $2 \times 10^6$，氯 118mmol/L，糖 3.3mmol/L。精神科检查未引出幻觉。结合病史，定位大脑皮层损害，定性首先考虑神经系统感染，病毒性脑炎。虽然患者昏迷后清醒如常人，醒后没有残留神经系统缺损症状，这些特点类似晕厥、癫痫发作。也与脑血管病中的 TIA 发作、高血压性脑病相似，但是昏迷时间过长，再次出现精神异常不好解释。应该排除患者的其他躯体疾患所致昏迷。

**主治医师：**同意你的分析。值得注意的是患者精神症状，是在患者昏迷转清醒后出现。患者为老年女性，独居。在进食差、乏力后就诊，其后昏迷。治疗后好转（完全清醒），再出现精神症状。这与部分药物中毒的症状相似,例如有机磷农药中毒。故还应该排除该类疾患,并做相关排查,例如胆碱酯酶。

2008 年 6 月 13 日下午主任医师查房实录:

1. 低年资住院主管医师汇报简短的病史。

2. 主任医师查房:检体后询问患者家属(女儿),请你说说你妈的病情。

患者女儿复述病情,与住院医师的病历记录一致。

**主任医师:**你妈昏迷之前,已有好几天进食差,全身无力。你们为何不带她去看病?

**女儿:**我在广州念书,我爸在美国,我妈她一个人在家。病后第二天她打电话给我,我才知道。其后我舅舅照顾她。

**主任医师:**你妈在卫生站看病,医生说她是什么病?用了什么药?当时血压如何?

**女儿:**我舅没告诉我。我问问我舅。(同她舅通电话后),我妈在卫生站昏迷后,卫生站医生说病重,快转大医院。我舅心慌,就立即将她转至台山××医院。没问卫生站医生的诊治。

**主任医师:**你说你妈在台山××医院,治疗后清醒完全正常,是什么情况?请描述一下。

**女儿:**她能够回忆起她以前的事情,而且她回答问题正常,有条理,符合逻辑。所以我们认为她正常。

**主任医师:**你在旁边吗?

**女儿:**在旁边。

**主任医师:**你妈的人际关系好吗?性格如何?你认为你妈不会误服毒药?你家有没有农药、灭鼠药、灭蟑药?

**女儿:**我妈的人际关系好,邻里关系好,在家同大家相处和谐。而且性格开朗,她不会自杀,我们也检查过家里,没这些东西。

**主任医师:**我想知道,你妈在去台山××医院之前有没有抽搐、大小便失禁(模仿癫痫的样子)?

**女儿:**我不知道。我问问我舅。

(电话咨询后)女儿回答说:有。

**主任医师:**医生有没有给她打针?

**女儿:**(电话咨询后)有,打针后就没清醒。

**主任医师:**谢谢你。问诊结束。

主任医师分析病情:患者感冒后,出现抽搐。昏迷不是病情所致,可能为抽搐后医生用药所致,这可以解释患者为何昏迷清醒后完全正常。其后患者出现精神异常逐渐加重,为脑炎病情加重表现。患者可以确诊为脑炎。

**回顾性点评:**全面地从定位到定性诠释了患者疾病,包括病史、治疗各种细致的分析。2008 年 6 月 13 日后救治:使用激素、抗病毒治疗××天后患者完全康复出院。

# 第三章

# 体格检查要点

-------------------------------------------------

　　在采集病史时，门诊医师就要有意识对患者的精神状态、体位、姿态、步态、表情、发声、言语等加以密切观察，并以此作为神经系统检查的开始。

## 第一节　本专科疾病体格检查的主要内容

　　本专科疾病体格检查的主要内容，包括神经系统与普通内科检查。神经系统检查主要包括意识状态、精神状态、言语（失语症与构音障碍）、颅骨与脊柱、颅神经、感觉、运动、反射、自主神经功能。

　　表 3-1 描述的是日常所做神经科检查内容。

表 3-1　日常神经科检查

| |
| --- |
| 精神状态（意识、定向力、记忆力、计算力、自知力） |
| 语言 |
| 观察头、面、颈部 |
| 　　能否低头 |
| 　　头、颈部听诊有无杂音 |
| 　　脑神经 |
| 　　嗅觉检查（Ⅰ） |
| 　　视力检查（Ⅱ） |
| 　　视野检查（Ⅱ） |
| 　　眼底检查（Ⅱ） |
| 　　眼裂、瞳孔异常（Ⅲ） |
| 　　对光反射（Ⅱ、Ⅲ） |
| 　　调节辐辏反射（Ⅱ、Ⅲ） |

眼球运动、眼震（Ⅲ、Ⅳ、Ⅵ）

角膜反射（Ⅴ、Ⅶ）

面部感觉（Ⅴ）

观察面部、面肌运动力（Ⅶ）、咬肌力（Ⅴ）

听力（Ⅷ）

咽后壁的收缩力、软腭弓的对称性、咽反射（Ⅸ、Ⅹ）

胸锁乳突肌的肌力（Ⅺ）

斜方肌的肌力（Ⅺ）

舌肌萎缩、偏斜（Ⅶ）

上肢

运动功能、肌容积、肌张力

握力

手指的内、外旋转

肘的屈曲与伸展

肌容积大小及肌张力

共济运动（指鼻试验）

手翻转试验

反射

桡骨膜反射、肱二头肌腱反射

弹指征

感觉

浅感觉（痛、温、触觉）

深感觉（位置、震动觉）

复合感觉（图形、两点辨别觉）

躯干

腹壁反射和提睾反射

浅感觉（痛、温、触觉）

下肢

运动功能、肌容积、肌张力

膝的屈伸

足与足趾的屈伸

共济运动（跟膝试验）

反射

膝反射、跟腱反射

足底反射

划足底征

感觉

浅感觉(痛、温、触觉)

深感觉(位置、震动觉)

复合感觉(图形、两点辨别觉)

姿势与步态

闭目难立征试验

单足立试验

普通步行

在直线上行走

足跟步行

足尖步行

# 第二节 提示原发性疾病的证据

门诊医师要有意识地培养自己对疾病的直觉。有经验的临床医师要理解疾病主要症状、体征的出现机理与必然性,把每一病例尽量归纳为特征性的综合征。例如,核间性眼肌麻痹与眼球震颤并存,高度提示 MS 可能,并定位于脑干;而不能书写、计算、辨别手指及左右识别不能被称为 Gerstmann 综合征,这样就能确定疾病的解剖学定位,并缩小了可能的病因学基础。

表 3-1 和表 3-2 是一些经常提示某些特殊的神经系统疾病的症状与体征或综合征。

**表 3-2 可以决定定位的体征、症状或综合征**

| 体征、症状或综合征 | 表现 | 定位 | 疾病 |
|---|---|---|---|
| 核间性眼肌麻痹+眼球震颤 | 前核间性眼肌麻痹:双眼向同侧注视时,同侧眼球外展性震颤对侧眼球不能内收,会聚良好 | 脑干一侧内侧纵束上行纤维受损 | 多见于腔梗或 MS |
| | 后核间性眼肌麻痹:侧视时同侧不能外展,对侧可内收 | 脑干一侧内侧纵束下行纤维受损 | |
| | 一个半综合征(one and a half syndrome):向病灶侧凝视麻痹(同侧眼球不能外展,对侧眼球不能内收),仅对侧眼球可以外展 | 一侧桥脑被盖部病变引起同侧副外展神经核或 PPRF 受损 | |

续表

| 体征、症状<br>或综合征 | 表现 | 定位 | 疾病 |
|---|---|---|---|
| Gerstmann<br>综合征 | 失写、失算、手指失认和左右辨别障碍 | 优势侧角回病损 | 多数为脑血管病 |
| 寒冷＋肌强<br>直(僵硬) | | | 副肌强直 |
| 动眼危象 | 发作性两眼向上或向一侧窜动的不自主眼肌痉挛动作,少数患者尚可出现调节辐辏障碍,垂直性(向上、向下)凝视麻痹等,个别脑炎后患者尚可出现发作性眼睑痉挛 | 锥体外系 | 震颤麻痹或药物中毒 |
| 耳聋＋耳蜗<br>瞳孔反射 | 强烈的声音刺激时,瞳孔可以散大,这种反射是双侧性的,但受刺激侧瞳孔的反应往往更明显 | 耳蜗神经受刺激 | 癔病性耳聋 |
| Adie 综合<br>征或瞳孔 | 瞳孔散大,直、间接瞳孔对光反射完全消失或近乎完全消失,在暗室 15～30 分钟后,瞳孔可缓慢的更散大一些,再用强光照射时,瞳孔有极缓慢的缩小,集合反应消失。调节作用损害不严重,也有一些患者同时伴有调节障碍 | (1)睫状神经节以及睫状神经,或其附近的病变,在 Adie 瞳孔的尸检病例中曾见到睫状神经节的病变,其中睫状神经节细胞明显减少;(2)上颈髓部病变;(3)动眼神经核病变 | 可见于正常人,眼球损伤、青光眼、先天性梅毒、原田小柳病、原发性神经母细胞瘤及先天性巨结肠、癔病、木僵型精神分裂症、阿托品中毒等都可以出现 Adie 瞳孔 |
| 阿-罗 ( Ar-<br>gyll-Ro-<br>bertson)<br>瞳孔 | 为光反射丧失,调节反射存在 | 中脑顶盖前区或双侧睫状神经节 | 最常见神经梅毒、糖尿病,也可见脑炎、脑外伤、MS、酒精脑病、脊髓空洞症、中脑肿瘤 |
| 反阿-罗<br>(Argyll-<br>Robertson)<br>瞳孔 | 调节辐辏反射消失而瞳孔对光反射正常 | 视网膜视觉细胞→外侧膝状体→枕叶前区皮质凝视中枢→顶盖前区→动眼神经副核尾端→随动眼神经至睫状神经节→发出节后纤维:①至瞳孔括约肌(收缩时瞳孔缩小);②至眼球内收肌(调节双眼球辐辏运动)及睫状肌(调节晶体曲度) | 白喉、肉毒中毒、四叠体上丘肿瘤;也见于梅毒、颅内感染 |

续表

| 体征、症状或综合征 | 表现 | 定位 | 疾病 |
|---|---|---|---|
| 小脑性眼阵挛或视性眼阵挛 | 注视方向无关的双眼完全性无节律的快速、冲动性和多向性的不规则异常眼球运动 | 小脑 | 肿瘤,也可见于脑炎 |
| 角膜 K-F 环 | 双眼角膜周边后弹力层见棕绿色色素环 | 肝脏、基底、骨骼 | 肝豆状核变性 |
| 瘫痪＋分离性感觉障碍脊髓前动脉综合征 | 弛缓性截瘫或四肢瘫。症状体征包括:双下肢严重的或是完全的运动障碍、腱反射消失、肌张力低下;分离性感觉障碍——梗死水平以下痛温觉减退,而震动觉和位置觉保存 | 脊髓前动脉供血区 | 脊髓前动脉栓塞、血栓形成 |

# 第三节　提示全身性疾病的证据

与神经系统症状与体征一并出现的,发热呼吸系统症状、肝肾功能异常证据,均提示全身系疾病。要牢记药物、其他疾病诱发的、继发的神经系统症状与体征在神经内科门诊具有重要的鉴别诊断价值。

# 第四节　体格检查常见应注意的问题

## 一、一般检查注意事项

(1)首先要注意患者意识是否清晰,对检查是否合作。

(2)有无急需处理的病症,如抽搐、剧烈疼痛等;要高度关注患者有无呼吸、血压、体温的急骤变化。

(3)在神经系统检查前开始注意患者的精神状态,包括谈话(对答切题情况、流利),情绪是否紧张或痛苦;注意观察面容、步态、姿势、不自主动作;尤其要关注患者的眼睛,包括眼神及运动。

(4)要注意患者的发育、营养状况。

## 二、检查触觉时要注意的问题

触觉与主观意识有关,不同检查者,在不同时间的触觉表现会不同。痛觉的检查,要注意患者可能感觉到的是触压觉。

# 第四章

# 辅助检查的选择与结果评估

## 第一节　本专科疾病辅助检查的选择

### 一、血液学检查项目的选择

包括血液学的一般和特异性检查,见表 4-1。

表 4-1　常见症状和疾病的血液学检查项目的选择

| 症状或疾病 | 血液学检查项目 |
| --- | --- |
| 昏迷 | 血常规、血液生化(包括尿素氮和肌酐、血糖、血钙、血钠、血气分析、肝功能)、血液可疑毒物分析 |
| 痴呆 | 血常规、血液生化、甲状腺功能测试、血清维生素 $B_{12}$、梅毒血清学、HIV 抗体 |
| 癫痫持续状态 | 血钙、血糖、尿素氮、电解质血气分析 |
| 共济失调 | 血红蛋白、维生素 $B_{12}$、血沉、血脂、血糖等生化 |
| 眩晕 | 血常规 |
| 亚急性联合变性 | 维生素 $B_{12}$ |
| 肝豆状核变性 | 血清铜、血清铜蓝蛋白 |
| 重症肌无力血 | 血清抗胆碱脂酶受体抗体 |
| 肌炎或营养不良 | 血清酶学 |
| 周期性瘫痪 | 血钾 |
| 线粒体肌病和脑肌病 | 血乳酸、丙酮酸 |

### 二、脑脊液检查项目的选择

腰椎穿刺术是临床上采集脑脊液最常用的方法,特殊情况可行小脑延髓池或侧脑室穿刺术。

**1. 适应证**

(1)诊断可疑的中枢神经系统感染、蛛网膜下腔出血、癌性脑膜病、副肿瘤性病变或可疑颅内压异常等。

(2)评价脑膜炎及其他炎症性疾病的治疗反应。确定是否有中枢神经系统内的出血。

(3)鞘内药物治疗或鞘内注射放射增强剂。为脑脊液细胞学检查获取细胞。

(4)在少见的情况下为了降低脑脊液压力。

**2. 禁忌证**

(1)严重颅内压增高、明显视乳头水肿、后颅窝占位性病变均有引起脑疝的潜在风险,是腰穿的绝对禁忌证。

(2)穿刺部位皮肤感染或腰椎感染者。

(3)病情极度危重者、血小板减少及出血性素质者。

(4)脊髓压迫症疑有严重脊髓损害,脊髓功能处于即将丧失的临界状态者。

**3. 脑脊液检查内容**

(1)压力及动力学:腰穿后立即接测压管,成人脑脊液的正常压力侧卧位为 80～180mmH$_2$O,儿童侧卧位为 40～100mmH$_2$O。放出适量脑脊液后,再测量的压力为终压。正常情况下,每放 0.5～1ml,脑脊液压力下降约 10mmH$_2$O。成人侧卧位脑脊液压力＞200mmH$_2$O 提示颅内压增高,＜70mmH$_2$O 提示颅内压降低。

(2)常规、生化检查

①外观:正常脑脊液为无色透明液体;

②细胞数:正常脑脊液中,白细胞为(0～5)×10$^6$ 个/L,多为淋巴细胞及单核细胞,两者之比为 7:3 或 6:4。(10～15)×10$^6$/L 为轻度增高,(50～100)×10$^6$/L 为中度增高,＞200×10$^6$/L 为显著增高;

③蛋白质:正常脑脊液蛋白质含量约为血浆蛋白含量的 0.5％。不同部位的脑脊液,其蛋白质含量也不同,腰池为 0.15～0.45g/L,脑脊液蛋白由清蛋白和球蛋白组成,前者占 70％～80％,后者占 20％～30％。后者由 IgG、IgA 和 IgM 等组成。球蛋白与清蛋白之比为 1/3～1/5。成年人腰池脑脊液蛋白总量＞0.45g/L 或＜0.15g/L 或球蛋白含量＞10g/L,球蛋白与清蛋白之比＞0.45 或＜0.15 时均属于病理状态;

④糖含量:相当于血糖水平的 50％～70％。正常值为 2.5～4.4mmol/L。通常脑脊液糖含量＜2.25mmol/L 为异常;

⑤氯化物:正常值为 120～130mmol/L,高于血氯水平。

(3)病原学检查

①病毒抗原和抗体的检查:可检测单纯疱疹病毒(HSV)、巨细胞病毒(CMV)、EB 病毒(EBV)等病毒抗原和抗体。神经梅毒检测螺旋体抗体,结核性脑膜炎检测特异性抗结核抗体;

②细菌和真菌的检查:革兰染色阳性见于化脓性脑膜炎,其阳性率达 60％～90％;脑脊液涂片加培养诊断隐球菌脑膜炎的阳性率高达 80％,培养适用于脑膜炎奈瑟菌、链球菌、葡萄球

菌、大肠杆菌、流感嗜血杆菌等；墨汁染色用于新型隐球菌；

③囊虫特异性抗体检测：ELISA 法最常用，敏感性达 90％以上，特异性达 98％；

（4）基因检查：神经系统感染性疾病可以脑脊液为标本，通过聚合酶联反应（PCR），必要时用特定基因探针进行识别，以检测出病原。如单纯疱疹病毒性脑炎在发病 1～2 天时 HSV-I DNA 可为阴性，之后逐渐增加，可在发病 2 周内送检。PCR 检查脑脊液中的结核杆菌，也是最敏感的方法。

## 三、影像学检查的选择

### （一）电子计算机体层扫描（CT）

**1. CT 的临床应用**

尽管磁共振成像（MRI）检查脑和脊髓病变较 CT 更为敏感，但 CT 仍然是筛查特定疾病患者最快捷、最有效的检查手段。如：

（1）急性脑外伤。

（2）蛛网膜下腔出血：CT 是检出蛛网膜下腔出血最敏感的影像检查，是疑诊此病患者的初始评估选择的方法。

（3）当 MRI 为禁忌证时。

（4）眶、颞骨、面及颅骨骨折。

（5）检出钙化。

（6）精细的骨不规则、骨性脊柱病变、颞骨疾病及鼻窦炎。

**2. CT 血管成像（CTA）**

静脉注射含碘造影剂后，经计算机对图像进行处理，可以三维显示颅内血管系统，可以取代部分 DSA 检查。CTA 可清楚地显示 Willis 动脉环，以及大脑前、中、后动脉及其主要分支。可用于检查颅内动脉瘤、血管畸形和颅内肿瘤，对显示动脉瘤颈部的形态方向及邻近血管和骨结构的关系很有帮助。对动脉瘤的外科治疗有重要意义。对蛛网膜下腔出血者，可用 CTA 检测小的动脉瘤和术后复查，避免不必要的创伤性脑血管造影。

### （二）磁共振成像（MRI）

**1. MRI 的优势和临床应用**

MRI 与 CT 比较，能提供多方位和多层面的解剖学信息，图像清晰度高，没有电离辐射，对人体无放射性损害；不出现颅骨的伪影；可清楚地观察到脑干及后颅窝病变的形态、位置、大小及其与周围组织结构的关系；对脑灰质与脑白质可以产生明显的对比度，因此常用于诊断脱髓鞘疾病、脑变性疾病和脑白质病变等。

目前，MRI 广泛用于脑血管疾病、脱髓鞘疾病、脑白质病变、脑肿瘤、脑萎缩、颅脑先天畸形、颅脑外伤、各种原因所致的颅内感染的诊断和鉴别诊断。MRI 对小脑幕下和脊髓病变的诊断效果最佳，是惟一在纵向显示脊髓的影像学技术。

MRI 的禁忌证：体内装有金属植入物，如假牙、脑动脉瘤手术放置银夹、安装心脏起搏器者。

**2. 磁共振成像血管造影(MRA)**

MRA 是基于 MR 成像平面血液产生的"流空效应"而开发的。不是血管本身的成像,而是血流成像。在不使用对比剂的情况下,通过抑制背景结构信号将血管分离出来,单独显示血管结构,可显示成像范围内所有血管,也可显示侧枝血管。MRA 的优点是:不需插管、方便省时、无放射损伤及无创性。缺点是:空间分辨率差,不及 CTA 和 DSA;信号变化复杂,容易产生伪影;对细小血管显示差。临床主要用于颅内动脉瘤、脑血管畸形、大血管闭塞和静脉窦闭塞等的诊断。

**3. 脂肪抑制技术和水抑制技术**

脂肪抑制成像是指在 MR 成像中通过调整采集参数而选择性的抑制脂肪信号,使其失去亮信号的特征变为暗信号,以区分同样为亮信号的不同结构,在临床诊断上有重要意义。水抑制成像是指在 MR 成像中通过应用"液体衰减翻转恢复"序列水的信号,使其在 $T_2$ 加权像上由亮信号变为暗信号,使脑脊液信号被抑制,而与水混杂的信号更明显,有助于病灶的发现和病变性质的识别。

**4. MR 弥散成像(DWI)是广义的功能性磁共振成像技术之一**

采用回波平面成像技术,通过测量病理状态下水分子的运动特征,用于缺血性脑血管病的早期诊断,发病 2 小时内即可发现缺血改变。在早期这种弥散变化是可逆的,为早期治疗提供了重要的信息。

## (三)数字减影血管造影(DSA)

DSA 的主要适应证:头颈部血管病变如动脉瘤和血管畸形等,而且是其他检查方法所不能取代的。优点是简便快捷;血管影像清晰,使减影血管三维显示;并可做选择性拍片,减少 X 线曝光剂量。缺点是有创性检查,需要插管和注射造影剂。

DSA 也是血管内介入治疗不可缺少的技术,所有介入治疗必须通过 DSA 检查明确病变的部位、供养血管、侧支循环和引流血管等。

## (四)神经影像学应用选择原则

CT 和 MRI 检查因其成像原理的不同在应用中各取所长,除了价格和 X 线辐射存在的影响外,在实际应用中还应根据具体病情选择最适宜的检查方法。见表 4-2。

**表 4-2 常见神经科疾病神经影像学首选方法**

| | 首选方法 | 可增选方法 1 |
|---|---|---|
| 急性颅脑外伤 | CT | MRI |
| 脑组织挫伤 | MRI($T_2W$、压水、压脂肪) | CT |
| 脑出血 | CT | MRI($T_1W/T_2W$) |

| | 首选方法 | 可增选方法 1 |
|---|---|---|
| 钙化 | CT | |
| 蛛网膜下腔出血 | CT | DSA |
| 脑静脉血栓形成 | MRI、MRV | DSA |
| 幕下及脑干病变 | MRI($T_2$W/DWI) | MRI 多方位扫描 |
| 腔隙性脑梗死 | MRI($T_2$W/DWI) | CT |
| 脑梗死(超早期及急性期) | MRI($T_2$W/DWI) | MRI 灌注成像、CTP、MRA、CTA |
| 颅内感染 | MRI($T_2$W、压水、压脂肪) | MRI 增强 |

## 四、超声波检查的选择

### (一)经颅多普勒超声(TCD)

TCD 是利用超声波的多普勒效应来研究颅内大血管中血流动力学的一门新技术。由于简便、快速、无创、无辐射、实用性强,在临床应用广泛。

**1. 检测的血管**

(1)颈部动脉:颈总动脉(CCA)、颈外动脉(ECA)、颈内动脉颅外段(EICA)。

(2)颈内动脉虹吸部各段(CS):海绵窦段($C_4$ 段)、膝部($C_3$ 段)、床突上段($C_2$ 段)。

(3)大脑半球血管:大脑中动脉(MCA)、大脑前动脉(ACA)、大脑后动脉(PCA)、颈内动脉终末段(ICA1)。

(4)椎-基底动脉系血管:椎动脉(VA)、小脑后下动脉(PICA)、基底动脉(BA)。

(5)眼动脉(OA)。

**2. 临床应用范围**

(1)辅助诊断方面:颅内外段脑动脉狭窄或闭塞,脑血管畸形,脑血管痉挛,锁骨下动脉盗血,颅内高压和脑死亡。

(2)功能评价:评价 Wills 环侧支循环功能及脑血管的舒缩反应功能,为脑血管手术患者提供术前有关的脑血流动力学说依据。

(3)危重患者和手术患者的脑血流监测:在脑、颈部血管手术、心脏手术、心脏及颈动脉介入性检查和治疗过程中,监测脑血流的低灌注或过度灌注现象及栓子的脱落等。

(4)脑血管的病理生理功能研究:观察和研究不同生理条件下脑血流变化,以及各种脑血管药物对脑血流动力学的影响等。

**3. 检测指标**

(1)血流速度参数:包括收缩期峰流速(Vs)、舒张期末峰流速(Vd)和平均流速(Vm)。

(2)脉动参数:包括收缩/舒张比值(SD)、阻力指数(RI)、脉动指数(PI)和脉动传递指数(PTI)。血流速度和 PI 是 TCD 检测中最常用及最有意义的参数。

（3）血流方向：血液应沿一定的径路流动，当血流朝向探头时呈正向，否则为负向。一旦血流方向发生改变，说明颅内血流的异常、侧支循环的开放或盗血的存在。正常情况下，血流方向为正向的颅内动脉有 MCA、PCA（$P_1$ 段）、ICA1、OA；反向的血管有 ACA、PCA（$P_2$ 段）、VA、BA；双向的血管有 CS。

（4）血流频谱分析。

## （二）颈部血管彩色多普勒超声

将 B 超和多普勒超声结合在一起，可客观地检测和评价颈部血管的结构、功能状态或血流动力学的改变。对头颈部血管病变，特别是缺血性脑血管病疾病的诊断具有重要的意义。

**1. 检测的血管**

包括双侧颈总动脉（CCA）、颈内动脉（ICA）、颈外动脉（ECA）、椎动脉（VA）和颈内动脉（ICA）等。

**2. 检测的指标**

（1）血管的位置：血管的起始、走行及其与周围血管的关系，有无变异、移位、受压及畸形等。

（2）颈动脉内-中膜厚度（IMT）、三层结构是否完整，内膜是否光滑，是否有增厚或动脉硬化斑块形成。内膜增厚是动脉粥样硬化的早期改变，早期内膜损害表现为内膜回声不均匀节段性增厚

（3）血管内径：有无管腔狭窄和扩张，判断狭窄的程度。

（4）血流方向：通常朝向探头血流为红色，背离探头的血流为蓝色。通过血流方向判断是否有逆向血流，有助于盗血的发现。

（5）彩色强弱及充盈状态：通常流速缓慢的血流显示为色彩暗淡，而流速快的血流色彩明亮。一旦发现官腔内血流信号有充盈缺损，提示有血管狭窄的存在。

**3. 颈动脉超声检查的临床应用**

（1）高血压、糖尿病患者早期发现动脉粥样硬化。

（2）鉴别颈动脉病变引起脑梗死的病因，如动脉粥样硬化斑块形成、大动脉炎、先天性肌纤维发育不良、颈内动脉走行异常、颈内动脉周围病变等。

（3）判断颈动脉狭窄程度为选择治疗方案提供依据。

（4）颈动脉病变治疗前后血流动力学追踪评价。

# 五、组织活检的选择

## （一）肌肉活检

适应证如下：

（1）表现为进行性以四肢近端为主的肌无力、肌萎缩，伴或不伴肌痛，血清酶增高，为确诊肌病的性质。如肌炎、肌营养不良、线粒体肌病等。一般取材于股四头肌、肱二头肌和三角肌等。

（2）表现为以远端为主的或不对称的肌无力、肌萎缩，需鉴别神经源性或肌源性病变，一般取材于股四头肌、腓肠肌或肌萎缩部位。

（3）局部肌肉和皮下组织疼痛、肿胀、无力，活检有助于检查局部感染、肌炎或淋巴瘤等，可在病变部位取材。

（4）患有全身系统性疾病，如自身免疫性疾病、内分泌疾病、恶性肿瘤等，同时伴有肌无力，可以通过肌肉活检明确有无肌肉受累，协助诊断。

（5）不明原因的多系统疾病或中枢神经系统疾病，可以通过肌肉活检确定病因，如线粒体脑病、肌阵挛性癫痫等。

## （二）脑活检

（1）大部分为了诊断或排除脑部肿瘤。

（2）颅内感染性疾病不能确定病原学或抗感染疗效不好者可做脑活检。

（3）有助于确诊不明原因的进行性痴呆患者。

（4）难以诊断的先天遗传性或代谢性疾病。

# 六、中枢神经系统放射性核素的检查

## （一）单光子发射计算机体层扫描（SPECT）

SPECT 是利用发射 γ 光子的核素成像的放射性同位素体层显像技术。是将常用的 $^{99m}$Tc 标记的反射性药物注入血液循环，通过正常的血脑屏障，快速进入脑组织，在脑内的分布与局部脑血流量呈正比，从而了解脑血流和脑代谢。

临床应用：

（1）脑血管疾病。SPECT 脑显像不仅对短暂性脑缺血发作的敏感性明显高于 MRI，而且能早期发现脑缺血，有利于及时治疗并且对于病情判断、疗效随访以及防治有重要作用。

（2）癫痫。发作间歇期的 SPECT 脑功能显像的检出率为 $50\%\sim80\%$，发作后 72 小时内的检出率最高。

（3）有助于痴呆的鉴别诊断。

（4）精神病的研究。

（5）脑肿瘤复发。

## （二）正电子发射计算机体层扫描（PET）

PET 是利用其独特的示踪剂，高精度地显示人体内葡萄糖、脂肪及蛋白质的代谢和生化活动，为中枢神经系统疾病的早期诊断和鉴别诊断提供依据。PET 采用的示踪剂主要是半衰期很短、缺中子型核素，如 $^{11}$C、$^{13}$N、$^{15}$O、$^{18}$F 等。

临床应用如下：

（1）脑血管疾病：包括脑缺血中心与缺血半暗带的评估；脑梗死再灌注的评价；可能有助于可逆性脑缺血和不可逆组织损伤的鉴别。

（2）癫痫病灶的定位：癫痫发作期表现癫痫灶的代谢增加，而在癫痫发作间歇期表现为代谢降低，其准确率可达80%，明显高于CT和MRI的检查。对手术前原发性癫痫的病灶定位具有重要的意义。

（3）各种痴呆的鉴别：可发现主要位于顶叶和颞叶的代谢受损或丧失，有助于阿尔茨海默病和血管性痴呆的鉴别诊断。

（4）帕金森病早期诊断：多巴胺受体及转运蛋白的PET研究，对帕金森病的诊断具有较高的敏感性和特异性，特别是对早期和症状较轻的、未经治疗的帕金森病可见到基底节高代谢，单侧帕金森病有对侧基底节高代谢；有助于和帕金森综合征的鉴别。

（5）脑肿瘤：用FDG（18F-脱氧葡萄糖）可鉴别肿瘤的恶性程度。高度恶性肿瘤呈高代谢，低度恶性肿瘤呈低代谢。肿瘤坏死区呈低代谢，复发区呈高代谢。并可判断肿瘤对放疗和化疗的反应等。

（6）脑内神经受体显像及其应用：包括多巴胺及多巴胺受体显像、乙酰胆碱酯酶活性及乙酰胆碱受体检测（表4-3）。可应用于正常人和神经精神疾病者的脑化学及相关药物的研究；影响受体的因素及其调节的研究。

表4-3　SPECT和PET的比较

| 特征 | PET | SPECT |
| --- | --- | --- |
| 同位素 | F-18（氟） | Tc-99m（锝） |
|  | C-11（碳） | I-123（碘） |
|  | O-13（氧） |  |
| 成像时间 | 2分钟至2小时 | 数分钟至数小时 |
| 空间分辨率约 | 5～6mm | 约8mm |
| 重复检查 | 很少（受辐射限制） | 很少（受辐射限制） |
| 可研究 | 新陈代谢 | 血流 |
|  | 血流 | 受体-配体相互作用 |
|  | 受体-配体相互作用 |  |

## 七、神经电生理检查的选择

### 1. 脑电图

（1）概述：脑电图（electroencephalogram，EEG）是通过电极记录下来的自发性、节律性的脑生物电活动。正常人脑电波按照频率的大小可分为α波、β波、θ波和δ波，其中β波又称快波，θ波和δ波又称慢波。成人安静、闭目及清醒时的正常脑电波情况，见表4-4。

各种脑电波如图4-1所示。

（2）脑电图的诱发试验：按照脑电图及临床神经生理国际会的定义，脑电图的诱发试验是一组特殊程序，其目的是在进行脑电图记录时，"放大或引出正常或异常的脑电活动"。常用的诱发试验有以下几种：

表 4-4　正常成人安静、闭目及清醒状态下的脑电波

|  | 频率（Hz） | 波幅（μV） | 指数（%） | 主要出现部位 | 反应性 |
|---|---|---|---|---|---|
| α波 | 8～13 | 10～100 | 10～90 | 顶枕 | 精神活动及睁眼抑制 |
| β波 | ≥14 | ≤30 | 不定 | 额颞中央 | 触觉及肢体活动抑制 |
| θ波 | 4～7.5 | ≤40 | ≤20 | 额颞中央 |  |
| δ波 | 0.5～3.5 | ≤20 | ≤8 | 额中央 |  |

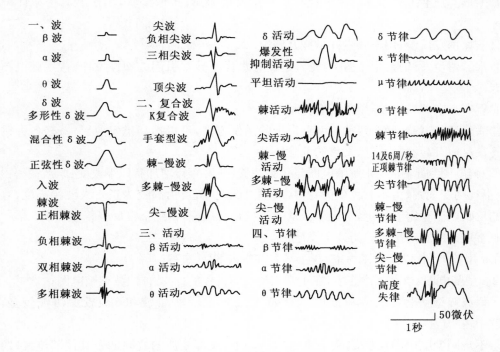

图 4-1　脑电图的各种成分

①睁闭眼诱发试验（对光反应）：主要用于癫痫患者的诱发及了解 α 波对光反应的情况，以判断大脑生理功能状态、鉴别癔病、α 昏迷及诈病性视力障碍等；

②过度换气诱发试验：多用于癫痫，尤其是失神发作的诊断；

③闪光刺激诱发试验：有助于癫痫，尤其是光敏性癫痫的诊断；

④睡眠诱发试验：主要用于癫痫、不合作的小儿及精神异常的患者，尤其适用于夜间发作性癫痫；

⑤颈动脉内阿米妥钠注射试验：用于原发性和继发性癫痫病灶的鉴别、癫痫病灶和幕以上病变的定位以及对言语功能优势半球的定侧；

⑥药物诱发试验：包括贝美格诱发试验和戊四氮诱发试验，现只用于对确诊癫痫患者进行

癫痫灶定位；

⑦颈总动脉压迫试验及头位改变试验：曾用于诊断颈动脉系统和椎-基底动脉系统的闭塞、狭窄、扭曲等，由于 DSA 是诊断以上疾病的金标准，已取代了这一实验；

⑧颈动脉窦按摩试验：用于疑有颈动脉窦过敏综合征；

⑨低糖诱发试验：用于疑有低糖性痫性发作；

⑩低氧和屏气诱发试验：用于对登山、高空飞行和高空跳伞等人员的挑选和癫痫诊断；

⑪运动诱发试验：用于疑有运动诱发性癫痫者；前庭诱发试验，鉴别前庭源性或眩晕性癫痫；

⑫音响刺激诱发试验：用于声源性和乐源性癫痫、脑部病变及听力障碍；

⑬图形与颜色诱发试验：用于疑有视觉诱发性癫痫；排尿试验，用于疑有排尿性晕厥或癫痫；

⑭咳嗽诱发试验：用于咳嗽性晕厥及癫痫；

⑮水潴留诱发试验：用于癫痫，尤其是疑有水代谢异常引起的痫性发作，常规脑电图检查阴性者；

⑯剥夺睡眠诱发试验：用于疑有癫痫者；

⑰联合诱发试验：联合两种或两种以上的诱发方法，可以提高诱发效果，减轻各种诱发试验的不良反应，以及减少临床发作的危险性。

(3)脑电图判定标准：儿童脑电图与年龄相关，随着年龄增加有以下改变：脑波频率由慢变快，由不规则变规则，由不对称变为对称，波幅由低变高，再由高变为正常人波幅高度，对诱发刺激的反映由不稳定到稳定，对光刺激从无反应到有反应，再到正常反应。

正常成人的脑电图可分为以下类型：

①α 型脑电图：以 α 节律为主，在正常人群中占 80% 左右；

②β 型脑电图：以 β 节律为主，在正常人群中占 6% 左右，又称快波型脑电图；

③低波幅型脑电图：全部脑波均为 $25\mu V$ 以下的电活动，α 波和 β 波较少，θ 波较多，在正常人群中占 10% 左右；

④不规则型脑电图：α 波的频率差达 3Hz 以上，枕部 α 波的波幅低于其他部位，额颞区有较多的 θ 节律，在正常人群中占 4% 左右，以青春期和老年人较为明显。

异常脑电图的判别标准如下：

①轻度异常脑电图：α 节律不规则或不稳定，调节不佳，睁眼抑制反应消失或不显著；额区或各区出现高幅 β 波；θ 波活动增加，某些部位 θ 活动占优势，过度换气后出现高幅 θ 波；

②中度异常脑电图：α 波慢化或消失，有明显的不对称；弥散性 θ 活动占优势；出现阵发性 θ 波活动，过度换气后，成组或成群地出现高波幅 δ 波，单个棘波、棘慢波综合；

③重度异常脑电图：α 节律消失或变慢；弥散性 θ 及 δ 活动占优势；出现阵发性 δ 波。自发或诱发地出现高波幅棘波、尖波或棘慢综合波。出现爆发性抑制活动或平坦活动。

(4)常见疾病的脑电图改变及其临床意义：见表 4-5。

**表 4-5　神经科常见疾病的脑电图改变及其临床意义**

| 疾病 | 脑电图表现及意义 |
| --- | --- |
| 癫痫和痫性发作 | 痫样放电：包括棘波、尖波、多棘波、尖慢或棘慢综合波、多棘慢综合波、高幅节律、阵发性高幅慢波以及其他节律性电活动 |
| 颅脑外伤 | |
| 　脑震荡 | 伤后可出现高波幅 β 波，而后变为低平，出现广泛的 θ 波和 α 波，清醒后脑电图逐渐恢复正常 |
| 　脑挫裂伤、开放性脑损伤、颅内脑外血肿 | 双侧可见 α 节律抑制，广泛的双侧高波幅 θ 波及 δ 波，病侧较明显，重症脑挫伤时 α 节律消失，主要为 δ 波 |
| 　脑外伤后综合征 | α 波频率变慢、波幅增高，且不稳定，可出现病理性慢波 |
| | 痫样放电提示有外伤性癫痫 |
| | 随着病情的恢复，脑电图逐步好转，α 节律恢复正常 |
| 颅内占位性病变 | 生理波改变主要为 α 波慢化，α 节律反应性减弱或消失，病侧睡眠纺锤波的减弱或消失 |
| | 病理波包括多形性慢波提示皮质占位，复合性 δ 波为皮质下占位，间歇性节律性 δ 活动提示深部中线占位或颅内高压，恶性脑瘤或巨大浅表性脑瘤引起之占位，可见局限性平坦活动，甚至为电静息，有较大的定位价值，占位刺激周围脑组织亦可引起痫样放电 |
| 颅内炎症 | |
| 　病毒性脑炎 | 病情较轻或发病的早期表现为 θ 波活动 |
| | 病情较重表现为弥漫性高波幅 δ 活动及 θ 活动，也可在脑部病变最严重部位出现局限性慢活动 |
| | 病情极重可出现爆发性抑制活动或平坦活动 |
| | 急性期抽搐容易出现棘波、尖波等痫样放电 |
| 　单纯疱疹病毒性脑炎 | 慢活动背景上额颞区出现周期性单个高波幅慢波，尤其在病程第 2～第 15 天出现周期性脑波 |
| 　急性硬化性全脑炎（SSPE） | 以周期性异常波的出现为其特点，表现为周期性高幅慢波，波幅在 $100～600\mu V$ 的 2～4Hz 波所组成的双相或多相综合波，有时有尖波成分，呈两侧同步爆发，持续 0.5～3 秒，称之为亚急性硬化性全脑炎综合波（SSPE-complex） |
| 脑病 | |
| 　Creutzfedt-Jakob 病 | 早期主要为 α 波解体，直到背景成为 δ 活动，在病程中晚期出现具有特征性的周期波，表现为同步性发放的高幅（$100\mu V$ 左右）、3～5Hz 的尖尖波或棘波，或呈周期性三相波，可间歇性或持续性出现，每次发放持续 20～40 秒，发放间歇可达数秒到数十秒，外界刺激对周期性同步性发放无影响 |

续表

| 疾病 | 脑电图表现及意义 |
|------|------------------|
| 缺血、缺氧性脑病 | 一氧化碳中毒、放射性脑病、药物中毒、重金属中毒及各种原因引起的,主要表现为 α 波解体,出现慢波。病情越重慢波周期越长,少数患者可出现痫样放电;因苯二氮䓬类或巴比妥类药物中毒者可出现 β 活动增多,波幅增高;以肝性脑病为代表的各种代谢性脑病,除表现 α 波解体和慢波增加外,常有特征性三相波 |
| 脑血管病 | |
| 脑出血(弥漫性内囊出血) | 急性期主要为两侧弥漫性 δ 波,受损侧半球有多形性,在颞叶和中央区最显著,很少伴有棘波和尖波;随着病情的好转,弥漫性异常逐渐减轻,局限性改变显得突出,但在数周或数月后基本可以完全消失,而临床上仍有偏瘫 |
| 脑血栓形成(颈内动脉血栓) | 在颈内动脉部分发生阻塞而无症状和体征时脑电图往往正常,而当有一过性症状出现时患者半球基本节律的波幅降低,在颞和顶部出现低波幅多形性 δ 波,短程节律性 δ 波可能出现于一侧或双侧额区,这些变化可由于深呼吸或压迫对侧颈后动脉而加重 |

**2. 脑电地形图**

(1)概述:将脑电信号进行放大后再次输入计算机内进行二次处理,将其转化为一种能够定量和定位的脑波图像,用数字或颜色来显示,称为脑(电)地形图(brain electrical activity mapping,BEAM)。如果将各位点所取的脑电特征值,经过累加平均处理后提取的某种诱发电位在某一时刻的幅度值,则构成诱发电位地形图。目前,常用的脑电地形图有:功率谱地形图、诱发电位地形图、棘波地形图和瞬时动态地形图。

(2)常见疾病的脑地形图改变及其临床意义:见表 4-6。

**表 4-6　神经科常见疾病的脑地形图改变及其临床意义**

| 疾病 | 脑地形图改变及其临床意义 |
|------|--------------------------|
| 肿瘤 | 肿瘤中心部位显示 δ 或 θ 频带的功率明显增高 |
| 胶质瘤 | 多以 δ 功率增高为主 |
| 脑膜瘤及其他良性肿瘤 | 多以 θ 功率的增高为主,δ、θ 功率增高的范围一般比 CT 变化的范围要大 |
| 皮层下深部肿瘤 | 出现沿中线分布的弥漫性的 δ、θ 功率增高 |
| 脑血管病 | |
| 一过性脑缺血(TIA) | 一侧局部 δ、θ 功率增高,α 功率降低,与临床症状符合,甚至有的临床症状已经消失但脑地形图仍异常,可作为早期诊断较灵敏的指标 |

续表

| 疾病 | 脑地形图改变及其临床意义 |
| --- | --- |
| 脑梗死 | 急性期多显示 δ、θ 功率明显增高,范围一般比 CT 的要大,主干大血管的梗死则在整个血管供给区都有异常 |
| | 慢性期表现为 α 频带和 β 频带的功率降低,两半球功率不对称,病侧降低,分布也异常出现 α 前移现象 |
| | 皮层下、基底节、放射冠部位的梗死常出现弥散性的功率值增高及 α、β 功率降低 |
| | 梗死灶小时,定位性改变不明显,对脑梗死引起的皮层功能障碍程度的评价还可选择体感诱发电位地形图或视觉诱发电位地形图 |
| 颅内出血 | 急性期慢波功率呈弥漫性增高,α、β 频带功率正常 |

**3. 脑电图长程监测技术**

又称动态脑电图(Activity EEG,AEEG)或脑电 Holter,可通过延长脑电图记录时间获得更多的信息,包括发作时和发作间期的异常发放,检出率明显增加,长时间监测脑电图有模拟信号或数字化 EEG 两种,常使用的方式有动态 EEG 及录像 EEG(V-EEG)。

V-EEG 是诊断心因性发作的重要方法。有学者总结 20 年间的 VEEG,发现 30% 的难治性癫痫为心因性发作,而心因性发作患者中仅有 12% 是真正的癫痫,在癫痫住院患者中,10%～30% 合并心因性发作。

心因性发作在 V-EEG 上的表现为:①录像记录到的发作与平时相同;②有发作表现,但不见同时出现之痫样放电;③发作时"意识丧失"但脑电图仍为正常的 α 节律;④发作非阵发性、非刻板性及抽搐缺乏痫样特征。立体定向做深部电极脑电图可精确地做痫灶定位,特别对头皮脑电图和皮质脑电图上难于检出的脑沟小癫痫灶尤为有用。

**4. 脑诱发电位**

脑诱发电位(BEP)是指在某种特定的刺激下(闪光、图形、声音等)所记录到的脊髓、脑干或大脑皮质的一组神经元或神经束的电位活动。神经科医师可通过脑诱发电位检查了解脑电活动及其脑功能状态。常用的诱发电位有视诱发电位、脑干听诱发电位和体感诱发电位(表4-7),运动诱发电位现已很少使用。

(1)视诱发电位(VEP):给视网膜于光刺激,在枕部记录到一个由 NPN 组成的三相复合波,称为视诱发电位,可广泛用于神经科疾病,如多发性硬化、前视路和视交叉压迫性病变(颅内肿瘤)、后视路病变(脑肿瘤、脑梗死和皮质盲等)、弥漫性神经系统疾病(变性脑病、腓骨肌萎缩症及帕金森病、慢肾等)、脊髓病、癔病和诈病、颅脑和脊髓损伤,或眼科疾病如视神经炎和球后视神经炎、视神经萎缩、青光眼、视网膜视神经病等。

**表 4-7  常用诱发电位的神经发生特点**

| | 解剖通路 | 波形组成及起源 |
|---|---|---|
| 视诱发电位（VEP） | 视网膜感受器（一、二、三级神经元）→视神经→视交叉→视束→外侧膝状体（四级神经元）→视放射→枕叶视区 | 按潜伏期分别命名为 N75、P100、N145，P 波最稳定，潜伏期为 100 毫秒，故称 P100，是 VEP 的代表成分 |
| 脑干听诱发电位 | 听觉通路的一级神经元在耳窝节内（中枢突合成听神经）→听神经→耳窝神经背核和腹核（二级神经元）→同侧外侧丘系上行和横穿斜方体交叉到对侧（上橄榄核）外侧丘系上行→下丘和内侧膝状体（三级神经元）→听放射（经内囊、枕部）→颞横回皮质 | Ⅰ波产生于听神经树突的突触后电位，Ⅱ波可能有两个发生源，听神经颅内段和耳窝核有关，Ⅲ波与内侧上橄榄核或耳窝核的电活动有关，Ⅳ可能源于外侧丘系及其核团（脑桥中上段），Ⅴ波源于外侧丘系上方或下丘（脑桥上段或中脑下段），Ⅵ、Ⅶ波推测分别源于外侧丘系和听放射。最有意义的是Ⅰ、Ⅲ、Ⅴ波，分别来源于听神经、桥脑和中脑 |
| 体感诱发电位 | 肌肉、肌腱及关节感受器→外周神经→后根神经节→（一级神经元）→脊髓后索（薄束-腰髓与下胸髓部分；楔束-上胸髓及颈髓部分）→延髓薄束核与楔束核（二级神经元）→（交叉后）内侧丘系→丘脑腹后外侧核（三级神经元）→丘脑皮质束（经内囊枕部）→中央后回（一级体感皮层） | N9 为臂丛，N11 为颈髓后索，N13 为第 7 颈髓后角电位突触后，N14/P14 可能为自高颈髓或延髓，N20 为顶叶中央后回（S1）等，P40 可能为同侧头皮中央后回，N50 可能为顶叶 S1 后方，P60 可能为顶叶偏后凸面 |

VEP 异常主要包括 NPN 潜伏期延长、波幅降低或消失，具体包括：当分析时间延长到 500 毫秒时，仍无 NPN 波；P100 的峰潜伏期（PL）延长大于正常值；眼间 P100 的 PL 差增加（大于正常值）；两眼两枕区（RO，LO）振幅比＞2.5，即使 P100 的 PL 正常或两眼 P100 的 PL 差正常，仍定为异常；P100 的 PL 正常，N75 消失或其 PL 异常，无意义。P100 在 PL 临界值，N75 PL 异常，属可疑。

（2）脑干听诱发电位（BAEP）：给耳朵以声音刺激，头皮记录的诱发电位，有Ⅰ、Ⅱ、Ⅲ、Ⅳ、Ⅴ、Ⅵ、Ⅶ七个波，结果与被检查者是否合作无关，婴幼儿和昏迷患者均可检查。

异常 BAEP 主要表现为：各波潜伏期（PL）延长，两耳差＞0.4 毫秒；峰间潜伏期（IPL）延长：正常Ⅰ～Ⅴ＜4.5 毫秒，Ⅰ～Ⅲ＜2.5 毫秒，Ⅲ～Ⅴ＜2.3 毫秒，两耳差＜0.4 毫秒；Ⅴ/Ⅰ波幅比：正常为 0.5～3，＜0.5 为中枢性损害，＞3 为周围性损害；波形消失。

（3）体感诱发电位（SEP）：通过刺激肢体末端粗大感觉纤维，在感觉上行通路不同部位所记录的电位,称为体感诱发电位,主要反映周围神经、脊髓后束和有关神经核、脑干、丘脑、丘脑放射及皮质感觉区功能。刺激上肢神经,可在不同部位记录到 N9、N13、N20 等波形成分,分别代表臂丛、颈髓、和皮层电位。刺激下肢神经,可记录到 P40、N45 等成分,代表皮层不同功能区域。

异常 SEP 包括潜伏期延长和波形消失等,主要表现为:各波 PL、IPL、CCT(中枢传导时间,N13～N20 峰间期)超过正常值;两半球 PL 差＞0.6 毫秒;波幅异常:(指正常下界减 1 个标准差或大 TiE 常上界 2 倍)波形消失;两侧波幅差＞2.5。

利用电流或磁流刺激头部皮质运动区(亦可刺激脊髓前角),在对侧肢体相应部位(上肢用拇短展肌和小指展肌,下肢为胫前肌)记录其动作电位称运动诱发电位。磁刺激具有无痛、方便和安全的优点,但刺激位置欠确切,重复性亦差,尤其是下肢 MEP 引出率很低。电流刺激具有刺激位置确切,MEP 引出率高的优点,但清醒患者难于忍受,因此现已很少使用。

(4)事件相关电位(ERP):ERP 又称为认知电位、内源性事件相关电位。当给受试者两个不同刺激信号后,在脑部可记录到 N1、P2、N2、P3 波,其中 N2、P3 是主要成分,N2 波来源于颞上回外侧区(第二皮层听区),是认知过程的前期阶段,P3 产生于海马、杏仁核、扣带回等边缘系统及额、颞叶皮层下结构,主要反映人脑的高级心理活动(包括感知、理解、记忆、情感、推理和判断等),因其潜伏期为 300 毫秒左右,亦称 P300。

ERP 临床应用:①昏迷的原因与预后评估;②脱髓鞘病的诊断(多发性硬化-MS,脑桥中央髓鞘溶解症,白质营养不良);③后颅凹肿瘤的早期发现和定位(听神经瘤);④脑干血管病(出血,梗死);⑤后颅窝手术的术中监护;⑥其他广泛的神经系统病变,如脑动脉硬化、脑萎缩、脑外伤后遗症、脑梗死、多发性硬化、肝豆状核变性、帕金森病和癫痫等;⑦儿童听力评价和神经损伤的评估;⑧脑死亡的诊断手段;⑨痴呆的诊断(潜伏期延长):鉴别真性与假性痴呆的方法,认知功能变化的动态监测;⑩测谎。

(5)肌电图(electromyogram):肌电图是通过检测和研究肌肉生物电活动来判断神经肌肉系统功能变化,可广泛应用于临床各专业,主要包括以下 3 方面:

①狭义的肌电图:测定和分析不同活动状态下的运动单位(一个下运动神经元所支配的肌纤维群)产生的综合电活动——运动单位的动作电位(MUP);

②神经电图:刺激神经干,记录其所支配的肌肉活动,从时间和波形上判断周围神经的功能及其反射弧的情况;

③重复电刺激:用各种频率对神经干进行反复的电刺激,以观察序列肌电波的波幅变化,以判断神经肌肉接头功能。

单纤维肌电图是研究一个运动单位内两根肌纤维及其运动终板的电活动,主要测量参数包括颤抖、阻滞及纤维密度。颤抖是指同一运动单位内两根肌纤维从最后一级神经末梢分支到记录部位出现动作电位的时间差。阻滞是指神经肌肉传递障碍,不能诱发出动作电位;纤维密度为同一运动单位内肌纤维的局部分布,反映神经再生。

常见的肌电图异常改变及其临床意义见表 4-8。

**表 4-8　常见的肌电图异常改变及其临床意义**

| 肌电图 | 异常改变及其临床意义 |
| --- | --- |
| MUP | |
| 　插入电位 | 减弱或消失见于肌纤维严重萎缩,被结缔组织或脂肪组织所替代<br>单纯延长是神经源性病变的表现,表现特殊波形之延长,如肌强直电位及肌强直样电位,见于肌病 |
| 　肌松弛状态下出现的自发电位 | 纤颤波与正锐波,是肌肉失神经支配的表现,被称之为失神经电位,但亦可见于肌病<br>复合束颤电位见于慢性前角细胞病变,神经根及周围神经受刺激亦可引起<br>运动单位自发性爆发见于上运动神经元病变及神经干受压<br>肌紧张电位见于上运动神经元损害<br>群发电位见于震颤、阵挛、抽搐及低钙 |
| 　肌收缩时的 MUP | 轻收缩时多相电位增多,代表神经纤维和肌纤维损害和恢复的不一致;群发多相电位多见于前角细胞病及陈旧性神经损害,短棘波多相电位多见于肌病,但神经变性及神经再生时亦可见到<br>轻收缩时巨大电位及运动单位电位同步主要见于前角病变;重收缩时单纯相为神经源性改变,病理干扰相属肌源性改变,混合相多数为神经源性病变 |
| 　单纤维肌电图 | 前角病变时颤抖及纤维密度均增加,还可能有阻滞出现;重症肌无力颤抖增大,有阻滞,但纤维密度正常 |
| 神经电图 | |
| 　神经传导速度（NCV） | NCV 延长,为远端周围神经病变 |
| 　H 反射 | 潜伏期延长,提示为周围神经近端病变,如缩短,则为上运动神经元病变<br>回复曲线延长为迟缓性瘫痪,缩短为痉挛性瘫痪 |
| 　F 波 | 延长为周围神经近端病变 |
| 　Blink 反射 | 传入型异常,即三叉神经病变,刺激侧 $R_1 R_2$ 与对侧 $R_2$ 均延长,另一侧刺激正常<br>传出型异常,即面神经病变,刺激侧 $R_1 R_2$ 延长,对侧 $R_2'$ 正常,为刺激侧面神经损害<br>刺激侧 $R_1 R_2$ 正常,对侧 $R_2'$ 延长,为刺激对侧面神经损害,不符合上述规律常为广泛性脑干损害<br>如为传出型损害,可加做茎乳孔刺激,记录 M 波以判断面神经损害的定位:$R_1/M$ 潜伏期比,正常值为 $3.44\sim1.12$;$R_1/M$ 潜伏期比下降,为茎乳孔以下病变;$R_1/M$ 潜伏期比上升,为茎乳孔以上病变 |
| 　传导速度 | 延长主要见于脱髓鞘病变;波幅降低、波形分化不良或消失多为轴索病变 |
| 　重复电刺激 | 波幅递减主要见于重症肌无力,亦可在多发性肌炎及运动神经元病中见到。低频刺激波幅递减而高频刺激波幅增高达首波的 1 倍以上,见于 Eaton-Lambert 综合征 |

（6）其他神经电生理检查

1）脑磁图（MEG）（表 4-9）：MEG 是一种无创的脑功能检测技术，主要来源于神经元兴奋性突触后电位所产生电流形成的相关磁场信号，其波形与脑电图相同，用于检测与脑电流方向成正切的脑磁场信号，反映细胞内的电流。MEG 亦可做各种诱发电位检查，磁诱发电位的波形与结果及脑诱发电位相同。由于 MEG 检查结果的精确、可靠，又能与 MRI 资料叠加成磁源性影像，因此，现代癫痫外科手术中已广泛地应用此技术。

表 4-9　EEG 与 MEG 的比较

| | EEG | MEG |
|---|---|---|
| 电场 | 头皮表面电位 | 大脑深部电向量综合 |
| 电流 | 继发性电流（细胞外） | 原始电流（细胞内） |
| 通道数 | 有限 | 多通道（可多达 300 导以上） |
| 伪迹 | 影响较大 | 不受影响 |
| 组织衰减 | 较大 | 不被衰减 |
| 源定位 | 较差 | 较精确 |
| 对脑沟的分辨率 | 较好 | 较差 |
| 新皮层癫痫 | 定位差 | 定位精确 |
| 检查条件 | 普通，可连续监测 | 苛刻，通常不能 |

2）前庭系统功能检查：主要包括眼震电图（ENG）和人体平台姿势图（posturography）的系列检查，了解前庭系统功能状态，对眩晕患者的诊断、鉴别诊断、代偿情况和判断预后等方面起重要作用。其中，眼震电图主要包括以下检查项目和顺序：

①扫视试验又称眼动辨距障碍试验（Saccade test）：是评价眼动系统快速跟踪目标能力。小脑病变时，眼测距障常出现眼球动作过度或欠冲，称视辨距不良；脑干痫变时，扫视潜伏期延长，眼速减慢；正常人和前庭末梢性病变，为规则的方形波；

②自发性眼震（spontaneous nystagmus）：闭眼后眼震增强为末梢性病变，减弱为中枢病变；

③凝视眼震（gaze test）：正常及末梢病变无凝视眼震；桥小脑角肿瘤可出现凝视眼震。当眼球向外凝视超过 45°时，约 50％正常人出现生理性眼震，服巴比妥类药物可引起凝视眼震；

④眼跟踪试验（smooth pursuit test）：可分为四种图形，Ⅰ、Ⅱ型为正常或末梢病变，Ⅲ、Ⅳ型为中枢病变；

⑤视动性试验（optokinetic test）：如出现视动性眼震两侧不对称，表示中枢病变，末梢性病变不影响视动性眼震；

⑥位置性眼震（positional nystagmus）：病理位置性眼震可由前庭末梢或中枢疾患引起，根据眼震方向是否改变分为方向变换型，即 Nylen Ⅰ 型，方向固定型即 Nylen Ⅱ 型位置性眼震。目前公认Ⅰ型多见于中枢病变，Ⅱ型见于末梢病变，常由于耳石器变性引起；

⑦变位性眼震（positioning nystagmus）：又称位置运动试验或良性阵发位置性眼震，出现

水平眼震并有疲劳现象表示末梢病变;出现垂直眼震无疲劳现象表示中枢性病变;

⑧其他,包括旋转试验(rotationtest)、摆动旋转试验(Pendularrotation test)、冷热试验(caloric test)和固视抑制失败试验等。

# 第二节　辅助检查的结果评价

## 一、实验室检查结果的评价

### (一)对检查结果要综合考虑

**1. 血清铜蓝蛋白(CP)和铜**

在肝豆状核变性(Wilson病)中的结果评价:

(1)血清CP降低具有很大的诊断价值:因为血清CP结合95%以上的血清铜,在Wilson病患者检此值异常降低(通常<20mg/dl,如>35mg/dl几乎可排除此诊断。但血清CP水平降低也在低蛋白血症时出现假阳性,如肾病综合征、蛋白丢失性肠道病、慢性活动性肝炎、肝硬化等。另外,还见于无血清铜蓝蛋白血症的一种遗传性代谢障碍。

(2)血清CP水平不能作为疗效或病情的监测:因为血清CP水平与病情严重程度并不呈正比且治疗后也不随着病情的好转而升高。

(3)血清铜:大多数患者的血清铜显著降低,其诊断意义较铜蓝蛋白略低,与CP一样,血清铜也与病情和治疗效果无关。肝铜的测定被认为是诊断的金标准之一。

**2. 梅毒血清学试验**

在神经梅毒中的诊断价值:

(1)神经梅毒的诊断依据相应的临床表现外,还有脑脊液(CSF)常规、生化和性病研究实验室(VDRL+)。

(2)应注意CSF VDRL的假阴性和假阳性,即阴性并不能排除神经梅毒。在化脓性脑膜炎也可见CSF VDRL(+)。

(3)经成功治疗后,可以预期血清VDRL滴度降低,但血清荧光密螺旋体抗体吸附(FTA-ABS)、微血球凝集检测密螺旋体抗体(TPHA)仍应终身(+)。

(4)快速血浆回复(RPR)。目前广泛地用于筛查,因其较VDRL更敏感。

### (二)脑脊液检查的评价

**1. 脑脊液压力临床意义**

(1)颅内压增高:侧卧位脑脊液压力>200mmH$_2$O为颅高压,见于脑水肿、颅内占位性病变、颅内感染、脑卒中急性期、静脉窦血栓形成、良性颅内压增高,以及心衰、肺功能不全和肝性脑病等。

(2)颅内压降低:侧卧位脑脊液压力<70mmH$_2$O为低颅压,见于外伤性及自发性低颅压、

脱水状态、休克、脊髓蛛网膜下腔梗阻和脑脊液漏、反复腰穿等。

**2. 脑脊液外观临床意义**

(1)脑脊液呈云雾状或混浊,提示白细胞增多,由于细菌感染所致,见于各种化脓性脑膜炎。

(2)绿色脑脊液见于化脓性脑膜炎。

(3)米汤样甚至脓样脑脊液见于流行性脑膜炎。

(4)毛玻璃样见于结核性脑膜炎。

(5)脑脊液黏滞度增加,见于椎间盘破裂时,髓核内容物流入脑脊液或脑脊液内存在大量的囊球菌及酵母菌的多糖类荚膜时。

(6)黄色或粉红色,提示脑脊液红细胞$>6\times10^9$/L,可用三管试验法鉴别是否为穿刺损伤出血,用三管连续接取脑脊液,前后各管为均匀一致的血色为新鲜出血,可见于蛛网膜下腔出血,前后各管的颜色依次变淡可能为穿刺损伤出血。血性脑脊液离心后上清液变为无色透明,可能为损伤性出血,如为橘红色或黄色为出血性卒中。

**3. 脑脊液生化临床意义**

(1)细胞学异常

①化脓性脑膜炎脑脊液中可见中性粒细胞增多,病毒性感染可见淋巴细胞增多,结核性脑膜炎早期为中性粒细胞增高(数百至 2000 个/mm³),晚期为淋巴细胞和单核细胞增多。寄生虫感染以持续的嗜酸性粒细胞升高为特点;

②蛛网膜下腔出血急性期,红细胞在出血后 24 小时达高峰,7～10 天内消失。中性粒细胞在发病 2～3 天达高峰,2 周内逐渐消失。出血后 3～5 天后出现特征性的含铁血黄素吞噬细胞,10 天后可见胆红素吞噬细胞,如在吞噬细胞胞质内同时见到被吞噬的新鲜红细胞、褪色的红细胞、含铁血黄素和胆红素,则为出血未止或复发出血的征象;

③可直接发现肿瘤细胞、真菌、细菌等,有助于病原的诊断。

(2)脑脊液糖异常

1)脑脊液糖增高可见于

①早产儿和新生儿;

②高血糖状态。

2)脑脊液糖减低(<40mg/dl)见于

①中枢神经系统感染:常见于细菌性、结核性和真菌性感染,特别是脑膜炎;化脓性脑膜炎的水平可低至 5mg/dl,但通常在 20～40mg/dl 的范围;病毒性感染通常不引起脑脊液减低,急性腮腺炎性脑膜脑炎除外,在其 25% 的患者可见脑脊液糖降低。

②癌性脑膜炎:包括淋巴瘤、白血病、转移癌和黑色素瘤。

③中枢神经系统炎症性疾病:包括类肉瘤病、血管炎和脑膜肉芽肿性浸润。

④蛛网膜下腔出:出血后第一日至第六日糖下降最多,而且也取决于再出血的程度。

(3)氯化物异常

氯化物含量减低,见于细菌性、结核性和真菌性脑膜炎,结核性脑膜炎最为明显,亦可见于全身性疾病引起的电解质紊乱。

（4）脑脊液蛋白异常

1）脑脊液蛋白增高是液体化学成分最有意义的单一的改变，然而，它仅作为疾病非特异性指征。

①脑脊液蛋白轻度增高（45～75mg/dl）在许多疾病都相对常见。包括脑膜炎、多发性硬化、癫痫、脑肿瘤、神经梅毒和脑外伤；

②脑脊液蛋白中度增高（75～500mg/dl）见于：感染性疾病，如细菌性脑膜炎、结核性脑膜炎、脑脓肿；炎症性疾病如无菌性脑膜炎、多发性神经炎；代谢性疾病，如黏液性水肿、尿毒症、酒精中毒；

③脑脊液蛋白高度增高（＞500mg/dl）比较少见，见于：因脊髓肿瘤的椎管梗阻；蛛网膜炎；蛛网膜下腔出血；某些化脓性脑膜炎和结核性脑膜炎患者。

2）脑脊液蛋白降低见于：

①脑脊液漏：在某些患者腰穿后出现脑脊液硬膜外漏可导致蛋白轻度降低；

②大量放出脑脊液，例如做细胞学检查；

③脑假瘤或良性颅内压增高，约1/3的脑假瘤患者脑脊液低蛋白；

④急性水中毒：可有颅内压增高，导致脑脊液低蛋白。

3）脑脊液寡克隆带常见于以下：

①多发性硬化（MS）：见于83%～94%的确诊的 MS 患者；

②亚急性硬化性全脑炎（SSPE）：见于100%的 SSPE 患者；

③中枢神经系统（CNS）感染50%的细菌性、病毒性、真菌性或螺旋体性 CNS 感染患者脑脊液有寡克隆带；

④CNS 炎症疾病：血管炎、狼疮性脑病、白塞病等。

## 二、影像学检查结果的评价

### 磁共振信号类型

不同的脉冲序列形成 $T_1$、$T_2$ 加权弛豫效应（表4-10，表4-11）。

表4-10　脑内各种组织信号特点

|  | 脑皮质 | 脑白质 | 脑脊液 | 脂肪 | 骨皮质 | 骨髓 | 脑膜 |
|---|---|---|---|---|---|---|---|
| $T_1$WI | 高（白） | 等（灰） | 低（黑） | 高（白） | 地（黑） | 高（白） | 低（黑） |
| $T_2$WI | 等（白-灰） | 等（灰） | 高（白） | 高（白灰） | 低（黑） | 等（灰） | 低（黑） |

表4-11　最常见的几种病变信号/密度特点

|  | $T_1$WI | $T_2$WI | CT |
|---|---|---|---|
| 脑水肿 | 低信号 | 高信号 | 低密度 |
| 脑梗死 | 低信号 | 高信号 | 低密度 |
| 出血 |  |  |  |
| 超急期（4～6小时） | 等或低信号 | 高信号 | 高密度 |

续表

| | $T_1WI$ | $T_2WI$ | CT |
|---|---|---|---|
| 急性期(7～72 小时) | 等或低信号 | 低信号 | 高密度 |
| 亚急性早期(4～7 天) | 高信号 | 低信号 | 高密度 |
| 亚急性晚期(1～4 周) | 高信号 | 高信号伴低信号环 | 等密度 |
| 慢性期(数月至数年) | 低信号 | 低信号 | 低密度 |
| 脑白质病变 | 稍低信号 | 高信号 | 低密度 |
| 多数脑瘤 | 低信号 | 高或混杂信号 | 低或高密度 |
| 含脂类病变(如畸胎瘤) | 极高信号 | 高信号,压脂低信号 | 极低密度 |
| 大血管(流空效应) | 低信号 | 低信号 | 低密度 |
| 钙化(磷酸钙结晶) | 低信号或高信号 | 低信号 | 高密度 |

$T_1$ 加权像($T_1WI$)对分析解剖细节最为有用,并与造影剂联合应用,因增强病灶在 $T_1WI$ 上表现鲜明。

$T_2$ 加权像($T_2WI$)对含水量增加特别敏感,对显示水肿极为优越。$T_2WI$ 对区别组织间的磁化率差最为敏感。

## 三、超声波检查结果的评价

### (一)异常 TCD 检查

它是通过对脑血流动力学的分析提供诊断依据,由于不同病因可产生相同或相似的血流动力学变化,因此 TCD 无法进行病因诊断,需结合临床才能得出较为正确的结论。TCD 异常的主要表现有:

**1. 脑底动脉血流信号消失**

在正常人中约 30% 的 ACA 和 20% 的 PCA 不能被检出。可能的原因:颅骨过厚、血管本身信号弱、心功能不全血管发育不全或血管变异。

一般情况下,MCA 最容易检出,如果 ACA 和 PCA 信号顺利,而 MCA 信号测不出,应高度怀疑 MCA 闭塞,可做血管造影明确诊断。VA 颅内段形态正常者占48%,变异者占26%,能测到 BA 近中端者占70%,因此,若经枕骨大孔窗探测不到 BA 或 VB,还需要考虑血管变异等因素,只有 VA 或 BA 出现逆转血流时才考虑血管闭塞。

**2. 血流速度改变**

(1)血流速度增快:见于心输出量增加、颅底动脉狭窄、脑血管痉挛、脑动静脉畸形、侧支循环代偿、偏头痛、颅内占位病变压迫脑动脉。

(2)血流速度减慢:见于心输出量减低、颈内动脉颅外段严重狭窄或闭塞、脑底动脉狭窄或闭塞;脑小血管及毛细血管收缩、脑底动脉扩张。

(3)两侧血流速度不对称。

**3. 脉动指数增高或减低**

脉动指数增高见于：1 岁以下或 60 岁以上者可有生理性增高；病理性增高多伴有血流速度减低，多见于严重的动脉硬化、高血压、低碳酸血症、颅内高压和红细胞增多等。

脉动指数减低见于脑动静脉畸形、贫血等。

**4. 血流方向异常**

病理性盗血或侧支循环代偿时，血流方向可以逆转。

(1)ACA 血流方向逆转提示从对侧 ICA 经 ACOA 到同侧 ACA 的侧支循环建立。

(2)OA 血流方向逆转提示同侧颈内动脉颅外段严重狭窄或闭塞，且脑底 Willi 环的侧支循环不良。

(3)BA 或 VA 血流方向逆转，若 BA 血流方向逆转提示 BA 远端闭塞，出现盗血现象，若同侧 VA 血流方向逆转，提示可能有锁骨下动脉盗血的存在。

(4)血流音频信号异常

①乐音性杂音：多发生在位于 ICA 分出 MCA 与 ACA 附近，提示血流处于一种层流和湍流之间的瞬间状态。见于脑血管狭窄、痉挛和动静脉畸形；

②噪音性杂音：多发生在脑底动脉(Willi 环)分叉处，提示较高血流速产生不规则的涡旋喷射所致，其血流速也可在正常范围内。见于血管狭窄和偏头痛。

**5. 频谱异常**

(1)峰时延长：正常情况下，收缩早期血流达最高峰值时间为(0.10±0.02)秒。当出现血管顺应性降低、黏滞度增加、广泛动脉硬化、大动脉炎、近端血管狭窄或闭塞等病变，可导致峰时延长频谱形态呈圆钝峰型。

(2)高阻力型频谱：仅见高的收缩峰，舒张期血流消失，呈收缩峰高尖。见于颅内压增高、颅内动脉广泛硬化、脑灌注压下降等。

(3)振荡型频谱：为双向单峰型血流频谱可见于头臂动脉硬化引起的颅内盗血、脑死亡等。

(4)涡流频谱：为对称分布在基线上下的、凸状的低频率高强度信号，一般局限于收缩期。可见于脑血管局部狭窄、前后交通动脉产生高速代偿性血流。

(5)湍流频谱：为弥漫分布于整个收缩舒张期频谱内的低频率高强度信号，见于严重的脑血管狭窄。

## (二)TCD 的临床应用

**1. 脑动脉硬化的 TCD 检测**

(1)脑动脉粥样硬化的 TCD 表现：血流速度基本正常或与同龄组比较相对降低；收缩早期血流达最高峰值的时间(或称加速度时间，AT)延长；频谱波峰圆顿。

(2)高血压性脑动脉硬化的 TCD 表现：收缩峰高尖型：收缩峰高尖，峰时无延长；舒张末流速减低，PI 增高，呈高阻力型频谱改变。

收缩峰融合型：收缩期 $S_1$ 和 $S_2$ 峰融合，AT 明显延；舒张末流速减低，PI 增高，呈高阻力型频谱改变。

**2. 脑血管狭窄与闭塞的 TCD 表现**

（1）血管狭窄：局部血流速度的变化与频谱异常是脑血管狭窄最基本的表现。

①轻度狭窄（颅内动脉狭窄＜50%）：狭窄动脉流速相对增高，或双侧同名动脉流速相差 30cm/s，Vm≤120cm/s；频谱形态正常，声频无异常；

②中度狭窄（颅内动脉狭窄 50%～69%）：狭窄段动脉流速成倍增高，120cm/s＜Vm＜150cm/s；频谱形态改变，波峰变钝，峰时延长；出现涡流频谱信号，狭窄远端流速稍减低，PI 正常；

③重度狭窄（颅内动脉狭窄≥70%）：狭窄段动脉流速明显增高，Vm≥150cm/s，狭窄远端血流减低或测不到。PI 下降，频谱形态改变，出现涡流或湍流频谱信号；声频粗糙，可闻及"乐音性杂音"。在 Willi 分叉处的重度狭窄时常伴三支侧支循环的形成，出现血流方向的改变，即对侧 ACA 经过 ACOA 到同侧 ACA；同侧 PCA 经 PCOA 而来；ECA 的分支与同侧 OA 吻合。

（2）血管闭塞：表现为闭塞动脉血流信号消失闭塞动脉近端血流速度明显降低，侧支循环的血管变化。

①颈内动脉颅外段闭塞：病侧 MCA 的 Vm、PI 较对侧明显降低；若侧支功能好可见病侧 ACA 血流逆转，对侧 ACA 血流明显增加；PCA 血流明显增加，病侧 OA 血流逆转；

②颈内动脉虹吸部闭塞：病侧 MCA 血流信号消失，其他血管的变化有很大差异，主要取决于 Willi 环的功能；

③大脑中动脉闭塞，沿 MCA 主干检测不到正常的连续性血流信号，同侧 ACA、PCA 血流速度相对增高；

④大脑前动脉与大脑后动脉闭塞：检测不到相应血管的血流信号。但单一的 ACA 与 PCA 的血流信号测不出不能作为诊断闭塞的依据，需要排除 Willi 环的变异所致；

⑤椎动脉与基底动脉闭塞：因周围组织血管变异的因素，有约 30% 的失败率，因而限制了诊断的准确性。若在闭塞血管远端的 VA 或 BA 出现逆转血流才有可能为血管闭塞。

**3. 脑动静脉畸形的 TCD 表现**

（1）血流速度异常：收缩期与舒张期流速均增加，以舒张期流速增加为主，收缩期与舒张期流速比（S/D）＜2∶1。

（2）PI 值异常：AVM 供血动脉的 PI 通常＜0.65。

（3）频谱异常：频谱增宽，舒张期频谱呈"毛刺样"改变。可见涡流或湍流频谱。

（4）声频异常：可闻及乐音性杂声。

（5）颅内盗血征：随着 AVM 体积不断增大，供血量增加，不仅患侧半球的动脉均参与 AVM 的供血，健侧半球经开放的 ACOA 也参与 AVM 的供血，AVM 可检测到患侧 ACA 血流方向逆转。

（6）血管运动反应试验：压迫同侧 CCA 时血流改变明显，过度换气试验时，AVM 的供血动脉不敏感。

**4. 微栓子的 TCD 表现**

通常选择 MCA 作为监测动脉，探头取样容积的深度为 50～55 毫米。

（1）短暂、高强度、连续或间断出现的分布于频谱内部的信号,持续时间多在 0.01～0.1 秒,不超过 0.3 秒。

（2）声频强度高于频谱背景信号 10dB 以上,声频信号高尖,似"鸟鸣音"。

（3）在心动周围内随意出现。

**5. 颅内高压的 TCD 表现**

颅内压增高的程度不同,TCD 频谱图形变化亦不同,主要有以下四种变化:

（1）正常图形:Vs、Vd 正常。或 Vd 流速为 Vs 流速的 50％,PI 正常。

（2）高阻力图形:Vs 和 Vd 均减低,以 Vd 减低更明显,收缩峰变尖,PI 明显增加;Vd 血流为零,仅见高收缩峰。提示颅内压接近体动脉舒张压水平。

（3）舒张期逆行血流图形:Vs 为正向,波形尖,流速低,而 Vd 为逆转,提示脑血循环严重障碍。

（4）无血流:Vs 和 Vd 信号均消失,提示颅内压超过体动脉压,脑灌注为零。

**6. 脑死亡的 TCD**

脑死亡的 TCD 表现为 3 个逐渐发展演变的阶段,诊断脑死亡时必须配合临床观察:

（1）舒张期逆行血流:特点为收缩期血流为正向,波形变尖,平均流速为 4～20cm/s;而舒张期血流为负向,平均流速为 4～18cm/s。

（2）极小的收缩峰:收缩期血流为正向流速值极低波形尖、棘波、舒张期血流信号消失。

（3）大血流信号:反复、重复探测频谱图基线上、下均无血流信号。

# 四、组织活检结果的评价

## （一）肌肉活检结果的评价

### 1. 肌肉活检结果的分析

（1）肌源性改变:常见的形态学表现是:肌纤维大小不等,肌纤维萎缩、肥大、分裂和肌核中心移位等;肌纤维变性,常伴有吞噬现象;肌纤维结构变化及异常增多;间质结缔组织增生,脂肪浸润和炎性细胞浸润。

①典型的肌病:如 Duchenne 型肌营养不良,形态学上可见肌纤维明显大小不等,散在小圆形萎缩纤维及大圆形嗜伊红玻璃样纤维,有肌纤维坏死,伴有吞噬现象。ATP 酶染色显示Ⅰ型和Ⅱ型纤维均受累肌纤维比例正常。用免疫组化及免疫荧光法标记抗肌萎缩蛋白,如抗肌萎缩蛋白缺乏可以帮助确诊或检出基因携带者。

②肌炎:90％的肌炎患者肌肉活检可以发现相应的病理改变,75％的患者可见到炎性细胞浸润。一般病理改变为肌纤维大小不等,肌纤维萎缩,散在单个或小灶性肌纤维坏死,或束周萎缩,再生纤维也较多,伴有慢性单核炎性细胞浸润,分布于肌内膜、束膜及血管周围,形成袖口征。肌炎晚期结缔组织增生代替肌纤维。

③代谢性肌病:HE 染色肌纤维内出现多少不等的空泡,见于糖原或脂肪沉积性肌病。用冷冻横切片、GT 染色可见到肌纤维内粗糙的红色颗粒,散布于细胞内或聚集在浆膜下形成蓬毛样红纤维(RRF)。主要见于线粒体肌病。

④先天性肌病:各种先天性肌病有相应的病理改变。

(2)神经源性改变:当下运动神经元或神经纤维损伤时,所支配的肌肉会发生以萎缩为主的改变,即神经源性萎缩或失神经性萎缩。

小角形肌纤维是失神经早期的主要形态学改变,即肌纤维失去原有的多边形结构,变成三角形或长方形,面积也明显小于正常,NADH-TR 深染,NSE 也呈均匀深染。萎缩的肌纤维和正常大小的纤维镶嵌存在。正常的Ⅰ型肌纤维和Ⅱ型肌纤维呈棋盘格样分布的组织学特征被打乱,在 ATP 酶染色下,可见Ⅰ型和Ⅱ型肌纤维分别聚集在一起,称为同型纤维聚集或群组化,提示有失神经和再支配过程。周围神经损害常为单个散在分布的肌纤维萎缩,也可为小群性(常在 10 根以下)。脊髓前角损害的典型特征是小群性肌纤维萎缩。大群性分布的肌纤维多由神经根损伤所致。

随着病情的进展,保留的神经元或轴索继续破坏,难以维持对肌肉的支配和再支配。在组织学上显示成组或呈丛的肌纤维萎缩,呈小角形或圆形且在组织化学上属于同一类型的肌纤维。严重的萎缩可仅见肌浆膜包裹着残留的细胞核聚集在一起,形成"核袋"。晚期严重的肌纤维萎缩可伴有间质结缔组织增生、纤维化,难以与肌病晚期鉴别。

**2. 肌肉活检的局限性**

(1)病变不明显的部位可能得到正常结果,萎缩非常严重的部位可能因肌纤维残留很少和纤维化难以确定病变的性质。

(2)某些肌病如多发性肌炎、皮肌炎和结缔组织病等,病变分布不均匀,一次取材看不到明显病变并不能除外肌病,需要结合临床表现及其他实验室指标,必要时重复活检或多部位活检。

(3)肌肉活检虽然容易确定是肌源性还是神经源性损害,却难以确定神经损伤的部位和病因。

## (二)脑活检结果的评价

1. 取材的局限性决定了诊断价值,如一个肿瘤的不同部位,可能见到胶质增生、低度恶性胶质瘤、高度恶性胶质瘤、坏死脑组织等不同的描述。因此,在对结果的分析时要结合临床和影像学改变。

2. 尽管脑活检有助于一些疾病的诊断,但毕竟是有创性检查并带有一定的风险,特别是有可能造成脑功能缺失,而且仍然有部分疾病即使通过脑活检也难以确诊。因此,需要权衡利弊掌握适应证。

# 五、神经电生理检查结果的评价

**1. 脑电图**

(1)概述:脑电图检查不仅对脑部本身疾病(癫痫、脑炎、颅内肿瘤、脑血管病、颅脑外伤、变性病等)的诊断和预后判断很有帮助,而且对全身性疾病(代谢障碍、内分泌紊乱及中毒等)所引起的中枢神经系统变化也有辅助诊断价值,如疑诊为肝性脑病的患者,当脑电图出现三相波时,临床即可诊断。

脑电图与心电图同步记录已受重视,因为它可以鉴别表现为心电图异常的自主神经发作,还是非痫性的心源性发作,可以对某些抗痫药物心脏的不良反应进行监护,还可筛选出可能发生的突然非预期死亡的癫痫病例。

(2)脑电图异常:脑电图异常主要表现在两个方面,即基本脑电波改变和出现病理波,后者指生理条件下不应出现的脑电活动。同一种疾病的不同时期、不同压型,脑电图改变可能不同,但同一种异常改变也可能存在不同疾病,即所谓的同病不同图,同图不同病。

1)常见的基本脑电波改变及其临床意义如下:

①波幅增高提示神经元兴奋性增高;

②快波增多且分布异常是大脑兴奋性增高而导致的脑电波去同步化;

③频率变慢或波幅降低是脑功能低下的表现,提示脑部有毁损性病变或神经元功能性障碍;

④平坦波提示脑有严重损害,或有较大的大脑皮质表浅肿瘤;

⑤两侧不对称:一侧 α 波频率变慢、波幅降低、α 指数减少,称为 α 型懒波,提示该处大脑皮质、皮质下白质以及丘脑有局限性病灶。一侧 β 波的波幅增高,亦可能是大脑浅表肿瘤的首发征象;

⑥α 波泛化或前移多见于脑动脉硬化、脑外伤后综合征、血压过高或过低、贫血、长期服用巴比妥类药及其他致大脑慢性缺氧的情况下;

⑦广泛性两侧同步性慢波提示为大脑半球中线或其附近病变;广泛性非同步化慢波为两半球皮质及皮质下白质病变;

⑧高幅失律提示婴儿痉挛;

⑨持续性电静息提示脑死亡。

2)常见的病理波表现及其临床意义如下:

①3Hz 棘慢综合波是诊断失神癫痫的必备条件,而 1～2.5Hz 棘慢综合波多见于不典型小发作,散在性棘慢综合波可见于癫痫大发作。6Hz 颞区棘(尖)波提示精神运动性发作,两侧高波幅 1.5～2.5Hz 棘慢综合波爆发提示 Lennox-Gastaut 综合征。尖慢综合波的意义与棘慢综合波相似;

②多棘波及多棘慢综合波:肌阵挛性癫痫的特征性脑电活动;

③高幅失律:婴儿痉挛症的特征性表现,亦可见于其他有严重脑损害的患者;

④三相波:在中昏迷和浅昏迷情况下出现,深昏迷时反而消失动。负-正-负三相波多见于代谢性脑病,如肝性脑病、肺性脑病、尿毒症脑病以及各种内分泌失常所致的脑病;正-负-正三相波可见于脑外伤、脑肿瘤、脑血管病以及 Creutzfeldt-Jakob 病等;

⑤爆发性抑制活动:大脑皮质与皮质下广泛损害的表现,见于婴儿痉挛症、恶性胶质瘤、脑炎极期及过深麻醉时;

⑥多形性慢波提示大脑皮质病变,复形慢波提示皮质下病变。

3)临床常用脑电诱发试验的结果评价:

①睁闭眼诱发试验:正常反应包括睁眼而产生 α 波抑制(衰减)现象,随着年龄增加而明显。异常反应包括出现病理波、延缓反应、抑制不完全或完全不一致、倒错反应、原有病理波的

改变等。临床上可见部分癫痫患者在刚闭眼时诱发广泛性棘慢波、高波幅慢波；α波不抑制或有显著左右差的，提示有两侧或一侧异常；皮质的局限性异常波比较难被抑制，而来自大脑深部病变的广泛性爆发波则容易抑制；

②过度换气诱发试验：正常反应包括α波波幅增高、节律性增强，慢波对称性增强，深呼吸停止后30秒，慢波安全消失。异常反应包括爆发性异常表现、早期δ反应、δ反应延长、再次δ反应、δ反应不对称、局限性慢波等。临床上，过度换气对失神小发作的效果最明显，可见典型的3Hz棘慢波综合；过度换气停止后慢波消失或一度减少之后出现一侧持续高波幅慢波，多见于烟雾病；

③闪光刺激诱发试验：正常反应包括节律同步化反应（光频率同步化或光驱动）。异常反应包括对称性异常、同步化不对称、出现多发棘波或棘慢波等。正常反应可作为视觉系统内有感觉活动传入皮质的证据，光源性癫痫患者容易被诱发出阵发性异常波。

4）神经科常见疾病脑电图结果的评价：

①癫痫：脑电图在癫痫的诊断与鉴别诊断、分型、指导用药等方面具有重要作用，并可用于确定癫痫外科治疗的手术部位与手术方法等。不同类型癫痫的脑电图表现并不相同（如表4-12），而另外，不同类型的痫样放电，对癫痫诊断与分型的价值也有很大差异，如高幅节律、3Hz棘-慢综合波及2～2.5Hz棘-慢综合波诊断癫痫的可靠性为98％以上，前颞棘波灶、半球棘波灶及多棘波灶的可靠性为87％～91％，额棘波灶及中颞棘波灶的为79％～80％，而6Hz或14Hz正棘波只有32％，成串慢波为39％，弥漫性阵发慢波只有22％。

表4-12 不同癫痫发作类型与脑电图表现及解剖学部位

| 临床发作类型 | 脑电图表现 | | 解剖学部位 |
| --- | --- | --- | --- |
| | 发作时 | 发作间歇期 | |
| **部分性发作** | | | |
| 单纯部分性发作（运动、感觉、自主神经症状等） | 从皮质一定区域开始的局灶性一侧性癫痫波（不一定能从头皮上描记到） | 局灶性一侧性癫痫波 | 通常为相应大脑半球的皮质区 |
| 复杂部分性发作*（意识记忆、认识、情感障碍及精神运动性症状等） | 一侧性或两侧性癫痫波，弥漫性或颞部、额颞部局灶性癫痫波 | 一侧性或两侧性癫痫波，局灶性癫痫波，通常在颞部，一般不同步 | 通常为一侧或两侧颞部、额-颞部皮质或皮质下区（包括嗅脑） |
| 继发性全身性发作系由上述单纯或复杂部分性发作发展而来，通常变为强直-阵挛性发作 | 上述癫痫波迅速变为弥漫性癫痫波 | 同单纯部分性发作或复杂部分性发作 | 同单纯部分性发作或复杂部分性发作 |

| 临床发作类型 | 脑电图表现 | | 解剖学部位 |
|---|---|---|---|
| | 发作时 | 发作间歇期 | |
| **全身性发作** | | | |
| 开始即为两侧对称性发作 | 两侧对称同步性癫痫波 | 两侧同步,多为对称性癫痫波 | 非局限性中脑·间脑 |
| **失神发作** | | | |
| **单纯型** | | | |
| 典型失神发作 | 3Hz节律性棘慢波综合 | 棘慢波综合或多慢综合 | 同上 |
| 非典型失神发作 | 低波幅快波、10Hz或10Hz以上的节律性爆发性异常波 | 假节律性尖慢波综合,有时不对称 | 同上 |
| | 假节律性尖慢波综合,有时不对称 | | |
| 复合型(伴有肌张力改变、自动症、自主神经症状等) | | | 同上 |
| 肌阵挛发作(两侧全身性肌阵挛) | 多棘慢波综合、棘慢波综合或尖慢波综合 | 多棘慢波综合、棘慢波综合或尖慢波综合 | 同上 |
| 婴儿痉挛 | 低平形高度失律,偶有大量不典型棘慢波综合 | 高度失律 | 同上 |
| 阵挛发作 | 10Hz以上的快波与慢波混合存在,有时伴发棘慢波综合 | 棘慢波综合,多棘慢波综合 | 非局限性中脑·间脑 |
| 强直发作 | 10Hz或10Hz以上的低波幅快波或波率稍慢,波幅增高的节律性快波 | 节律性尖慢波综合(平均2Hz),有时不对称 | 同上 |
| 强直-阵挛发作 | 10Hz或10Hz以上的节律,强直期波率变慢,波幅增高,阵挛期中间夹以慢波 | 多棘慢波综合,有时为尖慢波综合 | 同上 |
| 失张力发作 | 多棘慢波综合 | 多棘慢波综合 | 同上 |

续表

| 临床发作类型 | 脑电图表现 | | 解剖学部位 |
| --- | --- | --- | --- |
| | 发作时 | 发作间歇期 | |
| 失动发作 | 1～3Hz 节律性棘慢波综合或同时混有快波及慢波 | 多棘慢波综合,棘慢波综合或尖慢波综合 | 同上 |
| 一侧性或一侧优势性癫痫发作 | 局灶性癫痫波很快波及一侧大脑半球 | 一侧局灶性癫痫波 | 一则大脑半球的皮质或皮质下区非局限性(中脑-间脑) |
| | 弥漫性癫痫波,但一侧大脑半球占优势,癫痫波可从优势侧向对侧移行 | 两侧对称、同步,或不对称、不同步的棘慢波综合,多棘慢波综合 | |
| | 局灶性癫痫波,但波形及出现部位时刻都在变化** | 局灶性癫痫波波形及出现部位经常变化 | 非局限性一侧或两侧大脑半球皮质或皮质下区 |
| 不能分类的发作 | | | |

注:*与既往的精神运动性癫痫发作基本相同;**仅出现于新生儿期,相当于1964年国际分类的新生儿游走性发作

值得注意的是,癫痫发作后立即做脑电描记,此时皮质处于保护性抑制状态,检出率降低,即使见到痫样放电,由于发作后背景活动变慢,容易误导为症状性癫痫,因此宜在发作停止后2天再去检查。在癫痫持续状态的治疗中,抽搐停止但意识障碍依旧(除外药物的影响),有些医师会认为情况好转,放松治疗。此时应做脑电描记,看看是否还有痫样发放,因为有些患者因抽搐过久,脑内能量物质耗尽而无法再完成抽搐动作,即转变为无抽搐的癫痫持续状态,此时癫痫持续状态是否终止,可以通过脑电图描记证实。

②脑卒中

• 脑波表现与卒中灶的距离呈梯度改变。从邻近卒中灶向外到接近正常组织的脑波依次为低平波、δ波、θ波、α型懒波及α波。

• 出血性脑卒中,由于其占位效应,脑电波异常率甚高,脑叶出血几乎均为异常,可作为无局灶神经征的脑出血的筛选手段。

• 缺血性脑卒中如发生在皮质,在发病早期即可见到脑波异常,多数为局限性懒波或慢波,结合临床可为超早期溶栓治疗提供依据。脑缺血早期及发病2～3周的模糊效应期,CT可呈假阴性,但脑波可检出异常。

• 深部的小梗死,因脑电波在颅内传播的衰减,头皮脑电图可以正常。因此,对卒中患者,阴性脑电图有助于对缺血性脑卒中的诊断。

• 出血性或缺血性脑卒中,亦可因卒中病灶刺激性影响,引起痫样放电。

• 小儿烟雾病患者有一种特征性脑电现象,称为"过呼吸后再次慢波增强",即过呼吸(不论有无慢波建立),50～100秒后再次出现(或出现)高幅慢波,开始为一侧性背景脑波抑制,接着呈现一侧性不规则慢波,有时还扩散为普遍性0.5～4Hz大慢波,多数不同步。与过呼吸中出现的慢波相比,它显得慢而不规则,部位与波形易变,睁眼不抑制,有时再次慢波增强1～3分钟后又出现低中幅一侧偏盛的慢波,以后逐渐消失。这种脑电活动从未在其他疾病中见过,而70%以上的小儿烟雾病患者中可见到这种电活动。

③意识障碍

意识障碍脑电图主要是慢波异常,意识障碍越重,慢波周期越长,且波幅下降,成为平坦波。少数意识障碍患者可表现为特殊波形的脑电波,如α型样昏迷脑电波提示上脑干以上的病变;β型昏迷脑电图及纺锤波型昏迷脑电图则提示下脑干病变;θ型昏迷脑电图可能是丘脑网状结构或脑干网状结构受损,亦可能是海马神经元病变;三相波昏迷提示代谢性脑病。

5)需要特别注意的几点:

①脑电图监测的是患者的脑电活动状态,对其结果的临床意义必须结合临床资料,不能孤立的去看。如正常人群中有15%的脑电图属于广泛轻度异常,轻度脑震荡受伤初许多所谓正常的β型脑电图,实际上是原有的α节律受到去同步化影响而成为快波,说明脑外伤使其原有的脑波发生了改变;

②临床医生应重视对脑电图进行动态观察。神经科医师如能灵活应用脑电图动态追踪诊断的方法,那么脑电图将会对临床工作发挥更大的作用。由于成人的脑波形式是固定的,因此定期检查脑电图,对其变化进行随访观察具有非常重要的意义。比如:

• 某患者发病初α波频率为8Hz,而恢复期α波频率为10Hz,则可认为早期的α波频率较慢提示脑功能降低,随着病情恢复,其频率亦渐恢复。

• 脑炎有病毒性脑炎和变态反应性脑炎,其急性期脑电图主要表现为α波不断减少,其周期不断延长,称之为α波消失期,以后散在性θ波不断增多,形成以4～7Hz θ波作为基本节律,成为θ波期,病情重时慢波周期不断延长成为弥漫性高波幅δ波,即δ波期,如病情继续发展,可呈大δ波或平坦波,在此极期,如治疗后病情恢复,脑电图按相反方向变化,即极期、δ波期、θ波期、正常α波图形。

• 另外,脑电图随访描记对鉴别脑血管性疾病或占位病变及预后有一定帮助。一般说来血管性疾病脑电图变化趋向于减轻,而占位性病变则加重

③预后:在一次脑血管性疾病发作经过治疗后,脑电图异常减轻则提示预后较好,加重则预后较差。

脑外伤受伤数天后的脑电图正常或轻度异常者,预后良好;如有中重度改变,说明需要较长时间治疗。脑电图在受伤1个月内恢复正常,说明损伤较轻,可能为挫伤;6个月后脑电图仍异常,提示损伤严重。

脑电图表现在癫痫的预后方面也有重要价值,见表4-13。

表 4-13　脑电图特点与癫痫预后

| 特点 | 预后良好 | 预后差 |
|---|---|---|
| 背景脑电图 | 正常 | 异常 |
| 癫痫波出现频率 | 偶尔 | 频繁 |
| 异常波特点 | 弥漫性两侧对称同步的棘-慢综合波,尤其是 3Hz 棘-慢综合波及中央-颞区出现棘波者 | 高度失律、弥漫性尖-慢综合波、前额颞区棘波、多灶性棘波等<br>高度失律随年龄增长变为弥漫性尖-慢综合波预后最差 |
| 治疗后脑电图变化 | 临床发作停止,癫痫波随之消失者 | 临床发作停止,癫痫波持续存在者 |
| 癫痫波 | 单一 | 混杂多种癫痫波同时出现;发生变异者 |
| 扩散 | 局灶性放电不扩散者 | 扩散影响附近脑区者 |

④脑电图的软征象(soft signs):它是指一些细微的、无特定意义的或非特异性的脑电表现,有些随着年龄增长迅速消失,临床多见于一些轻微神经、发育或行为障碍患者中,亦见于正常个体;这些软征象如早产儿非同步脑波过多、颞区 $\theta$ 波;婴儿的 $\delta$ 波、散发性或阵发性尖波;儿童期 $\alpha$ 波变慢和不对称、枕区 4Hz 慢波或阵发性放电、颞中央 $\theta$ 波及入睡后的高幅慢波;青少年的阳性棘波、颞区慢波;成人枕区 $\alpha$ 波变慢、颞区少量慢波与尖波、中线 $\theta$ 波、6Hz 与 14Hz 棘慢综合波、6Hz 与 14Hz 阳性棘波、低电压($<20\mu$V)脑电图及小尖棘波($<50\mu$V)等。临床上遇到这些情况,不要轻易判为异常,可以做追踪观察。

**2. 脑电地形图(BEAM)**

BEAM 的优越性在于能发现 EEG 中较难判别的细微异常,且病变部位图像直观醒目。比如 BEAM 对大脑半球肿瘤的定位诊断比常规 EEG 的检出率高,且定位准确,能显示肿瘤的中心部位及肿瘤压迫所致脑细胞功能障碍的范围和程度。

**3. 诱发电位(EP)**

(1)VEP 临床应用:VEP 应用于视通路病变的诊断,特别对多发性硬化(MS)患者可提供早期视神经损害客观依据。

①MS 异常率 96%～100%,表现为 P100 潜伏期延长和左右不对称,波幅降低;

②协助确诊视神经炎、球后视神经炎及遗传性视神经病,并可追踪病情;

③视交叉病变 P100 的 P100 潜伏期(PL)延长,半视野刺激时双颞 VEP 消失,可对鞍区肿瘤术前后评估;

④视束与视放射病变:相应半视野刺激 VEP 同向偏侧异常;若为 1/4 象限盲,VEP 多为正常;如为 1/2 偏盲,特别视放射有广泛病变时,VEP 多为异常。中心视野缺损时,VEP 明显异常,表现在病灶侧峰潜伏期延长,N75,P100 成分缺如,波幅降低;

⑤皮质盲:低频闪光刺激可正常,高频则异常,其代偿功能由于保留了小岛样纹状区及第 2 个视觉系统在起作用(视网膜周边部杆状细胞→外侧膝状体→中脑上丘→丘脑→顶区皮质);

⑥色盲、视野缺损和婴儿视觉障碍的客观评定;

⑦癔症及诈病的鉴别诊断；

⑧光敏性癫痫及脑卒中病情评估；

⑨偏头痛：发作间期两侧波幅不对称，>1.5：1，发作期波幅更不对称；用半视野刺激的VEP可见鼻侧和颞侧波幅差的比例增加；

⑩艾滋病：P100潜伏期延长。

（2）BAEP临床应用：脑干病变波及听觉传导通路时，在病变以下各波正常，病变部位及其以上部位各波的Ⅲ、Ⅳ或ⅤPL延长或波消失，Ⅲ-Ⅴ与Ⅰ-ⅤIPL延长，Ⅴ/Ⅰ的波幅比降低，波形不正常或不对称。具体来说包括：

①IPLⅢ～Ⅴ/Ⅰ～Ⅲ>1有早期诊断意义，是听神经瘤筛选的主要手段。约95%的听神经瘤患者可出现异常，表现为Ⅰ～Ⅲ、Ⅰ～ⅤIPL延长，Ⅴ/Ⅰ下降，偶尔对侧亦异常；

②用于多发性硬化诊断：可疑MS 30%异常，拟诊MS 40%异常，确诊MS 67%异常，病程2年44%异常，20年88%异常；

③脑干肿瘤和脑干血管病敏感，表现为Ⅲ、Ⅳ、Ⅴ波消失，IPL延长，Ⅴ/Ⅰ下降；假阳性为5%；

④脑干血管病：BAEP异常率与出血的部位有关，比如出血部位在脑桥下段累及其双侧耳蜗核者仅见Ⅰ波，脑桥下段的被盖部者可见Ⅲ波及其之后的各波异常，脑桥上段者可见Ⅳ波和Ⅴ波异常，在脑桥与中脑交界处可见Ⅴ波消失，出血同侧的BAEP异常，而对侧BAEP不受影响；

⑤肝性脑病：Ⅲ、Ⅳ、Ⅴ波的波幅降低或分化不良，Ⅲ-Ⅴ的IPL延长，Ⅲ～Ⅴ/Ⅰ～ⅢIPL>1；

⑥意识障碍及脑死亡：意识障碍时，Ⅲ、Ⅳ、Ⅴ波幅明显下降，IPL均延长，在发展到脑死亡的过程中，依次是Ⅴ消失→Ⅲ波PL延长→Ⅲ消失→Ⅰ消失；可逆性代谢性昏迷患者可正常；

⑦昏迷：BAEP异常提示有脑干结构器质性损伤（如脑干梗死），BAEP正常提示多是由于代谢（如糖尿病）或中毒（如安眠药过量）等所致。在预后评估方面，深昏迷但临床尚未出现脑干症状或体征时，准确率约为97%，双侧BAEP异常者的死亡率高达66%，单侧BAEP异常者的死亡率仅为33%，而BAEP正常者的死亡率几乎为0；

⑧听力估测：婴幼儿听力、癔症及诈病的诊断，根据检查结果即可做肯定性判断。

（3）体感诱发电位（SEP）：SEP主要反映传入深感觉信息的后索-内侧丘系投射通路功能的完整性，可用于脱髓鞘疾病、脑血管病、脑肿瘤、脑损伤、脊髓疾患的诊断，脊髓手术的监护和脑死亡的鉴定。

①脊髓病变：刺激完全损伤节段以下神经干，记录不到皮质电位，如只见脊髓后索损伤，则表现为潜伏期延长，波幅降低及波形改变；

②脑干病变及闭锁综合征：上肢N20的PL，CCT延长；

③丘脑病变：P15、N20常消失；

④大脑半球病变：深感觉异常者N20、P27异常，浅感觉异常者N35、P45异常；

⑤脑死亡：一侧或双侧N20、P27消失，皮质下成分可记录到，去皮质综合征双侧SEP缺如；

⑥MS 确诊者 49％～94％阳性；

⑦脑血管病：早期 CCT 延长，以后才见 N20 波幅降低；

⑧SEP 异常率（与内侧丘系是否受累有关）：血管病＞肿瘤，出血性＞缺血性，局灶性＞腔隙性病灶。

（4）事件相关电位：ERP 和脑诱发电位都是一种诱发电位，即均是通过刺激（包括听觉、视觉、体感）系统，从头皮上记录到一组神经元所发出的电活动；这种电活动是微小的，需要将脑电背景活动进行多次累加后才能获得。但两者有着实质性的区别，具体见表 4-14。

表 4-14　脑诱发电位（BEP）与事件相关电位（ERP）的主要区别

|  | 脑诱发电位 | ERP |
|---|---|---|
| 刺激信号 | 单一信号、刺激频率快，且反应是被动的、强制性的 | 两种以上的刺激信号或者说刺激是一组事件，刺激频率相对较慢；各刺激信号之间是随机出现的，并要求被试者对刺激主动反应。即要求对给出的几种刺激信号进行比较与鉴别后，做出判断（或反应） |
| 潜伏期 | 短（几毫秒）和中潜伏期（几十毫秒） | 长潜伏期（一百到几百毫秒） |
| 心理生理意义 | 主要反应感觉通道、外周神经、脊柱、脑干和丘脑水平的功能，即传导通路的情况。其波形、潜伏期、幅度与刺激的物理意义有稳定关系，在时间上是锁时的 | 与刺激的物理参量无关，其幅度与潜伏期主要取决于刺激事件所涉及的心理过程，并受作业要求及被试者的心理状态明显影响，主要反应大脑皮层高级的认知功能状况。研究者主要观察感知、认知和运动行为的意义，即研究 ERP 与大脑认知功能之间的关系 |
| 被试者的状态 | 与被试者主观唤醒水平无关 | 与被试者的心理状态、操作策略、努力程度有关 |
| 波形 | 高度的个体自身稳定性或可靠性 | ERP 受许多内外因素影响 |
| 应用 | 提供有关神经系统传导通路障碍的客观信息 | 用于各种疾病引起的大脑认知功能障碍的评价 |

事件相关电位的临床应用：

ERP 是用以评价患者或健康人认知功能的理论依据，主要用于各种原因引起认知障碍的患者，如脑血管意外、痴呆、颅脑损伤、脑肿瘤、代谢性脑病等。另外，还可评定精神患者的认知功能障碍、注意能力等。

P300 是潜伏期在 300 毫秒作用的正相诱发电位，属于 ERP 中的内源性成分，是受试者对刺激信息进行加工的客观反应，反映了大脑对信息的初步认知加工，与注意、认识、判断及思维等高级神经活动相关。P300 潜伏期和波幅能够反映儿童智力发育及老年智力衰退的过程，临床上可参考健康人的相关数据来衡量或评价有关年龄组患者的大脑功能发育或损害程度，为有关疾病的预报与诊治提供可靠信息。

(5)肌电图:从 MUP、神经电图和重复电刺激的结果做综合分析,就可判断是神经源性损害,还是肌源性损害,或者是神经肌肉接头病变。对神经源性损害还可做定位,对周围神经损害可帮助判断是脱髓鞘病变,还是轴索病变。神经源性和肌源性损害的肌电图鉴别要点,见表 4-15。

表 4-15 神经源性和肌源性损害的肌电图鉴别要点

| 病变 | 多相波 | 时限 | 波幅 | 重收缩 |
|---|---|---|---|---|
| 神经源性 | ＞20％锯齿形 | ＞20％以上 | 升高＞70％ | 单纯相 |
| 肌源性 | ＞20％毛刷形 | ＜20％以上 | 降低＞70％ | 病理干扰相 |

常见疾病的肌电图表现。

1)上运动神经元病变:如无前角细胞的营养紊乱,很少有失神经电位,但常有异常的肌紧张电位,H 反射潜伏期缩短,H 最大/M 最大比值上升,NCV 正常,干扰相消失。

运动神经元病:现认为 3/4 个肢体有神经源性改变即可认定,但既有颈椎病又有腰椎病的老年人并不少见,上述改变很容易出现。因此,诊断本病还需加做胸锁乳突肌或棘旁肌,如后者有神经源性改变才可诊断本病。

2)下运动神经元病变

①前角:巨大电位,时限增宽可达 12 毫秒,长时限多相电位增加,同步现象常见,干扰相消失,失神经电位少见;

②周围神经:波幅正常或较高,时限正常或延长,长时限多相电位增加,同步现象少见,失神经电位较多,干扰相消失,H 反射及 F 波异常或者 NCV 异常;

③多灶性运动神经元病或嵌压性神经病:可用逐段检查神经传导速度来完成,受损局部传导速度减慢最明显,受损平面以下传导速度减慢,其支配肌肉呈神经源性损害,而病变近端正常;

④周围性面神经麻痹:肌电图检查对面神经麻痹的预后判断具有重要价值。在 3 周时检查,根据不同结果,预后不同:无自发电位,收缩时出现 MUP,预后佳,约 1 个月内恢复;少量纤颤电位,收缩时出现 MUP,预后尚佳,1～2 个月恢复;密集纤颤电位,收缩时不出现 MUP,预后较差,3 个月以上恢复;密集纤颤电位,持续 3 个月不出现 MUP,预后差,恢复时间更长。病后 2 周做神经传导速度检查,也有助于预后判断:刺激神经干,未诱发出肌电位,则为完全去神经损害,恢复希望小;如诱发肌电位之潜伏期延长,为神经失用;如潜伏期正常,为部分去神经。后两种情况均可采取治疗。

3)肌肉病变

一般无自发电位,MUP 短时限低电压,多相电位增加,可达正常 3 倍以上,病理干扰相。

①肌强直:肌强直电位;

②重症肌无力:轻收缩正常,重收缩为干扰相,反复重收缩见波幅 MUP 数逐渐减少,注射新斯的明后又恢复。重复电刺激波幅下降。单纤维肌电图颤抖增大有阻滞,但纤维密度正常;

③Eaton-Lambert 综合征(肌无力综合征):此综合征是指伴发于癌症的神经肌肉接头传递阻滞,其神经重复电刺激与重症肌无力不同,高频刺激波幅反而递增,可达 50％～110％。

有以下几点特别注意：

①肌电图诊断不能等同于临床诊断，如颈椎病与运动神经元病的区别就是后者胸锁乳突肌有神经元损害，但少数颈椎病波及上颈椎时，那么胸锁乳突肌就会异常；

②常可发现肌电图报告中，有些参数呈神经源性改变，而有些呈肌源性改变，因此必须对参数做具体分析。如肌病患者由于坏死肌纤维的失神经支配，或者肌膜的自动去极化，也可出现失神经电位。有些周围神经病变或运动神经元病，由于神经末梢代偿性生长，其新形成的神经肌肉接头功能尚不健全，因此就会出现重复电刺激的波幅降低。对肌电检查结果的综合分析，必要时还需 SEP 的参与；

③从病程角度分析检查结果：毛刷样短棘波多相电位，在病初出现是典型的肌源性损害。如在周围神经损伤后数周或数月出现，则是神经再生的最初现象，且随着再生的进展，波幅逐渐增高，位相逐渐减少，最后成为巨大的新生电位。而这种巨大电位若在病初出现，那就提示为前角病变。

(6)脑磁图：脑波在传布到头皮电极的过程中，会发生衰减甚至传布方向偏移，而磁信号传布不受头颅软组织及颅骨等结构的影响，因此可以精确地定位，其检测发生源的误差小于数毫米，具有良好的空间分辨率。它又以毫秒级的实时记录神经电生理变化，因此又有良好的时间分辨率。MEG 只对正切于颅骨表面的电流所产生的磁场敏感，善于检测到脑回沟裂病灶发放的脑磁信，EEG 对半径方向的电流敏感，善于发现脑回突面病灶，因此两者同时应用，可以相互补充。由于 MEG 检查的精确性，因此在功能区定位中受到青睐，如初级体感皮质区功能定位、运动皮质功能区定位、听觉皮质功能区定位、视觉皮质功能区定位以及言语皮质功能区定位。

MEP 临床应用如下：

1)脑血管病：大脑皮质的血管病变，因损害了锥体细胞，所以表现以波形缺失为主。皮质下病变因损害轴索及髓鞘，因此以传导延迟为主，CMCT 增加。联合 MEP 与 SEP，评价脑卒中患者的中枢神经系统功能，对卒中预后有参考价值。

①刺激阈值的改变：卒中患者 MEP 的刺激阈值均是增高的，当病情恢复时，刺激阈值回降，在卒中发病 12 个月时，许多患者的刺激阈值可低于正常水平；

②起始潜伏期，在肢体完全瘫痪时，卒中患者瘫痪者起始潜伏期缺失，在不完全瘫痪时表现为延长；

③中枢传导时间(CMCT)改变：卒中后中枢传导时间必然会延长。研究发现，轻的中枢性瘫痪患者中枢传导时间可以正常，完全性瘫痪则常常缺如。属于两者之间的瘫痪，其中枢传导时间则延长，延长程度与瘫痪严重度一致。随着病情的恢复，缺失的中枢传导时间可以再现，表现为延长或逐渐恢复到正常。在许多锥体束的研究中，发现中枢传导时间比起始潜伏期更灵敏；

④波幅的改变：卒中患者瘫痪侧 MEP 波幅常低于正常，而健侧波幅却正常，波幅降低程度与瘫肢严重程度相一致；

⑤静息期：静息期是近年来研究较多的一项 MEP 的新参数，是指肌肉持续收缩时，经颅刺激皮质诱发的运动的暂时抑制。它取决于运动兴奋与抑制的完整性，因此就需要感觉运动

反射系统的完整性作后盾。它亦是评估锥体束功能的有价值的参数。静息期持续时间,卒中患者瘫痪侧较健侧明显延长,两半球静息期的侧间差亦长于正常对照组,然而近来又见卒中者有静息期缩短的病例。这个矛盾主要是由于卒中部位的不同所引起。若卒中部位在皮质,静息期缩短,在皮质下则延长。静息期比中枢传导时间敏感,而当中枢传导时间恢复正常时,静息期仍然是延长的。

2)运动神经元病:阳性率低,波幅异常出现较早,表现为波幅降低和时程缩短,波潜伏期可以延长,但传导时间常正常。

3)多发性硬化:患者异常率可达85%,可疑者为30%,有上肢长束征者为90%异常,无上肢长束征者为44%,表现为脊髓刺激全部正常,而皮质刺激均为异常,表现为单侧或双侧潜伏期延长,CMCT增大,CMCT的两侧差增加,肌间CMCT差值亦增大,波缺失或波幅降低,以及波形时间分散等。

4)脊髓病变:深感觉障碍为主者(如脊髓痨),MEP可以正常;以锥体束症状为主者,异常率高,表现为单侧或双侧阈值升高,潜伏期延长。波幅下降,甚至消失。

5)MEP改变与肌力密切相关。凡肌力在Ⅳ级以下者,CMCT均延长,肌力为Ⅰ~Ⅱ级者MEP高度延迟乃至消失,而且随着治疗(包括手术)后肌力恢复,MEP呈平行性改善。

6)昏迷:MEP对昏迷预后的判断逊于SEP,电刺激MEP正常时,无预后价值,但电刺激MEP双侧消失,则为预后不良的肯定指征。相反,磁刺激MEP不论正常还是反应消失,均不能用于昏迷患者的预后评估。

(7)眼震电图:ENG检查不仅可判断前庭功能正常与否,还可判断病变侧别,以及判断前庭损伤在中枢还是末梢,是前庭系统疾病重要的辅助诊断方法。在判断ENG结果时以内耳门为界,区分前庭中枢和外周性病变,对诊断肿瘤部位、大小及确定手术方案有指导意义。

前庭外周病变视动中枢检查无改变,而桥小脑角、脑干及后颅窝病变,视觉功能常异常,扫视有过冲或欠冲现象,跟踪呈现齿轮状Ⅲ型曲线,视动眼震减弱和固视能力下降,脑肿瘤越大ENG异常越明显,临床上有时因ENG异常再照脑CT或MRI而确定诊断者,故ENG检查已成为神经系统病变不可缺少的检查项目。

**病例示例3**

**病史摘要:**丈夫代诉。

患者,×采莲,女,39岁。急起神志不清、呆滞3天,于2008年8月31日11:30am由外院转入广州市脑科医院神经内科。

2008年8月28日上午无明显诱因下出现头痛,患者不能坚持工作,下午由家属陪同去广州市××区人民医院就诊,测体温正常,血压正常,头颅CT正常,拟诊感冒,予静脉滴注治疗(药物不详)。患者症状未缓解。第二天患者出现头痛加重,渐反应迟钝,在家走错房间,再次在当地医院诊治,诊断同前,仍然按感冒治疗。第三天,患者症状加重,不能叫出家人名字,生活不能自理,需人喂食、洗澡。2008年8月31日转我院门诊,脑电图为高波幅慢波,血象:WBC $11.5×10^9$/L,Gran cell $8.5×10^9$/L,拟病毒性脑炎收入我科。

**体格检查:**检查欠合作。一般检查:呼吸音清晰,22次/分,齐整;心音有力,心率90次/分,律齐整。NS系统检查:左侧腱反射亢进,病理征(+)双手强握反射(+)。

**实验室及器械检查：**外院：头颅 CT 检查未见异常现象，腰穿：蛋白 pandy test＋＋，RBC 188×$10^6$/L，WBC 4×$10^6$/L，氯 111.0mmol/L，腺苷酸脱氢酶 13u/L（0～8u/L）。

**入院诊断：**病毒性脑炎。

**诊治回顾：**予以激素、更昔洛韦、神经营养药物治疗 34 天。患者病情未得到任何改善。

2008 年 10 月 5 日上午主任医师查房实录：

**主管医师汇报病情：**

患者，×采莲，女，39 岁。急起头痛、呆滞 3 天入院。无发热。患者入院后查体：左侧肢体腱反射亢进，病理征（＋）。当日腰穿，CSF: pandy test＋＋，RBC 188×$10^6$/L，WBC 4×$10^6$/L，氯 111.0mmol/L，腺苷酸脱氢酶 13u/L（0～8u/L）。头颅 CT 结果正常，脑电图为高波幅慢波。考虑患者为病毒性脑炎。予以患者激素、更昔洛韦、神经营养药物治疗 34 天。现患者右侧病理征（＋），呆滞等病情未得到任何改善。请上级医师指示对患者的进一步诊治。

**主任医师：**患者急起头痛、呆滞入院，检体发现右侧病理征（＋）、右侧腱反射亢进。腰穿蛋白轻度增高，脑电图高波幅慢波，头颅 CT 检查基本正常，考虑病毒性脑炎，基本符合，但是给予患者更昔洛韦、激素、神经营养药物治疗，患者病情没有得到改善。原先只有左侧病理征，现在右侧病理征。说明治疗效果不佳。还要考虑脱髓鞘脑病，该病的临床表现与患者相似。部分患者激素治疗效果欠佳，建议立即予以磁共振检查，治疗上加用环磷酰胺。MR 结果显示脱髓鞘脑病。

**诊治回顾：**给予环磷酰胺治疗后第 3 天，患者接触明显改善。治疗第 6 天，患者已经能同家人交流。

**回顾性点评：**医生对每项检查的优缺点要牢记。例如，CT 对颅后窝的脑组织显像不良，而且 CT 不能显示等密度的病灶；血液低二聚体升高并不提示一定有静脉血栓形成，但静脉血栓形成的低二聚体一定会升高。因此，医生对各项检查的意义、适应范围要牢记，选择恰当的辅助检查并合理的解释病情。

门诊复诊医师由于没有详细注意到患者的精神方面的改变，造成判断失误。医生在询问病史之前一定要养成对患者的精神方面的观察（包括接触、言语、逻辑、定向）对了解患者的精神改变至关重要。

# 第五章

# 常见临床症状鉴别诊断

- - - - - - - - - - - - - - - - - - - - - - - - - - - - - - - - - - - - - - - - - - - - - - - -

## 第一节　意识障碍

意识是一个广泛而复杂的概念,临床医学常取其狭义的定义,即指大脑的觉醒程度。意识包括意识内容和"开关"系统。意识内容是高级的大脑皮质活动,即认知活动,包括记忆、思维、定向、情感以及人类与外界环境保持联系的机敏力。意识"开关"系统则可以激活大脑皮质并使之维持一定水平的兴奋性,使机体处于觉醒状态。"开关"系统包括特异上行投射系统和非特异性上行投射系统。系统内不同部位和不同程度的损害可发生不同程度的觉醒水平障碍。

### 一、意识障碍的确定

#### (一)概念

意识障碍是指人们对自身和环境的感知发生障碍,或人们赖以感知环境的精神活动发生障碍的一种状态。意识障碍常常是病情危重的表现。

掌握意识的解剖生理学基础,有助于理解意识障碍的诊断思路。

**1. 各种感觉传导通路**

意识的传入神经也就是意识"开关"系统,包括特异性上行性投射系统和非特异性上行性网状激活系统。特异性上行性投射系统是指经典的感觉传导通路。各种感受器接受外周不同的刺激,将特异的感觉冲动通过相应的传导通路传到大脑皮质相应的感觉区,并向脑干网状结构联合区发出侧支联系,对皮质有一定的促醒作用。如特异性上行性投射系统全部功能丧失,则导致意识障碍。

**2. 脑干网状结构**

脑干的非特异性上行性网状激活系统是维持意识的重要结构。位于脑干的中轴,由大小不等的、散在的神经元组成。上行性网状激活系统接受来自脑干特异性上行性投射系统的神经冲动,向上传导到丘脑的非特异性核团,由此弥散作用于大脑皮质,使皮质处于觉醒状态。

上行网状激活系统任何一个环节受损均可导致不同程度的意识障碍,严重者可引起昏迷。同时,部分神经冲动传到下丘脑后区和中脑中央灰质,反馈影响网状结构,与下行网状抑制系统一起,参与控制和调节皮质的兴奋性。

**3. 双侧大脑皮质**

双侧大脑皮质是意识的中枢整合机构,双侧大脑皮质与条件反射、学习等高级神经活动密切相关。任何原因造成大脑皮质广泛、弥散性损害,均可引起不同程度的意识障碍,从意识水平低下到昏迷。

## (二)意识障碍分类

意识障碍可分为意识内容障碍及意识觉醒水平障碍两种类型,两者可同时出现,也可相互转化。

**1. 以意识内容障碍为主**

出现意识内容的患者常同时伴有不同程度的意识水平低下,可有记忆障碍和定向障碍,临床上常见的有以下类型。

(1)谵妄状态:谵妄状态的患者意识水平有明显波动,昼轻夜重。通常对时间、人物以及周围的地点定向有明显障碍,而自我定向存在,可出现明显的错觉和幻觉,幻觉形象多数带有恐怖性。因思维和推理判断有障碍而出现妄想,患者情绪惊恐,易于激惹,行为缺乏目的性,容易产生冲动行为。睡眠觉醒节律紊乱,白天常昏昏欲睡,夜晚兴奋不宁或精神错乱。多为全脑受累所致,如躯体性病因、感染性疾病、代谢障碍以及一些药物中毒等。一些局部脑损害,如右侧半球病变也可导致谵妄。

(2)意识模糊:患者注意力减退,定向障碍,情感淡漠,随意活动减少,言语不连贯,思睡。对声、光、疼痛等刺激能表现有目的的简单动作反应。

**2. 以觉醒水平障碍为主(意识清晰度下降)**

(1)嗜睡:是一种病理性倦睡,表现为持续性的、延长的睡眠状态。但当呼唤或推动患者的肢体时,患者可立即转醒,并能进行一些简短而正确的交谈,或执行一些命令。然而,一旦撤除刺激后,患者又迅速入睡。

(2)昏睡:这是一种比嗜睡深而又比昏迷稍浅的意识障碍。昏睡时觉醒水平、意识内容及随意运动均降至最低限度。对呼唤或推动患者肢体已不能使其觉醒,但给予强烈的疼痛刺激,如压迫患者的眶上缘内侧可使眼睛睁开。但觉醒反应是不完全的,意识仍不清,反应迟钝。且反应时间持续很短,很快又进入昏睡状态。

(3)昏迷:患者的觉醒状态、意识内容及随意运动严重丧失。无开眼运动及自发性语言运动,罕见自发性肢体运动。对声、光刺激不产生反应。强烈的疼痛刺激偶可见简单的防御性肢体运动,但始终不能觉醒。许多反射如角膜反射、吞咽及咳嗽反射,甚至瞳孔对光反射等均可消失,可引出病理征。大小便潴留或失禁。

昏迷程度判断:

①浅昏迷:患者对疼痛刺激有回避动作或痛苦表情,脑干反射基本保留(瞳孔对光反射、角膜反射、咳嗽反射和吞咽反射等)。

②中昏迷:对外界一般刺激无反应,强烈疼痛刺激时可见防御反射活动,角膜反射减弱或

消失,呼吸节律紊乱,可见到周期性呼吸或中枢神经性过度换气。

③深昏迷:对任何刺激均无反应,全身肌肉松弛,眼球固定,瞳孔散大,脑干反射消失,生命体征发生明显变化,呼吸不规则。

**3. 意识内容和觉醒的障碍**

(1)醒状昏迷:醒状昏迷是一种特殊类型的意识障碍,患者的意识内容丧失而觉醒状态存在。患者表现为双目睁开,眼睑开闭自如,眼球无目的地活动,给人一种意识似乎清醒的感觉。但是其知觉、思维、情感、记忆、意志及语言等活动均完全丧失,对自身及外界环境不能理解,对外界刺激毫无反应。不能说话,不能执行各种动作命令,肢体无自主运动。即呈现一种意识内容丧失,而觉醒-睡眠周期保存或紊乱的分离状态,故称醒状昏迷。这种特殊类型的意识障碍的病变部位可以是大脑皮质、白质的广泛性损害,也可以是间脑、下丘脑或脑干网状结构的不完全性损害,而下位脑干——维持生存的基本植物机能的延髓则完好保存或业已恢复。由于病损的部位不同,在临床上包括3种情况,即去大脑皮质状态、无动性缄默和持续性植物状态。

(2)去大脑皮质状态:由于大脑皮质广泛损害导致皮质功能丧失,而皮质下结构的功能仍然存在。患者表现为双眼凝视或无目的的活动,无自发语言,呼之不应,貌似清醒,实无意识。存在觉醒-睡眠周期,但节律紊乱。患者缺乏随意运动,但原始反射活动保留。情感反应缺乏,偶有无意识哭叫或自发性强笑。四肢腱反射亢进。大小便失禁,腺体分泌亢进。觉醒时交感神经功能亢进,睡眠时副交感神经功能占优势。患者表现特殊的身体姿势,双前臂屈曲和内收,腕及手指屈曲,双下肢伸直,足跖屈。

(3)无动性缄默:有两种情况,一种是由于丘脑下部-前额叶的多巴胺通路受损,使双侧前额叶得不到多巴胺神经元的兴奋冲动而引起,称为无动性缄默Ⅰ型;另一种是因间脑中央部或中脑的不完全性损害,使正常的大脑皮质得不到足够的上行网状激活系统兴奋冲动所致者,称为无动性缄默Ⅱ型。患者主要表现安静卧床缄默无语,或偶可用简单语言小声答话,安静卧床,四肢不能运动,疼痛刺激多无逃避反应,貌似四肢瘫痪。但一般肢体并无瘫痪及感觉障碍,缄默、不动均由意识内容丧失所致。脑电图多表现为广泛性高波幅的慢波,亦可见正常脑电波。

(4)植物状态:植物状态是由于缺血缺氧性脑损伤、严重的颅脑外伤、脑血管病或代谢性神经系统变性疾病等原因,使神经系统(包括大脑皮层、皮层下和脑干网状结构等)遭受不同程度的病损。患者对自身和外界环境毫无感知,而睡眠-觉醒周期存在,丘脑下部和脑干功能完全或部分保存的临床状态。患者对视、听、触或有害刺激,无持久的、重复的、有目的或自主的行为反应;不能理解和表达语言;大小便失禁;颅神经(瞳孔、眼脑、角膜、眼-前庭、咽)和脊髓反射保存。如果植物状态持续达1个月,即可诊断为持续性植物状态。

# 二、诊断流程

昏迷患者的诊断过程主要取决于简要的病史询问以及紧急的监测和检查。尤其是对脑功能的监查、血液生化检查、影像学、脏器功能检查、脑脊液检查,被认为是施行诊断过程的五大支柱。在门诊诊疗过程中,条件受到限制,脑脊液检查常常很难实施,主要依据前面四者。其他辅助检查可视情况选择使用。

诊断程序如下:

(1)病史询问,判断患者是否昏迷及昏迷的程度。

(2)进行生命体征的监测,同时进行体格检查和神经系统检查。

(3)实验室检查:包括血液,必要时可做脑脊液检查。

(4)辅助检查:如 CT、MRI、脑电图。

依据上述检查初步定位、定性,分析出是颅外疾病还是颅内疾病引起,判断让患者在门诊治疗还是选择合适的科室住院治疗。

昏迷患者的诊断思路的流程见图 5-1。

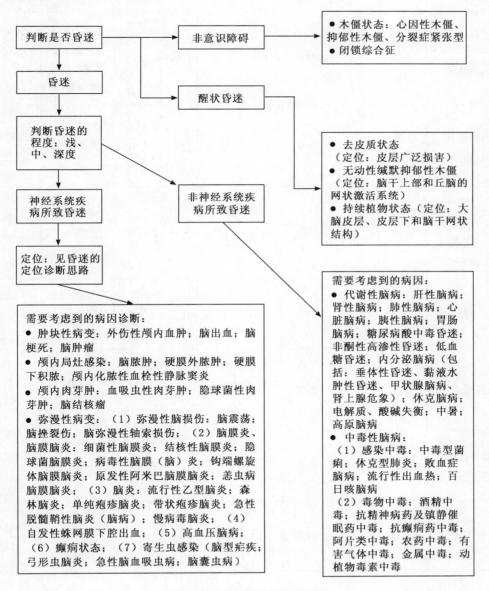

**图 5-1　昏迷患者的诊断流程图**

### 三、昏迷的定位

昏迷的定位见表 5-1。

**表 5-1 昏迷的定位诊断**

| 定位 | | 瞳孔 | | | 眼头反射 | 角膜反射 | 眼前庭反射 | 可能出现的呼吸形式 | 可能出现的肢体状态 |
|---|---|---|---|---|---|---|---|---|---|
| | 昏迷形式 | 大小 | 对光反射 | 睫脊反射 | | | | | |
| 大脑皮质-皮质下病损 | 醒状昏迷或昏迷 | 正常 | 存在 | 存在 | 抑制或存在 | 存在 | 存在 | 正常、叹息样、潮式、过度换气后呼吸暂停 | 去皮质强直、肢体的部分运动、回缩逃避 |
| 间脑病损和早期中央疝 | 昏睡，昏迷 | 双侧缩小 | 存在 | 消失 | 存在 | 存在 | 存在 | 潮式呼吸 | 不典型的去皮质强直、或肢体的回缩逃避 |
| 中脑病损 — 广泛性中脑病损或晚期中央疝 | 昏迷 | 双侧中等度扩大 | 消失 | 存在 | 消失 | 存在 | 存在 | 中枢神经元过度换气、或潮式呼吸 | 去大脑强直 |
| 中脑病损 — 钩回疝 | 昏迷 | 疝侧扩大 | 消失 | 存在 | 消失 | 存在 | 存在 | 中枢神经元过度换气、或呼吸平静 | 去大脑强直、对侧或同侧偏瘫 |
| 脑桥 | 昏迷 | 双侧呈针尖样缩小 | 消失 | 存在 | 消失 | 消失 | 消失 | 长吸式呼吸、群发性呼吸或短周期的潮式呼吸 | 四肢弛缓或伸展 |
| 枕骨大孔疝损及延髓 | 清醒 | 缩小 | 存在 | 存在 | | 存在 | 存在 | 共济失调性呼吸、或呼吸骤停 | 四肢弛缓性瘫痪 |
| 全脑功能衰竭 | 深昏迷 | 扩大 | 消失 | 消失 | 消失 | 消失 | 消失 | 共济失调性呼吸、或自主呼吸停止 | 四肢弛缓性瘫痪 |

### 四、诊断要点

当医师在门诊或急诊接诊到昏迷患者后，如果病情允许，可按以下程序操作。若病情紧急危重,不可拘泥于此程序。

**1. 问诊要点**

向患者亲属或直接接触的人员询问:昏迷发生的急缓和持续时间的长短;昏迷前有无发热、偏瘫或瘫痪、抽搐和高血压等;既往有无类似发作或表现以及心、脑、肝、肺、肾疾病史;有无颅脑外伤、毒剧药、有机磷农药接触史和吸毒史等。

**2. 体格检查要点**

(1)一般检查:包括患者外观情况,如皮肤颜色有无发绀、黄疸、皮疹和水泡等;体位是否为强直状、痉挛状或抽搐发作;呼吸气味是否有酒精味、烂苹果或恶臭味或尿素味等。

(2)内科系统检查:对系统均要认真细致地进行检查。

(3)神经系统检查:神经系统疾病是昏迷的常见原因,神经内科医生需要在较短的时间鉴别出患者的昏迷状态是否是由于神经系统疾病所导致的,从而决定在神经科治疗还是在其他科室,或收入病房治疗,因此是重点检查项目。由于患者处于昏迷状态,所以要按昏迷患者的神经系统检查方法来操作,并注意下列重点:

1)脑膜刺激征:提示脑膜炎症、蛛网膜下腔出血等。

2)眼球运动及其位置:浅昏迷可有眼球自发活动,深昏迷眼球固定正中,若双眼球偏向偏瘫侧,提示病灶在脑干;若双眼球偏向健侧,提示病灶在大脑半球;若双眼球向上或向下凝视提示丘脑出血或栓塞,也可见于广泛中脑损害或代谢性脑病。

3)瞳孔检查:注意瞳孔大小、形状、位置、对称、对光反射。另外,还要排除阿罗瞳孔的影响。根据瞳孔的定位有下列情况:

①单侧瞳孔散大常见动眼神经麻痹,颞叶钩回疝早期等;

②双侧瞳孔散大常见于脑病晚期、颅内压增高、脑干损伤、心跳呼吸停止、药物中毒(阿托品、苯海索)、颠茄中毒、氰化物中毒、肉毒杆菌中毒;

③单侧瞳孔缩小常见于丘脑、丘脑下部、桥脑被盖部、延髓外侧部病变(出血或缺血)。双侧瞳孔大小不一,时有转变多为脑干损害;

④双侧瞳孔缩小常见于安眠药、巴比妥类、吗啡类及海洛因、氯丙嗪中毒、有机磷农药中毒、代谢性脑病,还可见于丘脑、下丘脑、小脑出血;

⑤角膜反射:双侧角膜反射存在示浅昏迷;双侧角膜反射消失示深昏迷。一侧角膜反射消失见于大脑半球病变或同侧脑桥病变。

4)眼底检查:视乳头水肿见于颅高压或颅底粘连性病变;视网膜血管变化见于糖尿病、尿毒症、高血压脑病等。

5)面部检查:一侧面瘫时,患侧鼻唇沟变浅,口角低垂,眼裂增宽,吸气和呼气时出现船帆症(吸气时面颊塌陷,呼气时面部鼓动)。如果昏迷的程度不深,压眶时进一步发现瘫痪侧鼻唇沟浅。

6)肢体运动功能检查:

①检查上肢是否瘫痪:肢体坠落试验,即将患者双上肢提起与躯干成直角位,瘫痪侧上肢迅速坠落,健侧缓慢下落;

②检查下肢是否瘫痪:将双下肢被动屈膝,足趾平放于床,检查者突然放手,瘫痪侧下肢不

能自动伸直,且倒向外侧,健侧则保持垂直。

7)反射:患侧浅反射(角膜反射、咽反射、腹壁反射等)减弱或消失,健侧深反射(肱二头肌、三头肌、膝反射等)亢进或阵挛。病理反射若一侧阳性提示对侧中枢性病变,双侧阳性提示病变弥散双侧大脑,深昏迷时双侧均不能引出。

8)感觉检查:对于昏迷不深的患者,对颜面及左右侧肢体给予疼痛刺激时,如果出现一侧肢体对疼痛无反应(或另一侧有反应),提示该侧肢体有偏向感觉障碍。

(4)呼吸形式:

①过度换气后呼吸:表现为每 5～10 次深呼吸后,有 12～30 秒的呼吸暂停。为大脑半球广泛损害所致;

②潮式呼吸(Cheyne-Stokes 呼吸):渐增-渐减的呼吸频率和呼吸深度,随之有一个呼吸暂停阶段。见于中线深部结构、双侧大脑半球或弥散性皮质损害;

③中枢神经源性过度通气:快速节律过度通气,30～70 次/分。为中脑到脑桥被盖区的病变所致;

④长吸式呼吸:表现为延长性吸气痉挛,充分吸气后,暂停 2～3 秒才呼气。见于双侧脑桥损害;

⑤失调呼吸:表现为整个呼吸节律的异常。见于延髓损害。

**3. 实验室检查要点**

在询问病史发病过程和体格检查的基础上,为了在门诊尽快对昏迷的病因有方向性的诊断,还要立即进行一些必要的辅助检查。以下所列各项根据患者的病情缓急和具体设备条件进行。

(1)血液检查:包括血常规、电解质、心肌酶学、肾功能、肝功能、血糖、血气分析。

(2)主要功能检查:包括脑电图、心电图。

**4. 影像学检查要点**

在门诊比较紧急的情况下,如果时间允许,可一边采取治疗措施,一边进行颅脑 CT、MRI 检查。

## 五、昏迷常见疾病与诊断要点

对于昏迷患者,应首先确定引起昏迷的性质是脑部肿块性(结构性)的还是弥漫性(代谢性)的。如为肿块性的,应明确位于幕上还是幕下;如为弥漫性的,应进一步明确是颅内本身弥漫性病损,抑或颅外疾病引起的代谢-中毒性脑病。常见的有四类情况:①幕上肿块性昏迷;②幕下病损性昏迷;③颅内弥漫性病变性昏迷;④代谢或中毒性昏迷。

**1. 幕上肿块性昏迷**

幕上肿块很少因本身直接破坏或代替半球实质而引起昏迷,直到病变扩展,导致脑组织边缘水肿移位,压迫间脑中央、中脑的上行网状激活系统才会发生昏睡或昏迷。常见的病因有脑出血、大面积脑梗死、外伤性颅内血肿、脑肿瘤、脑脓肿和肉芽肿。患者一方面表现为局灶性定位体征,另一方面表现为颅内压增高的症状。一般具有如下特点:①大脑半球局灶性体征或颅内压增高的症状在先,昏迷在后;②昏睡或昏迷时有间脑中央部或中脑受压的功能障碍;③脑功能具有自上而下、层层下降逐渐恶化的规律;④影像学检查可显示肿块病灶。

### 2. 幕下病损性昏迷

当损害脑桥下 1/3 以下的脑干背侧部分的网状结构往往不发生昏迷,而损伤脑桥上 2/3 以上的上行网状激活系统才会发生昏迷。常见的病因有颅后窝肿块、脑桥出血、小脑出血、上脑干梗死或炎症。一般具有如下特点:①昏迷前有小脑及脑干的定位体征及颅内压增高的症状,或急速昏迷而缺乏大脑半球偏侧定位体征;②昏迷时有双侧脑桥受损或脑干受压的功能障碍;③脑功能具有自下而上、上行性恶化的规律;④影像学检查可显示肿块病灶。

### 3. 颅内弥漫性病变性昏迷

多见于急性而严重的脑或脑膜病损,常见于脑炎、脑膜炎、蛛网膜下腔出血、广泛性脑外伤、高血压脑病等。一般具有如下特点:①昏迷前有两半球或全脑广泛受损的神经、精神症状和弥漫性或多灶性体征;②昏迷时有两半球严重受损或上脑干受压的功能障碍的表现;③无颅外脏器衰竭、感染及中毒的病史和体征;④脑电图、影像学检查可能相应的异常改变。

### 4. 代谢性或中毒性昏迷

代谢性昏迷是指颅外脏器衰竭的晚期及一些全身性代谢性疾病所引起的昏迷,如肝昏迷、尿毒症昏迷、肺性脑病、糖尿病昏迷、低血糖昏迷及内分泌疾病等所致的昏迷。中毒性昏迷包括严重感染中毒及有毒药物或毒物所引起的昏迷。具有如下特点:①有颅外脏器功能衰竭、全身性疾病或药物过量的病史、体征和实验室依据;昏迷前有谵妄、扑翼样震颤或肌阵挛;有瞳孔对光反射及眼前庭反射。②无脑膜刺激征,无偏侧性或交叉性感觉障碍,一般无运动障碍。

总之,依据上述昏迷性质的特征做粗线条的诊断,缩小诊断范围,然后进一步推断具体病因。

## 六、意识障碍的治疗

意识障碍患者的治疗包括确定病因及针对病因给予特定的处理。在确定诊断的过程中,必须采取措施保护大脑,应优先考虑稳定病情,同时注意气道、通气、循环功能,应当注意比较容易被纠正的低血糖昏迷、阿片类中毒昏迷等。

### (一)一般意识障碍的治疗

#### 1. 保持气道通畅,保证足够的氧气输入

昏迷患者头部位置不当、咽部和气道分泌物堵塞、舌后坠容易引起气道阻塞,而气道阻塞致呼吸障碍常常是昏迷患者致死的原因之一。因此,必须保持气道通畅,应将患者的头部充分后仰,既能使上部气道更为通畅,又能防止舌后缩。为有利于分泌物的排出,将患者的脸部朝向一侧,经改变头部位置仍不能缓解舌后缩的,可使用张口器,再将舌拉出保持伸位。

#### 2. 氧气疗法

对所有昏迷的患者应常规给予氧疗,方法有鼻塞法、鼻导管法、面罩法等。鼻塞法简便舒适,氧流速 2~3L/分,可供 30% 以下的氧浓度,但湿化差。鼻导管法插入的深度应使其尖端在达到悬雍垂后再回撤 1cm,患者多难以耐受,但氧疗效果好,氧流量可达 6~8L/分,吸氧浓度 35%~50%。面罩法氧浓度可达 70%~90%,并能充分湿化。必要时插入气管套管或气管

切开术,用人工呼吸机维持呼吸。在抢救过程中,注意监测血气分析,通常氧分压至少应高于80mmHg,二氧化碳分压维持在 $30\sim35$ mmHg。

### 3. 建立静脉通路,维持循环血量

如血压降低,要及时给予多巴胺、阿拉明类药物使平均血压在80mmHg 以上,保证组织的供氧量。

50%葡萄糖 $50\sim150$ ml 静注,维生素 $B_1$ 100mg 肌注。尽管现在对脑损伤如何控制糖的摄入量看法不统一,考虑可能在缺氧的情况下对脑可造成不可逆损害,对不能除外低血糖的昏迷患者应及早使用。硫胺是糖代谢中的一个重要辅酶,缺乏时糖的氧化受阻,丙酮酸、乳酸等在神经组织中堆积,致髓鞘变性,所以对于昏迷前有营养不良者或酗酒昏迷者必须并用维生素 $B_1$,以防诱发 Wernicke 脑病。

### 4. 呼吸兴奋剂

该类药物可以兴奋延髓的呼吸中枢,改善患者的自主通气功能,使血氧分压上升,二氧化碳分压下降。临床上常用的药物有洛贝林和可拉明。

### 5. 保持酸碱、电解质平衡

应及早保护患者的呼吸功能和肾功能,及早留置胃管,以便供给含有电解质的流质和液体。鼻饲不方便的,视病情应每日输液 $1500\sim2000$ ml,其中,钾 $3\sim6$ g,钠 $4\sim9$ g,葡萄糖 $50\sim150$ g 左右。还需要补充钙、镁、磷等,若伴有额外损失(呕吐、发热、出汗、过度换气等),应追加补充丢失量。此外,还必须实行监测管理,包括留置导尿管、记录液体出入量、测体重、监测肾功能、血气分析、血电解质、血浆渗透压、血糖,定期尿检如尿量、尿比重、尿中电解质、尿渗透压、尿糖、酮体,监测心电图和中心静脉压。

### 6. 盐酸纳洛酮

为吗啡受体拮抗剂,能有效地阻止 β-内啡肽对机体产生的不利影响。临床多用于鸦片中毒、麻醉药过量、酒精中毒等。可用纳洛酮 $0.4\sim1.6$ mg 静注,每 $5\sim10$ 分钟重复使用,直至患者神志转清,但有可能诱发鸦片中毒患者的戒断反应,需要辅以麻醉剂治疗。

### 7. 治疗感染、控制高热

危重患者全身性疾病原则上先选用广谱抗生素,然后再根据实验室培养结果和药敏试验进行调整。高热(39℃以上)可增加脑的氧耗量及代谢率,加重脑水肿和脑损害,物理降温是最简便安全的措施,对各种原因所致的高热都适用。方法有冰帽、头枕冰袋、酒精擦浴和温水擦浴等。

### 8. 脱水疗法

意识障碍和昏迷的患者多伴有脑水肿,常用20%甘露醇快速静脉滴注,每日 $2\sim6$ 次,但高龄患者或合并心功能不全、肾病患者慎用。也可改用其他脱水药物,如速尿、甘油果糖等。不管使用何种脱水剂,都要严格记录液体出入量,注意补液、补充电解质、定期监测血糖、血电解质、尿素氮、肌酐、血浆渗透压,复查心电图,如有异常应及时做出相应的处理。关于肾上腺皮质激素治疗脑水肿的问题,目前虽然激素已广泛用于脑水肿的治疗,但报道的效果差异很大。近年来,对激素治疗严重脑外伤及脑血管病是否有效尚有争议,考虑到激素具有可以诱发或加重高血压、高血糖、溃疡、感染等弊端,故在脑血管病治疗中应用激素可能弊大于利。

### 9. 防止和治疗上消化道出血

昏迷患者并发胃、十二指肠出血约占 14.6%～61.8%，多因中枢神经系统损害、严重烧伤及创伤、休克、败血症、大手术及脏器功能衰竭等诱发，患者胃黏膜糜烂，严重者出现多发性溃疡和出血。可以预防性地使用 $H_2$ 受体阻滞剂，能减少胃酸分泌，常用药物有西咪替丁或雷尼替丁，静注或滴注。对出血病人可采用冰盐水洗胃，采用经过冰浴的约 40℃ 的生理盐水 50～100ml 加去甲肾上腺素 4～8mg 或凝血酶 500～1000IU 经胃管灌入，每 2～4 小时重复一次。其他药物还有洛赛克，为质子泵抑制剂，阻断胃酸分泌的终末关卡，产生强力的抑制胃酸分泌的作用，用量 20～40mg/天，静注。立止血具有类凝血酶样作用，能促进出血部位的血小板聚集，促进生成的纤维蛋白单聚体复合物，容易在体内被降解，而不容易引起血管内凝血及血栓形成。急性出血时，可静注 1～2kIU，非急性出血可肌内或皮下注射 1～2kIU。对上述治疗效果均不好者，还可采用胃镜直视下止血。

### 10. 控制抽搐

抽搐是脑损伤常见的并发症，尤其是持续性痫性抽搐和癫痫持续状态，可加重脑缺氧和脑损害，对昏迷患者危害很大。治疗原则包括尽快终止抽搐和防止复发。首选药物为安定 10～20mg，静脉注射，其速度每分钟不超过 2mg，过快可以抑制呼吸，有效而复发者，可在半小时后重复给药或可按 1～2mg/分静脉滴注，每日用量不超过 200mg。给药同时要保持呼吸道通畅，防止缺氧；抽搐停止后，可给苯巴比妥钠 0.2g 肌内注射，隔 8～12 小时一次维持控制，病情稳定后逐渐减量，最后口服抗惊厥药，以防复发。

## （二）脑复苏的流程

见图 5-2。

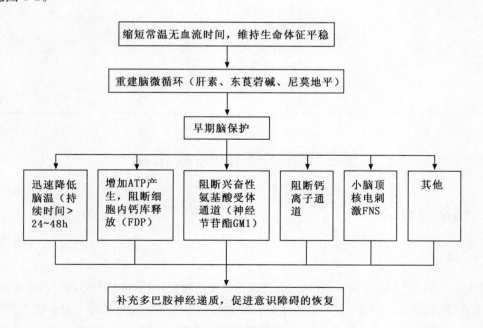

**图 5-2　脑复苏流程图**

## （三）特殊意识障碍的治疗

参见表 5-2。

表 5-2　特殊昏迷原因的治疗

| 诊断 | 治疗 |
| --- | --- |
| 伴有脑疝早期征象的局灶性病变 | 渗透疗法、皮质类固醇（如果血管源性水肿）、高度通气、外科切除、抽空或者减压 |
| 脑积水 | 脑室引流 |
| 新发基底动脉血栓 | 溶栓（静脉、动脉、机械性） |
| 颅内静脉血栓 | 肝素 |
| 高血压脑病 | 血管扩张 |
| 药脑膜炎、脑炎 | 抗生素 |
| 脑脓肿 | 抗生素、外科切除 |
| 中毒 | 有条件就使用解毒药，必要时透析 |
| 一氧化碳中毒 | 100%氧，或者有条件就使用高压氧 |
| 氰化物 | 亚硝酸异戊酯、硫代硫酸钠、100%氧，如果顽固，就使用高压氧 |
| 急性肾功能衰竭 | 透析 |
| 门脉体循环脑病 | 乳果糖，肝移植 |
| 低血糖 | 葡萄糖 |
| 糖尿病酮症酸中毒 | 补液、胰岛素 |
| 非酮症高渗性 | 补液 |
| 垂体卒中 | 皮质类固醇 |
| Addisonian 危象 | 皮质类固醇 |
| 黏液水肿 | 甲状腺素 |
| 甲状腺毒症 | 抗甲状腺药、Lugol 溶液、β-阻滞药 |
| 韦尼克脑病 | 维生素 $B_1$ |
| 败血症 | 抗生素 |
| 体温过低 | 复温 |

# 第二节　癫痫的诊断策略

## 一、癫痫的确定

## （一）概念

癫痫是一组由已知或未知病因所引起，脑部神经元高度同步化，常具有自限性的异常放电，具有反复发作性、短暂性、刻板性的特点，以中枢神经系统功能失常为特征的综合征。由于异常放电神经元的位置不同，放电扩布的范围不等，患者的发作可表现为感觉、运动、意识、精神、行为、自主神经功能障碍或兼而有之。每次发作称为癫痫性发作，反复发作所引起的慢性神经系统病症则称为癫痫。在癫痫中,具有特殊病因,由特定症状和体征组成的特定癫痫现象称为癫痫综合征。

## (二)发作类型分类

参见图 5-3。

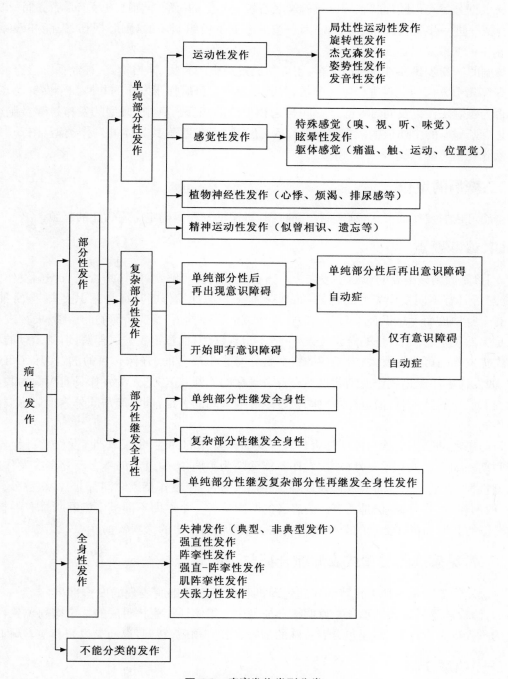

**图 5-3  癫痫发作类型分类**

## 二、癫痫的诊断（诊断流程）

国际抗癫痫联盟提出了癫痫诊断的新方案，这个方案将癫痫的诊断分为 5 步：对发作现象进行标准化的术语描述→根据发作现象的标准化描述按国际抗癫痫联盟制定的发作类型进行分类→根据分类和伴随症状在国际抗癫痫联盟统一制定的癫痫综合征中寻求是否是特殊的癫痫综合征→进一步寻找病人可能的病因→按世界卫生组织制定的《国际损伤、失能和残障》分类标准评定患者残损程度。

癫痫的诊断步骤和其他疾病一样，主要是通过病史的采集、体格检查、神经系统检查、实验室检查等几个方面的资料进行综合分析，看其是否符合癫痫临床发作的共性和个性等特点，确定是否为癫痫发作以及同时要除外一些与之相类似的病证。其中，典型的发作过程及脑电图表现是诊断癫痫的主要依据。在癫痫确诊后，还应进一步明确其具体的发作类型（图 5-3），从而为治疗提供可靠依据。

## 三、癫痫的定位

癫痫可依据发作的形式、脑电图与脑磁图、影像学资料等确定癫痫病灶的起源。

## 四、诊断要点

问诊是癫痫最重要的诊断手段之一。需要通过病史了解：①发作是否具有癫痫发作的共性；②是否具有不同发作类型的特征：如全身强直-阵挛性发作的特征是意识丧失、全身抽搐，如仅有全身抽搐而无意识丧失则考虑假性发作或低钙性抽搐，不支持癫痫的诊断；失神发作的特征是突然发生、突然终止的意识丧失，一般不出现跌倒，如意识丧失时伴跌倒，则晕厥的可能性比失神发作的可能性要大；自动症的特征是伴有意识障碍的，好像有目的的、实际无目的的行动，如发作后能复述发作的细节也不支持自动症的诊断；③当病人的发作具有癫痫的共性和不同类型发作的特征时，需进行脑电图检查以寻找诊断的佐证，同时尚需除外其他非癫痫性发作性疾病。

目前患者的临床症状与体征是否具有癫痫临床发作的共性，即发作性（发作期行为异常，发作间期一如正常人）、重复性（单次发作不能诊断为癫痫，癫痫患者都具有反复多次发作的特征）、刻板性（就某一患者而言发作表现基本相似）、短暂性（发作持续时间都非常短，数秒、数分钟，一般不超过 30 分钟）仍是所有癫痫患者的共同特征。个性即不同类型癫痫所具有的特征。癫痫发作的共性和特殊类型的个性共同组成了癫痫最为重要的诊断依据。

## 五、常见癫痫的类型或癫痫综合征与诊断要点

癫痫发作类型是一种由独特的病理生理机制和解剖基础所表现的发作性事件，是一个具有病因、治疗和预后含义的诊断。癫痫综合征是由一组体征和症状组成的特定癫痫现象，它所涉及的不仅仅是发作类型，还包含着特殊的病因、病理、预后、转归，选药上也与其他癫痫不同。

### （一）癫痫分类

参见图 5-3 癫痫发作类型分类。

## （二）常见的癫痫综合征

### 1. 婴儿早期癫痫性脑病（大田原综合征）

属于症状性的全身性癫痫症，在生后的早期（1～86天）表现为强直和部分发作，脑电图呈暴发-抑制。典型者伴有严重的大脑结构异常。有几例尸检发现齿状核-橄榄发育不良。脑电图的改变大部分在1岁时消失，但脑病症状不能消退，导致严重的发育迟滞和持续性抽搐。

### 2. 早期肌阵挛性脑病

属于症状性的全身性癫痫症，发生在生后3个月，常在生后第1周发病。特点是游走性肌阵挛、部分性发作和阵挛性抽搐。脑电图表现为暴发-抑制，但以后可演变成高度节律失常。发育迟滞、预后不良，多在1年内死亡。常有家族史。病因包括子宫内感染、缺血-缺氧性脑病、代谢性疾病（如非酮症高血糖症、苯丙酮尿症）、脑畸形等。

### 3. West综合征（婴儿痉挛）

在1岁内起病，通常为生后3～8个月内发病。脑电图临床三主征为婴儿痉挛、高度节律失常和精神运动发育迟滞。典型表现为屈曲痉挛或伸展姿势和局灶性表现，常在睡眠中呈群集样发作。病因多种多样，有隐原性或症状性，特发性不足5%，可能和基因异常有关。常表现有神经皮肤病、大脑畸形、缺氧、产前或产时脑损伤、代谢性疾病等。预后不良的因素包括3个月前发病，病因为症状性，表现为其他形式的痫性发作。一部分变成Lennox-Gastaut综合征。

### 4. Lennox-Gastaut综合征

属于隐原性或症状性的全身性癫痫症，临床表现多样的痫性发作类型、精神发育迟滞、脑电图见有慢的棘-慢波。痫性发作发生在1～8岁之间，25%～30%的患儿以前有West综合征。典型的发作类型包括失张力性发作、非典型失神发作、强直性发作和强直-阵挛发作。脑电图的改变包括背景活动减慢，双侧性2～3Hz棘-慢波活动。阵发性10～13Hz快波活动。预后较差，到20岁后典型的多样性发作变为一种主要形式的痫性发作，但精神活动障碍和社会心里方面的残疾通常为持久性的。2岁前起病者预后最差，常反复出现癫痫持续状态。

### 5. 儿童良性部分性癫痫伴中央颞部棘波

属于特发性的部分性癫痫症，又称Rolandic癫痫。发病年龄在3～14岁，是儿童最常见的癫痫症。典型者在夜间熟睡数小时内发生部分性癫痫发作，说话停止、流口水、面部、口咽部、偶尔在肢体表现为感觉运动症状（面部或手部刺痛、麻木）。约25%继发全面性发作。脑电图为中央颞部双向棘波，尽管本病比较多见，典型的发作期脑电图少见。神经系统检查正常，一般不影响智力。本病大多在青春期后自愈。

### 6. 颞叶近心部癫痫综合征的特征

常见有复杂性热惊厥史、致痫病变是颞叶近心部硬化（海马硬化）、典型者在青春期或年轻时起病、先兆（内脏或精神现象、恐惧、味觉或幻嗅觉是最常见的先兆）、特征性颞叶发作（同侧肢体自动症，对侧肢体张力异常姿势，口-舌自动症）、脑电图显示颞叶前部发作间期棘波、MRI显示海马萎缩（伴有或不伴有$T_2$高信号）、80%～90%的难治病例，采取外科治疗可能根治痫性发作。

**7. 额叶癫痫的特征**

经常的痫性发作,呈丛集性,患者每天都可能有沉重的痫性发作的负担、迅速地继发为全面性发作、突然起病、持续时间短、无发作后期或很短、不对称性强直姿势、奇特的运动自动症。

**8. 顶叶癫痫特征**

阳性感觉现象、视幻觉、对侧疼痛、对侧运动停止或强直性姿势、非特异性症状(定向力障碍、语言功能不良、观念运动性运用障碍、眩晕)、常常传播到颞叶(类似颞叶发作)。

**9. 枕叶癫痫的特征**

相对不常见的痫性发作起病区域、简单和复杂部分性发作,很少继发全面(身)性发作、阳性或阴性的视觉现象,偶尔可注意到强直或阵挛性眼球运动,可以传播到颞叶,类似颞叶发作。在儿童,当脑电图有枕部棘波时应结合临床,不一定就是癫痫;在成人见到枕部棘波时,多与痫性发作有关。

**10. 反射性癫痫类型**

光敏感和视觉敏感性癫痫、闭眼-眼球运动-诱发的痫性发作、体感和本体感受反射性癫痫、听觉-嗅觉-诱发的癫痫、前庭活化性发作、惊吓性癫痫、阅读诱发的痫性发作以及通过特殊认知活动诱发的发作、音乐诱发的癫痫、通过某些餐饮活动诱发的癫痫发作。

**11. 少年肌阵挛性癫痫**

在青春期,觉醒时肌阵挛或清早开始肌阵挛、可以发展为全面(身)性惊厥或失神发作、脑电图呈全面性多发性棘波或慢波、适当的抗痫药物治疗效果非常好。

## (三)如果是继发性癫痫,还需确定癫痫的病因

其常见病因有:

**1. 中枢神经系统先天性异常**

中枢神经系统的先天性异常是癫痫的常见原因,也是构成精神发育迟滞的重要因素。常见的有无脑回(agyris)、巨脑回(pachygyria)、小多脑回(micropolygyria)、神经元异位症、脑通道畸形、巨脑回和脑小症等。

(1)神经管闭合障碍:神经管闭合障碍引起的畸形可有无脑畸形、脑膜膨出及脑膜脑膨出,最容易引起癫痫发作的是丘脑下部错构瘤,除痴笑性癫痫发作外,还常伴有性早熟。

(2)脑回形成障碍:常见有无脑回、巨脑回及多微小脑回畸形,无脑回畸形常伴有脑小畸形,早期出现癫痫发作。巨脑回者可表现为局灶性或弥漫性皮质增厚,脑回大,脑沟浅,常位于顶枕区。多微小脑回除癫痫外,还可有发育迟滞,早期肌张力低下,后期有僵直。

(3)神经元异位:神经元异位又称为灰质异位,系指胚胎期神经元沿放射状神经胶质细胞纤维移行过程中受阻,停滞在异常位置上,临床上表现为癫痫、智力低下或神经系统损害的其他表现。灰质异位可分为室管膜下、局灶皮质下和弥漫型3种。在MRI上这些异位的灰质与皮质等信号。

(4)脑裂畸形:有闭唇形和开唇形2种。闭唇形者脑裂两侧壁非常靠近或完全融合,脑裂的脑室呈漏斗状向外突出;开唇形者裂隙两侧彼此分开,裂隙内充满脑脊液,裂隙的两侧壁为异位灰质,临床上可有轻偏瘫、癫痫及神经发育迟滞。

(5)先天性外侧裂周围综合征:在 CT 或 MRI 上的图像上显示外侧裂周围脑皮质增厚,表面光滑,外侧裂增大,常表现为两侧性,还可扩及顶叶和颞叶,偶尔也可为一侧外侧裂皮质,临床表现为癫痫、认知缺陷、不同程度的神经系统损害。

(6)胼胝体发育不全:胼胝体可在胚胎早期因感染或缺血等因素导致其发育不全,可分为全部或部分缺如,常合并其他脑发育异常。

(7)视-隔发育不全:是视神经发育不全和透明隔缺如或脑发育不全,此类患者可有视神经发育不全的眼部症状,包括视觉活动减少,视敏度降低,眼震、色盲、视乳头发育不良等,此外半数患者可有癫痫发作,2/3 患者有丘脑下部及垂体功能障碍。

(8)脑穿通畸形:多由于胚胎期脑组织破坏所致和脑组织局部缺失形成非典型囊肿,多位于额后,顶前叶,常与脑室及(或)蛛网膜下腔相交。主要症状有癫痫、轻偏瘫等。

**2. 神经皮肤综合征系一组遗传性疾病**

(1)结节性硬化:常染色体显性遗传疾病。临床上常有癫痫发作、智力障碍及面部蝶形分布的皮脂腺瘤三联征。脑 CT 扫描可见脑室周围及颞叶等部位的高密度钙化影。其癫痫发作类型因年龄不同而异。婴儿期出现症状者呈婴儿痉挛及全面性强直-阵挛发作;发作年龄较大者可表现为全面性强直-阵挛发作,简单部分性发作和复杂部分性发作等多种形式。

(2)神经纤维瘤:常染色体显性遗传,主要表现为多发性中枢及末梢神经纤维瘤、皮肤咖啡牛奶斑,血管和内脏损害。颅脑 CT 检查有助于颅内肿瘤早期发现。

(3)脑三叉神经血管瘤病:又称为 Sturge-Weber 综合征,常染色体显性遗传,也有散发者面部三叉神经分布区皮肤有紫红色血管瘤,同侧大脑亦可有血管瘤,可引起对侧肢体部分性癫痫及瘫痪。多有智力障碍。颅脑 X 线平片可见到蛇形,如双轨电车道样钙化影。

(4)进行性偏侧面部萎缩症:又称 Romberg 病,病因不明。一侧面部皮肤及皮下组织萎缩。部分病例伴有同侧大脑半球萎缩、癫痫发作和脑电图阵发性异常。

**3. 颅脑外伤**

是常见的引起癫痫发作的原因之一。

(1)分娩时颅脑损伤:由围生期脑损伤引起的儿童癫痫并不少见。分娩时脑损伤主要有神经细胞病灶性或层状缺失和胶质增生。

(2)外伤性癫痫:可由各种外伤引起。

**4. 颅脑肿瘤**

是继发性癫痫常见原因之一,尤其在中老年癫痫中所占比例更高。

**5. 脑血管疾病**

癫痫病因中,脑血管疾病引起者较少,发病率各家报道不一。

**6. 颅内感染**

细菌、真菌、病毒及寄生虫感染引起的脑炎、脑膜炎、脑膜脑炎、脑蛛网膜炎和脑脓肿等也可引起癫痫发作。

**7. 脑变性疾病**

(1)阿尔茨海默病(Alzheimer 病):多见于 50 岁以后,其病理改变为大脑皮质弥漫性萎缩,故称为弥漫性大脑萎缩症。主要表现为进行性痴呆,常伴有癫痫发作及偏瘫。

(2)皮克病(Pick 病)：又称脑叶萎缩症。多于中年后起病，主要为额叶、颞叶萎缩。除进行性痴呆外，少数可有癫痫发作。

(3)家族性进行性肌阵挛：又称 Unverricht Lundborg 综合征。为一隐性遗传性疾病，青年和成年早期发病，常以全面性强直-阵挛发作开始，逐渐出现，并进行性加重的肌阵挛和进行性痴呆。

(4)肌阵挛性小脑协调障碍：又称 Ramsay-Hunt Ⅱ型综合征，为常染色体显性遗传。主要病理改变为小脑齿状核红核变性。半数患者伴有肌阵挛及全面强直-阵挛发作。

**8. 中毒性疾病**

(1)乙醇中毒：一次大量饮酒可造成急性中毒，长期超量饮酒可引起慢性中毒，两者可致癫痫发作。

(2)药物中毒：中枢兴奋剂如戊四氮、贝美格、士的宁、樟脑、尼可刹米等中毒也可引起惊厥发作；抗抑郁剂如丙咪嗪(米帕明)、阿米替林；抗精神病药物如三氟拉嗪，泰尔登也可引起癫痫发作。

(3)金属中毒：如铅、铊、汞及砷等中毒可致惊厥发作。

(4)其他中毒：如有机磷中毒，毒鼠药中毒，动物类如河豚、蜘蛛毒及蜂毒等均可导致癫痫发作。

**9. 原发或系统性疾病所致癫痫**

(1)常见的有一氧化碳中毒、笑气麻醉等缺氧性疾病。

(2)心传导阻滞(Adams-Stokes 综合征)、高血压脑病、子痫等心血管疾病。

(3)血糖过低、尿毒症、碱中毒、水电解质平衡紊乱、胰岛素瘤、甲状旁腺功能减退等代谢及内分泌障碍。

(4)系统性红斑狼疮、风湿性脑病、结节性多动脉炎等风湿性(结缔组织性)疾病，脑膜白血病，各种全身感染及维生素 $B_6$ 缺乏等均可引起癫痫发作。

## (四)鉴别诊断

**1. 假性发作**

是心理机制而非脑电紊乱引起的脑功能异常。发作时脑电图上无相应的痫性放电和抗癫痫药治疗无效，在以下情况要考虑其可能性：视频脑电图记录到发作中有意识改变和双侧肢体运动或感觉表现，而脑电图无异常者；发作没有阵发性和刻板性、运动表现为非典型癫痫样抽动、持续 EEG 记录在不同生理条件下无异常。

**2. 晕厥**

为慢性脑部短暂性缺血，缺氧所致。常有意识丧失、跌倒，部分患者可出现肢体的强直或阵挛，需与癫痫的全身性发作鉴别。下列几点支持晕厥的诊断：①由焦虑、疼痛、见血、过分寒冷、高热诱导的发作；②站立或坐位时出现的发作；③伴有面色苍白、大汗者。除此之外还需注意：①晕厥与癫痫强直-阵挛性发作的区别主要是前者系脑供血不足引起的短暂性、弥漫性缺血，因而其"缺失"症状多于刺激症状，肢体的无力、肌张力低下较强直、阵挛多见。②晕厥与失神发作的鉴别是前者常有跌倒，发生和恢复都较后者慢，有明显的发作后状态。③原发疾病的存在也有利与晕厥的诊断。心源性晕厥病人有心律失常和心脏病的体征；脑源性晕厥有动脉硬化的佐证；原发性直立性低血压除晕厥外还有阳痿、括约肌障碍、锥体束征及坐卧位血压相差 30mmHg；排尿和咳嗽性晕厥有排尿和剧烈咳嗽的病史；低血糖引起的晕厥可查到低血糖的存在。④晕厥患者的脑电图多数正常或仅有慢波，而癫痫患者脑电图可见到棘波、尖波、棘-慢或尖-慢波等。

**3. 偏头痛**

癫痫头痛程度较轻，多在发作前后出现，偏头痛则以偏侧或双侧剧烈头痛为主要症状；癫痫脑电图为阵发性棘波或棘-慢复合波，偏头痛主要为局灶性慢波；简单视幻觉二者均有，但复杂视幻觉以癫痫常见；癫痫的意识障碍发生突然、很快终止，程度重，基底动脉型偏头痛的意识障碍发生比较缓慢、容易唤醒。

**4. 短暂性脑缺血发作(TIA)**

TIA 多见于老年人，常有动脉硬化、冠心病、高血压、糖尿病等病史，持续时间从数分钟到数小时不等，而癫痫可见于任何年龄，以青少年为多，前述的危险因素不突出，发作的时间多为数分钟，极少超过半小时；TIA 的临床症状多为缺失而非刺激，因而感觉丧失或减退比感觉异常多，肢体的瘫痪比抽搐多；TIA 患者的肢体抽动从表面上看是癫痫，但多数病人没有癫痫家族史，肢体的抽动不规则，也无头部和颈部的转动；TIA 的短暂性全面遗忘是无先兆而突然发生的记忆障碍，多见于 60 岁以上的老年人，症状常持续 15 分钟到数小时，复发的可能性不到 15%，脑电图上无明显的痫性放电，癫痫性健忘发作持续时间更短、常反复发作，脑电图上多有痫性放电。

**5. 发作性睡眠障碍**

(1)游梦症、夜惊：是儿童中常见的非快速眼动睡眠紊乱，其临床表现都是在夜间出现发作性行为紊乱，容易与癫痫的复杂部分性发生混淆，两者的鉴别主要有：①梦游和夜惊在入睡后 1~2 小时内，每晚仅发生一次，而癫痫可发生在夜间任何时候，并可多次发作；②梦游的自动症比癫痫要复杂的多，具不伴有强直阵挛性发作；③通过人为的从慢波睡眠中唤醒，可诱导梦游或夜惊；④多导睡眠描记仪和脑电图可发现梦游患者在睡眠的 Ⅲ、Ⅳ 期可被唤醒，脑电图出现同步，而癫痫患者有痫样放电。

(2)梦魇：也称为恶梦性焦虑发作，其与癫痫复杂部分性发作的鉴别是前者系快速眼动睡眠紊乱，发生在黎明，发作后能回忆发作的过程，而癫痫不能回忆。

(3)快速眼动睡眠紊乱：患者表现为从深眠中突然醒来，马上进行狂暴的、攻击或防御性，并相当复杂的行为，包括喧、踢打床上的配偶或床等行为，事后不能回忆。其鉴别：快速眼动睡眠紊乱发生在黎明前数小时，每晚仅发作一次，而癫痫可发生在晚上的任何时候，可发作多次；夜间复杂部分性发作比较少见，其自动症比较简单，多为一些防御性活动，而无快速眼动睡眠紊乱中的复杂行为；氯硝西泮对快速眼动睡眠紊乱有效。

## 六、抗癫痫药治疗

### (一)开始治疗的时间

决定是否应用抗癫痫药物取决于下述的一些因素。

(1)癫痫的诊断必须明确,对可疑病例给予抗癫痫药试验治疗是不可取的。如果用各种检查均不能确诊,最好有足够时间观察病情变化来确定。错误诊断为癫痫常导致治疗失败,所以对所谓"难治性癫痫"更需要更进一步的检查,因为经过几种主要抗癫痫药治疗均无效,可能提示诊断有问题。

(2)治疗前需要估计反复发作的机会及抗癫痫治疗改善这些机会的程度。只有当这种发作反复的危险性超过药物在医学及社会心理上的危险性时,用药才是合理的。对大部分病例的治疗应该从第一次复发后开始。一旦确定治疗后,多数患者发作次数不多,这种预后较好的患者应治到何种程度尚不明确。在研究未用过抗癫痫药的慢性癫痫患者开始抗癫痫药治疗后,超过50%的患者发作消失,提示抗癫痫药治疗可抑制发作,但不能影响其长期预后。然而有证据提示,一些患者如果治疗被拖延,其最终的预后将恶化。

(3)在2次或更多发作后,即使未发现病因,也应开始治疗,除非每次发作的间歇很长,比如说12个月以上。

(4)要考虑长期抗癫痫药治疗的潜在毒副反应。如果抗癫痫药完全无害,那么很容易决定开始治疗。然而,因有严重,甚至致死性不良作用,则要考虑这些危险来决定。不良反应可分成急性特异反应性、慢性及致畸性反应。

(5)个人因素也是决定开始治疗的重要条件,职业、社会及家庭环境、心理因素、是否从事驾驶工作、是否计划怀孕等。患者及亲属对治疗的态度(积极性和是否渴望)也很重要。如果患者依从性可能不好,则通常不要开始治疗,因为断续服药可能有停药引起发作的严重危险性。

(6)重要的是告诉患者有关药物的作用,需要治疗的时间,可能的不良反应,正规依从的重要性,血清药物浓度检测的意义,治疗的社会及心理影响,与乙醇或口服避孕药的相互作用等。

(7)发作特征:如果发作极为稀少,也不一定要用药,但隔多久发作一次才需要治疗尚无定论;有人认为仅限于夜间睡眠时的发作也不一定接受药物治疗。一般认为,由于在各项研究中表明癫痫发作均可对脑造成损害,特别是海马、杏仁核、皮质、丘脑等神经元,因此,即使夜间发作也不能任其自然,而应给予治疗以减少或消除发作。

### (二)抗癫痫药治疗方针

在确定治疗方针之前,一定先通过临床及脑电图检查得出一个正确的诊断及发作分类,记录发作频率及严重度并监测抗癫痫药的不良反应。

#### 1. 新诊断癫痫患者药物治疗步骤

药物治疗目标是,用单药每天1~2次服用,能控制发作而不产生不良反应。合适的治疗可使70%~80%患者癫痫发作获得控制。开始治疗时应制定一个计划。

第一步，去除或避免诱因，诸如发热、过度疲劳、低血糖及光敏等促发因素。

第二步，告诉患者及家属关于抗癫痫药治疗的理由、预期结果、限制因素、可能的时间、需要规则服用等。并说明治疗通常需要持续数年，预期药物可使 70%～80% 患者发作得到控制。必须每日 1～3 次规律服用，漏服可使发作反复。

第三步，根据发作类型给予一种第一线抗癫痫药物，从小剂量开始，如发作继续而未出现不良反应则逐步加量，直至最大耐受量。为指导用药量可做药物浓度监测，药物监测对苯妥英最有用，其次为卡马西平、苯巴比妥及乙琥胺。加巴喷丁及拉莫三嗪是否有用尚不肯定。药物监测对丙戊酸、氨己烯酸及扑米酮很少有用。刻板地引用抗癫痫药的"治疗（或有效）浓度范围"是不合适的。

第四步，尽管用最大耐受量的第一线药物，发作仍然继续，就应重新考虑癫痫的诊断及其病因。可能患者的发作并非癫痫性，或可能是脑部潜在结构性病变的结果，此时应做影像学检查。也要确定患者是否按医嘱服用药物，即患者的依从性如何。据调查，长期服药的慢性患者中，大约有 50% 存在用药依从性差的问题。因此，可以采取计算患者所剩下的药片数，以了解其依从性；也可做血药浓度测定，如不适当的低浓度，则提示患者依从性差。有些患者为了应付医生，常会在知道医生要测血药浓度前 1～2 天正规地服用，这样要确定其是否依从就困难了，可以在预先不知道情况下监测。

第五步，确定第一种药物效果不佳时，换用另一种第一线抗癫痫药，逐步加至合适剂量。然后渐停用初用的抗癫痫药，仍用单药治疗。替换需根据药物半衰期及达稳态血浓度所需时间来决定。至少有 3～7 天作为过渡时间（递减旧药及递增新药），以免血中浓度不足而使发作加剧。但对发生过敏反应或造血障碍者，应立即停服该药，以免酿成严重后果。

第六步，单用第二种抗癫痫药物时，也应调节至合适剂量。

第七步，联合治疗（如失神发作用乙琥胺和丙戊酸；部分性发作用丙戊酸和卡马西平）可获得 10%～15% 控制发作的机会。

第八步，如合用两种第一线药物仍无效，则保留其中可能较有效的、不良反应少的一种，并以第二线药物取代另一种第一线药。

第九步，如所加的第二线药物证实有效，应考虑撤停原第一线药物。如第二线药物也未显效，则不要继续使用。

第十步，如控制仍不理想，应考虑用新抗癫痫药，选用疗效比较肯定者。

**2. 药物剂量的调整和使用方法**

一般开始剂量宜小，然后逐步调整到既能控制发作又不产生不良反应的为宜，也即达最小有效量（表 5-3）。调整剂量时除临床观察外，血药浓度可作为重要依据。由于个体代谢差异，用量不能千篇一律，应根据不同对象采用不同剂量。儿童一律按体重（kg）计算药量，婴幼儿由于代谢较快，用量比年长儿童为大。

癫痫患者在发作间期仍应坚持不间断地和有规律地服药，使要浓度一直保持在有效范围，以维持疗效。不规则服药往往是不能控制发作的主要原因。有人甚至认为，完全不服药比不规则服药或许还要安全些。

表 5-3　抗癫痫药的成人开始量及维持量

| 抗癫痫药 | 开始剂量（mg） | 维持剂量（mg/天） | 每日次数 | 抗癫痫药 | 开始剂量（mg） | 维持剂量（mg/天） | 每日次数 |
| --- | --- | --- | --- | --- | --- | --- | --- |
| 苯妥英 | 100 | 200～400 | 1～3 | 拉莫三嗪 | 50 | 200～400 | 2 |
| 卡马西平 | 100 | 300～1200 | 2～3 | 加巴喷丁 | 300 | 900～2400 | 3 |
| 苯巴比妥 | 30 | 60～180 | 1～2 | 非氨酯 | 1200 | 2400～3600 | 2 |
| 扑米酮 | 125 | 500～1500 | 1～3 | 奥卡西平 | 300 | 900～2400 | 2～3 |
| 丙戊酸 | 200 | 600～1800 | 2～3 | 乙酰唑胺 | 250 | 500～1000 | 2～3 |
| 乙琥胺 | 250 | 500～1500 | 1～2 | 吡拉西坦 | 7200 | 12 000～24 000 | 3 |
| 氯硝西泮 | 0.5 | 4～6 | | 托吡酯 | 25～50 | 200～400 | 2 |
| 氨乙烯酸 | 500 | 2000～3000 | 1～2 | 左乙拉西坦 | 500 | 1000～2000 | 2 |

每日服药次数是由药物性质决定,半衰期长者,如苯妥英或苯巴比妥可每日 1 次。半衰期短者,如卡马西平、丙戊酸则需要每日 3 次。近年来,丙戊酸及卡马西平均有缓释剂推出,这对解决患者的依从性问题大有好处。

**3. 抗癫痫药的单药和多药治疗**

20 世纪 50～60 年代热衷于抗癫痫药的多药治疗。传统的使用方法是常先用一种药物,由小剂量逐渐加量,如果发作继续,就加用第二种药物,逐渐增量。有的甚至一开始即采用两种药物(常为苯妥英和苯巴比妥)以期达到协同作用,或希望两种药物小剂量或可较一种药物大剂量较少产生不良反应。国内有些医疗单位将多种抗癫痫药配置成某种制剂,甚至加上某些中药成分。

20 世纪 70 年代末至 80 年代有人提出了单药治疗,认为正规单药应用可控制 80％的发作,而 10％～15％可用两种抗癫痫药联合治疗解决。单药治疗在以下方面优于多药治疗:①患者对有效的抗癫痫药物单药治疗能耐受高剂量而较少不良反应;②方案较简单,依从性好,少干扰;③长期毒性少;④无抗癫痫药间相互作用,与其他药物相互作用的危险性较小;⑤致畸危险性小。相反,多药治疗出现问题较多:①多种药物治疗综合作用(如两种同类化学结构药物的不良反应相加,或两种不同药物,但有相同不良反应相加)所致之慢性中毒;②多药相互作用是引起增加中毒作用的重要因素,相互作用还可以引起血药浓度下降而减低疗效;③多药治疗有时可使发作加频,如苯妥英中毒时发作加频,甚至出现癫痫状态;④随意联合两种以上的药物,使临床上品种不多的有效药物选择的余地更为缩小;⑤加重患者的经济负担。

有研究发现,加用第二种药物后,发作可能改善,但需要浓度监测发现发作改善仅与其中一种药物的合适浓度有关。鉴于以上事实,临床主张用单药治疗,特别对新诊断的患者效果更好。已用多药治疗的患者,可以通过血药浓度监测来缩减一些次要治疗药物,从而解决多药治疗存在的问题。原发性癫痫 80％～85％能被单药所控制。

尽管如此,在临床实践中多药治疗从未放弃过,因为一部分患者单药治疗失败而成为难治性癫痫。加之已出现许多新的抗癫痫药,这些药物蛋白结合率低,既不诱导也不抑制代谢酶,因此很少见相互作用。

在排除某些因素(如剂量不足、选药错误、服药不规则等)而确认单药治疗失败后,方可加用第二种药物。多药治疗时应注意:所用剂量要适合、小心监测不良反应及定期测定血药浓度。联合治疗可产生药效互补作用,可有协同抗癫痫作用而不增加不良反应。

用多药治疗时合理选药的依据是:①不同作用机制的药物;②很少或没用药物相互作用;③有较高的治疗指数;④很少不良反应;⑤化学结构上不同的药物;⑥易于应用。

大量的安慰剂对照试验已表明,增加第二种或第三种抗癫痫药,的确能使发作频率降低。但问题是:①由控制发作的改善所获得的好处是否超过了优于增加药物所产生的不良反应?②控制发作的改善是否对总体生活质量有影响?③这种影响是否会持续一段时期,在采用多药治疗时应解决好这些问题。抗癫痫药物的合理配伍见表5-4。

**表 5-4　抗癫痫药物合理配伍**

| 发作类型 | 一线药 | 二线药+新药 | 新药 |
|---|---|---|---|
| 部分性发作 | CBZ/PHT+VPA | CBZ/PHT+GVG | GVG+LTG |
| | CBZ/PHT+PB | CBZ/PHT+GBP | GVG+GBP |
| | CBZ/PHT+PRM | CBZ/PHT+FBM | GBP+LTG |
| | VPA+PRM/PB | CBZ/PHT+VPA+GVG | |
| | CBZ/PHT+乙酰唑胺△ | | |
| 全身性发作 | CBZ/PHT+VPA | CBZ/PHT+PB+VPA+GVG | GVG+LTG |
| | CBZ/PHT+PB | CBZ/PHT+PB+VPA+GBP | GVG+GBP |
| | CBZ/PHT+PRM | CBZ/PHT+PB+VPA+FBM | GBP+LTG |
| | CBZ/PHT+PB+VPA | CBZ/PHT+PB+VPA+GVG | |
| 失神发作 | ESM+VPA | | |
| 青少年肌阵挛 | VPA+PRM | | |
| | VPA+PHT | | |
| | VPA+ESM | | |
| | ESM+PHT | | |

注:CBZ—卡马西平,VPA—丙戊酸,PB—苯巴比妥;PRM—扑米酮,GVG—氨乙烯酸,LTG—拉莫三嗪,ESM—乙琥胺,GBP—加巴喷丁,FB—托吡酯。

### 4. 慢性癫痫患者的治疗

(1)重温诊断和病因:首先要明确诊断,除外非痫性发作疾病。诊断为慢性癫痫的患者中,有$10\%\sim15\%$为非痫性发作。然后明确发作类型,以便正确选药。

(2)了解患者的依从性:酿成慢性癫痫的原因之一是患者依从性差。其产生原因,一是因控制不良,失去信心;二是口服次数较多;三是出现不良反应自行停药。因此,医务人员应与患者建立密切关系,解释治疗的基本原理、前景及限制,从而告知正规服药的重要性。同时采取改进措施,包括尽量改成单药治疗,减少服药次数,告诉患者治疗剂量及用药时间简表,加强随访及与患者共同讨论如何改进治疗。

**5. 抗癫痫药的撤停**

绝大多数癫痫患者经治疗后发作会缓解,因此是否停药和何时停药是一个普遍且重要的临床问题。应权衡停药引起癫痫复发的危险和不需要治疗而仍继续用抗癫痫药之间的利弊。

(1)撤停药物后复发的危险性:有研究表明,在两组缓解2年以上的患者中,一组撤停抗癫痫药,另一组继续用药,撤药组复发的危险率在2年后为43%,而继续服药组为10%。

撤停抗癫痫药1～2年后复发的危险因素:①年龄16岁以下;②用1种以上抗癫痫药者;③开始用抗癫痫药治疗后仍有发作者;④有强直阵挛发作史;⑤有肌阵挛发作史;⑥前1年有异常脑电图(在儿童尤有价值);⑦活动性癫痫病史长;⑧有发作家族史。

(2)撤停药物期间的复发危险性:一般都认为复发的最大危险性在撤停期,复发者50%出现在撤药期,70%～80%发生在停药1年内,有些在消失较长时间后又复发。可以认为,如一个患者在撤停后较长时间缓解,则其后反复的危险性大大下降。偶尔,撤停药物可促发癫痫状态,此时应尽快恢复被撤药物,理想的方法是注射。最后,当抗癫痫药撤停或减量而复发时,即使重新实施原用药方案,要达完全控制也不容易。

(3)撤药速度:一般不宜过急,在最后一次癫痫发作后,仍需根据发作类型、原来发作频率、毒性反应大小和患者工作情况,继续服2～5年,然后逐步停药。停药的过程,全身性强直-阵挛发作不少于1年,失神发作不少于6个月。原来药量较大者,停药所需时间就要长一些。不同药物减量时间不同,如苯巴比妥、苯二氮䓬类、卡马西平或氨乙烯酸停药太快会产生撤停发作。有人建议最大减药量为每4周卡马西平100mg,丙戊酸200mg,苯妥英50mg,苯巴比妥30mg,扑米酮125mg,乙琥胺250mg,氨己烯酸500mg,拉莫三嗪100mg,非氨酯300mg,氯硝西泮1mg,氯巴占10mg,但要个体化。在联合治疗时先停一种,停药时间必要时可延长。有些具有器质性病因的癫痫患者,往往需要终身服药。

(4)继续用药的不良反应:特别在儿童要注意药物对认知及镇静方面的不良反应,以及对学习的影响。对育龄妇女要注意致畸作用。

(5)个别因素:当撤停治疗时,不可忽略个体因素,包括患者对药物治疗的态度,发作反复的社会及医疗后果,药物治疗的不良反应,患者的执业及驾驶执照。药物治疗的心理影响也不可低估,用药对患者来说等于确认有病,意味着处于非健康状态,减低了自信心。此外,药物的消费,特别是昂贵的新药,也是影响临床治疗的重要因素。

# 七、不同发作类型及综合征的治疗

癫痫患者尽管其病因、病情、临床表现及病理生理情况各不相同,但这些因素对药物选择的影响很少。药物选择主要取决于发作类型(见表5-5)。

表 5-5 不同类型癫痫发作的第一线和第二线抗癫痫药

| 发作类型 | 第一线药物 | 第二线药物 |
|---|---|---|
| 部分性发作(单纯及复杂部分性发作,部分性继发全身强直阵挛发作) | 卡马西平、苯妥英、丙戊酸、苯巴比妥/扑米酮 | 氯巴占、氯硝西泮、氨乙烯酸、拉莫三嗪、托吡酯、非氨酯、加巴喷丁、乙酰唑胺、左乙拉西坦 |
| 全身强直阵挛发作 | 丙戊酸、卡马西平、苯妥英、苯巴比妥/扑米酮 | 氯巴占、氯硝西泮、托吡酯、拉莫三嗪、氨乙烯酸、非氨酯、乙酰唑胺 |
| 失神发作 | 乙琥胺、丙戊酸 | 托吡酯、氯硝西泮、拉莫三嗪 |
| 强直发作 | 卡马西平、苯巴比妥、苯妥英 | 氯巴占、氯硝西泮、丙戊酸 |
| 失张力及非典型失神 | 丙戊酸 | 氯巴占、氯硝西泮、乙酰唑胺、托吡酯 |
| 肌阵挛发作 | 丙戊酸、乙琥胺 | 乙酰唑胺、吡拉西坦(脑复康)、氯巴占、苯巴比妥、苯妥英 |
| 婴儿痉挛 | 促肾上腺皮质激素、氯硝西泮 | 氨乙烯酸、氯硝西泮、托吡酯 |

**1. 部分性发作(单纯部分、复杂部分发作)及继发全身强直阵挛发作**

许多研究显示,卡马西平、苯妥英、苯巴比妥及丙戊酸对这种发作疗效无任何差别。然而对复杂部分发作则卡马西平似优于丙戊酸,但对继发的全身发作则无区别。卡马西平不良反应较小,与苯妥英相比优点在于无容貌方面及认知功能方面的不良反应。而苯妥英的好处在于可每日1次服用而易于依从,但现在卡马西平已有缓释片问世,解决了依从性问题。丙戊酸的优点是不诱导肝酶,不会引起口服避孕药的相互作用,但如在妊娠时服用有产生胎儿神经管缺陷的危险。苯巴比妥和扑米酮过去作为首选药物虽有效,但因不良反应多,故不常用。苯巴比妥最大的缺点是产生认知和行为方面的不良反应。扑米酮现认为没有任何超过苯巴比妥的优点而少推荐。

部分性发作有时需要联合治疗。首先考虑两种第一线抗癫痫药,或一种第一线加另一种第二线药物。应该用作方式不同的两种药。

**2. 全身性发作**

(1)强直-阵挛发作:卡马西平和苯妥英是首选药物,但丙戊酸对原发性者最有效,特别同时伴发失神或肌阵挛发作时更应首先采用。苯巴比妥及扑米酮虽也有效,但其不良反应妨碍其作为第一线药物,特别是儿童更应慎用。有证据说明丙戊酸对晚发性癫痫特别有效。二线药物包括氯硝西泮、氯巴占、乙酰唑胺、氨己烯酸、拉莫三嗪、加巴喷丁等。应记住卡马西平、苯妥英、氨己烯酸可能使同时存在的失神及肌阵挛发作加重。

(2)典型失神发作:失神发作可以首选丙戊酸、拉莫三嗪和乙琥胺,可使50%～70%患者发作完全停止。一般原则是单纯失神发作首选乙琥胺,因乙琥胺不良反应少见,无严重肝损害反应,当其疗效不佳时,可用丙戊酸,两者亦可合用;如果失神发作伴有全身强直-阵挛性发作及肌阵挛发作,首选丙戊酸,但是由于丙戊酸的肝脏方面的不良反应,对于 3 岁以下的儿童则应将乙琥胺和苯巴比妥合用;氯硝西泮也有效,尤其对伴有肌阵挛者效果更好,因为容易产生耐药性,故非首选。少年肌阵挛型癫痫中有 30% 是以失神发作为首发类型,随之发生肌阵挛性跳动,最后为全身强直-阵挛发作,在这种情况下,如乙琥胺或丙戊酸单独治疗无效可合并使用。当丙戊酸与乙琥胺合用时,可使乙琥胺血清浓度从 $75\mu g/ml$ 增加至 $112\mu g/ml$(高出 53%),以致出现临床中毒症状。因此,两者合用时,可减少乙琥胺的剂量,防止产生中毒反应。目前国内并无乙琥胺供应。

顽固性失神的第二线抗癫痫药有氯硝西泮及拉莫三嗪,但还缺乏对失神作用的可靠临床研究。氯硝西泮的应用常有耐药性发生,且前者常因有嗜睡作用而限制了其应用。拉莫三嗪对顽固性失神有效,尤其与丙戊酸合用时更显著。加巴喷丁对失神似无效。而氨己烯酸则会加重失神。

(3)非典型失神、失张力和强直发作:抗癫痫药对这些发作效果欠佳。首选丙戊酸,次选苯二氮䓬类如氯硝西泮。非对照研究提示拉莫三嗪对这些发作有效,特别当与丙戊酸联合应用时更明显。非氨酯对 Lennox-Gastaut 综合征也有效。卡马西平和苯妥英可考虑用于强直及失张力发作,但会加重不典型失神发作。

(4)肌阵挛发作:肌阵挛发作可见于各种癫痫综合征。作为特发性全身型癫痫的肌阵挛发作,如青少年肌阵挛型癫痫,对丙戊酸反应很好。但进行性肌阵挛型癫痫、严重肌阵挛型癫痫、Lennox-Gastaut 综合征则对治疗反应较差。肌阵挛型癫痫若用大剂量丙戊酸后仍有发作,则应加用苯二氮䓬类药物如氯硝西泮,但其镇静作用及发生耐药性限制了其应用。吡拉西坦(脑复康)对肌阵挛发作有效,但用量要大。治疗肌阵挛发作的合理方法是用丙戊酸,需要时加用氯硝西泮,如发作仍继续,则再加吡拉西坦。拉莫三嗪的作用未明确,有报道唑尼沙胺有效,但尚无定论。氨己烯酸会加重肌阵挛型癫痫,故应避免应用。苯巴比妥、乙酰唑胺也可选用。

## 八、特殊综合征的治疗

### 1. 新生儿发作

若为维生素 $B_6$ 依赖症,则维生素 $B_6$ 100mg 静脉注射即可控制发作,继之以口服维持。苯巴比妥可用于新生儿发作,特别是缺氧缺血性脑病,一般用注射以保证生物利用度,负荷量为 $15\sim20mg/kg$,每日维持量为 $2\sim4mg/kg$。可或 $100\mu mol/L(23\mu g/ml)$ 的血浓度。新生儿代谢常随着年龄而变化,新生儿代谢很慢(半减期高达 140 小时),然后加速,故应经常测定血药浓度。最常见的与剂量有关的不良反应是抑郁和嗜睡。如苯巴比妥不能控制可改为苯妥英 $15\sim20mg/kg$ 的负荷量及 $2\sim4mg/kg$ 的日维持量。氯巴占及氯硝西泮也有效,新生儿期使用卡马西平、丙戊酸及新抗癫痫药的经验十分有限。

### 2. Dravet 综合征

又称婴儿重症肌阵挛性癫痫。本综合征治疗效果不理想,丙戊酸和苯二氮䓬类是最有用的药物,苯巴比妥和乙琥胺对部分患者有效,卡马西平、拉莫三嗪可能加重发作,氨己烯酸的作用不肯定,最主要的治疗就是避免由感染或发热所引起的长时间、广泛或单侧的癫痫发作。

### 3. Doose 综合征

又称肌阵挛-站立不能性癫痫。本病治疗可选用丙戊酸等抗癫痫药物,多数病例效果较好,个别病例未经治疗也可痊愈,但少部分患者需长期用药,约 1/3 患者用药超过 4～5 年。

### 4. 婴儿痉挛

如有可能应先对其基础病因(如感染、低血糖、代谢及内分泌疾患)进行治疗,针对婴儿痉挛有以下药物可供选择。

(1)类固醇治疗:有研究发现婴儿痉挛患儿用 ACTH 治疗后,部分患者很快停止发作。ACTH 的优点有产生效果快,但容易复发,复发后再用仍然有效。ACTH 用量每天 25～50μg,肌注或静脉点滴,4～6 周后改为口服泼尼松,每日 1mg/kg,连用数月后减药停用。

(2)苯二氮䓬类药物:一般认为硝西泮(硝基安定)为次选药,常用量为 0.1～1mg/(kg·天),分 3 次口服,有效率在 50%。

(3)丙戊酸:一般认为丙戊酸是治疗婴儿痉挛的次选药,常用剂量为 15～60mg/(kg·天),也有用到 74mg/(kg·天)的,血药浓度在 113μg/ml 即可取得良好的效果。应用丙戊酸治疗时应监测肝功能,警惕不可逆性肝功能衰竭的发生。

(4)大剂量维生素 $B_6$:目前有学者认为大剂量维生素 $B_6$ 联合小剂量 ACTH 疗法是治疗婴儿痉挛的最好方法。

(5)氨己烯酸(VGB):VGB 口服吸收良好,其药效 $T_{1/2}$ 为数天,可日服 1 次,儿童常用量为 40～80mg/(kg·天),顽固性婴儿痉挛用量可高达 150mg/(kg·天),2/3 患者在用 VGB 后可使发作减少 50%。不良反应极少,有多动、抑郁、体重增多、血压升高等,常在治疗初 3 个月出现,持续时间短暂。

(6)唑尼沙胺(ZNS):ZNS 初始剂量为 3～5mg/(kg·天),分两次口服,每隔 4d 增加 1 次剂量,直至痉挛发作停止或得到 10mg/(kg·天)的最大量。痉挛停止和 EEG 高幅节律失常消失则认为有效,如果 ZNS 在 3 周内不能控制发作即换用 ACTH 疗法。

(7)大剂量免疫球蛋白:近年来,大量研究证实癫痫与免疫异常有关。有人发现 IgG 治疗癫痫患者能使行为活动得到明显的改善。有人单用大剂量免疫球蛋白 0.4g/(kg·天),静注,连续 5 天,随后同剂量每 2 周 1 次,持续 3 个月治疗特发性婴儿痉挛,其临床发作和 EEG 异常放电减少,精神运动发育有所改善。

(8)促甲状腺激素释放激素(TRH):可用于不能耐受 ACTH 治疗的婴儿痉挛。用量每日 0.5～1mg,上午 10 时肌注,连用 1～4 周。偶有发热、恶心、高血压等不良反应。

(9)托吡酯(TPM):有人应用托吡酯于治疗婴儿痉挛,大部分患者得到缓解,部分患者可达到无痉挛发作,因而认为托吡酯在 West 综合征治疗上有一定疗效。其起始剂量为 25mg/天,每 2～3 天增加 25mg,经过 4 周达到最大耐受剂量 24mg/(kg·天),其不良反应为激惹、睡眠障碍等。

(10)其他:亦有应用非氨酯治疗常规药物失败的婴儿痉挛的报道。国外还有生酮饮食治疗本病的报道,但难以长久食用。

### 5. Lennox-Gastau 综合征(LGS)

LGS 是难治性癫痫,对抗癫痫药常有耐药性。临床上多选用丙戊酸、氯硝西泮、拉莫三嗪等来治疗。常规采用联合用药,一般选用丙戊酸钠 30～50mg/(kg·天)和硝西泮或氯硝西泮 0.1mg/(kg·天)。有报道使用促甲状腺激素释放素(TRH)治疗 LGS,有 20％患者疗效明显,并且其可改善部分患者的智力障碍。TRH 的治疗效果可能与其可促进患者脑结构和功能的发育和成熟,从而提高患者的智力水平和抗痫能力有关。

近年来有资料表明,拉莫三嗪(LTG)对 LGS 有较好疗效。对于常规抗癫痫药物无效的患者用其作为添加治疗,效果较好。LTG 亦可改善部分患者的生活质量、脑电图情况和认知功能。另外,托吡酯或氨乙烯酸作为添加剂对 LGS 的治疗有一定的效果。值得注意的是,有报道单用卡马西平或氨己烯酸治疗 LGS 反而使不典型失神、失张力及肌阵挛发作加重。另外,LGS 患儿常发作于困倦时,用抗癫痫药物治疗时的镇静作用可能使发作增加,因此应当避免使用镇静作用较明显的药物,如苯巴比妥。

**6. Landau-Kleffner 综合征(LKS)**

是一种比较罕见的癫痫综合征,是儿童期获得性失语最常见的病因之一,又称伴有惊厥性疾病的获得性失语或称获得性癫痫失语综合征。临床以失语、癫痫发作和脑电图异常为特征。尽管部分 LKS 患儿可自行缓解,但有效的治疗方案可缩短病程、减轻神经精神后遗症及长期失语所致的家庭、学习问题,有人认为对 LKS 治疗的主要目的是使痫性放电引起的语言、认知等高级皮质功能障碍得到改善。

(1)抗癫痫药物:可以控制癫痫发作,但对整个病程无明显影响,所以抗癫痫药物只适用于合并癫痫发作的患儿。目前多数报道认为苯妥英钠、苯巴比妥和卡马西平对改善症状无效或使其恶化,而用丙戊酸、乙琥胺、苯二氮䓬类有一定效果,可以部分或短时控制癫痫发作。其他新型抗癫痫药物也尝试应用于 LKS 伴癫痫发作的治疗。

(2)肾上腺皮质激素:皮质激素和促肾上腺皮质激素(ACTH)对于改善语言功能、促进脑电图好转以及抑制惊厥都是有效的。治疗原则是早期足量,缓慢减量和长期维持。LKS 诊断一旦确立,可给予大剂量类固醇,泼尼松为 1～3mg/(kg·天)或者脉冲式治疗,每周 1 次,8～10mg/(kg·周),其他如甲基泼尼松龙、氢化可的松、地塞米松、ACTH 等均取得疗效。类固醇的起效速度和神经心理方面后遗症的严重程度取决于治疗前临床症状的维持时间和严重程度,所以应尽早给予类固醇治疗。类固醇治疗后需 2～3 个月才能明显奇效,根据患者的治疗反应和不良反应的程度调整剂量及时间,整个疗程为 12～24 个月。类固醇对部分患者临床症状和脑电图的改善长期有效,但突然停药或治疗时间过短容易导致复发,复发的患者重新使用类固醇治疗仍然是有效的,原则同首次应用,初始剂量可较初发者小。目前,亦有人不主张类固醇与有一定疗效的抗癫痫药物,如丙戊酸钠、苯二氮䓬类等合用。

(3)免疫球蛋白:有报道静脉用免疫球蛋白对 LKS 有效果,在诊断明确后即开始给予免疫球蛋白单药治疗,可以迅速改善失语及脑电图异常,但停药后有可能复发。

(4)其他药物治疗:安非他明能显著减少快速动眼睡眠病消除深度慢波睡眠,通过改善睡眠结构来影响睡眠脑电的异常发放,从而使 LKS 的 EEG 异常迅速改善。

**7. 慢波睡眠期持续性棘慢波的癫痫综合征(CSWS)**

被称为慢波睡眠期癫痫性脑电状态。卡马西平、苯巴比妥及苯妥英钠等对此治疗被认为是无效的,甚至加重 EEG 的痫性放电及临床发作,苯二氮䓬类、丙戊酸钠、乙琥胺、拉莫三嗪能使 CSWS 消失或棘慢波减少,亦缓解临床癫痫发作。肾上腺皮质激素能抑制癫痫发作,改善认知功能。

## 九、药物治疗中的常见错误和对策

癫痫是一种慢性疾病,控制发作是癫痫治疗的主要措施。而目前控制癫痫发作的主要手段是药物治疗。抗癫痫药物的应用原则是:按发作类型用药,单一用药,长期规则用药。但由于各种因素,如癫痫诊断不清或发作类型不清楚以及对治疗原则不了解等,临床工作中经常出现一些错误,导致癫痫发作不能控制,甚至加重癫痫发作,形成医源性难治性癫痫。常见错误如下:

**1. 选药不当**

对癫痫发作类型确定不准或对药物作用了解不透彻,选药不恰当是引起癫痫难以控制的重要原因。如复杂部分性发作的主要表现为短暂性意识丧失,对周围环境无反应,这种发作常被误诊为失神发作而给予乙琥胺,从而加重病情。相反,将失神发作误诊为复杂性部分发作,错用卡马西平或苯妥英治疗者不少见。除此以外,将额叶癫痫误诊为非癫痫性发作,将青少年肌阵挛癫痫的肌阵挛,误诊为局灶性起源的阵挛性发作,导致错误选药在临床上都很常见。建议:①在临床工作中,应仔细询问病史,不厌其烦地了解发作全过程,不放弃任何细节,包括当时环境、起始表现、有无肢体抽搐和其大致顺序、面色变化、意识情况、有无怪异动作和精神异常、发作时程、发作频率、有何诱因等,以便准确地确定癫痫的发作类型;②发作频繁者可用录像脑电图以确定诊断;③假若仍不能确定,则宜选用光谱的抗癫痫药物,如丙戊酸钠、托吡酯、拉莫三嗪等。

**2. 剂量不足**

抗癫痫药物的个体差异很大,有些患者常需用大剂量药物才能有效控制发作,而部分高敏患者仅用很小剂量就可能引起中毒反应,因而在癫痫的药物治疗中单凭个人经验用药,很难达到理想的治疗目的,而用药剂量不足则是临床中最为常见的失误之一。不按患者个体化原则给药而用所谓"常规剂量",患者就会处于"亚治疗状态"而导致控制不佳。

采用下列方法可避免上述错误:①可进行药物浓度监测,并以血药浓度为指标,调整药物剂量,使之达有效水平;②采用小剂量逐步增加,至出现早期的临床不良反应时稍减量;③某些患者因惧怕高剂量的不良反应而自行减量,因此要了解是否存在依从性问题;④用最大耐受量仍无满意反应,则减量以免出现慢性中毒,改用第二种抗癫痫药物。

**3. 频繁换药**

由于上述原因出现药物疗效不佳而患者又急于控制发作,便出现轻易地更换药物的情况,这也是常见的错误。其实,一个特定剂量抗癫痫药物疗效判断的起始时间应达到该药的稳态血浓度后开始。服用抗癫痫药物后,药物清除率逐渐增加,在 3 个半减期时为 85.7%,5 个半减期为 96.7%,此时可认为药物的吸收与排泄基本上进入动态平衡,即达稳态浓度,疗效从此开始计算。由于癫痫发作的频率和规律的个体差异,因此达到稳态浓度后判断疗效所取的时间段因人而异,如发作较有规律,每周发作 1~2 次的患者,宜以 1 个月作评估,若每月发作 1~2 次者,应观察 3~5 个月为宜;如有的患者每月发作数次,亦可 1~2 个月发 1 次,那么观察时间宜在 4 个月以上,以保证疗效观察的客观性和可靠性。当然,观察期间发作明显增多者,可将时间酌情缩短,有条件者可结合血药浓度作判断,疗效稳定者,突然发作增多应先寻找原因。除药物漏服外,患其他疾病或其治疗对癫痫药物代谢的影响不容忽视。另外,卡马西平有效患者用药一段时间后由于自身诱导作用,可使其代谢增多,血药下降,疗效减退,此时只要稍许增加卡马西平量,疗效即可回复,过早换药,将导致治疗的失败。

**4. 过早添加第二种药物**

有人在第一种抗癫痫药用后,不久即加用另一药物低剂量以获高效,事实上一线抗癫痫单药在有效剂量或血药浓度正常时均有良效,任意多药治疗将增加药物间相互作用,从而增加不良反应或减低疗效。当前单药治疗仍是一个重要的原则,多药治疗仅用于单药治疗失败的难治性癫痫患者。

建议:①第一种药物肯定无效后逐步换用第二种有效的抗癫痫药;②第一种药虽有一定疗效,但控制不够理想可加用第二种药;③合用的两种药应该是化学结构上不同的,最好是两种不同抗癫痫机制的药物,两药之间的相互作用少;④如第二种药加用后反应很好,应撤停第一种药物。

**5. 采用过高剂量的抗癫痫药**

在治疗新诊断的癫痫患者时,有人一开始即给予高剂量治疗,以求加速发作的控制,或对抗癫痫药有部分反应的慢性癫痫患者,给予进一步加大剂量。理论上每一早期癫痫在治疗之初,应予低剂量逐步加量,无限制加量有时会加重或加频发作,长期超量会有抗癫痫药慢性中毒危险。一般而言,单纯的强直-阵挛性发作需要的抗癫痫药量较部分性发作为低。

建议:①癫痫治疗应从小剂量开始,逐步加量,有些抗癫痫药可用血药浓度监测以调节剂量;②任何患者用最大耐受量而无明显好转时,应缓慢减量,这样可以减少不良反应而不影响发作控制水平;③如需要超出最大耐受量的抗癫痫药方能控制发作着,则应考虑外科治疗。

**6. 抗癫痫新药应用不当**

国际上已研究出很多新的抗癫痫药物,其中 9 种已被美国 FDA 批准,包括非氨酯、拉莫三嗪、加巴喷丁、托吡酯、氨乙烯酸、左乙拉西坦、噻加宾、奥卡西平及唑尼沙胺,这就出现了一个如何合理应用的问题。例如 GABA 类似物加巴喷丁、噻加宾及氨己烯酸不能用于治疗失神发作或肌阵挛发作;噻加宾在某些患者中可能引起非惊厥性癫痫状态,因而不能无选择性应用。不同不良反应谱使得某些抗癫痫药对某些患者的应用受到限制,如有肾结石患者不能用托吡酯,有急性肝病、急性血液紊乱则不适用非氨酯,因其可致再生障碍性贫血或急性肝衰竭;丙戊酸钠和拉莫三嗪并用时,由于丙戊酸钠明显抑制拉莫三嗪的代谢,故后者加量宜慢;同样,标准的抗癫痫药在加用非氨酯时,前者应减量 25%。因非氨酯能剂量依赖性抑抑制丙戊酸、苯妥英及卡马西平环氧化物代谢作用。

建议:①任何患者用标准抗癫痫药不能控制发作或出现严重不良反应者应考虑用新抗癫痫药,特别是托吡酯及氨己烯酸对难治性癫痫的控制更有效;②掌握适应证;③注意新的不良反应。

**7. 过早停药**

往往是怕长期服药有不良反应或缺乏耐心而过早停药。过早停药可导致发作反复,突然撤停还会促发癫痫持续状态。当然,惧怕复发而长期不停药也非良策。

建议：①要根据可能复发的危险因素（如发作频繁，病程冗长，脑电图仍异常，曾多药治疗等）来考虑停药时间；②临床发作已消失多年，仍应做脑电图检查以了解有无痫性放电，最理想的是做 24 小时动态脑电图；③停药时要慢，全身强直-阵挛发作停药过程不少于 1 年，失神发作不少于 6 个月，原用药剂量大者则停药所需时间也长；④一旦复发，则应回复原治疗方案。

**8. 滥用所谓"中药"**

祖国医学在癫痫治疗方面亦有一定的疗效，但是，目前在中药治疗方面有很多不规范之外。一方面认为纯中药或"祖传秘方"治疗癫痫无不良反应，从根本上解决问题，使一部分患者病急而乱投医；另一方面，又在所谓的纯中药里加用一些西药成分，药量不规范，药物名称也不详，导致血药浓度不是过低就是过高，超过有效血浓度高限，甚至达中毒浓度，有些患者出现肝功能损害。

**9. 未能取得患者和家属的合作**

国内外资料均表明，依从性不良是癫痫药物治疗失败的主要因素。患者常因种种原因而自行减量、加量、减少服药次数或任意停药，造成不能很好控制癫痫发作。

建议：①定期门诊随访患者，了解发作和治疗合作情况，发现问题及时纠正；②加强有关癫痫科普知识的宣传，争取患者主动配合。

**10. 抗癫痫药应用不当引起的发作加重**

抗癫痫药选用不当可引起发作加重，主要由于未能正确判断发作类型而错用药物所致。如有些复杂部分发作仅表现为意识障碍，容易被误诊未失神发作而用了乙琥胺；相反，持续的失神发作，如果同时有自动症者，也可被误诊为复杂部分发作而服用了卡马西平；许多部分发作继发全身强直阵挛发作，由于局部发放迅速泛化，其部分发作的表现及短暂而被忽略，因此常被误诊为原发性全身强直阵挛发作；有些不全发作（流产型发作）被误认为"小发作"而给予乙琥胺等。在这些情况下，非但无效，甚至还会加重发作（见表 5-6）。

表 5-6　抗癫痫药可能加重的癫痫综合征

| 抗癫痫药 | 癫痫综合征 | 加重作用 |
| --- | --- | --- |
| 卡马西平 | 良性外侧裂癫痫 | 跌倒发作 |
| | 儿童失神发作 | 增加失神 |
| | 少年肌阵挛型癫痫 | 增加肌阵挛 |
| | 进行性肌阵挛型癫痫 | 增加肌阵挛 |
| 苯妥英 | 儿童失神发作 | 无效，加重 |
| | 其他全身型癫痫 | 无效，加重 |
| | 进行性肌阵挛型癫痫 | 长期加重 |
| 苯巴比妥（大剂量） | 儿童失神发作 | 增加失神（增加睡眠） |
| 乙琥胺 | 特发性全身性肌阵挛 | 继发全身强直阵挛发作加重 |
| 氨乙烯酸 | 儿童失神发作 | 增加失神 |
| | 肌阵挛型癫痫 | 增加肌阵挛 |

续表

| 抗癫痫药 | 癫痫综合征 | 加重作用 |
| --- | --- | --- |
| 加巴喷丁 | 失神,肌阵挛 | 增加失神 |
| | | 增加肌阵挛 |
| 拉莫三嗪 | 严重肌阵挛型癫痫 | 全面加重 |
| 苯二氮䓬类 | Lennox-Gastaut 综合征 | 连续强直发作(与睡眠有关) |
| | 强直发作,强直状态 | 促发发作 |

抗癫痫药对特殊发作类型的不良作用有:卡马西平激发或加重失神、失张力或肌阵挛发作;苯妥英及氨己烯酸可使全身发作加重;加巴喷丁使肌阵挛恶化;苯二氮䓬类加重强直发作。

除选药不当外,对抗癫痫药的矛盾性反应也可以加重发作。特别在用卡马西平、氨乙烯酸或苯妥英治疗时,可导致复杂部分发作频率增加,也有一些患者用卡马西平、加巴喷丁、拉莫三嗪或地西泮可增加强直阵挛发作。在失神或肌阵挛型癫痫患者,卡马西平的电压门钠通道阻滞作用产生相反的结果,从而引起失神发作的增加。在用卡马西平时所致之发作增多中,某些患者可见到卡马西平环氧化物水平增高,可能是原因之一。特别在与某些抗癫痫药合用时,因相互作用而增加了卡马西平环氧化物增多而加重反应。

有人认为抗癫痫药引起发作加重是药物中毒的非特异性表现,这种发作恶化可以通过减少药量或撤出不必要的药物而逆转之。

抗癫痫药的矛盾性作用的最大危险因素有年轻人、患者有精神发育迟滞、多药治疗、治疗前发作频率很高及脑电图有明显癫痫样发放者。

因此,在用抗癫痫药治疗时,一定要有发作类型或综合征类型的准确诊断。要具有某些抗癫痫药对一些特殊类型是禁忌的知识,避免剂量过高和合并治疗。有学者提出了以下的建议:①因发作加重的危险与发作类型及综合征有关,所以,正确的诊断非常重要;②卡马西平不能用于失神发作、婴儿或青少年肌阵挛性癫痫;③卡马西平用于治疗混合性发作时必须谨慎;④VGB和PHT用于治疗失神发作、肌阵挛发作及(或)广泛性同步棘慢复合波发放者亦应谨慎;⑤在儿童癫痫综合征明确诊断以前,最好用VPA单药治疗,因VPA对多重发作类型有效而且很少引起癫痫发作频率增加;⑥AED矛盾反应了解不多;⑦有些患者的发作频率增加是AED过量的唯一表现,减量或停用不必要的多药治疗可以缓解;⑧当AED治疗中出现未预料到的发作加重或出现新的发作类型时,应考虑矛盾反应的可能。

# 第三节　晕　厥

晕厥(Syncope)是一组综合征,多数情况下由躯体因素引起的一过性意识障碍。但也可继发于脑的循环障碍。尽管晕厥的诊断相对较易,但有时仍易与其他短暂性或发作性意识丧失疾病(如癫痫发作、猝倒发作、癔症性晕厥、低血糖和发作性睡病)相混淆。

## 一、晕厥的确定

### (一)概念

**1. 定义**

晕厥是由多种病因引起的脑组织广泛的一过性供血不足,导致脑组织迅速陷于缺血缺氧状态,发生一过性意识丧失,不能维持正常姿势体位及行动能力而突然摔倒,可迅速地自行恢复不留任何后遗症的一种临床症状,并不是一种独立的疾病。一般认为,晕厥常可作为某些疾病的症状而单独表现出来。无论何种因素只要引起脑组织血容量低于最低阈值(25~30ml/100g 脑组织/分),则会出现大脑皮质的高度抑制,与维持意识有关的脑干网状结构激活系统有轻度的血流低下即可导致晕厥发生。晕厥的特点:突发性、短暂性、一过性意识丧失,突然摔倒,迅速自行恢复的良性过程。

**2. 发病机制及解剖学基础**

正常人的脑重量约为 1500g,占体重的 2%~2.5%,而它对血液的需求占全身血流量的15%,脑部的耗氧量占全身耗氧量的 20%。正常人每 100g 脑组织血流量为 40~50ml/分。

大脑的血流量具有自动调节机制,正常情况下与脑灌注压成正比,与脑血管阻力成反比。此外,颅内压、血液黏度、年龄、机体所处的状态(如思考、高热、焦虑时)也影响脑血流量。通过图 5-4 所示的调节机制维持脑的血流量。如上述机制遭破坏使脑灌注量突然降至 30ml/分以下时,脑血流量的骤减,则可能出现晕厥。

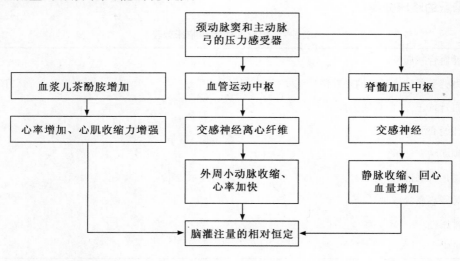

图 5-4　脑血流量的调节机制

人体在直立体位时,由于地心引力的作用使大量血流充盈于下肢,右心回心血量减少,导致动脉血压下降,脑灌注压下降,而出现意识丧失、晕厥,倒地后由于平卧及上述导致脑血流减少的原因消除,脑部供血恢复,症状缓解。

## (二)表现、分类

### 1. 晕厥的临床表现

晕厥是一种临床综合征,临床表现及程度与其病因、发作时背景有关,通常发作突然,持续时间短暂。患者就诊时所述的症状大多数已经消失,患者本人可能描述不清,再加上晕厥的发病特点为突然性短暂性的自行恢复,因此给诊断带来一定的困难。虽然引起晕厥的病因不相同,但是其临床表现却大致相似。晕厥发作分为三个阶段。

第一阶段(晕厥前期):自主神经紊乱症状明显,表现为头晕、恶心、视物模糊、耳鸣、面色苍白、心慌、出汗、肢体无力、摇晃欲倒、意识模糊等。此阶段约持续 10 秒,多发生于站立过久时。若此时采取头低躺卧姿势可防止晕厥发生。

第二阶段(晕厥期):于第一阶段后突然出现全身肌张力丧失、意识丧失、昏倒。有时患者可以听到声音或者看到人们模糊的轮廓,可以部分回忆当时的情况。一般来讲以意识和反应丧失更为常见。此时可以伴有脉搏减慢、血压下降、出冷汗、流涎、瞳孔散大、光反射迟钝,偶有小便失禁。一般时间短暂,患者自己感觉跌倒在地很快就清醒了,持续时间约为 1~2 分钟。若意识丧失超过 15~20 秒有可能发生阵挛动作,心跳减慢,甚至心跳暂停,此时会有流涎、瞳孔散大、尿失禁等,晕厥容易导致外伤。此时脑电图可见持续 3~10 秒的广泛、对称性 2~3Hz 的慢波。

第三阶段(晕厥后期):患者一旦处于平卧位则脑血流恢复,脉搏逐渐有力,面色恢复。清醒后没有任何症状,也可以自觉意识恍惚、四肢乏力、恶心、有便意或括约肌失禁、头晕、头胀、出冷汗、面色苍白等。较重时可以有轻度的遗忘和精神恍惚,需要 1~2 天恢复。其发作后期持续时间的长短,取决于晕厥的严重程度,有数分钟至数十分钟后可缓解,不遗留任何后遗症。

### 2. 晕厥的临床分类

表 5-7　晕厥的病因和临床分类

| |
| --- |
| 神经源性血管减压反应 |
| 　由压力感受器传入延髓的外部信号诱发 |
| 　　血管减压性(血管迷走性) |
| 　　神经心源性 |
| 　　颈动脉窦过敏性 |
| 　　迷走舌咽性 |
| 　伴静脉回心血量减少 |
| 　　排尿性 |
| 　　咳嗽性 |

　　　　Valsalva 试验、紧张、屏气、举重

　　　　进食后

　　内源性精神刺激诱发

　　　　恐惧、焦虑(晕厥前期常见)

　　　　见到血

　　　　癔症

交感神经系统神经支配障碍

　　周围神经系统自主神经功能障碍

　　　　糖尿病

　　　　全自主神经功能异常

　　　　Guillain-Barre 综合征

　　　　淀粉样神经病

　　　　交感神经切断术

　　　　抗高血压治疗以及其他血管神经支配阻滞剂

　　中枢神经系统自主神经障碍

　　　　原发性自主神经障碍(特发性直立性低血压)

　　　　多系统萎缩(帕金森综合征、共济失调、直立性低血压)

　　　　脊髓损伤、梗死或坏死

　　　　中枢作用降压药以及其他药物

心输出量减少或血容量不足

　　心输出量减少

　　心律失常

　　心动过缓

　　　　Ⅱ度和Ⅲ度房室传导阻滞,伴 Adams-Strokes 综合征;心室停搏;窦性心动过缓、窦房阻滞、窦性停搏、病窦综合征

　　心动过速

　　　　阵发性室性心动过速、室上性心动过速(晕厥的少见原因)

　　　　心肌病:心肌梗死或者严重的心力衰竭

　　左心室流出道梗阻

　　　　主动脉狭窄、肥厚性主动脉狭窄(IHSS)

　　肺部血流梗阻

　　　　肺动脉狭窄、法洛四联症、原发性肺动脉高压、肺栓塞

　　心包压塞

血管内容量不足(失血)、脱水

脑血流循环障碍及各种脑部疾病或脑干病变

    严重的脑血管闭塞性疾病引起全脑供血不足

    主动脉弓综合征

    短暂性脑缺血发作

    高血压脑病

    基底动脉性偏头痛

    脑干病变,如肿瘤、炎症、血管病、延髓血管运动中枢病变等

发作性虚弱和晕厥的其他原因

    缺氧

    贫血

    过度换气使血二氧化碳分压降低(虚弱无力常见,晕厥较少见)

    低血糖(虚弱无力常见,晕厥较少见)

    焦虑(惊恐)发作

    环境过热

## 二、诊断流程

诊断流程参见图 5-5。

## 三、晕厥的定位

晕厥无明显的定位体征。

## 四、诊断要点

### 1. 病史询问要点

应重点询问晕厥发作前的症状,有无诱发因素,周围环境的变化,当时的体位及姿势,既往病史,详细了解发作时的临床表现,缓解期(或恢复)后患者有何不适感觉及状态。

晕厥多见于年轻体弱女性,突然发作,意识丧失倒地,历时短暂,恢复迅速,无神经系统阳性体征,不遗留后遗症。

血管减压性晕厥发病前常有明显的精神、躯体及环境诱因,如剧痛、紧张、恐惧、晕针、失血、见血、过度悲伤、疲劳、饥饿、全身不适、闷热、拥挤和空气不流通等;急性转颈或低头、衣领过紧等多诱发颈动脉性晕厥;直立性低血压性晕厥常发生从卧位或久蹲为突然站立时;紧接于咳嗽后或吞咽后可能为咳嗽性晕厥或吞咽性晕厥;排尿时或排尿完毕发生的是排尿性晕厥。

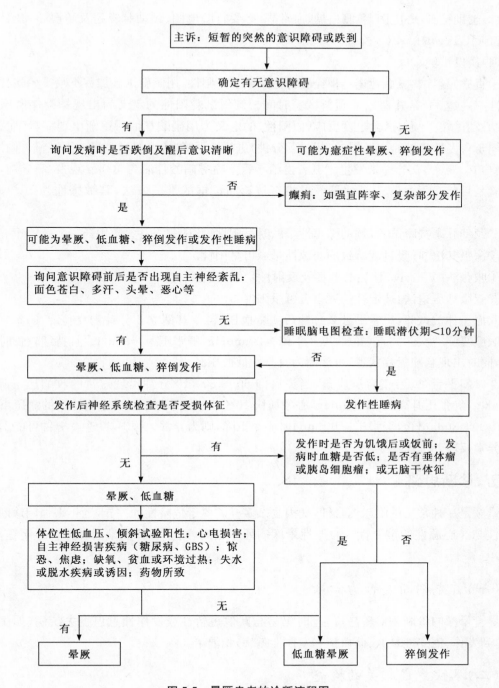

图 5-5　晕厥患者的诊断流程图

**2. 体格检查要点**

（1）神经系统重点查有无阳性定位体征，分析与晕厥有无关系，除外功能性疾病。

（2）内科方面：立、卧位血压，脉搏、心率、心律及心脏听诊有无病理性杂音，并同时注意颈动脉及锁骨下动脉的听诊。

（3）辅助检查:心电图,急测血糖、血常规,必要行脑电图、颈动脉彩超及超声心动图检查,还可行颅 CT、MRI、MRA 检查。

（4）诱发试验

①直立倾斜试验:血管迷走神经反射性晕厥多呈阳性,用倾斜试验加舌下喷雾硝酸甘油试验阳性率高达 94%,并缩短了倾斜试验时间。倾斜试验阳性的定义为出现晕厥伴血压下降和/或心动过缓。倾斜试验过度反应(假阳性)的定义为用硝酸甘油后逐渐出现症状(症状轻,但不同于自发性晕厥),血压缓慢(超过 5 分钟)进行性下降,心率轻微减慢或不减慢。做法:首先倾斜 60°,观察 20 分钟未发生晕厥者再给予舌下喷雾硝酸甘油约 400μg 观察 25 分钟,此诱发试验是目前对于血管迷走性晕厥提供直接诊断证据的惟一方法,其敏感性为 70%,特异性 94%。

②颈动脉窦按摩试验:颈动脉窦性晕厥时呈阳性,此试验需备急救用药。

③深吸气法:呼吸过度所致的心源性晕厥可呈阳性。

④吹张法(Valsalva 法):心源性及反射性晕厥呈阳性。

⑤双眼球压迫法:迷走神经兴奋者可呈阳性。

⑥血压体位试验:患者平卧 2 分钟后测量血压,再令其站立 3 分钟测立位血压;5 分钟后按此顺序复测一次。如直立位收缩压下降>20mmHg,舒张压>10mmHg,且持续较长时间不恢复,同时出现脑缺氧症状者,可诊断为直立性低血压。

⑦倾斜平台试验:正常反应是,当头后仰 60°~80°,10 分钟出现短暂的收缩压下降 5~15mmHg,舒张压升高 5~10mmHg,心率加快 10~15 次/分钟。如迅速而持久的血压下降收缩压>20~30mmHg,舒张压>10mmHg,心率下降,则为异常。倾斜 30~60 分钟可能引出更明显异常反应。

## 五、诊断思路

晕厥是一种常见的临床综合征,病因复杂多样。鉴于危险性的差异,近年来强调诊断区分心源性与非心源性的重要性。心源性晕厥病死率很高,而非心源性晕厥多为良性病程,预后良好。

### (一)首先判断是否为晕厥

尽管晕厥的诊断相对较易,但有时仍易与其他短暂性或发作性意识丧失疾病(如癫痫发作、猝倒发作、癔症性晕厥、低血糖和发作性睡病)相混淆。

### (二)尽快完成相关的检查

（1）详细的病史询问、细致的体格检查、心电图检查是晕厥诊断的最核心内容,可使 50%~85%的患者得到诊断,之后再决定下一步检查的方向。

（2）有心脏疾病或有劳累为诱发因素者要行心脏功能检查,包括心电图、应激试验(stress testing)、Holter 检测、心内电生理检查(intracardiac electrophysiologic studies),可有 5%~35%的阳性结果。连续心脏循环记录仪(long-term loop electrocardiography 阳性率为 25%~

35%)和倾斜试验(tilt testing)是反复发作且无心脏病史的晕厥患者最有用的检查。

(3)血压体位试验有助于直立性低血压的诊断。

(4)神经科的辅助检查,如头颅 CT、MRI、TCD、脑电图等对无神经系统症状及体征的患者的阳性率极低(2%~6%)。

## 六、临床常见疾病的鉴别诊断

### (一)鉴别诊断

临床上晕厥须与癫痫发作、猝到发作、癔症性晕厥、低血糖和发作性睡病相鉴别。

**1. 癫痫发作**

不同类型晕厥所致的意识丧失均由脑部维持觉醒的结构脑干上行网状激活系统神经功能异常所致,在这方面晕厥与特发性全面性癫痫发作有相同的背景,但二者又有根本的不同,无论癫痫大发作或小发作,意识丧失几乎是在瞬间发生,如 EEG 显示的那样,在双侧皮质和丘脑伴同步的发作性电活动,晕厥的 EEG 变化(δ波)在发作之后才出现。病理生理学的本质差异是,癫痫为电位发放的快速传播,晕厥是逐渐发生的脑血液循环失调。

临床表现也有一些区别:①癫痫患者有许多是儿童,无性别差异,有些患者多在夜间或睡眠中发作,与体位无关,有反复发作病史;晕厥多发生于站立位,平卧时很少发病,只有 Adams-Stokes 发作例外,很少反复发作;②癫痫发作较突然,如有先兆很少超过几分钟,发作时面色紫绀,跌倒并伴肢体抽动;晕厥发生相对较慢,前驱症状与癫痫不同,面色苍白在各型晕厥自始至终存在;③癫痫患者血压正常或稍高,可有舌咬伤及尿失禁;晕厥患者血压降低,偶可发生尿失禁(因此不能作为鉴别点);④癫痫可见强直阵挛、双眼上翻,而晕厥罕见,癫痫的摔伤率大于晕厥,但排尿性晕厥、老年人心源性晕厥患者摔倒也很常见;⑤癫痫患者意识恢复较缓慢,恢复后常有嗜睡、头痛和精神混乱,可频繁发生,一日内发生数次;晕厥的意识恢复较快,短时间内很少复发;⑥脑电图有助于晕厥与癫痫的鉴别,癫痫发作时可见高波幅棘波或尖波,发作间期如重复做脑电图,50%~75%的病理可发现某种程度异常;晕厥发作后可见 δ 波,晕厥发作渐起 EEG 正常;⑦如推测晕厥是因椎-基底动脉缺血所致的病例,可用多普勒超声或 MRA,或必要时用血管造影确诊,对痫性发作的另一有用的实验室指标是血清肌酸激酶(CK)浓度升高,特别是无目击者的情况下;晕厥罕见 CK 增高,仅见于晕厥伴肌肉广泛损伤的病例。在这些指标中没有任何一项能绝对区别癫痫和晕厥,整体分析并参考 EEG 结果有助于两种疾病的鉴别(表 5-8、表 5-9)。

**表 5-8 癫痫发作与晕厥的鉴别要点**

| | 癫痫 | 晕厥 |
| --- | --- | --- |
| 年龄 | 一般以儿童多见,无性别差异 | 多见于年轻虚弱的女性 |
| 与体位关系 | 不明显 | 多见于站立位时发作 |
| 发作时间 | 白天夜间均可,也可睡眠中发作 | 多发生在白天 |

续表

|  | 癫痫 | 晕厥 |
|---|---|---|
| 先兆症状 | 发作突然,先兆持续较短 | 相对缓慢,先兆持续较长 |
| 抽搐 | 常见 | 少见 |
| 尿失禁和舌咬伤 | 常见 | 少见 |
| 意识恢复 | 较慢,可有嗜睡、头痛 | 较快 |
| 发作次数 | 1天内可发作数次 | 短时间内很少复发 |
| 神经系统定位体征 | 有 | 无 |
| 心血管异常 | 有 | 无 |
| 发作间期脑电图 | 常有异常 | 无异常或罕见 |

表 5-9　癫痫发作与心源性晕厥的鉴别要点

| 临床特征 | 心源性晕厥 | 癫痫 |
|---|---|---|
| 意识丧失 | 典型特征 | 常见 |
| 癫痫持续时间 | 几秒 | 数分钟 |
| 不自主运动 | 常见 | 典型特征 |
| 记忆缺失 | 有 | 有 |
| 心律失常 | 常见 | 少见 |
| 脑电图表现 | 慢波 | 出现高波幅尖波或棘波 |
| 抗癫痫药反应 | 无反应 | 有效 |
| 短期内病死率 | 高 | 低 |

**2. 猝倒发作**

可能的机制是,在不被觉察的肌阵挛颤搐的静止期下肢肌张力的短暂消失。根据不确定的依据,可能被归于脑干缺血。由于发病机制不明,如心脏正常,则不需治疗,约1/4的病例与心血管或脑血管疾病有关,应进行相应治疗。①患者多为老年人,女性多见,可患有发作性睡病,行走或站立时突然肌张力丧失而跌倒,偶见于弯腰时,膝盖不明原因的向前弯曲,常损伤膝盖,有时擦伤鼻子,无任何预兆、意识丧失或发作后症状,不伴头晕,以及面色、血压、脉搏和瞳孔变化,除非患者很胖,一般能立即自行站起来走路,常表现很难堪;②患者在几周内可有数次发作或此后不再发作,间歇期脑电图正常;③猝倒发作也可发生于脑积水时,尽管发作时意识清醒,但可能几个小时站不起来。

**3. 癔症性晕厥**

患者有癔症性人格和行为的特点,虚弱无力往往常见,多发生于戏剧化场合,发作时一般都有精神诱因或他人在场。发作时无意识丧失,患者面色如常或者出现潮红,无血压、脉搏和瞳孔改变。有时可以伴有肢体抽动和痉挛,但并非强直性或阵挛发作,无意识丧失,脑电图检查无变化。此外,癔症性晕厥发作时持续时间较长,可以数小时、数日,暗示治疗有效。

### 4. 低血糖性晕厥

低血糖往往发生缓慢,恢复也较缓慢,多出现于饥饿时或者进餐后 3~5 小时。随着血糖的进行性下降出现饥饿、颤抖、面色发红、出汗、意识混乱,数分钟后出现痫样发作、昏迷,一般无血压、脉搏等变化。当血糖下降较缓慢时,低血糖症状通常发生于饭后 2~5 小时,不出现意识障碍;患者注射胰岛素或口服降糖药可诱发(一旦出现反应性低血糖可立即进食高碳水化合物)。严重时低血糖通常可追溯到一种严重疾病,如胰岛素 β 细胞瘤、肾上腺、垂体疾病或者肝病。

### 5. 发作性睡病

发作性睡病是一种原因不明的睡眠障碍,通常在 15~30 岁起病,主要表现为发作性的、不可抗拒的睡意和睡眠发作,包括猝倒发作、睡眠麻痹、睡瘫症和入睡性幻觉等,也称为发作性睡病四联症。多导睡眠图显示睡眠潜伏期缩短(<10 分钟),出现睡眠时 REM 睡眠始发等改变。

### 6. 焦虑发作和过度换气综合征

在不能解释的虚弱无力而非晕厥的患者中,可能是最重要的诊断考虑。①焦虑和过度换气时的头晕常被描述为虚弱感,但不出现意识丧失,不伴面色苍白,也无平卧时症状缓解,心动过速、过度换气、感觉心跳、震颤和虚弱无力是焦虑症虚弱的明显特点,晕厥不常见,偶发于喘息性恐慌发作的患者,自觉有一种濒死感,惧怕窒息和死亡;②可根据相关症状、实验室检查及倾斜平台试验无异常确诊;③令患者过度换气可部分诱发,但诱发的症状颇似焦虑或惊恐发作伴发的持续性或发作性头晕;当焦虑状态的患者做 Valsalva 试验或长时间站立可出现无力感,焦虑-惊恐状态与前述的体位性直立性心动过速综合征的关系还不清楚。

### 7. 短暂性脑缺血发作(TIA)

可因脑干网状结构上行激活系统急性缺血引起突然晕倒。①多发生于与动脉粥样硬化或颈内动脉、椎-基底动脉狭窄或闭塞的老年患者,出现过脑缺血发作症状;②常可表现双下肢无力而跌倒,但无意识丧失;③持续时间为数分、数十分或数小时,比晕厥要长;④椎-基底动脉TIA 常伴有明显的眩晕、呕吐等;⑤常残留如眼肌麻痹、锥体束征和小脑体征。

### 8. 休克

发生晕厥是多数有血压降低,因而临床上必须与休克鉴别,其主要在于休克的早期意识仍清楚或仅有反应迟钝,达到意识丧失有一过程,并非突发性,同时伴有比晕厥更为明显的周围循环衰竭的表现且难于自行恢复。

## (二)常见晕厥疾病

神经源性晕厥

源自内脏的刺激和心理刺激等可以引起血管交感神经张力下降或丧失,迷走神经活动亢进。这些刺激传导到延髓孤束核后,再与交感神经传出的正常压力感受器信号进行整合,来维持血管的张力。这一过程中的异常可以引起患者出现脑灌注减少,引发晕厥。

### 1. 血管减压性晕厥

又称为血管迷走性晕厥、血管抑制性晕厥、血管失调性晕厥、良性晕厥、普通晕厥和情绪型晕厥等。此型晕厥的发生率较高。

（1）发病机制：强烈的精神刺激或疼痛刺激，通过自主神经胆碱能纤维的作用，导致一系列心血管功能的紊乱。反射性迷走神经过度兴奋引起心率减慢、恶心、出汗等反应。β-肾上腺素能纤维分布的助力血管舒张，使血管助力减低，血压下降。如果患者处于站立位，回心血流量更加减少。从而导致脑灌注量急骤下降，患者意识丧失、昏倒。

（2）临床表现

①多见于体质虚弱的青年女性，发作前常有诱因，如强烈的精神刺激、情绪激动、紧张、恐惧、情感反应以及剧烈的疼痛等。饥饿、过度疲劳、潮湿、闷热、空气污染、过度拥挤等环境下更容易引发晕厥；

②发作之前可有前驱症状，包括头昏、眩晕、头痛、视物模糊、耳鸣、心悸、恶心、上腹部不适、出冷汗等。此时如果消除刺激或改变卧位，则有可能终止发作；

③意识丧失持续时间为数秒至数分钟，可以很快恢复知觉。清醒后一般无后遗症，少数患者可有轻微不适。

**2. 颈动脉窦性晕厥**

（1）发病机制：某些晕厥患者，特别是年龄≥40岁的患者，在按摩颈动脉窦时，容易出现颈动脉窦过敏，表现为室性停搏持续≥3秒，收缩压下降≥50mmHg。颈动脉窦性对血管循环调节具有一定作用。当颈动脉窦压力增强时，可以出现反射性压力下降（图5-6）。

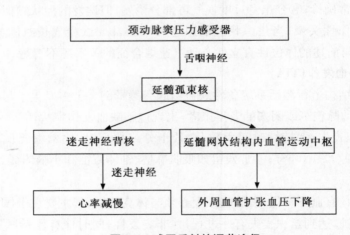

**图5-6 减压反射的调节途径**

常见引起颈动脉窦性晕厥的病因有：

①颈动脉窦附近的肿瘤或肿大淋巴结、颈动脉体瘤、颈部手术尤其是甲状腺手术、颈总或颈内动脉结扎术等；

②高龄、高血压、冠心病等均可使颈动脉的敏感性增高。一些引起颈动脉窦受压的因素：如颈部突然转动、衣领过紧、仰视、情绪激动等可以引起颈动脉窦过敏。

（2）临床特点：中年以上男性多见，发作前有心率减慢，血压下降，多无恶心、面色苍白等先驱症状。临床分为3型（发作有3种形式）：①迷走型：临床多见，约占颈动脉过敏综合征患者的70%，有反射性窦性心动过缓，或房室传导阻滞，因反射性心脏收缩不全引起晕厥；②减压型:主要表现为晕厥伴显著的血压下降,心动过缓或房室阻滞不明显;③中枢型:仅表现为短暂性晕厥,心率和血压变化不大。

颈动脉窦按摩是诊断颈动脉窦性晕厥的一种检查方法。适用于初步评估原因不明的晕厥年龄在 40 岁以上者,在进行颈动脉按摩中必须持续监测心电、血压。按摩时间最短 5 秒,最长10 秒。应取仰卧位和直立位两个体位。主要的并发症包括心跳骤停、脑梗死。颈动脉窦按摩应避免用于既往 3 个月内发生过短暂脑缺血或卒中的患者(除非颈动脉超声检查排除严重狭窄)或有颈动脉杂音的患者。颈动脉窦按摩很少引起房颤。颈动脉按摩诱发的心脏停搏,停止按摩后迅速消失,一般无须复苏。

**3. 舌咽神经痛性晕厥**

舌咽神经痛发作时,其疼痛引起的冲动传导至延髓血管运动中枢,迷走神经过度兴奋导致心动过缓,血压下降,发生晕厥。此型晕厥多发生在舌咽神经疼痛发作时或之后。患者已经确诊为舌咽神经痛,有典型的舌部、咽喉或扁桃体部的疼痛,少数患者伴有心动过缓。

**4. 吞咽性晕厥**

吞咽时机制刺激咽、喉及食管,刺激舌咽神经后冲动传导至迷走神经背核引起晕厥。咽、喉、食管及纵隔病变易于发生此型晕厥。临床特点为吞咽较硬食物、过冷、过酸等食物时诱发,晕厥与体位无密切关系,患者可有病窦综合征、窦性心动过缓、房室传导阻滞等,以及咽、喉或食物疾病。胃镜、支气管镜检查时所发生的短暂性意识丧失属于此型晕厥。

**5. 排尿性晕厥**

(1)发病机制:排尿时行 Valsalva 动作,即声门紧闭作屏气动作,胸腔压力增加,静脉回心血量减少,心搏出量下降,导致脑缺血而发生晕厥。此外,排尿前膀胱充盈,腹腔胀满,腹腔静脉压缩,排尿后膀胱缩小,腹腔压力下降,腹腔静脉扩张,下腔静脉血液回流减少,从而减少心脏搏出量,导致血压下降。

(2)临床表现:多见于中青年,几乎全为男性。夜间睡眠中或午睡后起床直立位排尿时出现昏倒,可有短暂先兆如头晕、眼花、心慌、脚软等。意识丧失时间短暂,清醒后多无不适,少数晕厥时出现头部外伤,清醒后可有脑外伤的症状体征。

**6. 咳嗽性晕厥**

(1)发病机制:咳嗽性晕厥往往出现在咳嗽之后。主要原因可能为:

①咳嗽时胸腔内压力突然升高,引起过度的 Valsalva 反应,静脉回流受阻,心搏出量减少,血压下降;

②咳嗽时颅内压力明显增高,脑受压,脑细胞突然去极化产生脑震荡样作用,或由于颅内压增高而导致脑内血管受压,脑部缺血。

此外,也有认为咳嗽引起胸壁内感受器的血管性反射,出现外周血管阻力降低。血压下降,脑灌注量减少。

(2)临床表现:多见于中年以上长期患呼吸系统疾病的男性患者,如慢性阻塞性肺部疾患、慢性气管炎、肺气肿,偶见百日咳或支气管哮喘患儿。持续剧烈干咳之后发生晕厥,偶见于轻度咳嗽之后,可反复发作。

### (三)体位性低血压性晕厥

**1. 发病机制**

正常人在长期卧位改为立位或立位时间过长时,由于重力的转移,血液从胸腔流向膈肌下方的容量性静脉系统转移了 0.5～1L 的胸腔血流量,且大部分发生于最初的 10 秒。另外,随着站立时间的延长,毛细血管通透性增加使不含蛋白质的液体进入肠道,造成较常人血浆容量减少 15%～20%(700ml),结果导致循环血浆容量和回心血量减少,每搏心输出量减少。直立位时循环系统血管收缩和神经内分泌系统的体液因素是维持动脉血压的重要因素。站立时通过上述调节适应这些变化。这些代偿机制的破坏在大多数晕厥患者中起着重要的作用(图 5-7)。

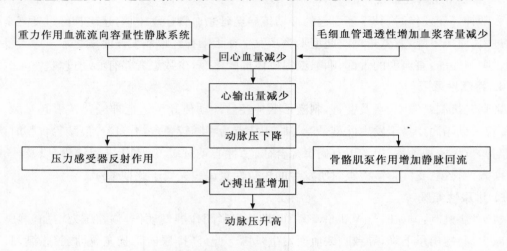

**图 5-7　体位性低血压性晕厥的发生机制**

**2. 临床特点**

①几乎没有前驱症状;②晕厥持续时间短;③既往有类似晕厥病史;④血压急剧下降,于 1 分钟内收缩压可低于 60mmHg 以下,舒张压也相应下降随即意识丧失;⑤除体位改变外,找不到任何可引起血压下降的原因。

**3. 常见类型**

(1)生理性障碍所致体位性低血压:多发生于站立时间过长,如孕妇或慢性消耗性疾病长期卧床突然起立时,容易产生晕厥,此乃因压力感受器反射弧中断的机制,在站立时缺乏促进静脉回流的调节作用,导致血液蓄积于下肢,则回心血量减少,从而降低了输出血量,发生一过性供血不足产生晕厥。

(2)低血容量性直立性低血压:当血容量减少时可导致交感神经兴奋性增高,而致心室壁张力增高,进而诱发来自心内压力感受器的减压反射,导致心输出量减少,动脉压降低。常见的如:大量利尿剂应用,严重丢失体液及钾、钠离子或胃肠道出血,艾迪生病(Addison 病)均可引起低血容量,产生晕厥。下肢静脉高度曲张或应用血管扩张剂也可导致低血容量产生晕厥。

(3)药物作用或交感神经切除术后:应用冬眠灵(氯丙嗪)、交感神经阻滞剂胍乙啶等降压药物,用左旋多巴治疗帕金森病(Parkinson 病)或综合征也可导致直立性低血压性晕厥,切除交感神经术后主要因传导通路障碍而容易合并直立性低血压性晕厥。

（4）某些疾病所致直立性低血压（症状性晕厥）：如脊髓结核、高位性脊髓损害、血卟啉病及神经系统萎缩等均可影响自主神经与反射弧的完整性而导致直立性低血压性晕厥发生，均有相应的病史及体征为根据。

（5）特发性体位性低血压性晕厥：此种晕厥又名 shy-drager 综合征。以自主神经广泛变性为基础，脊髓的中间外侧柱细胞变性是引起直立位低血压的重要病灶。此外，大脑基底节、下橄榄核、小脑、迷走神经背核等脑干神经核的原发型变性，可导致各种运动障碍症状。直立性低血压为本病的主要体征。患者由卧位转为直立位时，收缩压降低 20～30mmHg 以上，舒张压降低 10～20mmHg 以上才能诊断，脉率无明显改变。早期患者自觉由卧位突然起立时感轻微头晕感、眼花、乏力等，症状持续数分钟后缓解。后期当改变体位时，可迅速出现晕厥。

特点：①多见于男性，发病年龄 40～70 岁（平均 55～57 岁）；②病程为慢性进行性，时呈波动性，少数较快进展；③国外文献约 60% 以上是直立性低血压引起的直立性头晕或晕厥，阳痿无汗（下腹部）和排尿困难（括约肌障碍）等自主神经症状为首发；④站立时血压迅速下降，无前驱症状，其面色苍白，但恶心出汗等不明显；⑤进行型患者因不能维持站立而导致完全卧位不起；⑥可因波及神经系统部位不同而出现锥体束、锥体外系及小脑损害的症状体征；⑦肌电图提示脊髓前角细胞损害；⑧肌肉活检符合神经源性损害。

### （四）心源性晕厥

心源性晕厥指由于心输出量突然降低引起脑缺血而诱发的晕厥。严重者在晕厥发作时可导致猝死，是最严重的晕厥类型。有无器质性心脏病是影响晕厥患者预后最关键的因素。心源性晕厥多在活动、用力或者激动的情况下突然发生，卧位发生的晕厥更支持心源性晕厥的诊断，严重者可出现肢体抽搐（阿-斯综合征）。

心源性晕厥常见的原因和类型：

**1. 心律失常**

心律失常是心源性晕厥中最常见的原因。心脏起搏或传导障碍达到一定严重程度时，心动过缓（心率<30～35 次/分钟，甚至停搏）或心动过速（心率>150～180 次/分钟）时无效收缩增加，心搏出量降低而导致晕厥发作。

心动过缓最为常见。虽然在所有年龄段都可以发生缓慢性心律失常，但以老年人多见。

约半数病窦患者表现为窦性心动过缓，房性快速性心律失常，如房性心动过速、心房扑动、心房纤颤等交替发作（心动过缓-心动过速综合征），并因窦性停搏而发生晕厥，心率<40 次/分钟时，晕厥可反复发作。

Ⅱ度和Ⅲ度房室传导阻滞，可产生脑缺血而诱发晕厥。阿-斯综合征发作前常有短暂无力的感觉，随后出现意识突然丧失。一般认为，心脏停跳 5～10 秒则出现晕厥，停跳 15 秒以上可出现癫痫样抽搐。大多数患者可出现 10～15 秒之内凭借自发性心室起搏点或窦性心律的恢复自然消失。心搏停止超过数秒后出现面色苍白，意识丧失，可伴有轻微阵挛性抽搐。随心搏停止时间的延长，肤色由灰白变为发绀，并出现小便失禁。

**2. 心动过速性心律失常**

由于引起心输出量的突然降低可导致晕厥前状态或晕厥。其中阵发性室性心动过速引发的晕厥更为常见，占所有晕厥病例的11％，典型表现是晕厥迅速发生，一般无前驱症状。患者多无心悸，发作后的恢复通常迅速而完全，不遗留任何后遗症。

扭转性室性心动过速是一种快速的室性心律失常。病因较多，凡能导致心肌细胞传导缓慢，心室复极差异的情况都可以引起。临床极易出现晕厥。心电图可见一系列增宽的 QRS 波群，严重患者可以使用人工心脏起搏器治疗。

QT 间期延长性晕厥也称聋-哑-心脏综合征。为常染色体显性或隐性遗传，幼儿或者少年发病，临床表现为发作性晕厥，30％伴有先天性高频耳聋。

**3. 心肌收缩无力**

心肌收缩无力多见于急性心肌梗死和冠心病。心肌病变使心肌收缩力下降，心输出量降低，常伴有严重心律失常和房室传导阻滞，晕厥和猝死作为急性心肌梗死的首发症状并不少见，特别是发生心源性休克者。晕厥持续时间长，发作后有后遗症，无力明显需引起注意。冠心病主要临床表现为心绞痛和心律失常，也可以引起晕厥，但不常见。心电图是诊断冠心病的主要依据，明确诊断仍需冠脉造影。

**4. 血流排除受阻**

心脏瓣膜扩张受限或心腔内占位性病变，当心脏排血发生急性机械性梗阻时，心输出量降低，引起晕厥发作。这类晕厥易于在劳力时发作，故称为劳力性晕厥。

（1）主动脉瓣狭窄：当活动增加或用力、激动时，主动脉瓣狭窄使心输出量受限引起血压下降，出现脑供血不足而导致晕厥，同时冠状动脉血流量亦明显降低，导致心绞痛。

（2）梗阻性肥厚性心肌病：心输出量下降导致脑供血不足。发作时伴有头昏，乏力，呼吸困难，心绞痛，严重者可猝死。心电图、心脏血管造影有助于诊断。

（3）原发性心脏左房黏液瘤：可突然引起二尖瓣口部循环机械性阻塞，心脏排血减少或中断，诱发晕厥。心脏听诊可闻及心尖舒张期杂音，性质随体位改变而变化。有呼吸困难，病程中出现发作性心律失常和晕厥，超声心动图、心脏造影可明确诊断。

（4）心包压塞：血液回流心房受阻，心输出量减少可发生晕厥。

**5. 动脉血氧饱和度下降**

法洛四联症是常见的先天性心脏病，容易引起晕厥。多发生于运动或体力活动时。人体活动时外周血管阻力降低，右室流出道反射性痉挛导致右向左分流增加，动脉血氧饱和度下降导致晕厥。部分患者的晕厥发作与室性心动过速有关。动脉导管未闭引起严重肺动脉高压偶可发生晕厥。

**（五）脑源性晕厥**

脑源性晕厥主要与病变累及血管运动中枢或供应脑部血液的颅内外血管有关，以晕厥为主要表现的较少。

**1. 主动脉弓综合征**

主动脉弓综合征，Takayasu 综合征，又名无脉症为慢性进行性闭塞性炎症，主要累及主动脉弓及其分支，如头臂干、主动脉弓、颈总动脉等，好发于女性，如锁骨下动脉闭塞后，同侧上肢动脉搏动减弱或测不出,两侧血压不等,引起脑和上肢供血不足,发生晕厥、偏瘫等表现,上肢运动后尤为明显。

**2. 延髓性晕厥**

血管运动中枢位于延髓头端腹外侧。脑干疾病、小脑扁桃体下疝畸形等病变影响到延髓血管运动中枢,引起外周血管收缩功能障碍,外周血管过度扩张引起低血压晕厥。此型晕厥的特点是常伴有脑部病变的相应症状,晕厥发作可无明显诱因。有时于晕厥发作前可有眩晕、头痛、恶心、耳鸣、呕吐等前驱症状,预后较差。

**3. 高血压脑病**

血压突然显著升高时,患者有头痛、呕吐,有时发生晕厥及面部或全身抽搐,继以暂时性局限性运动或感觉障碍,意识丧失的时间较一般晕厥为长。

**4. 短暂性脑缺血发作**

短暂性脑缺血发作(transient ischemia attack,TIA)多见于中老年人,在桡动脉硬化的基础上,由于微栓塞、小动脉痉挛、血液成分改变等因素,引起脑局限性缺血、缺氧的发作性症状。一般以短暂失语、偏瘫、偏身感觉障碍、眩晕、恶心、呕吐、行走不稳、构音障碍等常见,偶尔可出现短暂的晕厥。

**5. 基底动脉偏头痛**

基底动脉偏头痛是血管神经性头痛的一种特殊类型,少年或青年女性多见,发作前可有典型闪烁暗点、黑蒙等视觉先兆症状,可进而发生短暂遗忘、眩晕、晕厥发作、双侧手足或口周感觉异常等,先兆一般持续 20～30 秒,继之枕部搏动性头痛。目前认为,是基底动脉供血区的神经功能障碍引起脑干网状结构缺血,导致意识丧失、晕厥发作。

**6. 锁骨下动脉盗血综合征**

血流方式为健侧椎动脉至基底动脉再至患侧椎动脉、锁骨下动脉,使颅内处于缺血状态。全身血流下降或患侧上肢活动增多时,大量血流流入上肢加重脑缺血,从而引起意识丧失。多见于男性,中老年容易发病。主要表现为椎基底动脉供血不足,出现眩晕、共济失调、构音障碍等,患侧上肢活动时症状尤为明显。查体见患侧上肢动脉搏动减弱或消失,患侧上肢血压降低。锁骨上窝听诊可闻及血管杂音。

**(六)其他**

此外,有些患者可以出现情绪反应引起的哭泣性晕厥,过度换气综合征,低血糖性晕厥以及严重贫血性晕厥等。

**1. 糖尿病神经性晕厥**

糖尿病患者长期糖代谢障碍引起神经滋养血管变性,导致神经营养障碍、神经变性、节段性脱髓鞘改变。自主神经受损,血管失去交感神经支配,直立时血压不能及时上升出现晕厥。

**2. 低血糖性晕厥**

血糖<2.8mmol/L 时,称为低血糖。服用降糖药期间、胰岛素 β 细胞瘤、胃大部分切除以及患有引起低血糖疾病的患者,血糖过低可引起大脑皮质功能抑制,交感神经兴奋,出现饥饿感、心慌、出汗、神志恍惚,甚至晕厥。服糖后或静脉注射葡萄糖后立即好转。

### 3. 贫血性晕厥

严重贫血患者血氧含量较低,活动引起脑需氧量增高时,出现急性脑缺氧发生意识障碍。患者往往有贫血、头晕、四肢乏力、头痛、记忆力减退等症状。

### 4. 一氧化碳中毒性晕厥

一氧化碳中毒发生在入睡后,在睡眠中转入昏迷,不会出现晕厥。一些轻微中毒的患者,或清醒状态下中毒的患者,在缺氧的基础上活动量增加或情绪变化时,由于脑缺氧加重出现晕厥。患者出现头痛、头晕、乏力、嗜睡、口唇樱桃红色。

### 5. 仰卧位低血压晕厥

妊娠后期孕妇或腹腔巨大肿块患者仰卧使由于下腔静脉机械性受压,回心血量突然减少,出现血压下降,心率增快,头晕,严重时意识丧失,侧卧或坐位后症状可缓解。

## 七、晕厥的治疗

晕厥的治疗包括以下措施:

(1)患者发生晕厥发作前驱症状无力或已丧失意识时,应立即将患者放在使脑血流量最大的位置,坐位时头低于双膝,最好是仰卧位并将双腿抬高。解开所有的紧身衣和其他束缚物,将头和身体转向一侧,以防舌头坠入咽喉而阻塞通气,避免吸入呕吐物。患者意识未恢复前不要经口服用任何东西,体力未恢复前不要站起,站起后还要观察几分钟。

(2)晕厥患者恢复后,医师应查询病因及说明如何预防,应首先考虑需急诊治疗引起无力的病因是内脏大出血、无痛性心肌梗死或心律失常等。老年人突发无明显原因无力时,患者检查均正常,应想到完全性心脏传导阻滞或其他心律失常可能。

(3)无力的预防取决于涉及的发病机制,青少年常见的血管减压性晕厥容易发生在有利于血管舒张的条件下,如热环境、饥饿、疲劳和酒精中毒,以及情绪激动时,应对患者提出忠告,避免这些情况发生。

(4)对体位性低血压患者应给予忠告,不要突然从床上起立,应先活动一下双脚,然后坐在床缘,确保起立和行走时无头晕。可将床头用木头抬高 20～30cm,穿紧身弹性腹带和弹力袜也是有益的措施。

(5)应交替选用直立性低血压可能病因的药物治疗,禁用 β-肾上腺阻滞剂、利尿剂、抗抑郁药及交感神经阻滞降压药。由倾斜平台试验证实的神经心源性晕厥、血管减压性晕厥,可用 β-肾上腺能阻滞剂,如丁洛尔或抗胆碱药丙吡胺预防发作。

(6)颈动脉窦性晕厥治疗主要让患者尽量减少跌倒风险,松解衣领,学会侧视时应转身而不转头,发作时有明显心动过缓或低血压患者可分别用阿托品或麻黄素类药物。如阿托品无效,可考虑安装双腔起搏器。某些患者采用放射治疗或外科治疗手术阻断颈动脉窦神经支配有效,但很少需要这样做。血管迷走性发作通常对抗胆碱能药物丙胺太林反应良好,剂量为15mg,3 次/天。

(7)慢性直立性低血压综合征可用特殊的皮质类固醇制剂醋酸氟氢可的松,0.05～0.04mg/天,分次服用。可提高盐摄入量,增加血容量,有助于改善病情。最近应用选择性外周 $\alpha_1$ 受体激动剂米多君 2.5mg,2 次/日或每 6 小时 1 次,可增加周围血管阻力,促进肢体血液回流,可提高直立位时血压。有些患者对消炎痛(吲哚美辛)反应较好,剂量为 25mg,3～4 次/天。酪胺和单胺氧化酶抑制剂对某些 Shy-Drager 综合征病例有一定的缓解作用,β 受体阻滞剂心得安或吲哚帕安也有效。睡眠时两腿用带子缠绕、头和肩部抬高也是有效的方法。

　　(8)应注意老年晕厥患者的自我保护措施。老年人晕厥时常发生骨折或其他损伤,对晕厥经常复发的患者,应在浴室地板和浴缸里铺上垫子,患者房间的地毯尽可能大些,由于老年人晕厥常发生在从床至洗手间的通道上,这一路径更是特别重要。户外散步最好选在柔软的地面上而不要在硬地上。患者应避免长时间站立不动,这较行走更容易诱发发作。

# 第四节　眩　晕

　　患者看病经常说自己"头晕不适"。头晕一般分为眩晕和头昏,眩晕表现为视物旋转,站立不稳,可伴有恶心、呕吐、眼球震颤和听力障碍等,是由前庭系统、视觉或本体感觉病变引起。头昏表现为脑昏沉沉和不清醒感,多由全身性疾病引起。本节重点讲述由前庭系统病变引起的眩晕,根据病变的部位不同,引起的眩晕特点各不相同。

## 一、眩晕的确定

### (一)眩晕的概念

　　眩晕是一种自身或外界物体的运动性幻觉,是对自身的平衡觉和空间位置觉的自我体会错误。表现为患者主观感觉自身或外界物体呈旋转感或升降、直线运动、倾斜、头重脚轻等感觉(表 5-10)。有时患者主诉的头晕常缺乏自身或外界物体的旋转感,可仅表现为头重脚轻、行走不稳等。患者对眩晕的描述多种多样,例如,"头晕眼花"、"天旋地转"、"跌跌撞撞"、"脚步不稳"、"像坐轮船"、"头重脚轻"、"向一边歪倒"等。

表 5-10　眩晕的主要临床表现

| 症状 | 临 床 表 现 |
| --- | --- |
| 眩晕 | 患者常自觉自身和/或外物按一定方向旋转、翻滚、左右移动或上下浮沉,其中以旋转性眩晕最为常见;重症者多伴有倾倒以及恶心、呕吐等自主神经系统症状 |
| 眼球震颤 | 是一种不自主的节律性眼球颤动,双侧眼球先向一侧慢慢转动(称慢相运动),然后急速转回(称快相运动)。前者是迷路半规管系统受刺激时所引起的一种反射性眼球侧视运动;后者乃是由眼球震颤慢相运动所引发的一种与眼球震颤慢相方向相反的大脑代偿性眼球运动 |
| 平衡障碍 | 是因眩晕和眼球震颤导致患者对外物和自身体位往一侧倾倒的幻觉以及大脑受此幻觉影响所引起的错误纠正所致,即倾倒方向朝向半规管功能低下的一侧 |
| 自主神经症状 | 常见的有恶心、呕吐、心动过缓、血压降低、肠蠕动亢进、便意感频繁,甚至出现低血糖症和休克等自主神经症状 |

## （二）眩晕的分类

临床上眩晕根据病变部位及眩晕性质不同,可分为系统性眩晕和非系统性眩晕。

**1. 系统性眩晕**

是由前庭系统病变引起的,是眩晕的主要原因,还可伴有平衡障碍、眼球震颤及听力障碍。根据病变部位又分为(表5-11):

(1)周围性眩晕(真性眩晕):是由前庭器官病变,即前庭感受器(前庭神经颅外段)病变引起。表现:①眩晕:突发剧烈旋转性或上下左右摇晃感,持续时间短与头位或体位变换有关;②眼震:与眩晕程度一致,幅度小,水平性或水平加旋转,绝无垂直性,快相向健侧或慢相向病灶侧;③平衡障碍:站不稳或左右摇摆;④自主神经症状:剧烈呕吐、出汗及面色苍白等;⑤常伴耳鸣、听力减退或耳聋等。

(2)中枢性眩晕(假性眩晕):由前庭神经颅内段、前庭神经核、核上纤维、内侧纵束及皮质和小脑的前庭代表区病变所致。表现:①眩晕:程度较轻,旋转性或向一侧运动感,持续时间长(数周至数年),与改变头位或体位无关;②眼震:与眩晕程度不一致,粗大,持续;眼震快相也向健侧(小脑例外)或方向不一致;③平衡障碍:站立不稳或向一侧运动感;④自主神经症状:不明显;⑤耳鸣和听力减退无或不显著。

(3)位置性眩晕:既可能为中枢性,又可能为周围性眩晕;表现为头处于某一位置时出现眩晕、眼震,可伴有恶心、呕吐等。

**2. 非系统性眩晕**

是由前庭系统以外的全身系统疾病引起,如眼科疾病、贫血、血液病、心功能不全、感染、中毒及神经功能失调等。其特点是头晕眼花或轻度站立不稳,无眩晕感和眼震,通常不伴恶心、呕吐。屈光不正、眼肌麻痹引起的眩晕无旋转感及听力障碍,可有假性眼震,表现眼球水平来回摆动、节律不整、持续时间长,遮盖病眼可使眩晕消失。深感觉障碍所致者是姿势感觉性眩晕,由于姿势不稳引起,无眼震,但 Romberg 征阳性。

表 5-11　周围性眩晕和中枢性眩晕的鉴别

| | 周围性眩晕 | 中枢性眩晕 |
| --- | --- | --- |
| 眩晕性质 | 多为旋转性或向上下、左右摇晃运动性幻觉 | 旋转性或为固定物体向一侧运动感 |
| 眩晕的特点 | 突发,持续时间短(数十分钟、数小时、数日) | 持续时间长(数周、数月至数年),程度较周围性眩晕轻 |
| 发作与体位关系 | 头位或体位改变可加重,闭目不减轻 | 与改变头位或体位无关,闭目减轻 |
| 意识障碍 | 无 | 可有 |
| 眼球震颤 | 水平性或旋转性,无垂直性,向健侧注视时眼震加重,慢相向病灶侧,眼震细小持续时间短,不超过1分钟,诱发潜伏期2~20秒 | 水平性,旋转性或垂直性,中脑以上病变一般无眼震,慢相向病灶对侧,眼震粗大和持续长,在1分钟以上,无诱发潜伏期 |
| 眼震与眩晕程度 | 一致 | 可不一致 |
| 平衡障碍 | 站立不稳,左右摇摆 | 站立不稳,向一侧倾斜 |

续表

| | 周围性眩晕 | 中枢性眩晕 |
|---|---|---|
| 倾倒(闭目难立) | 常倒向眼震慢相侧,与头位有一定关系 | 倾倒方向不定,与头位无关 |
| 自主神经症 | 伴恶心、呕吐、出汗等 | 不明显 |
| 耳鸣和听力下降 | 有 | 无 |
| 脑损害表现 | 无 | 可有,如头痛、颅内压增高、脑神经损害、瘫痪和痫性发作等 |
| 前庭功能试验 | 反应减弱或无反应 | 正常反应 |
| 病变 | 前庭器官病变,如梅尼埃病、迷路炎、中耳炎和前庭神经元炎、急性前庭神经损伤、听神经瘤、药物中毒性眩晕、耳咽管阻塞、外耳道耵聍等 | 前庭核及中枢联络径路病变,如椎基底动脉供血不足、小脑、脑干及第四脑室肿瘤,颈性眩晕、多发性硬化、颅内高压症和癫痫等 |

## 二、眩晕的诊断流程

见图 5-8。

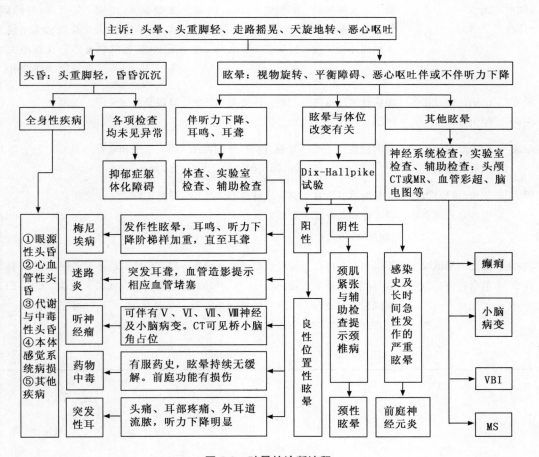

**图 5-8　眩晕的诊断流程**

# 三、眩晕的定位诊断

## (一)眩晕的定位诊断

参见表5-12。

**表 5-12 前庭系统不同部位病变的前庭综合征**

| | 迷路 | 前庭神经和神经节 | 桥小脑角 | 脑干及小脑 | 高级(大脑)联系 |
|---|---|---|---|---|---|
| 常见疾病 | 体位性眩晕、创伤、梅尼埃病、氨基糖苷类中毒、迷路炎 | 前庭神经炎、带状疱疹 | 听神经瘤、血管瘤和其他肿瘤 | 梗死、肿瘤和病毒感染 | 少见 |
| 耳检查 | 常阴性 | 外耳道囊泡和腭部带状疱疹 | 阴性 | 阴性 | 阴性 |
| 其他神经体征 | 无 | 第7、8脑神经异常、病灶侧异常头快速冲动试验 | 同侧第5、7、9、10脑神经损害、小脑性共济失调、颅高压(晚期) | 多数脑神经损害、脑干锥体束征、小脑性共济失调 | 失语、视野障碍、偏身运动、偏身感觉及其他大脑异常、癫痫发作 |
| 平衡失调 | 向病灶侧过指或倾倒 | 向病灶侧过指或倾倒 | 同侧共济失调和跌倒 | 睁眼是共济失调 | 无改变 |
| 眼震 | 向病灶对侧水平或旋转眼震 | 单向位置性 | 凝视-轻瘫性,位置性,损伤侧 | 粗大水平和垂直性,凝视-轻瘫 | 多无 |
| 听力 | 正常/传导性/感音性耳聋伴复聪 | 有时为感音性耳聋不伴高音复聪(前庭-迷路炎) | 感音性耳聋不伴高音复聪 | 通常正常 | 正常 |
| 实验室检查 | 温度刺激试验为前庭轻瘫。方向优先 | X线和CT可正常/异常,温度刺激试验示前庭轻瘫,方向优势 | 温度刺激试验示前庭轻瘫,CT、MRI、BEAP异常,CSF蛋白增加 | 温度刺激试验示迷路高反应性和方向优势,CT、MRI、BEAP多异常 | 温度刺激试验无异常,CT、EEG可能异常 |

## （二）眩晕的病因诊断

### 1. 系统性眩晕（前庭性眩晕）的分类及其病因

参见表 5-13。

**表 5-13　系统眩晕的分类及病因**

| 周围性眩晕 | 中枢性眩晕 |
| --- | --- |
| 前庭与耳蜗功能均有障碍 | 血管性眩晕：椎基底动脉 TIA 或血栓形成、延髓背外侧综合征、锁骨下动脉盗血综合征、脑桥及小脑梗死或出血等 |
| 迷路内：梅尼埃病、病毒感染、迷路卒中、内耳损伤、肿瘤和药物 | 颈性眩晕 |
| 迷路外：脑桥小脑肿瘤或蛛网膜炎 | 肿瘤性眩晕：脑干、小脑、第四脑室、颞或枕叶肿瘤 |
| 仅有前庭功能障碍 | 颅内感染性眩晕：颅后凹蛛网膜炎、脑寄生虫病、小脑肿瘤、脑干脑炎和小脑炎 |
| 迷路内：良性位置性眩晕、晕动病 | 头颈外伤性眩晕 |
| 迷路外：前庭神经元炎 | 脱髓鞘病性眩晕：多发性硬化<br>变性病性眩晕：遗传性共济失调、脑干空洞症<br>颅内高压性眩晕<br>癫痫性眩晕 |

### 2. 非系统性眩晕（非前庭性眩晕）的分类及病因

见表 5-14。

**表 5-14　非系统性眩晕的分类及病因**

| 部位 | 疾病 |
| --- | --- |
| 眼源性头昏 | 眼外肌麻痹　如动眼神经麻痹、眼肌型重症肌无力、先天性眼球震颤、屈光不正、视力障碍及青光眼 |
| 心、血管性头昏 | 直立性低血压　平卧 20 分钟后与直立的最初 2 分钟比较，收缩压下降 20mmHg 伴随症状产生<br>心律失常　与产生症状有关的如窦性停搏超过 2 秒，长时间的窦性心动过缓，缓慢性心房纤颤，室上性心动过速，频发性室早或室性心动过速<br>颈动脉窦过度敏感　单侧颈动脉窦按摩 5 秒后，心脏无收缩（心脏抑制）超过 3 秒以上，或收缩压降低（血管减压）50mmHg，无论平卧位或垂直位均产生症状。若同时出现心脏抑制和血管减压反应为"混合"反应。<br>血管迷走神经性晕厥　由于长时间头高倾斜位产生低血压和/或心动过缓，或头高倾斜位和舌下含硝酸甘油使症状再出现<br>高血压、贫血、心力衰竭等 |
| 代谢和中毒性头昏 | 糖尿病、甲状腺机能减退，一氧化碳中毒 |
| 本体感觉系统病变 | 慢性酒精中毒，梅毒，遗传性共济失调脊髓型，多发性周围神经炎 |
| 其他躯体疾病所致的头昏 | 精神性眩晕如抑郁症的躯体化障碍、自主神经功能紊乱等 |

## 四、眩晕的诊断要点

### (一)问诊要点

**1. 起病方式**

询问患者眩晕发作是急性、亚急性或慢性。急性多见于感染性、血管性及脱髓鞘性等;慢性多见于中毒、肿瘤、营养代谢性等。

**2. 现病史**

应让患者自己描述眩晕的严重程度及其性质、持续时间,若为多次发作性的眩晕,应明确每次发作持续时间,是否自行缓解。若为用药治疗缓解,应明确用药后多长时间可缓解(以判断确为药物作用,而非自行缓解),尽量询问诱发因素和伴随症状,是否存在可能引发眩晕的其他病史(表 5-15,表 5-16)。

表 5-15 眩晕发作的诱因与病因诊断

| 诱发因素 | 可能的诊断 |
| --- | --- |
| 头位改变 | 急性迷路炎、良性阵发性体位性眩晕、脑桥小脑角肿瘤、多发性硬化、外淋巴瘘 |
| 特发性(无明确诱因) | 急性前庭神经元炎、脑血管病、梅尼埃病、偏头痛、多发性硬化 |
| 近期有上呼吸道病毒感染史 | 急性前庭神经元炎 |
| 精神压力 | 精神性或心理性病因、偏头痛 |
| 耳压变化、外伤、过度用力、巨大噪音 | 外淋巴瘘 |

表 5-16 眩晕的持续时间与病因诊断

| 眩晕的持续时间 | 可能的诊断 |
| --- | --- |
| 几秒钟 | 周围性眩晕:单侧前庭功能丧失、急性前庭神经元炎后期、梅尼埃病后期 |
| 数秒钟至数分钟 | 良性阵发性位置性眩晕、外淋巴瘘 |
| 数分钟至 1 小时 | 后循环短暂性缺血发作、外淋巴瘘 |
| 数小时 | 梅尼埃病、手术或外伤引起的外淋巴瘘、偏头痛、听神经瘤 |
| 数天 | 急性前庭神经元炎早期、脑卒中、偏头痛、多发性硬化 |
| 数周 | 心理因素 |

**3. 起病年龄**

青年起病多见周围性眩晕,老年人起病多见于中枢性眩晕。

**4. 伴随症状**

有助于病变的定性和定位诊断(表 5-17)。如有无恶心呕吐、平衡障碍、眼震、视物模糊、与头位改变的关系等。

表 5-17　眩晕的伴随症状与病因

| 伴随症状 | 可能的诊断 |
| --- | --- |
| 耳部胀满感 | 听神经瘤 |
| 耳部或乳突疼痛 | 听神经瘤、急性中耳疾患(如:中耳炎、带状疱疹) |
| 局灶性神经系统症状 | 脑桥小脑角肿瘤、脑血管病、多发性硬化 |
| 头痛 | 听神经瘤、偏头痛 |
| 听力丧失 | 梅尼埃病、外淋巴瘘、听神经瘤、累及小脑前下动脉缺血或卒中 |
| 平衡障碍 | 急性前庭神经元炎、脑桥小脑角肿瘤 |
| 眼球震颤 | 周围性或中枢性眩晕 |
| 恐声、畏光 | 偏头痛 |
| 耳鸣 | 急性迷路炎、听神经瘤、梅尼埃病 |

**5. 既往史**

有无神经内、外科、耳鼻喉科及内科的疾病。如有无感染史、脑血管病史、颈椎病史、服药史等。

## (二)体格检查要点

**1. 神经系统**

除一般神经系统检查外,应特别注意眼底检查,注意有无自发性或诱发性眼球震颤,眼震的检查主要根据眼震的幅度、频率及类型大致确定病变的部位。如,①水平性眼震多见于周围或中枢前庭病变;②水平、旋转性眼震多见于周围前庭病变;③垂直性眼震多见于脑干病变;④不规则眼震多见于中枢病变;⑤单眼分离性眼震多见于内侧纵束病变。所以眼震的检查有助于眩晕的定位诊断。注意小脑功能与第Ⅲ、Ⅴ、Ⅵ、Ⅶ、Ⅷ对颅神经功能有无障碍。

**2. 内科系统**

注意除外心血管系统病变,有无全身性感染;代谢性疾病,特别是有无甲状腺机能减退、糖尿病和低血糖。

**3. 听力学测定**

①音叉试验以大致了解听力障碍情况;②电测听为进一步了解听力障碍的性质、分类及程度,以便了解眩晕与听力障碍的关系。

**4. 有关平衡功能的检查**

(1)Romberg 征:嘱患者直立位双足并拢,双臂向前平伸而立后闭眼,持续 30 秒直立不动。

(2)金鸡独立试验:一腿直立,另一腿屈曲离地保持不动。

(3)Mann 试验:患者取直立位,双足一前一后,后足尖紧接足跟保持在一条直线上持续 30

秒不动。此三项检查均应睁眼、闭眼 2 次。

(4)冷热试验:其临床意义在于一侧半规管麻痹多见于一侧前庭疾患,优势偏向(正常眼震持续时间之和大致对称,持续时间长的一侧称为优势偏向)。周围和中枢前庭病变均可发生优势偏向,提示前庭不平衡。

(5)直流电试验:一定强度的直流电刺激前庭神经末梢器,同时也作用于前庭神经节和前庭神经,引起眩晕、眼震和倾倒等前庭反应。直流电试验主要在于区别前庭末梢器与前庭神经以上的病变定位,若冷热水及旋转试验的反应消失或减退,而直流电反应正常,则提示病变位于迷路前庭感受器,若直流电反应也减退提示病变位于前庭神经及其上行部分。

**5. 内耳瘘试验**

此为通过外耳道空气压力的改变,刺激内耳前庭感受器的试验。其临床意义:①轻度外耳道加压出现眩晕和眼震为强阳性,提示迷路瘘管存在;②外耳道加压或减压时有明显眩晕而无眼震,则疑有瘘管存在;③瘘管试验无眼震而有眩晕,提示前庭敏感性增高;④瘘管试验阴性则提示前庭感受器破坏严重。

## (三)辅助检查要点

**1. 前庭功能试验**

临床较常应用的前庭功能试验有冷热水试验和旋转试验。冷热水试验可判断迷路和前庭神经有无病变;旋转试验可观察水平半规管和垂直半规管的功能以及双侧前庭不对称的程度。

**2. Dix-Hallpike 试验**

Dix-Hallpike 试验可用做眩晕的诱发性诊断试验,对位置性眩晕有诊断价值。Hallpike 试验方法:让患者仰卧使头伸展低于水平为 30°,头旋转约 45°,使一侧耳朵处于最低位,观察有无眼震。Hallpike 试验的显著特征:

(1)向地性眼震(水平性或旋转性眼震向地面跳动):即眼震与头转动方向一致,而少部分眼震向健侧,即背离地面,称向天性眼震。

(2)易疲劳性:当反复用激发性头部位置改变时眼震严重程度减弱。

(3)潜伏期:将头位达激发头位时眼震发生之间的时间约 3～6 秒的潜伏期。

(4)眼震的持续时间少于 20 秒。

(5)当垂直坐位时眼震逆转:眼震为水平加旋转,绝对无垂直性眼震。

**3. 眼震图**

眼震图可用于鉴别周围性眩晕和中枢性眩晕,有助于眩晕的定位诊断。

**4. 脑电图**

眩晕性癫痫患者脑电图检查可有局限性或弥慢性棘波、棘-慢波等异常脑电图表现,特别是发作时阳性率更高。

**5. 脑干诱发电位**

脑干诱发电位(BEAP)又呈听觉诱发电位,可客观判断听觉功能有无障碍。脑干病变所致的听觉诱发电位异常与病变的部位、性质及严重程度有关,对眩晕病变的定位、定性具有一定价值。

**6. 经颅多普勒和彩色 B 超检查**

经颅多普勒(TCD)和彩色 B 超检查对椎-基底动脉供血不足的诊断有一定意义。

**7. 影像学检查**

影像学检查包括 X 线平片、脑血管造影(DSA)、头颅 CT 和磁共振(MRI),以上检查对眩晕的定位和定性诊断很有帮助。

### (四)鉴别诊断要点

**1. 眩晕性癫痫**

眩晕性癫痫为一种特殊类型的癫痫发作,多见于青少年,属于单纯部分发作中的感觉性发作。眩晕可以是癫痫发作的先兆,也可以是感觉性发作的一种表现类型。此种类型的癫痫致痫灶多位于颞上回后部或颞顶交界处,该处为前庭系统的皮质中枢。患者突发旋转性眩晕,或外界物体向一侧移动,伴恶心,类似梅尼埃病。若扩展至皮质听区则出现幻听,多数患者因此还有精神运动性发作。但也有少数患者仅有眩晕的先兆感,而不出现随后的精神运动性发作等症状。眩晕发作继以精神运动性发作,加上典型癫痫脑电图改变,诊断不难。对于青少年的反复眩晕发作,不伴有耳鸣、听力减退、发作程度与头位及体位无关,应想到癫痫的可能,脑电图异常可明确诊断。

**2. 癔症性眩晕**

癔症性眩晕属于神经症的一种。患者多有精神受刺激史或精神紧张等诱因,常主诉自身旋转感,可伴有恶心、呕吐、冷汗等自主神经症状,并可有恐慌发作和过度换气。患者常伴有焦虑或抑郁等情绪改变,并伴有失眠、紧张、记忆力减退、注意力不集中等其他神经症的表现。但听力和前庭功能检查正常,亦无明确的神经系统定位体征,暗示治疗有效。排除其他器质性疾病,可考虑为癔症性眩晕。

**3. 偏头痛性眩晕**

眩晕可以是偏头痛的先兆,也可以是偏头痛等位发作,包括儿童的良性阵发性眩晕和成人的良性复发性眩晕。表现为反复性眩晕发作,有视物旋转感,伴恶心、呕吐、面色苍白或出冷汗。发生机制可能是基底动脉痉挛致其分支内听动脉供血不足引起眩晕发作。有偏头痛发作的诊断不难,但无头痛的偏头痛等位发作诊断困难,偏头痛家族史有助于诊断,须随访观察。

## 五、常见的几种眩晕病及其证候

参见表 5-18。

表 5-18  眩晕常见病及其证候

| | 眩晕特点 | 伴发症状 | 平衡障碍于眼震 | 神经系统症状 | 备注 |
|---|---|---|---|---|---|
| 美尼尔病 | 突然发作：多无预感，有时先出现耳鸣<br>可以缓解：逐渐，缓解时间长短不等；缓解时多无症状，偶有耳鸣与耳聋<br>反复发作：多惯于复发，每次发作持续时间不长 | 自主神经证候：恶心、呕吐、面色苍白<br>耳蜗证候：患者可有耳鸣，发作期明显。耳聋在缓解期减轻，反复发作时加重<br>有时有耳堵或耳痛 | 伴发眼震：水平性或旋转性<br>发作期 Romberg 氏征（＋），示指偏斜（＋）<br>可向眼球慢相侧、Romberg 氏征倾倒与示指偏斜"三个一致" | 一般无阳性发作（除发作时有眼震外）。如发现有面肌抽搐或持续耳鸣时，亦警惕听神经瘤早期之可能 | |
| 前庭神经元炎 | 渐发性，少数于数日内达高峰持续一段时期后缓解，一般可达数周或数月才好转 | 自主神经证候：严重时才有<br>耳蜗证候：如累及耳蜗神经时有耳鸣及耳聋，但较少见 | 有平衡障碍。眼震不明显 | 前庭障碍"三个一致"明显而突出 | 不少先有上感史，上感后 1～2 周内发病 |
| 迷路炎 | 渐起，逐渐加重持续性无缓解，头部运动时加重眩晕可由于迷路破坏而终止 | 有自主神经证候：恶心、呕吐<br>耳蜗证候：患侧有耳鸣及耳聋 | 前庭障碍"三个一致"明显而突出。眼震早期向患侧，晚期向健侧 | 前庭障碍"三个一致"明显应注意除外颅内合并症 | 多继发于化脓性中耳炎、耳科手术或外伤等 |
| 听神经瘤 | 逐渐发生眩晕、进行性加重<br>有缓解期，但随肿瘤的增大，眩晕发作增多 | 有颅高压增高症状（晚期）<br>耳蜗症状多，首发为耳鸣以后进行性耳聋 | 早期多无自发眼震，有时晚期出现<br>有步态不稳，平衡失调 | 耳鸣，耳聋（多为一侧），面神经麻痹，同侧共济运动障碍，晚期颅内压增高，锥体束征。X 线：患侧内耳孔扩大或破坏 | 早期容易误诊为美尼尔病，故宜注意 |

续表

| | 眩晕特点 | 伴发症状 | 平衡障碍于眼震 | 神经系统症状 | 备注 |
|---|---|---|---|---|---|
| 前庭神经中毒 | 发生较快,而非突发,常于1～2周内达高峰<br>假性眩晕,活动加重<br>持续时间长无缓解期 | 自主神经症状不突出,有时恶心、呕吐<br>耳蜗证候:如多有听力障碍,停药后听力仍继续降低(进行达数月)<br>多有口周或面部麻木 | "三个一致"明显而突出<br>眼震不明显 | 严重的中毒可有小脑症状或精神症状 | 引起中毒的药物有链霉素、万古霉素、庆大霉素、卡那霉素等 |
| 良性位置性眩晕 | 头处于某一位置时突发眩晕,可有短暂潜伏期(数秒)<br>持续时间较短<br>反复性,与头位有明显关系 | 多伴有自主神经证候:恶心、呕吐<br>耳蜗证候:多无,少数有耳鸣 | 多伴有眼震,呈各种类型<br>头处于某种位置时有平衡障碍 | 有时有颈部疾患其他症状,如Horner征,或小脑征与脑干体征等 | 必须详查病因 |
| 椎基底动脉供血不全 | 多为突发性眩晕。可持续一定时间,卧位时减轻,站立时加重<br>可反复发作 | 有自主神经症状:常有恶心、呕吐、面色苍白、冷汗<br>多无耳蜗症状 | 有时有眼震,持续数小时或数日。<br>多无平衡障碍,除非出现小脑后下动脉血栓形成 | 有位置性眼震,偶出现轻度锥体束征 | 有高血压、动脉硬化 |
| 突发耳聋伴有眩晕 | 眩晕多在突然发生一侧(少数为双侧)耳鸣、耳聋后出现。严重呈持续性,一般一天至数天后缓解,持续时间较美尼尔病长<br>无反复发作 | 不少先有上感史,上感后1～2周内发病 | 很少出现眼震<br>一般无平衡障碍 | 多无 | 多由于内耳血管障碍引起,高血压,脑动脉硬化等 |

续表

| | 眩晕特点 | 伴发症状 | 平衡障碍于眼震 | 神经系统症状 | 备注 |
|---|---|---|---|---|---|
| 自主神经紊乱 | 多为头晕、偶有眩晕。发生时有时快有时慢 呈持续性,眩晕症状不典型,自主神经症状比眩晕明显 随精神因素、过劳、紧张而发生与增减 | 自主物神经证候突出:恶心、呕吐、多汗、心悸、多梦、失眠等 耳蜗症状:多有双耳耳鸣,无耳聋 | 多无眼震 步态不稳但无典型平衡障碍 | 多无阳性体征但症状较多 | 常有精神因素或过劳史 |

## 六、临床常见的引起眩晕的神经疾病的鉴别诊断

### (一)周围性眩晕

#### 1. 梅尼埃病

梅尼埃病(Meniere 病),即内耳眩晕病,是一种特发性内耳病。多见于 20~40 岁青壮年,为发作性疾病。基本病理改变为膜迷路积水,内淋巴分泌过多或吸收障碍可能是迷路积水的原因。通常影响单侧,约 10%~15% 的患者累及双耳。

临床表现 发作时视物旋转或自身旋转,持续数分钟至数小时不等,伴有自发性眼震和平衡障碍,身体不稳或向一侧倾倒,恶心、呕吐、面色苍白、冷汗、低调耳鸣、耳部胀满感和听力减退等。眼震出现于急性发作期,多呈水平性伴旋转成分,慢相向病灶侧。耳聋呈波动性,眩晕发作时耳聋加重,发作期间耳聋好转;阶梯性加重,每次眩晕发作都使听力进一步减退,至完全性耳聋时,随着迷路功能丧失,眩晕发作也停止。

辅助检查 前庭功能试验显示前庭功能减弱或消失。

梅尼埃病的治疗 目前因机制不清,主要为消除眩晕,保存听力。

(1)内科疗法:①急性期卧床休息是最为有效地对症措施,患者一般采取眩晕症状最轻的体位;②异丙嗪和曲美苄胺栓剂(200mg)可缓解恶心、呕吐症状;③抗组胺制剂如赛克力、美克洛嗪和东莨菪碱等对迁延病例有效;④多年来,一直采取低盐饮食合用氯化铵和利尿剂治疗梅尼埃病,但效果不肯定;⑤近期主张应用口服甘油脱水和钙通道阻滞剂治疗,疗效有待观察;⑥焦虑患者可给予少量镇静剂。

(2)外科疗法:①双侧病变或听力明显保留可行第Ⅷ对脑神经前庭部分切开术;②严重的一侧病例伴完全或近于完全耳聋时可考虑迷路破坏术。

#### 2. 良性阵发性位置性眩晕

良性阵发性位置性眩晕(benign positional paroxysmal vertigo,BPPV)又称内耳耳石症,

是由于耳石沉积于后半规管壶腹脊而发病。40~60岁为高发年龄,女性多于男性。在眩晕患者中占18%。有人报道,在做眵眼体位试验所查得的体位性眼球震颤患者中,80%是本病。

(1)临床表现:以特定头位引起发作性眩晕和眼震为特点,迅速改变头位可诱发眩晕,发生于躺下、翻身、弯腰、站立及头部后仰时。每次发作持续时间不足1分钟,可阶段性发作数日、数周甚至数年。本病的常见变异型表现突然转身引起数秒钟眩晕发作,发作可长期出现或消退,多见于老年人,一般不需治疗,偶有患者严重持续发作,需要外科治疗。

(2)辅助检查:检查一般无听力异常或耳部病变,细致的双侧温度刺激试验可发现部分患者前庭功能异常。Dix-hallpike测试法有助于本病的床前诊断。

有些中枢神经系统疾病同样可以表现为阵发性位置性眩晕,例如:

①脑部病变:也可引起位置性眩晕,如四脑室肿瘤、囊肿和囊虫。

②颈性眩晕:关于头部改变位置颈椎病是否引起椎动脉供血不足目前有争论,除非有证据证明颈椎病压迫椎动脉,所以只有患环枕畸形,如颅底凹陷症,Arrold-Chiari畸形,锁骨下动脉盗血综合征,可引起颈性眩晕。

有的学者将中枢神经系统疾病引起的阵发性位置性眩晕称之为恶性阵发性位置性眩晕(表5-19)。

表 5-19 阵发性位置性眩晕的鉴别诊断

| | 良性阵发性位置性眩晕 | 恶性阵发性位置性眩晕 |
|---|---|---|
| 眩晕表现 | 额面旋转,左、右晃动,上、下沉浮 | 额面或矢面旋转 |
| 头位 | 直立,有时笔直 | 前屈 |
| 眼震性质 | 水平或水平兼旋转性,有潜伏期 | 垂直性或方向多变不定,无潜伏期 |
| 疲劳现象 | 有 | 无 |
| 伴随症状 | 轻度恶心 | 头痛、恶心、呕吐 |
| 小脑体征 | 无 | 可有或无 |
| 病变部位 | 内耳 | 中枢神经系统(脑干、小脑) |
| 病因 | 耳石 | 第四脑室内肿瘤、囊肿、囊虫<br>小脑蚓部的血管病(出血) |
| 神经系统定位 | 无 | 可有或无 |
| 颈椎 X 光片 | 可有不同程度的颈椎骨关节病 | 可有如颅底凹陷症 Arnold-Chiari 畸形 |
| 颅 CT、MR | 无阳性发现 | 有阳性发现 |
| 冷热试验 | 半规管麻痹 | 反应可亢进 |

治疗:①改善内耳微循环:如,金纳多、都可喜、敏使朗均可采用,但机制不尽相同;②抗眩晕及抗胆碱药:抑制前庭神经兴奋性,减轻眩晕及伴随症状;③可行耳石复位术,使耳石斑块在重力作用下移出半规管而定位于椭圆囊,角加速度不会使椭圆囊处耳石斑块形成刺激。

**3. 迷路炎**

迷路炎是中耳乳突炎常见的并发症,本病可引起内耳终器破坏,造成内耳功能全部丧失。

临床表现　阵发性或激发性眩晕，伴恶心、呕吐、听力减退。常伴有头痛、耳部疼痛、外耳道流脓。如感染未得到及时控制，可向颅内扩散，引起颅内感染。按病理改变可分为局限性迷路炎、浆液性迷路炎及化脓性迷路炎3个主要类型。三种类型迷路炎临床特点如下：

(1)浆液性迷路炎：①眩晕，视物旋转，伴恶心、呕吐；②听力明显减退，为感音性聋，重振试验阳性；③自发性眼震，为水平-旋转性。轻症者快相朝患侧，病变加重后，眼震快相则转向健侧。前庭功能有不同程度的减退；④平衡失调，站立时向患侧倾倒；⑤瘘管试验阳性，亦可阴性。

(2)局限性迷路炎：①阵发性或激发性眩晕，伴恶心、呕吐、自发性眼震，快相朝向病侧；②听力减退，多为传导性耳聋；③前庭功能试验一般正常或亢进，检查宜采用旋转试验；④瘘管试验阳性：反复指压外耳道口数次，可诱发眼震、倾倒、眩晕。

(3)化脓性迷路炎：分为急性化脓期和代偿期，急性化脓期症状消失后2~6周进入代偿期。①重度眩晕，觉外物或自身旋转，恶心，呕吐，卧床不起。进入代偿期后眩晕及自发性眼震消失，患者逐渐恢复平衡，可自由行动；②患耳耳鸣，听力急剧下降，进入代偿期后患者全聋；③患耳对冷热试验刺激无反应；④粗大自发性眼震，快相朝向健侧，当眼震方向又从健侧转向患侧时，须警惕发生颅内并发症的可能；⑤行走不稳，身体向病侧倾倒。

## 4. 前庭神经元炎

前庭神经元炎又称前庭神经炎，或称病毒性迷路炎、流行性神经迷路炎、急性迷路炎或前庭麻痹症。炎症仅局限于前庭系统，耳蜗和中枢神经系统均正常，是一种不伴有听力障碍的眩晕。

(1)临床表现：好发于20~60岁成人，无性别差异，患者病前常有上呼吸道感染史，眩晕突然发生，部分患者有前驱症状，如持续数小时或数日的头重脚轻或平衡障碍，眩晕严重，伴恶心、呕吐和不敢活动。临床特点是单纯眩晕发作，不伴耳聋和耳鸣。一般2周内可痊愈，有自愈倾向。可分为急性和慢性2种。

(2)辅助检查：一侧前庭损害，水平半规管温度刺激反应减弱或消失。头快速转动试验检查一侧半规管功能简单可靠。部分患者双侧温度刺激反应异常。

急性前庭病变是指一个平衡器官功能的突然丧失，可由于病毒性炎症或血管闭塞所致。急性前庭病变的突出特征：①病前可有非特异性感染，80%有上呼吸道感染、扁桃体炎等。也有学者认为与血管因素有关，前庭神经小动脉的循环紊乱为另一个病因；②急性发作的持续性眩晕：一般为数小时或数日；③恶心和呕吐：一般这些症状在几天或几个月后逐渐改善；④急性期：可见水平性眼震；⑤无听力丧失和耳鸣：在急性期患者取病侧卧位使耳处于最低位时较舒服，减轻眩晕的感觉；⑥自然病程：前庭功能丧失不会复原，但会发生中枢性代偿过程，所以急性眩晕也可缓解；⑦多为中、青年人：儿童及老年人较少见，无性别差异；⑧闭目行进易转向病侧：倾倒方向朝向半规管功能低下的一侧，冷热试验显示受累耳迷路的功能持续低下。冷热试验：当为损毁性病变时导致响应功能减退或消失，刺激性病变则相应功能亢进。

(3)治疗：急性期应安静卧床休息，有肯定感染史应用抗感染治疗，对症治疗，镇静药应尽早停用。症状稍好转即应下床锻炼，促进代偿功能恢复。急性期给予抗组胺药物异丙嗪和东莨菪碱，有助于缓解症状。

### 5. 听神经瘤

听神经瘤是桥小脑角最常见的肿瘤,来源于第Ⅷ对脑神经前庭支的神经鞘。

(1)临床表现:早期症状为眩晕、耳鸣和耳聋。病变进一步发展,肿瘤压迫邻近其他脑神经,相继可出现患侧Ⅴ、Ⅵ、Ⅶ对颅神经及小脑症状。发展至病程后期,还可出现头痛、视乳头水肿等高颅压症状。听神经瘤的早期通常那个并没有自发性眼球震颤,当肿瘤增大压迫脑干或小脑时才会出现。

(2)辅助检查:颅骨平片可显示内耳孔和内耳道扩大,岩骨嵴破坏甚至骨缺损。CT及MRI可显示桥小脑角占位。BAEP也是听神经瘤最重要的辅助检查手段。其他检查包括特殊听力检测,如高音复聪缺失、词语辨别力减弱和Ⅲ、Ⅳ型Bekesy音图,可区分听神经与耳蜗病变。

### 6. 药物中毒性眩晕

许多药物可引起第Ⅷ对脑神经中毒性损害,其机制主要是损害前庭系统及耳蜗的毛细胞,出现眩晕及听力障碍。造成中毒的主要因素是剂量大,静脉注射或患者肾功能不全等,也有认为可能是基于先天因素和对该药敏感所致。

易引起第Ⅷ对脑神经中毒性损害的常见药物:①抗生素类药物:氨基糖苷类药,包括链霉素、卡那霉素、庆大霉素、新霉素。还有林可霉素、多黏菌素类、万古霉素、利福平等;②催眠镇静类药物,如苯妥英钠、巴比妥类、酚噻嗪、三环类和安定等;③利尿剂:主要有呋塞米;④农药:拟除虫菊酯等;⑤其他:水杨酸类、含铅的化妆品以及汞、磷、苯胺、烟碱、酒精、可卡因、一氧化碳等。

临床表现:急性中毒多在用药后数天内发生持续或呈进行性眩晕,伴平衡失调、恶心呕吐。慢性中毒者一般在用药后2~4周开始逐渐出现眩晕,持续数周至数月不等,个别病例可持续数年,通常无眼球震颤。前庭功能有不同程度异常。如伴有耳蜗损害,则尚有双侧感音性耳聋。眩晕症状可达数月甚至1~2年之久,前庭功能则更难恢复。

### 7. 晕动病

晕动病也称运动病,是指人们在乘坐车、船、飞机等出现的头晕、恶心、呕吐、面色苍白、出冷汗等一系列前庭和自主神经功能障碍的综合征。晕动病的发生与机体的生理状况有关,睡眠不足、过度疲劳、饥饿或过饱、身体虚弱、内耳疾病等均容易诱发本病。另外,与外界环境因素以及患者乘坐时的活动姿势也有一定关系。晕动病的发病机制不甚明了,多数认为发病的主要原因是内耳迷路不适应强烈的机械震动或前庭器官过于敏感所致,与遗传有一定关系。

### 8. 头部外伤性眩晕

头部外伤累及内耳、第Ⅷ对脑神经、脑干前庭核及其中枢联结等不同部位时,临床上可出现周围性或中枢性眩晕,或两者同时存在。临床常见如下类型:

(1)迷路震荡:眩晕症状持续时间较短,恢复较快,听力障碍程度亦较轻,症状在1个月左右可消失,少数遗留轻度耳聋。

(2)迷路出血:患者表现为典型的周围性眩晕,常合并颞骨骨折,除持续性眩晕外,伴有恶心、呕吐、眼球震颤、听力丧失。眩晕2个月左右缓解,常遗留眼震和耳聋。

(3)外淋巴瘘:外伤累及镫骨使卵圆窗破裂,外淋巴液流到中耳。临床表现类似梅尼埃病,手术后恢复。

(4)耳石器损伤:耳石器损伤可出现短期的位置性眩晕;或头部、躯体姿势改变时出现短暂的眩晕、眼震,伴轻度听力减退。

(5)颞骨或颅底骨折:颞骨或颅底骨折可直接损伤听神经,出现明显的眩晕、自发性眼震、听力丧失、前庭症状可在4~6周内逐渐消失,听力常难以恢复。

(6)严重的颅脑损伤:可损伤桥小脑角或脑干,累及前庭核及其中枢联结,并有脑干损伤的其他体征,如复视、周围性面瘫、饮水呛咳、共济失调等,眩晕症状持续较久,可达数月以上。

## (二)中枢性眩晕

### 1. 椎-基底动脉供血不足

椎-基底动脉供血不足(Vertebral-basilar insufficiency,VBI),是短暂的可逆的,局部脑血液循环障碍,亦称为后循环缺血,是椎-基底动脉系统发生 TIA。多见于中老年人,常有高血压、心脏病、糖尿病、吸烟等脑血管病危险因素病史。主要原因包括栓塞、动脉粥样硬化血栓形成、锁骨下动脉盗血综合征、动脉夹层和肌纤维发育不良等,其他外因有椎间盘突出、颈椎不稳及骨折等,导致椎动脉受压、扭曲或椎动脉上的交感神经受刺激引起椎动脉或其远端分支痉挛。

(1)临床表现:眩晕常为首发症状,伴有恶心、呕吐等自主神经症状,闭目后,症状可减轻,持续时间数分钟,常反复发作;内听动脉供血不足可伴有耳鸣及听力减退等耳部症状;可有复视、吞咽困难、构音障碍,不同程度的脑干受损表现;可伴有水平性或旋转性眼球震颤,中脑受累可呈垂直性;站立或行走不稳,Romberg 征阳性;可有两侧视野完全或部分缺损,或视物模糊、眼冒金花等枕叶缺血症状。

(2)辅助检查:血生化常有血脂、血糖增高;颈椎 X 线片:常提示颈椎生理曲度变直,椎体有骨赘形成或椎间盘变窄、椎间盘突出等;TCD 颈部血管超声:可显示椎-基底动脉系统有无血管狭窄、动脉粥样硬化斑块等;CT 及 MRI:可排除小脑及脑干的出血、梗死及肿瘤等;数字减影血管造影(DSA)可显示锁骨下动脉、椎动脉及基底动脉狭窄及粥样硬化斑块。

椎-基底动脉供血不足所致的眩晕常见的综合征:

(1)内听动脉供血不足:内听动脉是椎基底动脉的分支之一,以基底动脉垂直分出与听神经并行入内耳门,且末梢分为前庭支和耳蜗支,分别供应前庭器官和耳蜗。不论何种病因导致内听动脉缺血即可引起前庭和耳蜗的功能障碍,如发作性剧烈眩晕、耳鸣、听力减退或突发性耳聋。如耳蜗支供血障碍,则出现耳蜗损伤的症状,如耳鸣、听力减退或突发性耳聋。如内听动脉前庭支供血障碍,患者出现剧烈眩晕,耳蜗症状不明显。

(2)锁骨下动脉盗血综合征:锁骨下动脉盗血综合征是由于一侧锁骨下动脉或头臂干在椎动脉近心端严重狭窄或闭塞,同侧椎动脉血流逆流入锁骨下动脉,以供应患侧上肢血流,对侧椎动脉血流也部分被盗取,造成椎-基底动脉供血不足症状。临床特点:①多发于男性,以中老年人为多,青壮年也可见;②椎-基底动脉系统症状:眩晕、视物模糊、复视、共济失调、晕厥及脑干、小脑、枕叶等症状;③患肢缺血症状:患肢麻木、无力、皮肤发凉,活动后加重。锁骨上窝可闻及收缩期血管杂音,患侧桡动脉搏动减弱或消失,患侧上肢收缩压低于正常侧 20mmHg 以上;④辅助检查:TCD　可发现椎动脉血流方向异常及血流速度改变。脑血管造影　可直接显示锁骨下动脉闭塞以及血流方向改变,能确诊为该综合征。

(3)小脑后下动脉综合征:又称延髓背外侧综合征(Wallenberg syndrome)。该区域的血液供应来源于小脑后下动脉,是椎动脉的主要分支之一,除供应延髓背外侧结构还供应小脑下部。因此,小脑后下动脉供血可出现剧烈眩晕、共济失调、眼球震颤、声音嘶哑、构音障碍、进食水呛咳、吞咽困难和交叉性感觉障碍。

**2. 小脑病变**

常见的小脑病变有小脑出血(cerebellar hemorrhage)、小脑肿瘤(cerebellar tumor)和急性小脑炎。

(1)临床表现:头痛、呕吐、意识障碍,伴有眩晕、恶心、呕吐、眼球震颤、小脑性断续语言、共济失调、站立不稳、步态蹒跚等。轻症者意识障碍较轻,并有肌张力低、腱反射减弱或消失;重症者很快意识丧失,可有颅内压增高、脑膜刺激征,并常有继发性脑干受损的表现,表现为两侧瞳孔缩小或不等大,对侧面神经、外展神经麻痹、双侧锥体束征。

(2)辅助检查:头颅 CT 或 MRI 扫描检查可明确诊断。

**3. 脑干脑炎**

脑干脑炎的病因不清,病前 1~4 周多有上呼吸道感染或肠道感染史。

(1)临床表现:急性起病,出现脑干受累的症状和体征,累及前庭神经核团或内侧纵束可出现眩晕、呕吐。脑干脑炎缺乏特征性的实验检查,根据典型临床表现,需排除脑干肿瘤、脑血管病、多发性硬化等后可做出诊断。

(2)辅助检查:腰椎穿刺、脑电图、头颅 MR 可协助诊断。

**4. 脑桥小脑角蛛网膜炎**

脑桥小脑角蛛网膜炎是一种局灶粘连性蛛网膜炎症,常继发于急性或慢性软脑膜感染,或有头颅外伤、蛛网膜下腔出血史。部分患者病因不清。

(1)临床表现:慢性或亚急性起病,病程较长。病变可累及第Ⅴ、Ⅵ、Ⅶ、Ⅷ对脑神经,表现眩晕、耳鸣及听力减退,后者较轻,并伴有周围性面瘫、病侧面部感觉障碍、复视及共济失调。根据慢性起病、典型病史及临床特点,结合影像学检查排除肿瘤、多发性硬化、寄生虫脑病等可明确诊断。

(2)辅助检查:脑脊液蛋白和细胞轻度增高。MRI 检查可见脑室扩大、粘连形成的囊肿等改变。

**5. 颈性眩晕**

(1)发病机制:①颈椎骨关节病、骨质增生多见于 $C_{4\sim5}$、$C_{5\sim6}$ 活动大的部位,压迫椎动脉。对此目前不少学者有争议,认为没有证据证明,颈椎病压迫了椎动脉,因而颈性眩晕的发作只有环枕畸形时可见;②颈交感神经受刺激:使椎动脉痉挛,引起眩晕、头痛、颈痛等;③神经反射:颈肌痉挛、颈部外伤及上颈部感觉神经根的刺激导致不对称的脊髓前庭刺激引起眩晕、平衡障碍及眼震;④椎神经本身病变。

(2)临床特点:①每次持续时间短约数秒至数分钟,仅少数时间稍长;②其发作与头颈活动有明确关系;③发作性眩晕或头昏、晃动、站立不稳等多种感觉同时存在;④患者有水平或水平旋转性眼震(位置性或自发性);⑤约 25%~30% 患者发作性意识障碍,常发生于头颈转动时,突然发生可持续 10~15 分钟,个别长达 2~3 小时;也可有猝倒发作;眼前闪光,上肢及口周麻木;⑥50% 以上伴有耳鸣,30% 左右有渐进性耳聋;⑦颈神经根症状,也可有枕大、枕小及耳大神经痛症状;⑧60%~80% 颈枕部发作性跳痛,重者伴恶心呕吐、出汗等易误诊偏头痛。

(3)辅助检查:前庭功能检查、X 线、TCD 等都有异常发现。

(4)治疗原则:①病因:以外科为主;②嘱患者避免诱发眩晕的头位,眩晕缓解后进行适当锻炼(头颈活动),睡眠时枕不可过高或过低,且应使肩上部要着枕;③物理治疗及局部中药外敷治疗;④适当地使用抗眩晕药、血管扩张剂,改善循环药物。

### 6. 老年性眩晕

老年性眩晕是指老年人群的眩晕及平衡障碍的综合征,其并非是一个独立的疾病。70 岁以上发病率达 70% 以上,对老年性眩晕要诊断清楚病因并非容易,尤其老年性前庭系统退变,其视觉、本体感觉均有不同程度的损害,引起老年性眩晕可能与青年人不同,是中枢性成分更多些,可能包括一组不同的病理学原因。从临床实践中发现低血压性心血管病变是老年头晕的一种常见的重要致病原因,特别是那些有晕厥和不可解释的摔倒患者,又如:严重的颈椎骨关节病、脑血管病,明显的双侧颈内动脉狭窄(<70%)和椎-基底动脉性偏头痛等均为头晕症状的原因,有时患者说不清是头痛,还是头晕,但是要明确一个可致病的诊断并不容易,因为这些疾病并不经常与特异性症状有关。

(1)周围前庭性病变:包括前庭神经炎、良性阵发性位置性眩晕和耳性眩晕占症状的 18%。

(2)由中枢神经病变:引发的头晕症状者占 14%,包括影像学证实的脑血管病、颈椎病、显著的双颈内动脉狭窄、基底动脉性偏头痛和猝倒发作。

(3)60 岁以上长期有头晕症状的患者(平均 1 年)28% 患者的症状由心血管病所致。

(4)病因不明者占 22%,需要注意:与年轻患者相比,老年患者心理学病因并不是头晕的常见原因。

颈动脉窦过度敏感是最常见的心血管病的表现,作为老年患者晕厥和不可解释的摔倒的一种容易被忽略的原因,近期报道证实颈动脉窦过度敏感是 45% 老年晕厥患者产生症状的一个致病原因,而血管迷走神经综合征仅与 11% 的症状发生有关,该报道同时发现 60% 患者发生一种或一种以上低血压病变。

### 7. 多系统萎缩

多系统萎缩是一组原因不明的神经系统变性疾病,多为中老年起病,缓慢进展。分为纹状体黑质变性(SND)、橄榄脑桥小脑变性(OPCA)和 Shy-Drager 综合征(SDS)。本组疾病共同的病理特征是中枢神经系统广泛的神经元变性、萎缩以致神经元细胞脱失。

(1)临床表现:SND 表现为帕金森综合征的症状和体征。OPCA 表现为小脑和脑干受损,主要表现为眩晕、小脑性共济失调和脑神经受损症状,并伴有锥体束受损体征。SDS 又称特发性体位性低血压,常表现为直立性低血压、晕厥发作、尿失禁或潴留、无汗等自主神经功能受损的症状和体征。上述 3 种综合征晚期均发展为 3 个系统全部受损,故均可有眩晕和小脑性共济失调的临床表现。

（2）辅助检查：MRI 检查可显示小脑、橄榄体萎缩，第四脑室及桥前池扩张以及双侧壳核、苍白球短 $T_2$ 信号。

**8. 多发性硬化**

多发性硬化是中枢神经系统的脱髓鞘疾病，其特点为病灶的多发性和病程上的缓解-复发趋势。在多发性硬化患者中，以眩晕作为主诉的占 5%～10%。

（1）临床表现：急性或亚急性起病，20～40 岁多发，女性多于男性。具有多灶性、复发性、激素治疗有效性的特点。小脑病变时表现为小脑性共济失调，眩晕程度较轻，无耳鸣、耳聋。脑干前庭神经核受损表现为发作性或持续性眩晕，严重时可伴有呕吐及显著的眼震，可伴有耳鸣、听力减退，并伴有其他神经受损表现。

（2）辅助检查：脑脊液单核细胞、蛋白可轻度增高。CSF-IgG 指数、24 小时 IgG 合成均可增高；CSF-IgG 寡克隆带阳性。MRI 对脱髓鞘病灶很敏感，在 MS 的诊断上具有重要价值，主要表现为长 $T_1$ 和长 $T_2$ 信号。MR 增强扫描可使急性期病灶的信号在 $T_1$ 加权像上明显增高，而缓解期病灶则不能加强。诱发电位可发现亚临床病灶。

**9. 第四脑室囊虫病**

脑囊虫病是含有活囊尾蚴的猪带绦虫、感染后的囊尾蚴寄生于脑内所致的寄生虫病，我国主要流行于东北、华北、西北和山东一带，常由于虫卵污染食物引起感染。

临床表现：囊虫寄生于第四脑室内，或寄生于脑室壁，或浮游于脑脊液中，可因头位的突然改变阻塞正中孔，颅内压增高，出现头痛、呕吐、意识障碍，并出现发作性眩晕、眼球震颤，个别可发生突然跌倒，呼吸骤停而死亡，为 Bruno 征发作。发作间隙期可无任何症状。

**10. 鞭索综合征（甩鞭伤 Whiplash injury）**

由于突然而剧烈的头部及颈部活动所致伤害，但无直接外伤，例如高速行驶的汽车紧急突然刹车或已停驶的汽车被从后面的飞车追撞时，前车座位乘客的颈部骤然屈曲及伸张，使椎间孔的神经根受损。若颈交感神经受损，则会间接使椎动脉痉挛，或直接刺激了迷走神经，或因颈肌紧张度增加的疼痛。

（1）诊断：①有甩鞭伤史；②临床表现：第一期以枕、颈部疼痛为主，颈部僵直、头昏、头重感及眩晕、耳鸣症状。第二期步态不稳、运动失调、四肢麻木、力弱及眩晕，其眩晕特点为头向某个方向运动时容易出现眩晕。此方向即患者受损时所甩出的方向，每次持续数秒至数分钟，同时可有位置性眼震，其病理机制可能中枢前庭受损，或内耳耳石因外伤而碎。第三期上述症状消失，但自主神经症状、耳鸣、头痛、颈部运动受限（不全）等症状最难消失，完全缓解要 6 个月以上。

# 附录　诊断标准

**1. 梅尼埃病**

我国《梅尼埃病诊断依据和疗效评定（2006 年，草案）》中的诊断标准：

（1）发作性眩晕 2 次或 2 次以上，持续 20 分钟至数小时；常伴自主神经功能紊乱和平衡障碍；无意识丧失。

（2）波动性听力损失，早期多为低频听力损失，随病情进展听力损失逐渐加重；至少一次纯音侧听为感音神经性听力损失，可出现重振现象。

（3）可伴有耳鸣和（或）耳涨满感。

（4）前庭功能检查：可有自发性眼震和（或）前庭功能异常。

（5）排除其他疾病引起的眩晕，如良性阵发性位置性眩晕、迷路炎、前庭神经元炎、药物中毒性眩晕、突发性耳聋、椎-基底动脉供血不足和颅内占位性病变等引起的眩晕。

可疑诊断（梅尼埃病待诊）：

（1）仅有 1 次眩晕发作，纯音侧听为感音神经性听力损失，伴耳鸣和耳涨满感。

（2）发作性眩晕 2 次或 2 次以上，持续 20 分钟至数小时。听力正常，不伴耳鸣及耳涨满感。

（3）波动性低频感音神经性听力损失，可出现重振现象，无明显眩晕发作。

（4）排除其他疾病引起的眩晕，如良性阵发性体位眩晕、迷路炎、前庭神经元炎、药物中毒性眩晕、突发性耳聋、椎-基底动脉供血不足和颅内占位性病变等引起的眩晕。

2. 良性位置性眩晕

我国的 BPPV 诊断标准（2005 草案）：

（1）与重力作用方向相关（受累的半规管与引力一致）的头部运动或身体姿势变动诱发的短暂的眩晕发作。眩晕呈旋转或漂浮感，可伴轻微头痛、恐惧、恶心及不稳感等症状。

（2）Dix-Hallpike 试验引出特征性眼震伴眩晕，其特征为：①潜伏期短（一般 1～5 秒）；②持续时间有限（一般＜30 秒）。

（3）患耳向下时诱发向地的旋转性眼震（快相向上为后半规管 BPPV，快相向下为前半规管 BPPV）；①恢复坐立位时反向眼震；②反复置于诱发位置反应减弱（眼震有疲劳性）。

（4）鉴别或排除椎-基底动脉供血不足（VBI）、颈椎病和后颅窝肿瘤以及其他中枢神经系统疾病。

3. 后循环短暂性缺血

美国对后循环短暂性缺血发作的诊断标准为：①运动障碍，从单侧肢体到四肢无力、精细运动障碍或瘫痪等组合；②感觉障碍，四肢、两侧颜面或口周等各种感觉减退或异常；③视力障碍，两侧视野完全或部分缺损；④共济失调或失衡；⑤眩晕（可伴恶心、呕吐），复视，吞咽困难或构音障碍。以上①至④项中存在其中一项即可诊断为椎-基底动脉供血不足；若仅有第⑤项表现，则必须还同时有①至④项中的任一项方可明确诊断。

# 七、眩晕的治疗

眩晕的成功治疗取决于正确诊断，理解前庭功能障碍的病理生理及恰当的干预策略。在确诊的基础上，对每一眩晕病例应制定恰当的康复计划（表 5-20），向患者及其家属详细介绍计划，使他们理解及主动配合计划实施。大多数患者的眩晕可经药物、物理治疗、手术及心理治疗而有效地得到缓解。

**表 5-20　眩晕患者的康复计划**

1. 检查及诊断

2. 解释

3. 康复计划　纠正可治性问题
　　　　　　　一般健康计划
　　　　　　　身体锻炼计划
　　　　　　　心理学评估
　　　　　　　用药
　　　　　　　评价家庭/社会/职业目标

4. 监测/反馈/随访

5. 出院

　　对眩晕的患者,经内科检查应识别伴随疾病,如高血压、血管病、糖尿病、自身免疫疾患及心理学病理,若未考虑恰当治疗均可影响前庭代偿。为保证前庭康复的要求,需有适宜的视觉性及本体感觉传入。眩晕的处理与干预包括以下 5 个方面:①一般内科评价,明确诊断,进行病因治疗,纠正/改善伴随疾病及其症状;②眩晕的药理干预;③前庭康复及 BPPV 的物理疗法;④心理干预;⑤手术(表 5-21)。

**表 5-21　眩晕的治疗选择**

| 治疗类型 | 特殊治疗 | 疾患 |
| --- | --- | --- |
| 饮食 | 钠<2g/d | MD 或迷路积水 |
| | 减少酪胺摄入 | 偏头痛 |
| 药物 | 泼尼松,抗病毒药 | 急性前庭神经炎,Ramsay-Hunt 综合征 |
| | 前庭抑制剂 | 急性单侧前庭功能丧失、晕动病、TIA/CVA、MD、偏头痛 |
| | 乙酰唑胺或利尿剂 | MD |
| | SSRI | 焦虑、抑郁 |
| | 苯二氮䓬类 | 惊恐发作 |
| | 丙戊酸 | 偏头痛 |
| 改变生活模式 | 减少应激 | 焦虑,偏头痛 |
| 复位操作 | CRM | 良性阵发性位置性眩晕(后或前 SCC) |
| | Liberatory | 良性阵发性位置性眩晕(后 SCC 的壶腹结石) |
| | Bar-b-que | 良性阵发性位置性眩晕(水平 SCC-或壶腹结石) |
| | Brandt-Daroff | 良性阵发性位置性眩晕(后 SCC 的轻度 SCC-或壶腹结石) |

续表

| 治疗类型 | 特殊治疗 | 疾患 |
|---|---|---|
| 手术 | 庆大霉素腐蚀 | 内科治疗无效的顽固性 MD |
| | 第Ⅷ对脑神经瘤切除 | 听神经瘤 |
| | 补孔 | 外淋巴瘘 |

注:CRM:半规管复位操作;SSRI:选择性血清素释放-重摄取抑制剂;MD:梅尼埃病;TIA:短暂性脑缺血发作;CVA:脑血管意外。

## (一)药物治疗

周围性或中枢性前庭疾患引起的急性前庭症状,可应用镇吐剂及前庭抑制药治疗。尽管对前庭神经化学的近代理解,对前庭疾患的治疗大多数仍为经验性治疗,对于任何特定药物的特异性抗眩晕作用的理解还相对不足,及缺乏恰当临床试验证明药物的明确效果、疗程及剂量。理想的抗眩晕药会抑制眩晕、防止呕吐及促进前庭代偿,但至今尚未获得。不同的病因所致眩晕尚无共同治疗。前庭抑制剂仅使眩晕及恶心缓解,特殊性治疗途径需认识不同的特殊性前庭病理,包括病因性、症状性或预防性药物。

应用抗眩晕(前庭抑制剂)、止吐药控制眩晕、恶心、呕吐有以下明确的指征:①急性前庭障碍症状的治疗;②引起前庭障碍症状的疾病的特异性治疗;③慢性前庭障碍如中枢前庭症状的非特异的经验治疗(表 5-22,表 5-23)。

**表 5-22 常用抗眩晕药及止吐药**

| 药物 | 剂量 | 作用 |
|---|---|---|
| 东莨菪碱 | 0.6mg 口服,q4~6h 或皮下注射 1 次,q3d | 毒蕈碱拮抗剂 |
| 苯海拉明 | 50mg 口服,q4~6h 或 im,q4~6h 或 100mg 栓剂,q8~10h | 组胺(H₁)拮抗剂<br>毒蕈碱拮抗剂 |
| 氯苯苄嗪 | 25mg 口服,q4~6h | 组胺(H₁)拮抗剂 |
| 异丙嗪 | 15 或 50mg 口服,q4~6h 或 IM q4~6h 或栓剂 q4~6h | 毒蕈碱拮抗剂<br>组胺(H₁)拮抗剂<br>毒蕈碱拮抗剂<br>多巴胺(D₂)拮抗剂 |
| 丙氯拉嗪 | 5 或 10mg 口服,q4~6h 或 im q6h 或 25mg 栓剂,q12h | 毒蕈碱拮抗剂<br>多巴胺(D₂)拮抗剂 |
| 氟哌啶醇 | 2.5 或 5mg,im q12h | 毒蕈碱拮抗剂<br>多巴胺(D₂)拮抗剂 |
| 地西泮 | 5 或 10mg 口服,bid~qid,im q4~6h 或 iv q4~6h | GABA$_A$ 激动剂 |
| 氯硝西泮 | 0.5mg 口服,tid | GABA$_A$ 激动剂 |

**表 5-23 眩晕的药物治疗**

| 治疗 | 眩晕 |
|------|------|
| 前庭抑制 | 恶心症状缓解（急性周围前庭及前庭核病损），预防晕动病 |
| 抗癫痫药 | 前庭癫痫、前庭阵法症（致残性位置性眩晕），MS 时阵发性构音障碍及共济失调，其他中枢前庭阵发、上斜肌肌肉颤搐 |
| β-受体阻滞剂 | 基底动脉性偏头痛（前庭偏头痛、良性复发性眩晕） |
| 培他啶 | MD |
| 抗生素 | 耳及颞骨的感染 |
| 耳毒性抗生素 | MD（MD 跌倒发作） |
| 皮质类固醇 | 前庭神经炎，自身免疫性内耳病 |
| 巴氯芬 | 下跳或上跳眼震，眩晕 |
| 乙酰唑胺 | 家族性发作性共济失调或眩晕 |

若干药物可引起主诉眩晕症状，特别是＞65 岁的患者。某些药物引起平衡障碍及眩晕，包括抗惊厥药、抗抑郁药、抗高血压药、抗炎症药、催眠药、肌肉松弛剂、镇静剂及长期应用前庭抑制剂。在连用数天后，氯苯苄嗪及东莨菪碱可发生过敏，当停药后可出现戒断症状，戒断症状可以被误为疾病本身的复发，故再用药时应予注意。氯苯苄嗪、东莨菪碱及其他前庭抑制剂在由前庭神经炎及迷路炎引起的急性前庭功能紊乱应只用数天，应予停药，因为它们干扰变性的前庭核内的中枢代偿。脑干延髓病损患者的恶心可持续数周，则需较长期用药。两侧前庭缺损的治疗应包括忌用耳毒性药物，以免引起持久性周围前庭损害（庆大霉素、链霉素、妥布霉素、呋塞米、奎宁），忌用可一过性损害平衡功能药物（镇静剂、抗焦虑药、抗癫痫药及抗抑郁剂）。前庭康复期亦不宜应用。发生于周围前庭疾患基础上的慢性眩晕，不能过度强调不应用止吐药及（或）前庭镇静剂。

## （二）前庭康复

前庭康复的基础依靠中枢神经系统的可塑性，即能够重组促进平衡及"症状性前庭代偿"机制（表 5-24）。头颅创伤后平衡障碍者多活动及运动者恢复较不活动或卧床者迅速。有人制定前庭训练计划产生前庭代偿，视觉传入及运动活动对单侧周围前庭疾患症状性恢复有决定作用。前庭训练在较多累及前庭核及小脑的中枢病损可能亦有价值。

**表 5-24 眩晕的物理治疗**

| 治疗 | 眩晕类型 |
|------|----------|
| 释放手法 | BPPV |
| 前庭训练 | 前庭康复、急性前庭功能丧失的中枢代偿，预防晕动病的康复，改善平衡技巧 |
| 物理治疗（颈托） | 颈性眩晕 |

平衡所需感觉传入必须适宜，如有任何治疗性视觉问题（如白内障）或可影响本体觉情况（如关节炎/自身免疫疾病），必须给以适当内科处理，并与前庭康复计划结合。最重要的是，心理学因素在前庭康复治疗的有效性中起重要部分，必须考虑心理障碍并进行适当的治疗。

### (三)心理治疗

心理因素的相互作用在周围前庭疾患的症状的加剧及前庭代偿的失败中不能过分强调。很多研究已注重于前庭病理时伴随旷野恐怖、回避行为、焦虑状态、惊恐发作及抑郁。众所周知惊恐发作常有自主神经症状及头晕,但前庭疾患时同样常出现焦虑及自主神经症状。因此,这些疾患及症状复杂性间有密切关系(图 5-9)。

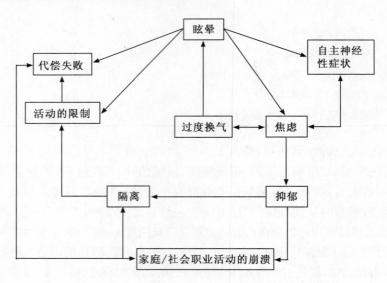

**图 5-9  自主神经性、心理及前庭症状的相互作用**

在最初评定时,考虑心理因素是有帮助的,特别是询问眩晕患者关于焦虑、惊恐发作、回避行为及其情绪变化。回避行为的存在会使其不可能服从前庭理疗性康复计划。对较严重的心理障碍应请精神科会诊,前庭恢复在心理因素未经恰当处理前是不可能的。对一位年轻及其他方面健康的周围性前庭疾患患者,如代偿失败应高度怀疑有潜在心理问题。

### (四)手术

破坏性手术或药物处理 MD 必须非常慎重,鉴于两侧 MD 的可能性,伴后继两侧听觉及前庭功能的丧失。链霉素及庆大霉素因有选择性前庭毒性效应而被应用,庆大霉素是首选药物,关于其最佳方案、注射技术、治疗的终点尚未得到共识。该技术可用于对药物无反应的顽固性眩晕而保留听力者,但有报道 30% 治疗病理发生耳聋。

手术干预包括预防性内淋巴囊减压,但有效性尚无证据。破坏性手术分两类:保留听力的前庭神经切除和疾病过程已引起明显听力丧失及顽固性眩晕。对后者若内科治疗失败,则采取迷路切除术。

现已广泛认识到眩晕患者罕需手术干预,特殊性例外包括:①慢性中耳疾病危及生命的并发症;②耳结构新生物(如前庭施万细胞瘤);③中耳/内耳创伤,如外淋巴瘘(表 5-25)。

**表 5-25　眩晕的手术治疗**

| 手术 | 眩晕的原因 |
| --- | --- |
| 第Ⅷ对脑神经手术减压 | 肿瘤（前庭施万病） |
| 神经血管减压 | 前庭阵发病（致残性位置性眩晕） |
| 壶腹神经切除或半规管堵塞 | BPPV，上 SCC 裂开（堵塞或再转表） |
| 内淋巴分流 | MD 有争论 |
| 前庭神经切除或迷路切除 | 顽固性 MD |
| 手术填补 | 外淋巴瘘 |
| 椎动脉的手术减压 | 旋转性椎动脉阻塞综合征 |

# 第五节　头　痛

头痛是神经科门诊最常见的症状，其发病机制非常复杂，病因众多，有原发性、继发性等。临床医师必需清楚各种头痛的临床特点，通过详细的病史及体格检查得出正确的诊断。

## 一、头痛的确定

### （一）概念

通常头痛是指头颅上半部，即眉毛、耳轮上缘和枕外隆突以上至枕下部范围内的疼痛，是临床最常见的症状之一，约有 10% 的患者因头痛就诊。

### （二）分类

为方便诊断与治疗，临床上我们通常把头痛分为如下几类：

**1. 偏头痛**

①无先兆的偏头痛；②有先兆的偏头痛；③儿童周期性综合征（前驱症状通常为偏头痛）；④视网膜性偏头痛；⑤偏头痛并发症；⑥可疑性偏头痛。

**2. 紧张性头痛（TTH）**

①偶发性紧张性头痛；②频发性紧张性头痛；③慢性紧张性头痛；④很可能的紧张性头痛。

**3. 丛集性头痛和其他三叉自主神经性头痛**

①丛集性头痛；②发作性偏侧头痛；③伴有结膜充血和流泪的短暂、单侧、神经痛样头痛；④很可能的三叉自主神经性头痛。

**4. 其他原发性头痛**

①头颈部外伤所致的头痛；②头或颈部血管疾病所致的头痛；③非颅内血管病变所致的头痛；④因某些物质或某些物质戒断所致的头痛。

**5. 感染所致的头痛**

①内环境疾病所致的头痛；②头颅、颈部、眼、耳、鼻、鼻窦、牙齿、口腔或其他头面部结构疾

患所致的头面痛；③精神疾患所致的头痛；④脑神经痛和面神经痛的中枢性原因；⑤其他的头痛、脑神经痛、中枢性或原发性面神经痛。

## 二、头痛的诊断流程

参见图 5-10。

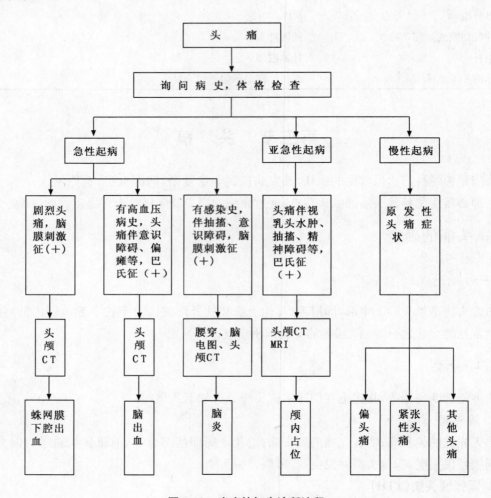

**图 5-10 头痛的初步诊断流程**

## 三、头痛的定位

头痛无特殊定位体征。

## 四、头痛的诊断要点

### 1. 问诊要点

详细询问病史：首先了解头痛的病因、病程、发作的时间、部位、性质、程度及诱发、加重或缓解的因素，可为诊断提供线索或方向。其次了解伴发的症状，即各种原发病的症状。可根据颅内→颅腔邻近部位→全身→功能性疾病的次序详细询问病史，为病因诊断提供根据。

如表 5-26 所示，对于头痛患者，①首先应了解过去有无头痛病史，本次发作是首次还是慢性头痛急性发作。若是复发，需了解每年以前的发作情况和以往的检查结果或治疗效果。若是首次发作，需特别提醒必须询问有无颅脑外伤史。同时也需询问家族史；②本次发生突然剧烈头痛是否与以往的慢性头痛不同；③头痛是否进行性加剧；④头痛的时间、起病方式、部位、性质、伴随症状、诱因或缓解因素；⑤头痛时或间歇期是否存在神经系统及其他体征。

**表 5-26　头痛病史、体格检查注意事项**

A：头痛病史

　　起病

　　部位

　　持续时间（间断的还是持续性的）

　　发作时间（白天或晚上）

　　严重程度

　　放射痛

　　疼痛性质

　　相关症状

　　前驱症状

　　阳性或阴性神经症状

　　头痛对日常活动的影响

　　缓解或加重因素

　　促发因素

　　频率

　　家族史

B：体格检查

　　颅高压体征

　　头颅病变体征

另外，询问病史时不可放过任何一个提示继发性头痛的危险征兆，如表 5-27 所示，若是颅内病变所致的头痛，一般会伴有呕吐、恶心、眩晕等症状及神经系统的体征；若是颅外头部病变引起，可能会有局部受伤或伴鼻、眼、耳、牙齿等结构的相应受损表现，往往会出现眼、耳、鼻等器官的有关症状或体征；若是全身性疾病引起，往往伴有发热等体征。

**表 5-27 提示继发性头痛的危险征兆**

A:头痛病史

　突然发作的首次头痛(如突发霹雳样头痛)

　用力后出现的头痛

　系统性疾病(如恶性肿瘤、AIDS)

　系统性症状(如发热、肌痛、消瘦)

　神经系统症状或体检异常发现

　伴有精神改变的头痛

　50 岁后首次出现头痛

　头痛模式改变

　　头痛程度或频率改变

　　头痛缓解期消失的进行性头痛

B:体格检查

　有颅高压体征

　有神经系统定位体征

**2. 体格检查要点**

为头痛患者作体格检查时,不仅要做头部检查,亦应重视神经系统检查及眼底检查。①体格检查的重点应包括测量血压以了解有无高血压,测眼压以了解有无青光眼,测视力以了解无屈光不正,检查眼底以了解有无眼底水肿或出血,以提示有无颅内高压或出血;②同时,应注意检查头痛有无外伤或瘢痕,以了解有无头颅外伤或手术史;检查头痛有无压痛,以了解是否有鼻窦炎或紧张性头痛引起的肌肉疼痛,检查颞动脉有无压痛,了解有无颞动脉炎,特别要检查有无脑膜刺激征或病理反射以及肌力和肌张力等改变,以了解有无脑膜炎、脑炎或蛛网膜下腔出血等危重情况;③另外,也应检查有无神经压痛,以了解有无枕大神经等颅神经痛。

**3. 相关检查**

(1)血液学检查、血尿检查、血电解质测定:如,周围血涂片找疟原虫明确是否是恶性疟疾引起。垂体病变引起头痛,可伴有抗利尿激素分泌异常综合征,造成低钠血症。贫血或出凝血时间异常及血小板计数减少或凝血酶原时间延长等,可能提示有颅内出血。嗜酸性粒细胞计数增多,可能提示有寄生虫,白细胞总数增多伴核左移,则可能系感染所致,若周围血中发现幼稚细胞应考虑白血病,或发现恶性组织细胞或狼疮细胞,则可能是恶性组织病或红斑狼疮,必要时可行骨髓穿刺涂片或活检。血清的反应素絮状试验(vDRL)、密螺旋体荧光抗体吸附试验空腹血糖有助于检查是否有全身感染、贫血、神经梅毒及糖尿病等。颞动脉炎可重复做血沉、颞浅动脉血流或活检。

(2)影像学检查:头颅 CT 或 MRI 了解有无脑出血、脑缺血性中风、蛛网膜下腔出血、颅内占位性病变;副鼻窦 X 光摄片,以了解有无鼻窦炎;头颅 X 光摄片,以了解有无颅骨骨折和颅骨畸形,以及颅骨骨髓炎、颅骨肿瘤等。

（3）脑电图：了解有无癫痫、脑炎或脑部占位性病变。

（4）腰椎穿刺：测脑脊液压力和常规、生化以及细菌培养，霉菌及结核菌检测和病毒抗体检查，以了解有无颅内出血、颅内高压或低压，以及有无脑膜炎，脑炎以及各种感染。对于疑有颅内高压者，应慎做，以防脑疝形成。

（5）脑血管造影：以了解有无脑血管畸形或动脉瘤。

总之，在头痛的诊断流程中，关键是先确定头痛的病因是头颅部位病变，还是全身性疾病，是颅内还是颅外病变，若经上述程序而不能确诊，可随访有关指标，以明确诊断。

## 五、头痛的常见疾病及鉴别诊断要点

### （一）原发性头痛

**1. 偏头痛**

无客观指标，诊断依据如下：①多在青春期发病，女性为多，有长期、反复病史；②可有家族史；③搏动性头痛为主，间歇期无症状；④伴或不伴有先兆症状，伴有明显的自主神经症状，如恶心、呕吐等；⑤排除颅内其他病变。

**2. 紧张性头痛**

又称肌收缩性头痛，多见于青壮年，由于头部与颈部肌肉持久的收缩状态所致。长期工作压抑、焦虑、抑郁或姿势不良均可导致头痛，表现为头顶、颞部、枕部及颈项部的沉重压迫感或紧箍感，病程较长，程度轻至中等，神经系统无阳性体征。

**3. 丛集性头痛**

表现为一连串密集发作的头痛，此后，可有一段时期间歇。多见于 30～50 岁男性，常在夜间或熟睡后突然发作，疼痛剧烈一般从一侧眼部开始，迅速扩展至同侧额、颞、鼻、耳等处，直到面部，甚至波及肩、颈部，呈跳痛或烧灼样，站立时可减轻，发作时可伴有同侧面部发红、流泪、鼻塞、流涕、Horner 征等，每次发作的历时数分钟，并且都在同一侧。

### （二）继发性头痛

**1. 头颈部外伤所致的头痛**

外伤后头痛包括外伤性神经性头痛、肌收缩性头痛和血管性头痛，程度较轻。

（1）脑震荡、脑挫伤：脑震荡在头部外伤后出现短暂意识障碍，此后意识恢复清醒，出现头痛，往往伴有近事遗忘。脑挫伤者，常在头部外伤后出现昏迷，当神志清醒后，出现剧烈头痛，伴呕吐等颅内高压征，往往会有神经系统定位体征。

（2）外伤性颅内血肿：包括硬脑膜外血肿、硬脑膜下血肿和脑内血肿，其头痛往往发生在头部外伤后，先有意识障碍，然后清醒，此时，出现的头痛常伴有呕吐等，若不及时诊治，可能会出现意识障碍。

（3）脑外伤后遗症：一般指脑外伤 3 个月后，仍有头痛，为全头痛，呈胀痛或搏动性或紧箍样痛，用脑后头痛加重，同时伴失眠、记忆力减退、情绪不稳定和多汗、心悸等自主神经功能紊乱症状。

**2. 头或颈部血管疾病所致的头痛**

(1)脑血管病:包括脑出血、蛛网膜下腔出血、脑梗死等。头痛位于全头部或局限于某部,呈放射性、刀割样痛,或爆炸样、斧劈样头痛,蛛网膜下腔出血时的头痛最为剧烈,中年患者可自发蛛网膜下腔出血,常伴有呕吐,脑梗死时头痛相对较轻。

(2)颞动脉炎:单侧或双侧颞部剧烈头痛,夜间加剧,同时伴有颞动脉增厚、水肿等体征,还可能有发热的全身症状。

(3)颅内静脉窦血栓形成:包括炎症性和非炎症型两种。其头痛的特征为急性起病伴呕吐等颅内高压征,同时可出现精神异常或癫痫发作,以及瘫痪等。非炎症性往往出现在分娩后1~3周。炎症性血栓形成多见于中耳炎和乳牙炎等。头痛往往伴有颅内高压症状和面神经或外展神经瘫痪等神经受累征,以及病侧眼睑、结膜水肿、眼球突出等。同时多数有发热等感染症状。

(4)颅内动脉瘤或动静脉瘤:常呈病侧的偏头痛样表现,突然起病,并固定于一侧,成胀痛、搏动样痛或钻痛,疼痛发作后会出现眼肌瘫痪或偏盲,海绵窦内动静脉瘘,同侧眼球突出。当动脉瘤破裂后,会出现蛛网膜下腔出血的临床表现。

(5)脑血管畸形:头痛多位于病变侧,青年起病,以后出现癫痫发作性头痛或蛛网膜下腔出血后头痛。

(6)病理性脑血管炎:起病急,头痛剧烈,部位不定,呈胀痛、跳痛,可伴失语、偏瘫、癫痫发作。

**3. 非颅内血管病变所致的头痛**

(1)高颅压性头痛:正常颅内压力为 $80\sim200mmH_2O$,高于 $200mmH_2O$ 为高颅压,表现为头痛剧烈、难以缓解,可伴有呕吐和视乳头水肿,用力、咳嗽、打喷嚏时加重。

(2)低颅压性头痛:脑脊液压力低于 $70mmH_2O$ 为低颅压,临床特点为体位性头痛,当立位、咳嗽、打喷嚏、用力或震动头部时头痛加剧,平卧时头痛可缓解或减轻,头痛部位和性质无特异性。

(3)脑积水:头痛为主要症状。先天性脑积水见于婴幼儿,常伴有眼球震颤、智力障碍、视力减退、癫痫等,颅缝裂开,两眼下视呈"落日征";后天性脑积水可出现于任何年龄,头痛呈慢性持续性,为整个头部胀痛,平卧加重,活动后减轻或消失,重者伴呕吐、视乳头水肿;正常颅压性脑积水可无头痛,仅表现为进行性痴呆、步态异常和尿失禁"三联症"。

(4)脑肿瘤:头痛慢性起病,早期为阵发性,程度轻,清晨或夜间发生,咳嗽、低头等用力后头痛加重,坐位或站立时减轻,头痛部位与肿瘤位置相符,颅后凹肿瘤时,头痛发生较早,而且程度较重,生长快的肿瘤,头痛剧烈。头痛往往伴有呕吐等颅内压症状和体征,后期因肿瘤增大,可能会出现远隔症状。如:中央前后回区的肿瘤,常先出现局限性癫痫,并引起对侧肢体偏瘫;额叶肿瘤表现为精神障碍。

(5)颅内转移性肿瘤:头痛常伴有呕吐等颅内高压征,同时有原发癌的一些临床表现,如:肺癌、鼻咽癌、肾上腺癌、绒毛膜上皮癌、肝癌等。

(6)头痛型癫痫:多数突然发作,位于前额、颞部或眼眶处头痛,呈剧烈跳痛,有时伴有头晕、出汗、呕吐等自主神经功能紊乱症状,有间歇性。

(7)颅骨疾病:包括先天性颅骨畸形,颅底凹入症,畸形性骨炎,和颅骨内板增生等的头痛,可同时出现受损神经疼痛和局部压痛以及局部麻木、感觉减退等神经受损的临床表现。另外,颅骨髓炎、颅骨肿瘤、颅骨髓瘤等可引起受损部位头痛。

**4. 感染所致的头痛**

(1)脑膜炎、脑炎、中毒性脑病:急性头痛,程度较剧烈,部位在全头部,呈弥漫性、搏动性跳痛或撕裂样痛,转头或咳嗽时加剧,可能伴呕吐和发热。脑脓肿时,头痛多数与化脓性感染的病灶在同侧,并可出现病灶侧受压的神经系统体征。

(2)脑蛛网膜炎:急性发病时,头痛以清晨为主,咳嗽、低头、排便均可使头痛加剧,头痛部位多数在枕部,也可因炎症部位不同而出现相应部位的头痛,如,在视交叉处,可出现两侧眼眶痛。头痛程度为中等以上,常伴呕吐、视力减退等,严重时,可出现意识障碍和精神异常。

(3)脑寄生虫病:肺吸虫病(脑型)、脑囊虫病、脑包虫病等的头痛呈局限性,持续性钝痛或呈发作性剧痛,并有相应的流行病学病史。

**5. 内环境疾病所致的头痛**

(1)高血压脑病:头痛剧烈常伴有呕吐或短暂精神错乱、失语等症状,或神经系统体征,并呈可逆性,发病前有血压急剧升高。

(2)肺源性脑病:头痛伴有精神障碍和呕吐等颅内压增高征,同时有发热、咳嗽、咳痰等肺部感染症状。

(3)感染:各种感染在发热时均可引起头痛,流行性感冒、伤寒、钩端螺旋体病、流行性出血热可引起剧烈头痛。脑型疟的头痛非常剧烈。

(4)心血管疾病:高血压性疾病往往在晨起时明显,劳累或情绪激动时加重,在血压突然升高时,头痛明显剧烈。其表现为枕下颈项部疼痛,伴头部紧箍样,或表现为头部钝痛或跳痛,充血性心衰时,也可出现头痛。

(5)中毒:铝、汞、一氧化碳、有机磷农药中毒或颠茄类药物,水杨酸类药物,奎宁等药,以及毒蕈等植物中毒时,均可出现不同程度的头痛,同时伴有其他相应的中毒症状。

(6)中暑:中暑时可出现剧烈头痛。严重失水,伴呕吐等颅内压增高症。往往在高温酷暑环境下发生。

(7)其他疾病:许多疾病可以引起头痛,如系统性红斑狼疮、白血病、尿毒症、贫血、甲状腺功能亢进等。其头痛往往伴有其他相关疾病的症状和体征。

**6. 精神疾患所致的头痛**

神经官能症:此类头痛与精神因素关系密切,程度不一,部位不定,常伴自主神经功能紊乱症状。

**7. 脑神经痛、中枢性和原发性面痛及其他头痛**

(1)神经痛:头痛的一些神经痛,如,三叉神经痛,吞咽神经痛,枕神经痛等可引起头痛,往往伴神经分布部位的疼痛和相应神经受损的临床表现。

(2)眼源性头痛:多位于眼区头痛,屈光不正引起,在两侧眼球及眉弓处胀痛,视力疲劳时加重。若急性青光眼引起头痛,则在眼球及眼眶上有剧烈痛和眼球胀痛,可伴有呕吐或瞳孔扩大,对光反射消失,视力锐减等症状。

（3）耳源性和鼻源性头痛：中耳炎、乳突炎所致头痛时，在病变局部尚有压痛，鼻炎或鼻旁窦炎时头痛伴有鼻塞、流涕等症状，常于病变侧颞、额头痛，初期呈间歇性，以后进展呈持续性，头痛可伴有鼻塞、鼻涕带血症状。

（4）牙源性头痛：牙齿疾病所致头痛常局限于病变侧，颞颌关节炎症引起的头痛，往往呈面部持续性疼痛，张口或咀嚼时加重病变，局部有压痛。

（5）颈部疾病引起的头痛：颈椎病或颈肌病以及颈椎间盘突出时可引起头痛，常位于颈后和枕部，多数在 40 岁以上发病，常伴有肩部及上肢麻木、疼痛。

## 六、头痛的治疗策略

头痛的治疗目的是终止头痛发作、缓解伴发症状和预防复发。

首先，在于积极预防和治疗各种原发病，例如，①纠正颅内压：如颅内压高者给以脱水、利尿剂；低颅压者，静脉给以低渗液等；②对蛛网膜下腔出血后的剧烈头痛，可在病情平稳后颅压不高的情况下，酌情进行脑脊液置换；③对于颅表神经痛，可通过封闭罹患的颅表神经来消除疼痛等。

对症治疗则可使用除吗啡类以外的止痛药物，如各种解热止痛剂，可根据病情顿服或短期 2～3 次/天服用，严重者可少量服用可待因、颅痛定或二氢埃托啡等。对焦虑烦躁者可酌情加用各种镇静剂或安定剂。对有抑郁表现者，可加用抗抑郁剂。

在治疗上，也可针对头痛发生的机制进行。例如，①收缩扩张的血管：如偏头痛发作时，及早使用麦角制剂。对非偏头痛类血管性头痛，则常用含有咖啡因的复方解热止痛药，如 APC、索米通、米格来宁等以改善血管张力；②松弛收缩的肌肉：适用于肌收缩性头痛，如按摩、热疗、痛点利多卡因封闭等，或服用安定剂如安定、阿普唑仑等，既有助松弛肌肉，也有助于解除精神紧张。

# 第六节　瘫　痪

瘫痪是指肌肉随意运动功能降低或丧失，是神经系统最常见的症状之一。上、下运动神经元系统及肌肉本身的病变均可引起瘫痪。

## 一、瘫痪的确定

瘫痪主要由上、下运动神经元系统及肌肉本身的疾病引发，随意运动还与骨、关节及相关结构的健康有关。甚至部分患者关节骨骼与运动神经系统正常，患者仍然有随意运动功能障碍。因此需要仔细评估判断是否为真性瘫痪。

### 瘫痪的分类

**1. 按瘫痪的性质和传导通路上不同部位**

（1）上运动神经元性瘫痪：锥体束受损引起的瘫痪。

（2）下运动神经元性瘫痪：脊髓前角和脑干脑神经运动核团的运动神经元及其运动单位受损引起的瘫痪。

（3）神经肌肉接头性瘫痪：神经和肌肉接头处病变引起的瘫痪。

（4）肌源性瘫痪：肌肉本身的病变引起的瘫痪。

**2. 按瘫痪的程度**

分为完全性瘫痪和不完全性瘫痪两种。为了判断瘫痪的程度，临床上使用 0～Ⅴ度六级肌力评定标准：

0 度：完全瘫痪；

Ⅰ度：可见或仅在触摸中感到肌肉轻微收缩，不能牵动关节产生肢体运动；

Ⅱ度：肢体能在床上移动，但不能抬起；

Ⅲ度：肢体能抬离床面，但不能抵抗阻力的运动；

Ⅳ度：肢体能做抵抗阻力的运动；

Ⅴ度：正常肌力。

**3. 按瘫痪时肌张力的状态**

（1）痉挛性瘫痪：肌张力明显增高，肢体被动运动时阻力大并有僵硬感，腱反射亢进。

（2）弛缓性瘫痪：肌张力明显低下，肢体被动运动时阻力小，腱反射减弱或丧失。

**4. 按瘫痪的分布**

（1）偏瘫：一侧上、下肢的瘫痪。如果包括同侧中枢性面肌在内的一侧上、下肢的瘫痪，叫做脑性偏瘫。如果没有颅神经麻痹，而仅有一侧上、下肢瘫痪者，叫做脊髓性瘫痪。

（2）交叉瘫：是偏瘫的一种特征类型。指一侧颅神经麻痹和对侧上、下肢上运动神经元瘫痪。主要由脑干病变引起，由于病变累及该平面的颅神经运动核及尚未交叉的皮质脊髓束和/或皮质脑干束所致。

（3）截瘫：一般是指双下肢的瘫痪。多由于双侧锥体束损害引起。在双侧腰髓前角以下的下运动神经元损害也可以造成截瘫。两上肢瘫叫上肢性截瘫。上肢性截瘫可以没有锥体束损害，是颈膨大的两侧前角细胞或前根的病变造成。

（4）四肢瘫：双侧上、下肢瘫痪。病变多在颈膨大以上。

（5）单瘫：单个肢体或肢体的某部分瘫痪。单瘫有两种可能性：一为大脑运动区局限性病变，属于上运动神经元性瘫痪；另一种为相应的脊髓、脊髓神经根、脊髓神经丛的病变，属于下运动神经元性瘫痪。

## 二、诊断流程

参见图 5-11。

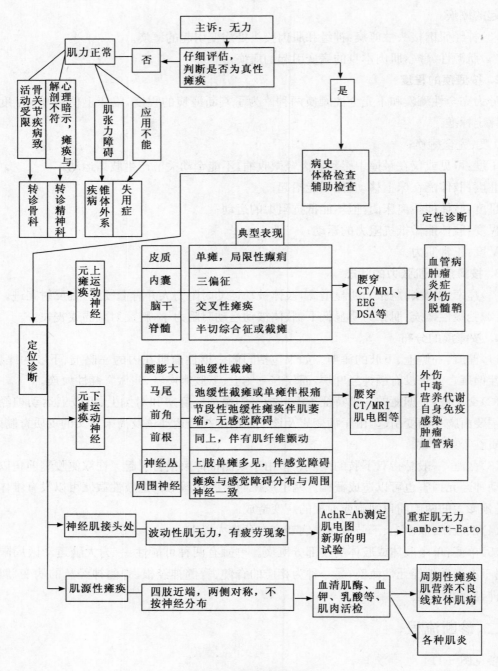

图 5-11　瘫痪诊断流程

## 三、瘫痪的定位

### (一)根据瘫痪性质定位

**1. 上运动神经元性瘫痪**

(1)皮质型:大脑皮质中央前回运动区在大脑皮质占有相当广泛的位置,往往有病变仅损害其中的一部分,而产生对侧单瘫,可为痉挛性或弛缓性,弛缓性瘫痪可能为大脑皮质运动区锥体细胞受损后处于衰竭状态所致。当优势半球损伤时,还可伴有运动性失语和双眼侧视麻痹。双侧额叶内侧病变,可出现脑性截瘫,远端明显,常伴有共济失调和无动性缄默。若累及旁中央小叶,可伴有尿失禁。脑部病变广泛,累及双侧皮质运动区或皮质脊髓束时,可出现脑性四肢瘫痪。

常见疾病:见于急性脑血管病、脑肿瘤、脑脓肿等。如大脑前动脉梗死时,若梗死发

生在前交通动脉之后,则出现对侧下肢瘫痪,远端无力明显。双侧大脑前动脉梗死,则表现脑性截瘫,远端明显,伴有尿失禁和精神症状,反应迟钝、缄默等。脑性四肢瘫痪可见于产前或围产期脑炎、脑缺氧、脑外伤和挤压伤的植物状态,多次发作累及双侧大脑半球的脑血管病、上矢状窦血栓形成、脑胶质瘤、脱髓鞘性疾病等。

(2)皮质下型(放射冠):通过放射冠的锥体束纤维向内囊聚集,病损时则出现对侧不完全性偏瘫,如果丘脑皮质束受损可伴有对侧半身感觉障碍,若视放射损害,可伴有对侧同向性偏盲。

(3)内囊型:锥体束在内囊处聚集,故极容易全部遭到破坏而产生对侧偏瘫。往往上、下肢均等性瘫痪,面部只有下半部面肌和舌肌瘫痪,而其他头面部肌肉因接受双侧皮质脑干束支配而不受影响。如病变累及内囊锥体束后方的感觉传导径路和视放射,还可伴有对侧偏身感觉缺失、对侧同向性偏盲,合称为"三偏征",是内囊损害的特征。

常见于短暂性脑缺血发作(TIA)、脑梗死、脑出血、肿瘤、炎性疾病等。颈内动脉系统 TIA 可出现病灶对侧不同程度的偏瘫。颈内动脉、大脑中动脉主干闭塞时,病灶对侧偏瘫较重,常有不同程度的意识障碍,优势半球受累时可伴有失语。大脑中动脉深穿支梗死时,出现内囊型"三偏征"。"三偏征"还常见于内囊出血,是脑出血中最多见的发病部位,如壳核、丘脑及豆状核等部位的出血。

(4)脑干型:脑干运动通路的损害,除有锥体束损害的体征外,常伴有颅神经的损害。一侧脑干病变,可损及尚未交叉的皮质脊髓束和运动性脑神经核、核上纤维或核下纤维,产生病侧的脑神经麻痹和对侧偏瘫,称为交叉性瘫痪。根据下运动神经元性颅神经瘫痪体征,常有助于推断脑干病变的水平。见表 5-28。

表 5-28 常见脑干病变的定位和疾病

| 脑干病变 | 瘫痪表现 | 常见疾病 |
| --- | --- | --- |
| 大脑脚综合征(Weber syndrome) | 病灶同侧动眼神经麻痹,对侧中枢性偏瘫 | 脑血管病、肿瘤 |

续表

| 脑干病变 | 瘫痪表现 | 常见疾病 |
|---|---|---|
| 桥脑基底外侧综合征（Millard-Gulbler syndrome） | 病灶同侧外展神经和周围性面神经麻痹，对侧中枢性偏瘫 | 脑血管病、炎症和肿瘤 |
| 桥脑基底内侧综合征（Foville syndrome） | 病灶同侧外展神经和周围性面神经麻痹，同侧眼球侧视麻痹，对侧中枢性偏瘫 | 脑血管病 |
| 桥脑基底部病变，闭锁综合征（Locked-in-syndrome） | 四肢瘫痪，面肌、舌肌、咽喉肌以及双眼侧视麻痹，双眼球上下运动存在，无感觉障碍和意识障碍 | 缺血性脑血管病，脑桥中央髓鞘溶解症 |
| 延髓腹侧病变 | 四肢瘫痪，伴有延髓麻痹 | 脑干出血或梗死、脱髓鞘疾病、延髓内外肿瘤及枕大孔区畸形 |
| 延髓下部病变（Jackson syndrome） | 病灶同侧舌下神经麻痹，对侧中枢性偏瘫 | 脊髓前动脉闭塞 |
| 延髓锥体交叉不完全受损 | 可出现一侧上肢和另一侧下肢的交叉性上运动神经元性瘫痪 | 缺血性脑血管病、脱髓鞘疾病、肿瘤 |

（5）脊髓型

①上颈髓段（$C_{1\sim4}$）病变：半侧损伤可出现同侧上、下肢瘫痪和深感觉障碍，对侧上、下肢痛觉减退。

双侧损伤出现四肢瘫痪，常伴有颈枕部疼痛，转动头部、咳嗽、打喷嚏或增加腹压时疼痛加重，颈部活动受限。

常见病变：包括上颈段的椎管内肿瘤、椎间盘突出、外伤骨折、寰椎和枢椎脱位、颅底压迹、环枕畸形、后颅窝狭小、枕骨大孔狭小、Arnold-Chiari 畸形、鞭击综合征。

②颈膨大（$C_5\sim T_2$）病变：半侧受损出现病灶同侧上肢的下运动神经元性瘫痪，同侧下肢上运动神经元性瘫痪，同侧下肢深感觉障碍，可有对侧下肢浅感觉障碍。

双侧受损出现双上肢下运动神经元性瘫痪，双下肢上运动神经元性瘫痪。可出现自发性疼痛。

常见病变：包括颈髓及其附近的肿瘤、颈椎间盘突出、颈椎骨关节病、外伤和急性脊髓炎等。

③胸髓（$T_{3\sim12}$）病变：横贯性损害时双上肢正常，双下肢上运动神经元性瘫痪（截瘫），病变水平以下各种感觉丧失和自主神经功能障碍。

常见病变：包括急性脊髓炎、脊髓外伤、血管病变等。

**2. 下运动神经元性瘫痪**

（1）腰膨大（$L_1\sim S_2$）病变：表现为双下肢弛缓性瘫痪，伴有双下肢及会阴部感觉障碍和括约肌障碍。$L_{2\sim4}$节段受损膝腱反射消失，$L_5\sim S_1$节段受损踝反射消失，$S_{1\sim3}$节段受损可出现阳痪。腰膨大上部病变神经根痛位于下背部、腹股沟区或股部前侧,腰膨大下部病变表现为坐骨神经痛,引起腰部、腰骶部、坐骨结节和股骨大粗隆间的感觉异常或疼痛,并可向股、小腿后外侧、足底部和脚趾放射。

常见于急性脊髓炎、脊髓灰质炎、肿瘤、腰椎间盘突出症、糖尿病性截瘫、脊髓血管病变等。

(2)马尾病变:表现为下肢弛缓性瘫痪,下肢剧烈自发性根性疼痛,呈烧灼感,放射至会阴部和臀部,腹压增加时,如咳嗽、打喷嚏可使疼痛加剧。性功能和括约肌障碍出现较晚。

常见于马尾肿瘤、腰骶部神经根炎或腰骶部脊膜炎、脊髓蛛网膜炎(包括结核性)等。

(3)前角、前根病变:前角细胞或前根损害时引起相应部位的弛缓性瘫痪和肌萎缩,不伴有感觉障碍。运动障碍的分布范围呈节段型或根型。瘫痪见于一侧上肢或下肢,或支配一个关节的全部肌肉。在慢性进行性损害时,常可在萎缩的肌肉中见到肌纤维颤动。

常见于急性脊髓灰质炎、运动神经元病,前根病变可见于脊膜或椎骨病变、腰椎间盘突出症、马尾神经根炎、髓腔碘油造影后碘剂残留在马尾神经鞘内时。

(4)神经丛病变:表现为受损神经所支配的肌肉发生周围性瘫痪。因周围神经丛包括运动和感觉纤维,故出现感觉障碍和疼痛。

①臂丛($C_5 \sim T_1$)病变:整个臂丛受损,可出现整个上肢及肩胛带肌的完全瘫痪和肌萎缩,感觉障碍分布在 $C_5 \sim T_1$ 范围。上臂丛受损表现为上肢近端及肩胛带肌为主的肌无力和肌萎缩,感觉障碍分布在 $C_{3 \sim 6}$ 范围。下臂丛受损表现为上肢远端的肌无力和肌萎缩,感觉障碍分布在 $C_7 \sim T_1$ 范围。常见于臂丛神经炎、牵拉伤、神经纤维瘤、锁骨骨折等。

②腰丛($L_{1 \sim 4}$)病变:表现为下肢近端前部为主的肌无力、肌萎缩和感觉障碍。常见于腹膜后或腹腔内肿瘤、骨盆骨折等。

③骶丛($L_4 \sim S_3$)病变:表现为臀部和下肢远端的肌无力、肌萎缩和感觉障碍。常见于盆腔内肿瘤。

(5)神经干病变:某一肢体单个或多根神经干的病变,可引起该肢体的完全性瘫痪或局限性瘫痪,根据神经干的解剖特点有相应的表现。

①腋神经($C_{3 \sim 6}$)病变:表现为上臂不能侧平举和不能伸向前方及后方,上肢下垂,三角肌萎缩,三角肌前下方感觉障碍。常见于肩关节脱臼、肱骨外科骨、肩关节囊外伤等。

②肌皮神经($C_{5 \sim 6}$)病变:表现为前臂屈曲力弱,肱二头肌萎缩,前臂桡侧缘长条形感觉障碍,肱二头肌反射减弱或消失。常见于肱骨骨折或腋动脉瘤压迫。

③正中神经($C_6 \sim T_1$)病变:表现为拇指不能屈曲和对指,屈腕力弱,前臂不能旋前,大鱼际肌萎缩呈"猿手"状。感觉障碍区主要在桡侧手掌及拇指、示指、中指的掌面和无名指的桡侧一半以及示指和中指末节的背面。常见于前臂下段外伤、腕管综合征、感染或中毒等。

④尺神经($C_8 \sim T_1$)病变:表现为爪状手,即第4、第5掌指节背屈及指间关节掌屈状态。手指内收外展无力,腕关节屈曲和内收力弱,小指对掌不能,背侧骨间肌和小鱼际肌萎缩。第4、第5指的尺侧感觉障碍,并有皮肤发凉、干燥、苍白、潮红或指甲改变。常见于肱骨下段骨折、肘或肩关节脱臼、肿瘤或炎症。

⑤桡神经($C_5 \sim C_8$)病变:表现为不能伸肘、伸腕、伸掌指、伸拇指关节,前臂不能旋后垂

腕。拇指和第 1、第 2 掌骨间隙区、手背桡侧和上臂的背侧皮肤有感觉障碍。常见于上肢外伤、肱骨或前臂骨折、铅中毒、酒精中毒、炎症、肿瘤等。

⑥股神经($L_{2\sim4}$)病变：表现为不能屈曲髋关节和伸膝关节，股四头肌萎缩，大腿内收、外旋力弱。大腿前面及内侧面、小腿内侧和足内侧的皮肤感觉障碍。常见于盆腔内或腹膜后肿瘤、骨盆骨折或肿瘤、腹股沟部手术等。

⑦坐骨神经($L_4\sim S_3$)病变：表现为下肢远端肌无力和感觉障碍，不能伸髋关节和屈膝关节，小腿以下运动受限，足下垂，大腿后部及小腿以下肌肉萎缩。小腿外侧至足背感觉障碍。常见于腰椎间盘突出症、臀部肌内注射损伤、下肢骨折、非特异性坐骨神经炎、盆腔内肿瘤等。

(6)周围神经病变：表现为对称性四肢远端的无力或瘫痪及肌萎缩，伴有手套、袜套型感觉障碍和自主神经功能障碍。见于感染、中毒、营养障碍和全身性疾病等因素引起的非特异性多发性神经炎、格林-巴利综合征、慢性非感染性脱髓鞘性多发性神经病、POEMS 病等。

**3. 神经-肌肉接头处或肌源性瘫痪**

神经-肌肉接头处病变引起的瘫痪一般是暂时性的，瘫痪程度可有变化，可有下运动神经元性瘫痪的表现，但很少有肌肉萎缩和肌束颤动，也没有感觉障碍。肌病的肌肉瘫痪常不按神经分布，多影响四肢近端肌肉，两侧多对称。有肌肉萎缩时，瘫痪相对重于萎缩。

常见于重症肌无力、周期性瘫痪、多发性肌炎等。

## (二)根据临床类型定位(见表 5-29)

表 5-29　从瘫痪的分布分析病变部位与常见疾病

| 瘫痪分布 | 病变部位 | 常见疾病 |
|---|---|---|
| 偏瘫 | 对侧大脑半球(尤其内囊) | 梗死、出血、肿瘤等 |
|  | 对侧脑干 | 梗死、出血、肿瘤等 |
|  | 同侧颈髓 | 髓内肿瘤、颈椎病等 |
| 交叉性瘫痪 | 脑干 | 梗死、出血、肿瘤、脑干脑炎等 |
| 截瘫 | 双侧旁中央小叶 | 肿瘤、外伤、上矢状窦静脉血栓形成等 |
|  | 胸髓 | 肿瘤、外伤、脊髓炎、结核、梗死、出血、多发性硬化等 |
|  | 马尾 | 肿瘤、炎症、外伤等 |
|  | 末梢神经(多发性) | 急性感染性多发性神经炎、中毒性神经病、代谢性神经病、遗传性神经病等 |
| 四肢瘫 | 双侧大脑半球 | 多发性脑梗死、多发性脑出血、脑炎、多发性硬化等 |
|  | 脑干 | 梗死、出血、脑干炎症、肿瘤、多发性硬化等 |
|  | 颈髓 | 颈椎病、椎间盘脱出、肿瘤、多发性硬化 |
|  | 锥体束 | 原发性侧索硬化、亚急性联合变性等 |
|  | 脊髓前角细胞 | 肌萎缩侧索硬化、进行性脊肌萎缩、脊髓灰质炎等 |

续表

| 瘫痪分布 | 病变部位 | 常见疾病 |
| --- | --- | --- |
| | 末梢神经（多发性） | 同截瘫 |
| | 神经肌肉结头部 | 重症肌无力、Eaton-Lambert 综合征、肉毒中毒等 |
| | 肌肉 | 进行性肌营养不良症、多发性肌炎、代谢性肌病、周期性麻痹等 |
| 单瘫 | 对侧皮质运动区 | 肿瘤、梗死、动静脉畸形等 |
| | 脊神经根 | 脊椎病、椎间盘脱出、肿瘤等 |
| | 脊髓前角 | 脊髓灰质炎 |
| | 神经丛 | 外伤、肿瘤、炎症等 |
| | 周围神经（单） | 压迫、外伤、胶原病等 |
| 双上肢瘫痪 | 颈髓 | 脊髓空洞症、多发性硬化症等 |
| | 双侧颈神经根 | 颈椎病、后纵韧带钙化等 |
| | 末梢神经 | 结节性动脉周围炎等 |
| 面肌瘫痪 | 对侧皮质运动区 | 同单瘫 |
| | 同侧桥脑 | 梗死、出血、肿瘤、多发性硬化等 |
| | 面神经（一侧） | Bell 麻痹、膝状神经节带状疱疹、小脑桥脑角综合征等 |
| | 面神经（两侧） | 多发性脑神经炎、传染性单核细胞增多症、麻风等 |
| | 神经肌肉接头部 | 重症肌无力 |
| | 肌肉 | 先天性肌病等 |
| 吞咽困难 | 双侧大脑半球 | 多发性脑梗死等 |
| | 上脑干 | 肿瘤、梗死、出血、多发性硬化等 |
| | 延髓 | 梗死、出血、肿瘤、多发性硬化、进行性脊髓麻痹等 |
| | 舌咽、迷走神经 | 脑神经炎、肿瘤、外伤、白喉等 |
| | 神经肌肉接头部 | 重症肌无力、肉毒中毒等 |
| | 肌肉 | 咽喉肌肌病 |
| 注视麻痹 | 对侧大脑半球 | 梗死、出血、局灶炎症等 |
| | 中脑（垂直方向） | 松果体肿瘤、四叠体区肿瘤、进行性核上性麻痹等 |
| | 同侧桥脑 | 肿瘤、梗死、出血、局灶性炎症、多发性硬化等 |
| 核间性眼肌麻痹 | 对侧内侧纵束 | 多发性硬化、肿瘤、梗死、炎症等 |
| 眼外肌麻痹 | 脑干 | 肿瘤、梗死、出血、炎症、多发性硬化等 |
| | 第Ⅲ、Ⅳ、Ⅵ对颅神经 | 颅内动脉瘤、糖尿病、肿瘤、Fisher 综合征、脑神经炎等 |
| | 神经肌肉接头处 | 重症肌无力、肉毒中毒等 |
| | 肌肉 | 眼肌肌病、甲状腺中毒性眼肌麻痹等 |

## 四、诊断要点

### (一)问诊要点

(1)起病的缓急,是定性诊断的重要线索。若为急性起病,需问当时有无损伤、发热、抽搐或疼痛等病史。过去有无类似的发作。急性或亚急性起病者常为脑血管病、外伤、感染、脱髓鞘病、周期性瘫痪等。若为隐袭性起病,进展的速度和过程如何。慢性或隐袭性起病者常为肿瘤、运动神经元病、脊髓压迫症、脊髓空洞症、进行性肌营养不良等。病情的演变情况是病因诊断的重要线索之一,如缓解-复发常见于多发性硬化;进行性加重,常见于肿瘤、运动神经元病、脊髓压迫症、进行性肌营养不良等;反复发作性,见于周期性瘫痪、TIA。

(2)瘫痪的分布,是定位诊断的重要依据。即患者诉说无力的部位,是全身、半身、一个肢体或仅涉及某种动作,是在肢体的远端还是近端。

(3)对于功能障碍的程度,要了解是否影响起坐、站立、行走、上下楼、进食、呼吸等动作,或仅影响手部的精细动作。

(4)伴随症状,例如麻木、疼痛、挛缩、萎缩、失语、排尿障碍、吞咽障碍、抽搐、不自主动作等。

(5)既往史中,询问有无头部或脊柱外伤、手术史,当时有无骨折、昏迷、抽搐等。是否患过流行病、传染病或地方病,如脑炎、脑脓肿和寄生虫病等。有无各种内科疾病,如高血压、糖尿病、心脏病等。有无食物和药物过敏及中毒史。

(6)儿童尤其要了解出生情况,有无产伤。

(7)家族史对神经系统遗传病非常重要,如肌营养不良。

### (二)体格检查要点

**1. 一般体征**

(1)面部的血管瘤常为脑面血管瘤病,面部有结节可发生于脑囊虫病、神经纤维瘤、结节性硬化症等。面颊部有蝴蝶形红斑可发生于多发性肌炎。

(2)肢体肌肉萎缩可发生于周围神经病、肌病、大脑顶叶疾病、前角细胞病、废用性或偏侧萎缩症,腓肠肌有假性肥大可见于进行性肌营养不良,叩击肌肉有肌球现象为肌强直症。

(3)脊柱畸形可见于脑瘫、进行性脊肌萎缩症、脊髓空洞症、坐骨神经痛等。

**2. 伴有的神经系统体征**

(1)如伴有失语、强哭、强笑、癫痫、智力减退、精神异常均考虑为大脑半球疾病。

(2)瞳孔呈针尖样可发生于脑桥出血、药物中毒,Horner征可见于脑干、颈髓、颈动脉等疾病。

(3)眼球注视麻痹,如注视瘫痪对侧大多是大脑疾病,注视瘫痪侧大多是脑干疾病;核间性眼肌麻痹提示脑干内侧纵束受损,常见于多发性硬化等。

### (三)辅助检查要点

(1)脑部疾病的特殊检查目前较理想的是 CT 或 MRI,其次是 DSA。

（2）对脊髓疾病引起的肢体瘫痪常可拍摄相应部位的脊椎平片，可对脊椎肿瘤、外伤、脊柱。

（3）裂、颈椎融合症等有帮助；脊髓 MRI 或 DSA 则对肿瘤性、血管性、脱髓鞘性病变有特殊价值。

（4）腰穿对神经系统疾病的诊断起到较大的作用，无论是中枢或周围病变均有一定的参考价值。尤其在炎症性、脱髓鞘、肿瘤性或出血性等疾病。

（5）肌电图则主要用于肌病、运动神经元病、周围神经病、神经肌肉接头障碍等疾病。

（6）肌肉活检、酶学检查对肌病有诊断价值。

（7）血液学检查可针对不同的病因加以选择。血钾改变可见于周期性瘫痪、原发性醛固酮增多症等；血清维生素 $B_{12}$ 测定用于脊髓亚急性联合变性。还有血钩端螺旋体、梅毒螺旋体等的测定。

## 五、常见疾病鉴别诊断

### （一）鉴别要点

#### 1. 鉴别是否为真性瘫痪

瘫痪需与失用症、骨关节病变引起的活动受限、共济失调和锥外系统疾病引起的运动障碍及癔症性瘫痪等鉴别。

（1）失用症：又被称为运用不能症，指的是患者不能做某些有目的的动作，或不能正确使用一部分肢体完成一些习惯性的动作，但患者在不经意的情况下却能自发做这些动作。失用症者患者肌力正常。这种情况有时会影响检查者对患者肌力的判断，鉴别时应注意。

（2）骨、关节疾病：骨、关节疾病因为疼痛、关节畸形等原因，可导致肢体活动受限，但不属于真性瘫痪，可通过骨关节病史，保护体位，骨科相关查体以及缺乏神经系统阳性体征相鉴别。

（3）共济失调和锥外系统疾病：小脑性或前庭性共济失调时，患者出现随意运动的不协调，站立时可出现身体倾斜，但肌力检查或轻瘫试验检查肌力正常，共济运动检查可发现异常。帕金森病患者常由于运动障碍而主诉肌无力，根据静止性肢体震颤、铅管样肌张力增高及典型步态，而肌力检查正常可予鉴别，见表 5-30。

表 5-30　锥体系与锥体外系病变体征鉴别要点

| 体征 | 锥体系 | 锥体外系 |
| --- | --- | --- |
| 肌强直特点 | 折刀样 | 铅管样或齿轮样 |
| 肌强直分布 | 上肢屈曲，下肢伸直 | 四肢躯干均屈曲 |
| 回缩反应 | 有 | 无 |
| 不随意运动 | 无 | 有 |
| 腱反射 | 增高 | 正常或轻度增高 |
| 病理征 | 有 | 无 |
| 随意运动瘫痪 | 有 | 无或轻 |

(4)癔症性瘫痪:好发于年轻女性,常有明显的精神刺激等诱因,可反复发作,瘫痪类型不一,程度时轻时重,与神经解剖分布不一致,暗示治疗有效。

**2. 瘫痪的定位诊断**

在确定真性瘫痪后,根据瘫痪的类型和属性,结合其他神经系统阳性体症,可确定病变的具体部位,见表 5-31。

**表 5-31　运动单位瘫痪的临床鉴别要点**

|  | 上运动神经元瘫痪 | 下运动神经元瘫痪 | 神经-肌肉接头性瘫痪 | 肌源性瘫痪 |
|---|---|---|---|---|
| 损害部位 | 皮质运动区或锥体束 | 颅神经运动核及其纤维、脊髓前角细胞或前根、脊神经 | 神经-肌肉接头处 | 肌肉 |
| 瘫痪范围 | 常较广泛,以整个肢体为主 | 常较局限,以肌群为主 | 常为骨骼肌、呼吸机和近端肌肉 | 常为多数单个肌肉,两侧多对称,近端明显 |
| 肌张力 | 增高 | 减低 | 正常 | 降低 |
| 腱反射 | 亢进 | 减弱或消失 | 可正常 | 降低 |
| 病理反射 | 阳性 | 阴性 | 阴性 | 阴性 |
| 肌萎缩 | 早期无,晚期为废用性 | 早期即有 | 绝大多数无 | 有 |
| 肌肉肥大 | 无 | 无 | 无 | 可有,多见于肌营养不良 |
| 肌束震颤 | 无 | 可有 | 无 | 无 |
| 疲劳现象 | 无 | 可有轻度 | 重度 | 轻度 |
| 血清肌酶 | 无明显改变 | 多正常或轻度升高 | 正常 | 正常至非常高 |
| 肌电图 | 正常,完全瘫痪时无运动单位电位 | 神经源性损害:时限延长,波幅增高,长时限多相电位增多,干扰相消失,有自发电位(纤颤、束颤及正锐波) | 在一定时间的强力收缩后,振幅出现逐渐减退现 | 肌源性损害:时限缩短,波幅降低,短时限多相电位增多,无自发电位。肌炎可有自发电位 |
| 肌活检 | 正常,后期呈废用性萎缩 | 失神经改变 | 正常 | 呈肌病改变 |

## (二)常见疾病鉴别要点

**1. 偏瘫的常见疾病**

(1)脑血管疾病:是引起偏瘫最常见的原因,包括以下:

①短暂性脑缺血发作(TIA)：是指历时短暂并反复发作的脑局部供血障碍，导致供血区局限性神经功能缺失症状。好发于中老年人，男性多于女性。发病突然，反复发作的运动、感觉、语言等短暂的功能障碍，每次发作数分钟至 1 小时，所有症状和体征均在 24 小时内恢复或消失。发作间歇期正常。常并存动脉粥样硬化、高血压病、糖尿病等病史。其中的颈内动脉系统 TIA 表现为病灶对侧不同程度的偏瘫或单瘫，中枢性面瘫、舌瘫。可伴有对侧偏盲，偏身感觉减退。同侧眼动脉缺血可出现病变侧一过性黑蒙和 Horner 征；病变在优势半球可有失语。

②脑血栓形成：多为动脉粥样硬化性脑梗死，常见于中老年人，静息状态或睡眠中发病，症状及体征多在数小时至 1～2 小时达到高峰，大多意识清楚，大面积梗死时可有意识障碍。皮质运动区及内囊区主要由大脑中动脉系统供血，因此，一侧颈内动脉或大脑中动脉及其分支的闭塞可引起对侧偏瘫。大脑前动脉主要分布于大脑半球内侧面，一般不引起偏瘫，而以对侧单肢瘫伴中枢性面、舌瘫为主。大脑后动脉为基底动脉的延续，其深穿支分布于丘脑及内囊后肢的后 1/3，大脑后动脉闭塞可引起对侧轻偏瘫，常呈一过性。

**颈内动脉闭塞综合征**：颈内动脉闭塞后，如侧支循环不良，可引起大脑中动脉主干缺血症状，出现"三偏征"及意识障碍和颅高压；如病灶侧眼动脉缺血，可出现单眼一过性黑蒙，颈上交感神经节后纤维受损导致病灶侧 Horner 征。

**大脑中动脉闭塞综合征**

主干闭塞：三偏症状，即对侧中枢性面舌瘫与偏瘫、偏身感觉障碍及偏盲。优势半球受累可出现完全性失语，常有意识障碍。非优势半球受累可出现体像障碍。

皮层支闭塞：上分支闭塞可以出现对侧偏瘫和感觉缺失，面部和上肢重于下肢，Broca 失语(优势半球)和体像障碍(非优势半球)；下分支闭塞常出现 Wernicke 失语、命名性失语和行为障碍等，而无偏瘫。

深穿支闭塞：深穿支又称豆纹动脉，闭塞后累及内囊后肢前部出现对侧中枢性上、下肢均等性偏瘫，可伴面舌瘫，偏身感觉障碍优势半球受累可出现皮质下失语。

**大脑前动脉闭塞综合征**

主干闭塞：发生在前交通动脉之前，因对侧代偿可无任何症状；发生在前交通动脉之后可有：对侧中枢性面舌瘫及偏瘫，以面舌瘫和下肢为重，可伴轻度感觉障碍；尿潴留或尿失禁；精神症状如淡漠、欣快、缄默和反应迟钝伴有强握与吸吮反射。

皮层支闭塞：对侧下肢远端为主的中枢性瘫，可伴有感觉障碍、对侧肢体短暂性共济失调、强握反射及精神症状。

深穿支闭塞：对侧中枢性面舌瘫及上肢近端轻瘫。

**大脑后动脉闭塞综合征**：主干闭塞可出现对侧偏盲、偏瘫及偏身感觉障碍(较轻)，丘脑综合征，优势半球病变可有失读症。

**分水岭脑梗死**：当脑血流灌注压过低或脑血流量减少时，引起相邻血管供血区之间的分水岭区或边缘带缺血，出现分水岭脑梗死。大脑前与大脑中动脉供血区的分水岭脑梗死，称为皮质前型，病灶位于额中回沿中央前回上部呈带状前后走行，临床表现以上肢为主的中枢性偏瘫和偏身感觉障碍一般无面舌瘫，可有精神症状和局灶性癫痫；双侧病变出现四肢、智能减退或痴呆。大脑前、中、后动脉皮质支与深穿支间分水岭脑梗死称为皮质下型，病灶位于大脑深部白质、壳核、尾状核等,可出现纯运动性轻偏瘫和/或感觉障碍、不自主运动等。

③脑栓塞:心源性或非心源性等各种类型的栓子进入脑动脉,可引起血管的急性闭塞,并出现相应的症状和体征,称为脑栓塞。青壮年多见,起病急骤,症状于几秒钟至几分钟达高峰,常无前驱症状,多表现为大脑中动脉及其分支闭塞综合征,发病当时最重,可有短暂的意识障碍或癫痫发作。

④腔隙性脑梗死:是指发生在大脑半球深部白质及脑干的缺血性微梗死,最常见于豆纹动脉、丘脑深穿动脉及其基底动脉的旁中线支供血区。病灶主要分布于基底节区、放射冠、丘脑和脑干,以基底节区最常见。临床可出现轻偏瘫,通常为对侧内囊后肢或脑桥腔隙性梗死,可伴有或不伴有感觉障碍及面瘫,脑桥的腔隙性梗死可不出现颅神经受损症状和体征。诊断依据临床表现及 CT 或 MRI 检查。

⑤脑出血:脑出血是引起偏瘫的常见原因,基底节为最常见的出血部位,多为高血压性脑出血,以壳核和丘脑出血最为常见。以中老年人居多,常在体力活动或情绪激动时突然发病,半数患者发病时出现剧烈头痛,常伴呕吐,出血后血压明显升高,临床症状在数分钟至数小时内达高峰。

**壳核出血:**又称内囊外侧型出血,是大脑中动脉深穿支豆纹动脉破裂所致,也是高血压脑出血最常见的部位。血肿向内压迫内囊引起对侧肢体瘫痪,常伴中枢性面舌瘫。出血量小时偏瘫较轻,较大的血肿可导致典型的对侧完全性偏瘫、偏身感觉障碍和同向偏盲(三偏征),血肿位于优势半球还可压迫颞叶语言中枢,引起感觉性失语。

**丘脑出血:**即内囊内侧型出血,是大脑后动脉深穿支丘脑膝状动脉或丘脑穿通动脉破裂所致。向外压迫内囊可致三偏征。偏瘫多为均等性或基本均等,深感觉障碍突出。出血量大向下可压迫中脑上丘,出现垂直性眼球运动障碍表现为上视障碍;向上压迫额叶语言中枢,引起运动性失语。

**额叶出血:**发生于皮质下白质,出现偏瘫、运动性失语,可伴有精神症状及额叶释放征,如摸索、吸吮和抓握反射等。

⑥颅脑外伤:颅脑外伤根据其受伤的部位、外力作用的形式及力量的不同,表现为不同的损伤形式,如颅骨骨折合并脑损伤、脑挫裂伤、急性硬膜外或硬膜下血肿、慢性硬膜下血肿或积液、颅内血肿等。不管哪种类型的损伤,累及一侧皮质运动区或锥体束,均可表现为不同程度的偏瘫。颅内血肿如累及基底节区,可出现典型的"三偏征"。可结合临床表现及头颅 CT 检查明确病变,必要时还需要复查 CT。

(2)脑肿瘤:脑肿瘤如累及一侧半球的中央前回或其纤维,如丘脑、基底节区的肿瘤压迫内囊后肢,额叶的肿瘤压迫皮质运动区,均可导致偏瘫。临床特点:起病缓慢,常有头痛、呕吐、视力障碍等颅内高压的症状,局灶神经体征与病变部位有关。头颅 CT 或 MRI 是诊断的依据。

(3)脑脓肿:脑脓肿可继发于外伤或邻近结构的感染,也可经血行感染。继发于额窦炎的脓肿常发生于额叶,血行性感染病灶多位于大脑中动脉分布区脑皮质与白质交界处。临床表现除原发灶症状,常有发热、头痛、呕吐、视乳头水肿、意识障碍、癫痫发作等表现,额叶的脓肿常有表情淡漠、人格改变、对侧轻偏瘫、运动性失语等表现。颞叶和丘脑的脓肿也可有不同程度的轻偏瘫。

（4）脑寄生虫病：脑寄生虫病常见的脑寄生虫病有脑囊虫病、脑型血吸虫病和脑包虫病等。其蚴虫或虫卵在脑实质内形成包囊，通过占位效应或引起脑组织坏死，产生神经系统损害。脑囊虫和脑包虫主要以占位效应引起症状，患者可逐渐出现头痛、呕吐、癫痫发作，累及皮质脊髓束可出现偏瘫、偏盲和偏身感觉障碍。诊断依据疫源史、临床表现、影像学检查及病原学检查。

（5）多发性硬化：多发性硬化是一种中枢神经系统白质脱髓鞘疾病，病变可累及大脑、小脑、脑干、脊髓白质及视神经。急性或亚急性起病，病程呈缓解-复发的特点，每次发作缓解后均遗留部分症状和体征。临床表现多种多样，肢体瘫痪为最常见的症状，大脑白质的病变累及一侧皮质脊髓束，可出现偏瘫，可同时伴有视力障碍或其他颅神经受累症状。

**2. 交叉瘫的常见疾病**

（1）脑干出血：脑干出血以脑桥出血最为常见，其次是中脑出血，延髓出血罕见。脑桥出血的临床表现取决于出血灶的部位和出血量的多少。出血量不多时可表现呈 Millard-Gulbler 综合征或 Foville 综合征，颅神经的特殊体征或双眼同向凝视麻痹提示相应的颅神经核与内侧纵束的受损。出血量大（5ml 以上）很快进入昏迷，瞳孔针尖样缩小、四肢瘫和高热等。中脑出血可表现 Weber 综合征，中脑出血量大时出现四肢瘫、昏迷；如中脑导水管被血块阻塞，可出现急性颅内压增高。由此可见，中脑出血临床表现比较严重，主要是中脑被盖部病损的结果。

（2）脑干梗死：交叉瘫可见于椎基底动脉系统的血栓形成性脑梗死或栓塞，也可见于腔隙性脑梗死。一侧的中脑支或脑桥支或延髓支闭塞时可出现相应的临床表现，如 Weber 综合征、Benedit 综合征（同侧动眼神经瘫痪，对侧不自主运动）、Millard-Gubler 综合征、Foville 综合征、Jackson 综合征、Locked-in 综合征、Wallenberg 综合征等。如主干闭塞则出现昏迷、四肢瘫、双瞳孔针尖样缩小、应激性溃疡、高热等。临床上需与脑干出血鉴别。头颅 CT 或 MRI 可鉴别。

（3）脑干肿瘤：可发生于任何年龄，多见于儿童，以星型细胞瘤多见。病情呈进行性发展。脑干肿瘤以脑桥最为常见，占半数以上，中脑和延髓较少见。多起源于被盖部，腹侧的锥体束受损较晚。故临床上多先出现脑神经受累症状，随着肿瘤的增大，逐渐出现锥体束受损症状，表现为交叉性瘫痪。

（4）脑干脑炎：脑干脑炎常同时或相继损害两个或两个以上的脑神经核，伴传导束受累表现为交叉性瘫痪。

**3. 截瘫的常见疾病**

（1）脑性截瘫：大脑半球内侧面病变同时损害双侧旁中央小叶，累及支配下肢的双侧锥体束，出现脑性截瘫。常见于颅脑外伤、矢状窦静脉血栓形成、旁中央小叶脑膜瘤或大脑前动脉梗死。围产期各种原因引起的脑性瘫痪也是截瘫原因之一。患者常表现双下肢呈上运动神经元性截瘫。常并发有尿失禁、共济失调和无动性缄默等症状。

（2）脊髓性截瘫

①急性脊髓炎：本病好发于青壮年。病前 1～2 周常有上呼吸道感染史或疫苗接种史，可有劳累、受凉等诱因。病变最常侵犯胸段脊髓，常表现为急性横贯性损害，病变平面以下运动障碍，病变部位根痛或病变节段束带感。早期呈现脊髓休克现象，双下肢呈弛缓性截瘫，肌张力降低，腱反射减弱或消失，病理征阴性，持续 2～4 周或更长。休克期过后逐渐出现腱反射亢

进、肌张力增高和病理征阳性,呈屈曲性痉挛性截瘫,伴损害平面以下深浅感觉消失和自主神经功能障碍。诊断依据急性起病、病前感染史和迅速出现脊髓横贯性损害表现,结合 MRI 检查和脑脊液检查可明确。

②脊髓压迫症:由于脊髓受压迫而导致的痉挛性截瘫较多见。病因很多,肿瘤最常见(占1/3 以上)。起源于脊髓组织及邻近结构者占绝大多数,其次为炎症、脊柱外伤、脊柱退行性病变或先天性病变。由于上述疾病致椎管内占位性病变从而引起脊髓受压,病变进行性发展,脊髓、脊神经根及脊髓血管不同程度受累,出现不同程度的脊髓横贯性损害和椎管阻塞。

**髓内病变:**根痛少见,症状为双侧性。感觉障碍自病变节段开始呈下行性发展常为分离性感觉障碍有马鞍回避;节段性肌肉瘫痪与萎缩明显括约肌功能障碍出现早且严重。椎管梗阻出现较晚、常较不完全。CSF 蛋白含量多不明显。脊柱 X 线片少阳性发现,脊髓 MRI 显示脊髓局部增粗或蛛网膜下腔狭窄。慢性髓内病变多为肿瘤或囊肿,急性病变多为脊髓出血,可由脊髓血管畸形破裂或肿瘤出血引起。

**髓外硬膜内病变:**神经根刺激或压迫症状出现早,在较长时间内可为惟一的临床表现,是神经鞘瘤最常见的首发症状。脊髓损害自一侧开始,由脊髓部分压迫、脊髓半切损害发展为脊髓横贯性损害。感觉障碍自下而上发展,括约肌障碍出现较晚,椎管梗阻较早、且完全,CSF蛋白明显增高。MRI 可显示占位性病变部位及大小。多为神经鞘瘤和脊膜瘤,病程进展缓慢。

**髓外硬膜外病变:**可有神经根刺激症状,脊髓压迫性损害症状出现较晚,感觉障碍呈上行性发展,括约肌障碍出现较晚,受压节段肌萎缩不明显。CFS 蛋白增高不明显。脊柱 X 线常有阳性发现,CT 或 MRI 有助于诊断。硬膜外病变多样,如来自脊椎及邻近软组织的肿瘤、寒性脓肿、结核性肉芽肿及细菌性脓肿,癌瘤转移多见,以及外伤如骨折、脱位和硬膜外血肿等。硬膜外肿瘤多为恶性,早期出现明显疼痛,症状进展一般,较硬膜外血肿及脓肿缓慢。

③脊髓血管病

**脊髓短暂性缺血发作:**类似短暂性脑缺血发作,发病突然,持续时间短,不超过 24 小时恢复完全,不遗留后遗症。间歇性跛行和下肢发作性无力是典型表现,行走一段距离后单侧或双侧下肢沉重、无力甚至瘫痪,休息后或使用血管扩张剂后缓解,间歇期正常。

**脊髓前动脉综合征:**脊髓前动脉闭塞可导致脊髓腹前 2/3 区域梗死。首发症状常为突然出现病变节段剧烈背痛、麻木等。短时间内出现脊髓休克(表现为弛缓性瘫痪),脊髓休克过后,病变水平以下为痉挛性瘫痪。早期有大、小便障碍。病变水平以下传导束型和分离性感觉障碍(即痛温觉丧失而深感觉存在)。侧支循环建立后,感觉障碍能很快得到改善。当动脉闭塞发生在胸段时则仅有相应节段的肌肉瘫痪,常缺乏感觉分离现象。腰段受累主要表现为下肢远端软瘫、括约肌功能障碍,缺乏感觉分离的特征。感觉消失区有皮肤营养障碍。

**脊髓后动脉综合征:**供应脊髓后 1/3 区域的脊髓后动脉闭塞,表现急性根痛,病变水平以下深感觉障碍和感觉性共济失调,轻度尿便障碍。脊髓后动脉有较好的侧支循环,因而症状较轻,恢复较快。

**硬膜外及硬膜下出血:**硬膜下血肿比硬膜外血肿少见。两者临床表现相似,起病急骤,首发症状为剧烈背痛,随之出现脊髓受压的症状,出现截瘫、病变水平以下感觉障碍及括约肌功能障碍，症状迅速加重并呈进行性的范围扩大。脑脊液呈血性或黄变，蛋白含量增高。脊髓MRI检查可见髓内占位、蛛网膜下腔阻塞、硬膜外占位及脊髓受压表现。

**髓内出血：**髓内出血常见于外伤及血管畸形。特点是起病急骤，起病时有剧烈的背痛、颈痛或胸痛，持续数分钟至数小时。出血量少者可仅出现痉挛性截瘫伴下肢腱反射活跃，膀胱括约肌功能障碍。出血量大者急性期表现脊髓休克，病灶以下完全性感觉丧失、反射消失等脊髓横贯性损害，后期出现痉挛性截瘫。上颈段受累时可发生呼吸停止，重症者于数小时至数日内死亡。脑脊液为血性，颅内压增高。脊髓CT检查可显示出血部位高密度影，脊髓血管造影可发现血管畸形。

④亚急性联合变性：由于缺乏维生素$B_{12}$引起脊髓后索、侧索与周围神经为主的变性疾病。多见于中年以上，男女无明显差异，亚急性或慢性起病，渐进性进展。早期为足趾和手指末端出现刺痛、麻木和烧灼感等感觉异常，逐渐出现双下肢无力，行走不稳踩棉花感样感觉性共济失调。这些症状在黑暗处闭目明显。皮质脊髓束受损出现不完全性痉挛性截瘫，双下肢无力、肌张力增高、腱反射亢进及病理征等。晚期可发生屈性截瘫。

（3）周围神经病变

①多发性神经炎：也称末梢神经炎或多发性神经病。以四肢远端对称性感觉、运动及自主神经功能障碍为特征。不同的病因所致的临床表现也不尽相同。

②马尾神经病变：本组疾病中包括马尾肿瘤、腰骶部疾患、腰骶部神经根炎或腰骶部脊膜炎、脊髓蛛网膜炎等疾病均可出现马尾神经病损的症状或体征，可表现单下肢或双下肢不对称的弛缓性截瘫，根痛多见且严重，括约肌障碍常不明显或出现较晚。

③急性感染性多发性神经炎：也称Guillain-Barre综合征。起病常有双下肢无力，并逐渐加重向上发展，也可累及颅神经。瘫痪程度下肢重于上肢，呈弛缓性截瘫，腱反射减弱或消失，无锥体束病损的体征。病情严重者很快出现四肢瘫痪，以及呼吸肌麻痹。

（4）遗传性痉挛性截瘫：本病为常染色体显性遗传或隐形遗传疾病任何年龄均可发病，但多在儿童期发病。表现为缓慢起病、逐渐进展的双下肢痉挛性无力及行走困难，肌张力显著增高，腱反射亢进及病理征阳性。可伴弓形足、足缩短及下肢萎缩、膝部过伸和内收。诊断主要根据家族史、典型的痉挛性截瘫症状体征，确诊依据基因检查。

**4. 四肢瘫的常见疾病**

（1）脑血管病

①双侧大脑半球的梗死：老年人多见，患者反复出现脑卒中，先后出现双侧不全性痉挛性瘫痪，伴有假性球麻痹。也可见于有高血压病史的老年人，表现为隐袭起病的四肢瘫痪，常伴有逐渐加重的痴呆、假性球麻痹，双侧病理征阳性，MRI检查可见双侧基底节区多发性腔隙性梗死灶。

②椎基底动脉主干闭塞或脑桥大量出血：可导致急性四肢瘫，常伴有严重意识障碍，针尖样瞳孔、去脑强直，甚至呼吸循环衰竭而死亡。双侧基底动脉分支闭塞导致双侧脑桥基底部损害，由于皮质延髓束和皮质脊髓束双侧受损引起患者几乎全部运动功能丧失（四肢和脑桥及其以下颅神经均瘫痪），患者不能言语、无吞咽、不能活动，但意识清醒并能以眨闭眼或眼球的上、下活动与周围建立联系，临床上称为闭锁综合征。

③脑室出血：多为脑实质出血破入脑室，引起继发性脑室出血，原发性脑室出血很少见。临床是在原发性脑内出血的基础上突然昏迷加深、四肢瘫、阵发性四肢强直或去大脑强直状态，脑膜刺激征、高热、应激性溃疡、呼吸不规则。脑脊液为血性。头 CT 可见脑室内高密度影。

④脑桥中央髓鞘溶解症：为脑桥基底部对称性脱髓鞘疾病。多继发于慢性酒精中毒性晚期、严重营养缺乏（维生素 $B_1$ 或维生素 $B_{12}$ 缺乏）或快速补钠纠正低钠血症表现为突发的弛缓性四肢瘫及假性球麻痹，数日内进展为闭锁综合征。MRI 示脑桥中央蝙蝠翅膀样对称性长 $T_1$、长 $T_2$ 信号。

（2）急性脊髓炎：累及颈髓时表现为急性发展的四肢瘫，伴病变平面以下感觉和自主神经功能障碍，病变位于颈膨大时双上肢为弛缓性瘫痪，双下肢为痉挛性瘫痪。如为上升性脊髓炎，颈髓以下的损害也可由截瘫迅速发展为四肢，甚至累及咽喉肌和呼吸肌，导致死亡。

（3）肿瘤：脑干的肿瘤发展至两侧时可引起四肢瘫，但一般都要经历偏瘫或交叉瘫发展而来，大脑半球转移性肿瘤偶可同时累及双侧皮质脊髓束，出现四肢瘫和假性球麻痹。颈膨大肿瘤表现为上肢呈弛缓性瘫痪，下肢呈痉挛性瘫痪。

（4）脊髓型颈椎病：颈椎间盘突出、颈椎骨性关节病、黄韧带、后纵韧带增生，肥厚钙化等导致椎管狭窄，常见于下颈段，多表现为四肢乏力，但双上肢瘫痪程度较轻，伴有手部肌肉，如骨间肌、蚓状肌无力与萎缩及 Horner 征。

（5）颈椎外伤：颈椎骨折、脱位、鞭击综合征等是四肢瘫常见原因之一。

（6）颅颈区畸形：常见的颅颈区畸形有颅底压迹（或扁平颅底）、环枕畸形（环椎枕化或枕骨椎化）、后颅窝狭小、枕骨大孔狭小、小脑扁桃体下疝畸形可引起上颈髓或延髓损害，出现四肢痉挛性瘫痪、双侧锥体束征及感觉障碍。其特点是瘫痪顺序是先从一侧上肢开始，以后波及同侧下肢，再次为另一侧上肢及下肢。

（7）急性感染性多发性神经根炎：又称 Guillain-Barre 综合征。可见于任何年龄但以青壮年男性多见。多为急性或亚急性起病，主要表现为四肢呈对称性下运动神经元性瘫痪，常从下肢开始，可有感觉障碍、颅神经受累。脑脊液检查可见蛋白-细胞分离现象。肌电图早期可见 F 波或 H 波反射延迟，神经传导速度减慢。

（8）周期性瘫痪：是一组反复发作骨骼肌弛缓性瘫痪为特征的疾病。分为 3 种类型：低钾型、高钾型和正常钾型周期性瘫痪，以低钾型最常见。

①低钾型周期性瘫痪：青年起病，长期休息后剧烈运动、碳水化合物进食过多、寒冷或情绪紧张时均可诱发。多在夜间发病，醒时发现躯干和肢体肌肉瘫痪。以四肢近端为主，下肢重于上肢，无感觉障碍。发作间期完全正常。发作时血钾明显降低为本病特征。

②高钾型周期性瘫痪：常见于 10 岁左右少年，常因寒冷或服钾盐诱发，白天发病。发作持续较短，不足 1 小时。加强运动可促使瘫痪恢复，一旦休息又可复发。发作时血钾升高，心电图呈高钾性改变。

③正常血钾型周期性瘫痪：很少见，发作前常有极度嗜盐、烦渴等表现。其症状表现类似于低钾型周期性瘫痪，但持续时间大都在 10 天以上；又类似高钾型周期性瘫痪，给予钾盐可诱发。但不同之处为发作期间血钾浓度正常。给予生理盐水可促使瘫痪恢复。

(9)重症肌无力:是一种神经-肌肉接头处传递障碍引起瘫痪的自身免疫性疾病。可发生于任何年龄,以青年至 40 岁多见。女性略多于男性。临床特征为全身或局部骨骼肌极易疲劳,活动后加重,休息后可恢复。症状晨轻暮重,病程具有缓解和复发的倾向。眼外肌无力最为常见,以眼睑下垂最多见,伴斜视、复视、闭目无力等。还可累及咽部肌肉和咀嚼肌,出现吞咽困难。也可出现四肢无力,甚至累及呼吸肌和膈肌引起呼吸困难、发绀、心率加快,严重时可昏迷死亡,称为重症肌无力危象。疲劳试验和新斯的明试验有助于诊断。

(10)进行性肌营养不良:本病是一组骨骼肌遗传性变性疾病,大多数有明确家族史。根据遗传方式和临床表现可分为不同的类型。典型的肌营养不良为四肢近端肌无力和肌萎缩,行走时呈"鸭步"步态(参见第 15 节)。

(11)多发性肌炎:病因尚不十分清楚,是以骨骼肌的间质性炎症改变和肌纤维变性为特征的综合征。病变局限于肌肉称为多发性肌炎,伴有皮肤症状者称为皮肌炎,伴有红斑狼疮、硬皮病、类风湿关节炎等其他免疫性疾病称为多发性肌炎重叠综合征。任何年龄均可发病,但以40~60 岁为多。急性或亚急性起病,主要表现为四肢的对称性无力,近端重,也可颈肌、咽部肌肉无力伴有关节肌肉疼痛。约 1/3 患者合并有其他系统的病变,部分患者血沉增快,血清肌酸磷酸激酶、乳酸脱氢酶、转氨酶、醛缩酶等升高,24 小时尿酸升高,肌电图出现纤颤和正尖电位。

(12)Lambert-Eaton 综合征:也称肌无力综合征,常见于恶性肿瘤患者。特征是四肢近端肌无力和易疲劳,下肢重于上肢,患者短暂用力收缩后肌力反而增强,持续收缩后呈病态疲劳。抗胆碱酯酶药物不敏感,血清 AchR-Ab 水平不高。

**5. 单瘫的常见疾病**　单瘫可由上运动神经元和下运动神经元病变引起。肌萎缩可为病变定位提供证据。

(1)脑肿瘤:额叶肿瘤压迫皮质运动区,早期常出现病灶对侧的单肢瘫痪,可伴有运动性癫痫发作。中央前回上部损害引起对侧下肢痉挛性单瘫,中央前回下部损害引起对侧上肢痉挛性单瘫,临床症状和体征呈缓慢进行性加重。头颅 CT 或 MRI 是诊断的依据。

(2)脑梗死:皮质运动区部分区域或皮质脊髓束部分纤维缺血,累及一侧的单个肢体,可引起单肢瘫痪,常见于一侧大脑前动脉或大脑中动脉皮质支的分支闭塞。大脑前动脉皮质支闭塞引起对侧中枢性下肢瘫。深穿支闭塞引起对侧面舌瘫和上肢近端轻瘫。大脑中动脉皮质支的上组闭塞出现对侧上肢轻瘫、感觉障碍和中枢性面瘫,优势半球还可出现运动性失语。

(3)脊髓压迫症:一侧皮质脊髓束在胸段的损害可引起同侧下肢的痉挛性单瘫,见于胸髓的半切损害,常伴有病变平面以下同侧深感觉障碍和对侧痛温觉障碍,瘫痪肢体腱反射亢进、病理征阳性。

(4)脊髓前角病变:一侧脊髓前角损害可引起同侧上肢或下肢的下运动神经元瘫痪,伴肌萎缩和肌束震颤,无感觉障碍。如颈 5 前角细胞可引起三角肌瘫痪和萎缩,颈 8 至胸 1 损害可累及手部小肌肉,腰 5 损害可累及股四头肌,腰 3 损害使小腿踝关节及足趾背屈不能。前角细胞病变可急性起病如脊髓前角灰质炎;或慢性起病,如肌萎缩侧索硬化。

(5)神经根或神经丛病变:该类疾病呈下运动神经元病变的特点:肌肉萎缩明显,弛缓性瘫痪,腱反射减低或消失,有感觉障碍、疼痛、血管运动障碍及营养障碍等,均在病变相应的神经分布区出现,诊断比较容易。

急性发病者见于外伤。新生儿出现单瘫应考虑产伤。慢性起病,进行性加重者见于神经丛和神经根的压迫,如肿瘤及颈肋的压迫。外伤后不久出现单瘫见于臂丛神经内出血,此时有上肢剧痛,很快出现萎缩。有各种的感觉障碍,应与脊髓内出血鉴别。

## 六、急性瘫痪的处理原则

### (一)病因治疗

积极治疗原发病。

### (二)对症治疗

对眼肌瘫痪有复视者,可遮蔽病眼,或用三棱镜暂时校正之。

对面肌瘫痪眼睑不能不合者,可用眼罩保护暴露的角膜、结膜并加用眼药滴、涂;对瘫痪面肌进行按摩、理疗以防挛缩与被健侧面肌牵引。

对吞咽困难者,及时鼻饲,按需要静脉滴注,补给热量。

对呼吸困难者,及时气管切开,保持呼吸道通畅,按需要考虑人工辅助呼吸。

对肢体瘫痪者加强被动活动,鼓励主动运动,并予瘫痪肌肉按摩;静息时,宜将瘫痪肢体安放于功能体位,为康复治疗创造条件。

### (三)防止并发症

加强瘫痪护理,防止发生褥疮、肺炎、尿路感染、便秘、烫伤与肢体挛缩。

# 第七节　运动障碍

运动不仅包括肢体或身体其他部分位置的活动(等张收缩),还包括使姿势稳定的活动(等长活动)。广义的讲,运动功能障碍包括随意运动瘫痪、失用或非瘫痪目的运动障碍、不随意运动和姿势异常、协调运动异常(共济失调)。其中随意运动瘫痪、协调运动异常(共济失调)、失用或非瘫痪目的运动障碍放在其他章节讲述,本章主要描述不随意运动和姿势异常。

## 一、运动障碍的确定

### (一)定义

运动障碍是指无瘫痪及感觉异常,亦无共济失调的情况下出现的随意运动的调节障碍。

运动障碍疾病(movement disorders)又称锥体外系疾病(extraparamidal diseases),主要表现随意运动调节功能障碍,肌力、感觉及小脑功能不受影响。本组疾病主要源于基底节功能紊乱。

其解剖基础主要为锥体外系受损(见图 5-12)。

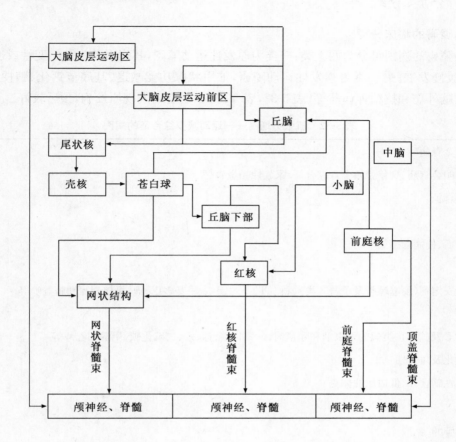

图 5-12　锥体外系

临床病理和实验资料证明,锥体外系的几个主要部位对肌张力的大体作用如下:

①额叶皮层(主要是 6 区,8 区);

②顶叶皮层,增强对侧肢体的肌张力;

③苍白球与纹状体,一般说是抑制肌张力,动物实验表明,刺激新纹状体姿势消除,刺激苍白球可发生成形张力状态(plastic tone);

④顶盖网状结构,对肌张力有异化和抑制两种作用;

⑤红核,抑制肌张力,特别是抑制抗重力(伸)肌;

⑥黑质,主要抑制加重力肌(progra vity)即屈肌之张力;

⑦前庭外侧核增大抗重力肌之肌张力,前庭内侧核抑制抗重力肌之张力;

⑧小脑不同部位对肌张力起不同的作用(调节作用)。

了解这些情况,虽尚无严格定位的把握,但对于理解锥体系及锥体外系病变的体征,有一定参考价值。

## （二）分类、分级

### 运动障碍的临床分类

运动障碍的病因可分为两大类：一类为原发性运动障碍，其病因常为神经变性或遗传性疾病，多呈缓慢发展；另一类为继发性运动障碍，如甲状腺功能减退、基底节钙化、脑梗死、脑出血、脑炎、脑外伤和抗精神病药等（表 5-32，表 5-33）。后者可发现原发病，预后较好。

**表 5-32　肌张力增高——运动减少综合征的病因**

特发性帕金森病

　特发性帕金森病、少年型帕金森综合征、家族性帕金森病

帕金森综合征

　感染

　　脑炎后、慢病毒感染

　药物

　　神经安定剂（酚噻嗪类及丁酰苯类）、利血平、灭吐灵、α-甲基多巴、锂、氟桂利嗪和脑益嗪等

　毒物

　　MPTP 及其结构类似的杀虫剂和除草剂、一氧化碳、锰、汞、二硫化碳、甲醇和乙醇等

　动脉硬化及血管性

　　多发性脑梗死、低血压性休克

　外伤

　拳击性脑病

　其他

　　甲状旁腺功能异常、甲状腺功能减退、肝脑变性、脑瘤、正常压力脑积水

帕金森叠加综合征

（变性病伴帕金森综合征）

　多系统萎缩、纹状体黑质变性、Shy-Drager 综合征、皮质纹状体脊髓变性、进行性核上性麻痹、皮质基底节变性、偏侧萎缩-帕金森综合征、帕金森综合征-痴呆-肌萎缩性侧索硬化复合征、Alzheimer 病

遗传性帕金森综合征

　常染色体显性 Lewy 小体、Huntington 病、Wilson 病、Hallvorden-Spatz 病、橄榄脑桥小脑萎缩、脊髓小脑变性、家族性基底节钙化、家族性帕金森综合征伴周围神经病、神经棘红细胞增多症、苍白球黑质变性

**表 5-33　肌张力降低-运动增多综合征的病因**

舞蹈动作

　变性疾病

　　Huntington 舞蹈病、Wilson 病、Louis-Bar 病、Pick 病、Sturge-Weber 综合征、衰老

毒性因素

　　酒精中毒、吩噻嗪类、丁酰苯、异烟肼、左旋多巴、利血平、安非他明、口服避孕药、东莨菪碱、高胆红素血症、一氧化碳、锂、汞、儿童烧伤性脑病

代谢性疾病

　　大脑脂沉积症、苯丙酮尿症、婴儿维生素 $B_{12}$ 缺乏、卟啉病、低镁血症、Addison 病、甲状旁腺功能减退、低钙血症、低血糖、甲状腺毒症

血管性疾病

　　血栓或栓塞性疾病、动脉炎、妊娠舞蹈病、红细胞增多症

感染性疾病

　　Sydenham 舞蹈病、水痘、斑疹伤寒、百日咳、麻疹、白喉、流行性腮腺炎、梅毒

外伤

肿瘤

　　丘脑胶质瘤。小神经胶质细胞瘤病

手足徐动

变性或家族性疾病

　　Hallervorden-Spatz 病、进行性苍白球萎缩、结节性硬化、阵发性舞蹈手足徐动症（非紧张性）、Wilson 病、Pelizaeus-Merzbacher 病（脱髓鞘性）

毒性因素

　　高胆红素血症（核黄疸症、胆道闭锁、脓毒血症、维生素 K 过多、磺胺类药物、葡萄苷酸结合缺陷、肝炎、先天性梅毒、巨细胞包涵体病）、一氧化碳、二硫化碳、锰、锂、巴比妥类

代谢性疾病

　　出生时缺氧、Lesch-Nyhan 综合征、Tay-Sachs 病、Louis-Bar 综合征（共济失调-毛细血管扩张症）

血管性疾病

　　通常为半身手足徐动症、婴儿偏瘫后遗症、栓塞

感染性

　　麻疹、百日咳、白喉、天花、梅毒、结核瘤、脑炎

外伤

　　出生时外伤伴有窒息或缺氧

肿瘤

半身手足徐动症非常少见的原因

　　假性手足徐动症

　　严重本体感受丧失的结果

续表

肌阵挛

　遗传性或变性

　　多发性肌阵挛病、阵挛性小脑协调不能、肌阵挛癫痫伴有肌肉破碎红纤维病、蜡样质脂褐质沉积病

　感染性

　　亚急性硬化性全脑炎、皮质-纹状体-脊髓变性

其他具有运动增多表现的疾病

　扭转痉挛、痉挛性斜颈、特发性睑痉挛、抽动性秽语综合征、习惯性痉挛、特发性震颤、静坐不能、面肌痉挛急性肌张力障碍和发作性障碍等

## 二、诊断流程

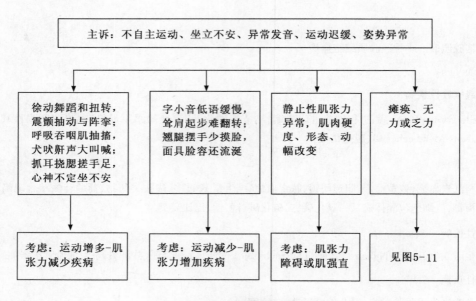

图 5-13　运动障碍的诊断流程

## 三、运动障碍的定位

### 1. 根据临床症状的性质定位

僵直少动综合征是两侧苍白球，尤其是是黑质病变的表现。孤立的苍白球病变引起张力过高性直并无震。因而震颤麻痹综合征是苍白球、黑质同时病变的结果。

舞蹈症、徐动症，扭转痉挛的病灶在新纹状体。半侧舞蹈症常表示对侧的丘脑底核有病灶。

肌阵挛，如很有节律、部位固定，可能是由于下橄榄体病变所致，也常常合并齿状核病变。但也可因神经系其他部位的病变引起。

**2. 根据震颤及其频率定位**

锥体外系的有节律的震颤,多伴有肌张力增高。一般认为,引起这种震颤的病灶在苍白球或苍白球水平以下。震颤寒痹综合征的震颤,频率比较恒定,大约短每秒 5～6 次,表示病变在黑质。皮层性震颤则为每秒 10～12 次。节律性肌阵挛的频率平均每秒 2 次,表示下橄榄核、齿状核病变。因此,正确记录震颤的频率有一定的定位诊断意义。当然,不能单靠某一现象解决全部临床定位诊断问题,应将各种材料联贯起来思索。

**3. 去脑直**

特点是角弓反张,伸展,上、下肢均呈伸直僵硬的外展位。此征表示脑(红核)与其以下的机构联系中断。例如,①幕上病变由间脑发展到中脑时;②后颅凹病变损伤到桥脑时;③严重的代谢障碍(如乏氧等)损及脑干前部时。

**4. 去皮层僵直**

特点是双上肢屈曲僵硬,双下肢伸直僵硬并稍向内转。病变在大脑脚以上的双侧内囊及皮层。常见原因是广泛皮层病变或/和脑基底节病变,如一氧化碳中毒、弥散乏氧、广泛脑软化、炎症、外伤等。

# 四、诊断要点

## (一)诊断标准

运动障碍疾病(movement disorders)又称锥体外系疾病(extraparamidal diseases),主要表现随意运动调节功能障碍,肌力、感觉及小脑功能不受影响。本组疾病主要源于基底节功能紊乱。

## (二)诊断要点

**1. 问诊要点**

①发病年龄:常可提示病因,如婴儿或幼儿期起病可能为脑缺氧、产伤、核黄疸或遗传因素,少年期出现震颤可能是肝豆状核变性;也有助于判定预后,如儿童期起病的原发性扭转痉挛远较成年起病严重致残率高;相反地,老年发病的迟发型运动障碍较年轻发病顽固;②起病方式:常可提示病因,如急性起病的儿童或青少年肌张力障碍可能提示药物不良反应,缓慢起病多为原发性扭转痉挛、肝豆状核变性等;急性起病的严重舞蹈症或偏侧投掷提示可能为血管性病因,缓慢隐袭起病可能为神经变性疾病;③病程:对诊断也有帮助,如小舞蹈病通常在起病6 个月内缓解,与儿童期起病的其他舞蹈病不同;④药物如酚噻嗪类及丁酰苯类可引起运动障碍;⑤某些疾病如风湿热、甲状腺疾病、系统性红斑狼疮、真性红细胞增多症可伴有舞蹈样动作;⑥家族史:有诊断意义,如亨廷顿病、良性遗传性舞蹈病、特发性震颤、扭转痉挛、抽动-秽语综合征等有遗传背景。

**2. 体格检查要点**

可了解运动障碍特点,明确有无神经系统其他症状体征,如静止性震颤、铅管样或齿轮样肌强直提示帕金森病,角膜 K-F 环提示肝豆状核变性,亨廷顿病和肝豆状核变性等除运动障碍,常伴精神和智能损害。

### (三)辅助检查要点

辅助检查有助于运动障碍疾病诊断,如肝豆状核变性患者血清铜、尿铜和血清铜蓝蛋白含量测定,CT 显示双侧豆状核区低密度灶或 MRI 显示信号异常;正电子发射断层扫描(PET)或单光子发射断层扫描(SPECT)显示纹状体 DA 转运载体(DAT)功能降低、DA 递质合成减少和 $D_2$ 型 DA 受体活性改变等对帕金森病诊断颇有意义;基因分析对确诊某些遗传性运动障碍疾病有重要意义。

## 五、常见疾病及鉴别诊断要点

### (一)肌张力增高——运动减少

#### 1. 帕金森病

帕金森病(Parkinson disease,PD)是中枢神经系统缓慢进展的变性疾病,是常见的运动障碍性疾病,以震颤、肌强直、运动迟缓及姿势反射障碍为主要临床表现。病理改变主要为中脑黑质多巴胺能神经原的脱失,胶质细胞增生、细胞内有 Lewy 包涵体。神经生化研究发现,帕金森病患者纹状体中多巴胺含量减少,因而乙酰胆碱的作用相对增强,多巴胺为纹状体的抑制性调节递质,乙酰胆碱为纹状体的兴奋性调节递质,这一对递质的平衡破坏就可以出现前述临床症状,其他神经递质,如 NE、5-HT、GABA 及神经肽的改变均可能与帕金森的发病有关。

(1)临床表现:隐袭起病,缓慢发展,进行性加重。发病年龄 20～80 岁,平均 55 岁,大部分患者在 60 岁以后起病,约 20% 在 40 岁以前起病,男性略多于女性。首发症状静止性震颤最为常见(约 70%),其他为步行障碍、肌强直、动作迟缓。症状常从一侧上肢开始,逐渐波及同侧下肢,对侧上下肢,从一侧下肢开始者次之。

①震颤:为静止性震颤,频率 4～6Hz,静止时出现,运动时减轻或消失,紧张时加重,睡眠时消失,一侧肢体被动运动(握拳、伸拳)可引起另一侧肢体出现震颤或加重震颤。震颤常自一侧上肢开始,逐渐扩展至同侧下肢,对侧上下肢,下颌、唇、舌及头部一般最后受累。帕金森病患者的手指呈"搓丸样"震颤,是其特征性的表现;

②肌强直:为铅管样及齿轮样,前者指在关节进行被动运动时,增高的肌张力始终保持一致,似弯曲铅管的感觉。后者指在关节进行被动运动时,感到在均匀的阻力中出现断续的停顿,如同转动齿轮一样,是由于患者同时存在震颤所致。若让对侧肢体做主动运动,可诱发被测肢体潜在的肌强直。四肢、躯干、颈部及面部均可受累。由于肌强直,患者出现特殊姿态:头前倾,躯干俯屈,前臂内收,肘关节、髋关节、膝关节屈曲,腕关节及指间伸直。患者双肘关节搁在桌子上时,双手腕关节伸直,称为"路标现象"。当患者处于仰卧位时,快速将其头下的枕头拿掉,患者的头常是缓慢落下,而不是快速落下;

③运动迟缓:各种主动活动减少,动作缓慢加上肌张力增高,姿势反射障碍,患者出现各种运动障碍。面部表情肌活动减少,瞬目减少,呈现"面具脸",口、咽、软腭、舌、肌肉活动障碍,出现讲话慢、语音低、单调、流涎。字越写越小(写字过小症)。行走时上肢联合动作减少或消失,

起步困难,起步后小步向前冲,难以及时停止,称之为慌张步态。容易摔倒,转身困难,转身时头及躯干常一起转动。改变体位困难;

④其他症状:自主神经功能障碍,出汗多,面部皮脂分泌增加,便秘,体位性低血压。焦虑、抑郁、不同程度的认知功能障碍,痴呆。

(2)辅助检查:无特异性,包括:

①血及脑脊液常规检查:多无异常;

②生化检查:高效液相色谱(HPLC)和高效液相色谱—电化学法(HPLC-EC)检测患者CSF 和尿中高香草酸(HVA)含量降低;

③CT、MRI 检查:无特征性改变;

④药物试验:

左旋多巴试验(Levodopa test):试验前 24 小时停用左旋多巴、多巴胺受体激动剂、抗胆碱能药、抗组胺药等,患者 8:00～9:00 排尿便,然后口服 375～500mg 复方苄丝肼胶囊(美多巴)。试验前 30 分钟、试验开始前、服药 45～150 分钟按 webster 评分标准反复测患者功能分级,病情减轻为阳性反应。

阿朴吗啡试验(apomorphine test);与左旋多巴试验类似。皮下注射阿朴吗啡 2mg 试验前 30 分钟、试验开始前,用药后 30～120 分钟按 Webster 评分标准反复测患者功能分级,病情减轻为阳性反应,如阴性可分别隔 4 小时用 3mg、5mg 或 10mg 阿朴吗啡重复试验。

美多芭弥散剂(Madopar DM)试验:优点为吸收快、代谢快,用药剂量小,可短时间(10～30 分钟)内确定患者对左旋多巴的反应,对 PD 诊断、鉴别诊断及药物选择等有价值。

⑤功能显像检测:a. DA 受体功能显像:PET 和 SPECT 可动态观察 DA 受体,PD 患者 $D_2$ 受体功能早期超敏,后期低敏;b. DA 转运体(dopamine transporter,DAT)功能显像:应用$^{123}$I-β-CTT SPECT 可检测 DAT 功能,PD 患者早期 DAT 功能较正常下降 31%～65% DAT 功能显像可用于 PD 早期和亚临床诊断;c. 神经递质功能显像:PD 患者纹状体区$^{18}$F-多巴放射性聚集较正常人明显减低,提示多巴脱羧酶活性降低;

⑥基因检测:对于家族性 PD 患者,可采用 DNA 印迹(Southern blot)、PCR、DNA 序列分析等检测基因突变,限制性片段长度多态性分析(RFLP)可间接诊断 PD,但尚未确定致病基因。

**2. 帕金森综合征**

帕金森综合征是指除帕金森病以外引起的肌强直、运动减少、姿势步态异常的锥体外系疾病继发性帕金森综合征往往有明确的病因,常见的原因有:中毒、感染、药物、脑卒中和脑外伤等。

(1)中毒:如一氧化碳中毒。锰、汞等金属及甲醇、乙醇均可引起中毒。患者多有急性或慢性中毒病史。逐渐出现弥漫性脑损害的征象。包括全身强直、运动迟缓和轻度震颤。

(2)感染脑炎后可出现该综合征:如昏睡性脑炎后常遗留帕金森综台征,脑炎后帕金森综合征可发生于任何年龄。多有明确的脑炎病史,但也有少数病例仅有"感冒"病史。

(3)药物:某些抗精神病的药物,如酚噻嗪类和丁酰苯类药物能产生类似帕金森病的症状,停药后症状可完全消失。

（4）动脉硬化性帕金森综合征：多发性脑梗死偶可导致帕金森综合征。患者有高血压、动脉硬化及脑卒中病史。假性球麻痹、病理征和神经影像学检查可提供证据。

（5）外伤：发生于拳击后的拳击性脑病可引起帕金森综合征。

（6）其他：如甲状腺功能减退、脑瘤和正常压力脑积水等均可导致帕金森综合征。

**3. 帕金森叠加综合征**

帕金森叠加综合征（Parkinsonism plus）又称症状性帕金森综合征，是指一组具有帕金森病的临床表现，但病因、发病机制和临床特征有所不同的锥体外系病变。其共同特点是病变均累及黑质纹状体系统。帕金森综合征的表现是该组疾病的组成部分，但不同疾病还有具有各自的特征，且对左旋多巴治疗不敏感。常见的有纹状体黑质变性、橄榄脑桥小脑萎缩、Shy-Drager综合征、进行性核上性麻痹、皮质纹状体脊髓变性病、肝豆状核变性等。

（1）纹状体黑质变性：纹状体黑质变性（striatonlgra degeneration，SND）属于多系统萎缩的一种类型，病理上以黑质神经元变性为主。

**临床表现**　中年起病，男性多见。临床上主要表现为进行性肌强直，运动迟缓和步态障碍，约32％患者伴有静止性震颤。常从一侧肢体开始，逐渐发展至对侧，后期可伴自主神经损害、小脑损害、锥体束损害的症状和体征。

**辅助检查**　CT检查可见双侧壳核低密度影，MRI可见壳核、苍白球短 $T_2$ 信号。PET显示尾状核 $^{18}F$-多巴和 $^{11}C$ 诺米芬辛（nomifensines）摄取降低，纹状体局部葡萄糖代谢降低。骨盆底部肌肉及尿道括约肌 EMG 检查对 SND 的早期诊断较有价值，特异性较高，但缺乏敏感性。

**诊断标准**　Quinn（1994）的 SND 临床。

疑诊 SND 的诊断标准：

①成年（年龄≥30 岁）起病，呈散发性；

②临床上主要表现为 PD 征，不伴痴呆、全身腱反射消失、明显的核上性向下凝视麻痹，无其他明确病因；

③左旋多巴治疗无效或疗效甚微。

拟诊 SND 的诊断标准，除必须具备疑诊 SND 的条件外，同时需要具备下列条件中 1 个以上：

①严重的症状性自主神经功能衰竭，包括体位性晕厥、无法解释的阳痿（男性患者）或尿失禁或尿潴留；

②小脑损害症状和体征；

③锥体束征；

④括约肌 EMG 异常。

确诊 SND 的诊断标准：组织病理学检查证实。

（2）橄榄脑桥小脑萎缩：橄榄脑桥小脑萎缩（olivopontocerebeUar atrophy，OPCA）属于多系统萎缩的一种类型。病理特点为脑桥和小脑萎缩。

**临床表现**　成年起病，以进行性小脑性共济失调为主要临床表现，可伴有自主神经损害症状和（或）帕金森综合征、锥体束征等，少数可出现向下或向上凝视麻痹。

**辅助检查** 头颅 CT/MRI 可显示小脑、脑干萎缩，尤以 MRI 更为清晰。脑干听觉诱发电位常可发现脑干电活动异常。PET 检查可显示小脑、脑干葡萄糖代谢降低，且与其萎缩程度一致。

（3）Shy-Drager 综合征：Shy-Drager 综合征（SDS）又称特发性体位性低血压，属于多系统萎缩的一种类型。基本病理改变是中枢神经系统内多部位广泛的神经细胞变性，以脊髓侧角的中间外侧柱、尾状核、黑质、橄榄核、蓝斑、小脑等处最为明显。

**临床表现** 中年隐袭起病。进行性自主神经功能衰竭，卧位血压正常，立位血压下降20～40mmHg 以上。并有性功能减退、尿失禁、尿潴留等症状，常伴有小脑、脑干损害症状。部分患者可出现肌强直、运动迟缓、动作减少等症状。

（4）皮质纹状体脊髓变性：皮质纹状体脊髓变性又称 Creutzfeldt-Jakob 病（CJD），属人类朊蛋白病的一种，起病隐袭。特征性的病理改变为弥散性非炎症性的神经元脱失，病灶区呈显著的空泡化或海绵状，故又称亚急性海绵状脑病。病变累及大脑、基底节、丘脑、小脑、脑干和脊髓等。

**临床表现** 病情缓慢进展，临床表现多样。首发症状多为人格改变，伴有进行性智能减退；病程中肌阵挛通常是最突出的症状，随着病情的进展，出现小脑性共济失调，锥体束征及视觉障碍。

**辅助检查** 脑脊液 14-3-3 蛋白着电泳荧光染色阳性，血清 S100 蛋白随着病情进展持续性增高。脑电图检查可呈弥漫性慢活动，伴周期性。阵发性高幅尖慢波或棘波发放。晚期患者 CT/MRI 可见脑萎缩——MRI 显示双侧尾状核，壳核对称性长 $T_2$ 信号，$T_1$ 相正常，无增强效应。

**诊断标准** ①在 2 年内发生的进行性痴呆；②肌阵挛、视力障碍、小脑症状、无动性缄默等 4 项中具有其中 2 项；③脑电图有周期性同步放电的特征性改变。具备以上 3 项诊断为很可能 CJD 具备①②项，不具备第③项诊断可能 CJD；如患者脑活检发现海绵状态和 PrPsc 者则可确诊的 CJD，可用脑脊液蛋白检测代替脑电图特异性改变。

（5）进行性核上性麻痹：进行性核上性麻痹（progressive supranuclear palsy-PSP）是一种进性神经系统变性疾病。病理上以脑桥及中脑神经元变性为主，可见黑质苍白球纹状体通路及中脑上丘变性萎缩。

**临床表现** 中老年起病（45～75 岁），临床上以姿势不稳、帕金森综合征、垂直性核上性凝视麻痹、假性球麻痹和轻度痴呆为特征。脑电图见非特异性弥漫性慢波，有助于排除 CJD 病。头颅 MRI 检查可显示中脑及脑桥萎缩，伴第三脑室后部扩大。

**辅助检查** PET 检查多数显示额叶、纹状体、丘脑、小脑糖代谢或葡萄糖利用率明显降低，以额叶最明显，额叶代谢降低与苍白变性有关，纹状体代谢降低有助于鉴别 PD。

**诊断标准** （N1ND-SPSP，1996）美国国立神经系统疾病与脑卒中研究所与进行性核上性麻痹学会联合推荐的 PSP。

可疑 PSP：

必备条件：①40 岁以后发病，病程逐渐进展；②垂直性向上或向下棱上性凝视麻痹或出现明显的姿势不稳伴反复跌倒；③无法用排除条件中所列疾病来解释上述临床表现。

辅助条件：①对称性运动不能或强直，近端重于远端；②颈部体位异常，尤其是颈后仰；③有对左旋多巴反应欠佳或无反应的帕金森综合征；④早期即出现吞咽困难和构音障碍；⑤早期出现认知损害症状，如淡漠、抽象思维能力减弱、言语不流畅、应用或模仿行为降低及额叶释放症状，并至少有两个上述症状。

排除条件：①近期有脑炎病史、异己肢体综合征、皮质感觉缺损、局限性额叶或颞叶萎缩；②与多巴胺能药物无关的幻觉和妄想、AD 型皮质性痴呆（严重记忆缺失、失语或失认）；③病程早期即出现明显小脑症状或无法解释的自主神经症状（明显低血压和排尿障碍）；④严重不对称性帕金森综合征，如动作迟缓等；⑤有关脑部结构损害（如基底节或脑干梗死、脑叶萎缩）的神经放射学依据；⑥必要时可用聚合酶链反应排除 Whipple 病。

拟诊 PSP：

必备条件：①40 岁以后发病，病程逐渐进展；②垂直性向上或向下核上性凝视麻痹，病程第 1 年内出现明显的姿势不稳伴反复跌倒；③无法用排除条件中所列疾病解释上述临床表现。

辅助条件和排除条件与可疑 PSP 相同。

确诊 PSP 经组织病理学证实。

（6）皮质基底神经节变性：皮质基底神经节变性（cortical basal ganglionic degeneration CBGD）是一种慢性进行性变性疾病。

**临床表现** 中老年发病，起病隐匿。缓慢进展。本病最突出的临床表现是症状的不对称性。锥体外系症状主要包括不对称性局限性肌强直、运动减少、姿势不稳等；大脑皮质症状包括受累肢体失用、肌痉挛、皮质性感觉缺失及一侧肢体忽略等，部分患者晚期可出现轻度痴呆。

**诊断标准** CBGD 的诊断主要依据临床表现，目前尚无特异性的实验室或影像学证据。Vidadhet（1994）等提出的诊断条件包括：①病程呈进展性；②头颅 CT 或 MRI 未发现局灶性病灶；③病程不超过 10 年；④发病症状明显不对称；⑤有帕金森综合征（运动迟缓和肌强直）；⑥运用障碍；⑦无自主神经功能障碍症状和核上性麻痹；⑧左旋多巴治疗无效。

（7）偏侧萎缩-帕金森综合征：偏侧萎缩帕金森综合征（hemiparkinsonism-hemiatrophy syndrome，HPHA）是一种罕见的、由儿童期脑部损害引起的帕金森综合征。

**临床表现** 多于 18～61 岁发病。部分患者有异常生产史，如产程过长、产伤、臀先露，早产。新生儿缺氧等或头颅外伤史。起病隐匿，进展缓慢。

**临床表现** 偏侧萎缩症、同侧帕金森综合征及发作性肌张力障碍，偏侧萎缩表现为一侧面部手、脚、躯干的萎缩，部分患者可表现为左右肢体长度不等。萎缩侧肢体伴有震颤、运动迟缓、姿势反射不稳、肌强直等。同侧肢体肌张力障碍性不自主运动是本病的特征性症状，最常见的受累部位是脚，偶见于上肢或下肢。

**辅助检查** CT/MRI 检查可显示受累对侧大脑皮质及（或）皮质下结构萎缩、侧脑室扩大等，个别患者可显示双侧皮质萎缩。但以受累侧肢体对侧半球较明显。脑部结构的明显不对称有助于确诊 HPHA。PET 显示受累肢体对侧大脑半球额叶内侧面，基底节区（尾状核、豆状核、丘脑）局部葡萄糖代谢率降低。

**4. 遗传性帕金森综合征**

（1）肝豆状核变性：肝豆状核变性又称为 Wilson 病（WD），是一种家族性常染色体（基因位于 13q)铜代谢障碍的隐性遗传病。生化改变为铜兰蛋白合成不足,以致铜不能从胆道排出而聚集在肝脏。过量的铜在肝细胞聚集造成细胞坏死,进入血液沉积在脑(以基底节最为明显)、肾、角膜等肝外组织而致病。

**临床表现** 本病发病年龄在 5~25 岁,平均 18 岁,早至 2 岁、晚至 62 岁也可发病,多于青少年期起病。多数患者缓慢起病,少数患者急性起病。10 岁以前起病者以肝脏损害多见,10 岁以后起病者神经系统损害多见。少数患者以精神症状、急性溶血性贫血、皮下出血、肾损害、关节痛、肌痛、皮肤色素沉着为首发症状。

①肝脏症状:肝脏常是本病最先累及的部位,多表现为非特异性的慢性肝脏综合征,如疲乏无力、食欲减退,以后出现肝区疼痛、肝肿大或缩小、黄疸、腹水、蜘蛛痣、食道静脉曲张破裂出血、肝昏迷等肝硬化的表现。极少数患者仅有转氨酶升高,或以急性肝功能衰竭起病;

②神经系统症状:以锥体外系症状为主要表现,最常见的症状是震颤,静止性、姿势性、运动性震颤均可出现。常常是几种形式混合存在,最常见于肢体,幅度可粗大或细小,当震颤以上肢体近端明显时,呈所谓的扑翼样震颤,随着病情进展震颤范围可扩大至头部及躯干。还可出现肌强直,运动迟缓,面具脸,构音障碍,舞蹈样动作,手足徐动症,扭转痉挛,痉挛性斜颈,小脑性共济失调,腱反射亢进,病理征阳性,假性球麻痹,癫痫发作;

③精神症状:主要为情感障碍,动作行为异常,如淡漠、抑制、欣快、兴奋躁动、恐慌、攻击、怪异行为。生活懒惰;少数可有各种幻觉、妄想、人格改变、自杀等。部分患者有不同程度的认知功能障碍;

④K-F 环:是本病的特征性表现,95%~98%的患者有 K-F 环。早期需用裂隙灯才能发现,此环位于巩膜与角膜交界处,宽约 1~3cm,呈黄绿色或黄棕色,是由于铜沉积于角膜的后弹力层所致;

⑤其他:肾脏损害时出现肾性糖尿,多种氨基酸尿,尿酸尿,磷酸尿,蛋白尿,少数出现肾小管性酸中毒。骨质疏松,病理性骨质,急性溶血性贫血,鼻衄,皮下出血,皮肤色素沉着。

**辅助检查** ①血清铜蓝蛋白(CP)水平:CP 减低是 WD 的重要诊断依据,WD 患者血清 CP<0.2g/L,血清 CP 氧化酶活力<0.2 密度;

②尿铜测定:24 小时尿铜排泄量>200g 是本病的诊断依据;

③影像学检查:头颅 CT 显示双侧豆状核对称性低密度区,有诊断价值;MRI 可见双侧豆状核对称性 $T_1$ 低信号、$T_2$ 高信号;

④正电子发射断层扫描:WD 患者可显示脑局部葡萄糖代谢率(rCMRG)降低,豆状核明显。rCMRG 改变可早于 CT 改变,对 WD 早期诊断颇有价值;

⑤基因诊断:基因诊断可用限制性片段长度多态性分析、微卫星标记分析、半巢式 PCR-酶切分析、荧光 PCR 法等检出杂合子,可用于症状前诊断。

**诊断标准** ①肝病史或肝病征/锥体外系体征;②血清 CP 显著降低或肝铜增高;③角膜 K-F 环;④家族史。符合①②③或①②④为确诊 W-D;符合①③④为很可能典型 WD;符合②③④为很可能症状前 WD;如符合 4 条中 2 条为可能的 WD。

(2)路易体痴呆:路易体痴呆(dementia with Lewy body,DLB)是以路易体包涵体和路易体相关轴索为病理特征的神经变性疾病,多见于老年人,缓慢进展。

**临床表现**  以痴呆帕金森症综合征表现为主要特点,如肌强直、动作迟缓、震颤等。并有进行性痴呆,认知功能全面减退,波动性精神异常等临床表现。精神异常多为谵妄阳和视幻觉,症状呈波动性。

**诊断标准**  ①临床诊断必备条件:进行性认知功能减退,且影响社会工作能力。早期可无明显记忆障碍,但随病情进展而加重。可有明显的注意力障碍及额叶皮质下功能及视空间缺损;

②附加下列症状中的两点可拟诊 DLB,具备一点为可疑 DLB:a. 波动性认知功能障碍,伴不同程度的注意力及觉醒状态改变;b. 反复发作的具体形象的视幻觉;c. 自发性帕金森综合征的运动障碍;

③提示为 DLB 的症状包括:a. 反复跌倒;b. 晕厥;c. 短暂性意识丧失;d. 对神经安定剂敏感;e. 各种形式的谵妄;f. 其他形式的幻觉;

④不支持 DLB 的症状包括:a. 提示卒中的神经系统局灶性体征及神经影像学改变;b. 临床症状可由明确的内科或其他神经科疾病解释。

(3)家族性基底节钙化:家族性基底节钙化(familial basal ganglia calcification 又称 Fahr 病是一种遗传性疾病,约占双侧基底节钙化的 $5\%\sim7\%$。

**临床表现**  常出现帕金森综合征的症状和体征。多于青春期或中年起病,起病突然,进展缓慢。$50\%$ 患者出现精神发育迟滞甚至痴呆,其次为帕金森综合征、抽搐发作及锥体束征,也可出现共济失调、脑神经损害症状、写字过小征、痉挛状态、皮质性感觉障碍、同向偏盲等。

**辅助检查**  头颅 CT 可清晰显示脑内钙化灶。脑内钙化沉积部位主要在双侧基底节的尾状核和豆状核、大脑半球深部白质、小脑齿状核及深部白质等。

(4)Hallervorden-Spatz 病(HSD):HSD 亦称苍白球黑质红核色素变性、进行性苍白球变性综合征、苍白球色素变性综合征,是一种常染色体显性遗传病。病因不明,可能与铁盐沉积有关,病变主要在黑质-纹状体系统。以苍白球中央部和黑质网状区最明显。

多在青少年发病,进行性加重。临床上以肌强直、肌张力障碍、锥体束征及双下肢痉挛性瘫痪为主要表现,部分患者伴有精神症状,可伴或不伴色素性视网膜炎。CT 检查可见纹状体低密度病灶;MRI 检查 $T_2$ 相双侧苍白球外侧低信号,内侧可有小的高信号,即所谓的"虎眼征"。

## (二)肌张力降低——运动增多

### 1. 舞蹈、手足徐动及肌张力障碍

(1)小舞蹈病:小舞蹈病又称风湿性舞蹈病、Sydenhanm 舞蹈病,是风湿热在神经系统的常见表现。可见于 $30\%$ 以上的风湿热患者,小舞蹈病是一种自身免疫性疾病,与 A 型 β 溶血链球感染有关。部分患者有风湿热表现或既往史。

**临床表现**  发病年龄在 $4.5\sim15$ 岁,女孩多见,男女之比为 $1:2\sim1:3$,无季节及种族、地域差异。急性、亚急性、慢性起病,病前 $2\sim3$ 个月至 $6\sim8$ 个月,常有 A 型 β 溶血链球菌感染。

①舞蹈样动作:常为双侧性,小部分可为偏侧性。小舞蹈病的舞蹈样动作主要累及肢体远

端及面部,发音障碍常见,呈爆破状,因舞蹈样动作可影响到随意运动,出现随意运动失调;

②肌力及肌张力减退:可出现特征性的旋前肌征,即当患者上肢平举或上举时前臂和手掌内旋;当手臂前伸时屈腕,掌指关节过伸,即舞蹈病,握拳盈亏征;极少部分肌力减退明显,引起瘫痪,随着瘫痪的出现舞蹈运动消失;

③精神症状:情绪不稳、易激惹、烦躁不安、谵妄、恐惧等;

④其他风湿热的表现:低热、风湿性心脏病、心肌炎、皮下风湿小结、结节性红斑、关节痛等;

⑤其他:头痛,疼痛发作。

**辅助检查**　①外周血检查:白细胞升高,红细胞沉降率增快,C 反应蛋白增高。抗"O"滴度增加;

②影像学检查:CT 可显示尾状核区低密度病灶,MRI 可见尾状核、壳核和苍白球增大;

③PET/SPECT:可见纹状体高代谢改变;

④脑电图:轻度弥漫性慢活动。

(2)亨廷顿病(Huntington disease,HD):HD 又称遗传性慢性进行性舞蹈病、亨廷顿舞蹈病,致病基因定位于 4p,呈常染色体显性遗传。病变部位主要位于基底节,大脑皮质。临床特点为慢性进行性的舞蹈样动作,认知功能障碍,精神症状。发病与基底节多巴胺含量增高、乙酰胆碱减少、γ-氨基丁酸减少以及兴奋性氨基酸的毒性作用有关。

**临床表现**　发病年龄 2~80 岁,一般在成年后起病,35~40 岁最常见。无性别差异,缓慢起病,进行性加重,绝大多数患者有阳性家族史。

①舞蹈样动作:是患者最具特征的临床表现,也是常见的首发病状,常为全身性。Huntington 舞蹈病舞蹈样动作的特征是以肢体近端关节、躯干为主,行走时有明显的上肢,腿部舞蹈样动作而呈欢快、跳跃状步态,面部表情怪异;

②帕金森病综合征:随着病情进展舞蹈样动作减少,进而出现肌张力增高,动作缓慢,姿势反射障碍等帕金森综合征,但静止性震颤少见;

③眼球运动障碍:双眼意向性快速扫视运动速度减慢,不协调,追视能力减退,眼球垂直、水平运动障碍;

④认知功能障碍:认知功能进行性减退,可发展为痴呆;

⑤精神症状:焦虑,抑郁,自杀倾向,强迫症,幻觉,妄想,人格行为异常;

⑥其他:手足徐动,投掷症,构音障碍,发音过低,语速不匀,吞咽困难,抽动,肌阵挛,癫痫发作,共济失调,睡眠障碍等;

少年起病者主要以肌强直,运动缓慢、减少为主要表现,还可有共济失调,疼痛,轻度智力减退,舞蹈样动作少见。

**辅助检查**　①脑电图:弥漫性异常;

②CT 脑扫描、头颅 MRI:部分患者尾状核头部、壳核萎缩;

③PET:尾状核、壳核葡萄糖代谢降低;

④基因健侧。

(3)老年性舞蹈病:发生于 60 岁以上老人,类似亨廷顿病。发病原因可能是动脉硬化性脑血管病导致纹状体梗死。主要症状为舞蹈样动作。全身任何部位可出现多动,多一侧较重,有时只出现于舌、面和颊肌区。无家族史,无认知功能障碍及精神症状。

(4)妊娠舞蹈病:发生在妊娠期的舞蹈症称为妊娠舞蹈病,病因不明,可能与风湿热、妊娠毒血症有关。多见于 17～23 岁的初产妇,常在妊娠前 3 个月中发病。妊娠后期少见。在出现舞蹈病前数周可有头痛、情绪和性格改变,舞蹈样动作类似于小舞蹈病。舞蹈样运动可能维持数周,分娩后症状消失,终止妊娠症状也可自行停止,通常在分娩后 1 个月内消除。重者可能导致孕妇衰竭死亡,并影响胎儿存活。

(5)良性遗传性舞蹈病:良性遗传性舞蹈病又称遗传性非进行性舞蹈病。呈常染色体显性遗传,也有常染色体隐性遗传方式。见于 5 岁以下幼儿,隐袭起病。慢性病程。临床表现为肢体远端、面及躯干的舞蹈样运动。本病呈良性病程,无进行性恶化,到成年期可能消退。不伴有精神症状和智能减退,也无惊厥等其他神经系统异常表现。PET 扫描图提示尾状核代谢降低。

(6)棘红细胞增多症伴舞蹈症:棘红细胞增多症伴舞蹈症属常染色体显性遗传。青春期起病。临床表现为进行性舞蹈样运动,从口—舌—面部异常运动开始。渐次扩展,致全身不自主舞蹈样运动,可有抽搐发作、自残性唇舌咬破与进食性肌张力障碍,神异常。外周血可伴有智力和精异常棘红细胞增多。脑电图可显示痫性放电改变。

(7)先天性舞蹈病:先天性舞蹈病见于出生后 6 个月婴儿。常伴有手足徐动而呈舞蹈样指划运动。伴肌张力明显减退,抬头、独坐、学步均滞后于正常儿童,常伴不同程度精神发育不全。

(8)偏身投掷症(hemiballismus):偏身投掷症是舞蹈症的重症形式。表现为粗大、迅速、有力的投掷动作。形式变幻不定,累及一侧上、下肢。也有局限于单肢者称为单肢投掷症。投掷动作以肢体近端为主,但也有远端肌肉的配合动作。情绪激动时加重,睡眠时停止,影响患者的随意运动能力。与舞蹈症、手足徐动症可同时存在。

本病多由对侧丘脑底核及其传出束梗死、出血所致。偶可由感染、转移性肿瘤和脱髓鞘鞘引起。急性起病者多为脑血管病、感染所致。少数慢性起病者多为肿瘤所致。

(9)手足徐动症(athetosis):手足徐动症又称指痉症、变动性痉挛,是由纹状体变性所引起的一组综合征。病因:

①遗传性或家族性:多为常染色体隐性遗传,较罕见。脑白质营养不良、脊髓小脑性共济失调、肝豆状核变性及家族性低蛋白血症等可伴发手足徐动症;

②脑血管意外:先天性婴儿 Heubner 回返动脉闭塞可导致对侧肢体手足徐动样动作。成人急性丘脑、苍白球梗死可引起手足徐动样动作;

③颅内内感染:Creutzfeldt-Jakob 病可出现痴呆、肌阵挛和双手指划动作;单纯疱疹性病毒、肺炎支原体、弓形虫和艾滋病颅内感染也可引起手足徐动症;

④药物:可卡因、安非他明等成瘾者也可出现舞蹈手足徐动症。长期使用抗精神病药,如吩噻嗪、氟哌啶醇等,可引起急性肌张力障碍或迟发性运动障碍。出现手足徐动症;

⑤脑瘫:各种原因引起的脑瘫可出现手足徐动症,如围产期缺氧性脑病、早产、产伤、核黄疸、大脑皮质发育不良、脑穿通畸形、胆红素脑病等,成人心跳骤停、中毒等导致的缺氧性脑

病等；

⑥高位颈髓病变：如脱髓鞘病变除引起深感觉丧失外，亦可出现假性手足徐动症或指划动作。

**临床表现**　表现为手足、足趾等肢体远端为主的缓慢的、弯曲的、蠕动样不自主运动。基底节大理石样变性是其主要的病理改变，病变主要位于双侧壳核、尾状核和下丘脑。家族性手足徐动症多于出生后数月发病，病程可长达数年至数十年。首先表现为手指不断做出缓慢的、弯曲的、奇形怪状的不自主运动，掌指关节过分伸展，手指扭转。可呈"佛手"样姿势。下肢受累时，蹞趾常不自主背屈。面肌受累时常挤眉弄眼，扮鬼脸。咽喉肌、舌肌受累时出现言语不清和吞咽困难。

不自主运动于精神紧张时加重，睡眠时消失。发作时肌张力增高，肌松弛时正常，智力可减退。

(10)迟发性运动障碍(tardive dyskinesia，TD)：TD 又称迟发性多动症。病因不明，可能与多巴胺(DA)突触后受体长期被阻滞，引起突触前 DA 释放增多及受体超敏有关。多见于长期服用抗精神病药物患者，常在服药数月或数年后起病。典型的 TD 表现为噘嘴、咀嚼、伸舌等不自主动作。也可表现为肢体舞动、躯体扭动、舞蹈样面部动作、手足徐动或投掷动作等。一般成人以面部和口周不自主运动明显，儿童以肢体动作明显。这些异常运动在自主运动时会减轻或消失。在睡眠时消失。

(11)扭转痉挛(torsion spasm)：又称变形性肌张力障碍。肌张力障碍是一组由主动肌与拮抗肌的不协调或间歇性过度收缩造成的重复不自主运动和异常扭转姿势的综合征。病变主要在新纹状体、苍白球、丘脑和(或)它们的联络纤维。

**临床表现**　分为特发性和继发性扭转痉挛。

特发性扭转痉挛为遗传性疾病，可有阳性家族史，是全身性肌张力障碍的一种表现，以儿童期发病多见。临床以肢体近端、颈肌和躯干肌为主，典型表现为以躯干为轴扭转。病初只表现为局限性肌张力障碍的症状。以后波及全身，出现广泛不自主扭转运动和姿势异常，如腰锥的过度前凸、躯干侧前凸、上肢呈弯曲、交换姿势或手指伸直、手和前臂内翻、躯干及脊旁肌的受累引起全身的扭转或螺旋形运动。奇特的姿势常仅维持数分钟，以后又逐渐变换。肌张力障碍姿势常在清醒时出现。睡眠后和麻醉后消失。

继发性扭转痉挛多见于成年人，可找到病因。症状与特发性类似。

(12)痉挛性斜颈(spasmodic torticollis)：多为特发性，其特点是颈肌、胸锁乳突肌、斜方肌等阵发性不随意的收缩，引起头向一侧扭转或阵挛性倾斜。

**临床表现**　任何年龄均可发病，导致痉挛性斜颈的病因，可见于使用胃复安等药物，或脑炎后遗症，还有部分患者病因不明。通常中年人最多见，起病较缓慢。早期为发作性，前驱症状是头呈不规则的细小的摇动，静止时头的姿势完全正常，或略向一侧歪斜。发作时头向侧方倾斜，下颌向对侧扭转并稍向上，有时头后仰或前屈，肌肉呈强直性痉挛。情绪激动及在周围环境的影响下容易出现，睡眠时消失。最终颈部持续偏向一侧，多持续终身。

痉挛性斜颈分为两型：①单纯型：发病机制还不十分清楚，有人认为精神因素占优势，也有人认为是大脑器质性疾患引起，如纹状体、丘脑及纹状体系统的病变；②症状性或继发型：痉挛性斜颈作为神经系统疾患的一种表现,如脑炎后的痉挛性斜颈则属于此型。此型除痉挛性斜颈之外尚有其他症状,例如 Parkinson 综合征、舞蹈样运动、手足徐动、震颤以及肌肉挛缩等,有时扭转痉挛也可以先由痉挛性斜颈开始。

(13)特发性睑痉挛(essential blephrospasm):是一种病因不明的眼睑不随意痉挛-为双侧眼睑肌痉挛。隐袭起病,以 50～70 岁多见,女性多于男性。

**临床表现** 以眼睑间歇性或持续性不随意紧闭为特征,患者早期表现为眨眼次数增多,双眼睑发沉,常常在注观人、物时出现阵发性双眼睁开困难。晚期出现持续性的眼睑闭合。甚至出现功能性视觉盲。常伴有精神障碍。在精神紧张、情绪不佳时病情加重。肌电图显示面肌不同步放电,频率正常。可能系锥体系统功能紊乱所致。

(14)Meige 综合征:成年人发病的局限性肌张力障碍主要表现为眼睑和口—下颌肌张力障碍。病因不明。

**临床表现** 多见于老年人,一般在 50 岁以后起病。高峰发病年龄为 60 岁,女性多于男性。双眼睑痉挛为最常见的首发症状,表现为不自主眼睑闭合。痉挛可持续数秒至 20 分钟,可持续收缩造成功能性“盲”。睑痉挛在睡眠、放松、讲话、唱歌、打哈欠时改善,在日光下、疲劳、紧张或阅读、注视时加重,口、下颌和舌痉挛常表现为不自主张口闭口、缩唇和噘嘴、伸舌等,重者可引起下颌脱臼、牙齿磨损,影响发声和吞咽。Meige 综合征还可伴斜颈、痉挛性失声、特发性震颤及书写痉挛等。一般无智能障碍,但可伴情感障碍,如抑郁、焦虑、强迫人格等。

(15)急性肌张力障碍:2‰～3‰初次服用抗精神病药的患者会出现急性药源性肌张力障碍。常见于酚噻嗪类和丁酰苯类等抗精神病药物。氯氮平、奥氮平等非传统类抗精神病药物也可引起急性肌张力障碍。机制尚不清楚,可能为多巴胺(DA)$D_2$ 受体被阻滞导致 DA 剧增,与此同时 DA 受体显得过分敏感,结果产生急性肌张力障碍。

**临床表现** 一般多见于青年,男性多见。绝大多数都发生在开始用药的 3～4 天。急性肌张力障碍的发病机制以头、颈、咽及中轴肌肉受累为主,肢体较少受累,临床表现为扭转痉挛和动眼危象。前者是躯干部位的扭转,伴有高度焦虑紧张,往往全身大汗淋漓。后者是头部后仰,两眼持续上视(两眼上翻)。患者感到十分痛苦。咀嚼肌受累出现下颌闭合不能,面肌、颈肌及舌肌受累出现口眼歪斜、痉挛性斜颈、卷舌、伸舌或缩舌不能等。

(16)发作性运动障碍:是多在儿童期起病的遗传性疾病。部分呈散发性,以反复发作性肌张力障碍、舞蹈样动作、手足徐动及偏身投掷为特征。

**临床表现** ①发作性运动诱发性运动障碍(paroxysmal kinesigenic dyskinesia。PKD):PKD 是突然的运动所引发的不自主运动发作,病因不明。通常发生在儿童,男性居多。半数有家族史,常为常染色体显性遗传。以肌张力不全、手足徐动、舞蹈样动作或任何这些过度运动障碍相结合的发作为特点。常被随意运动所诱发,也可由讲话、咀嚼、惊吓、闪光刺激、过度换气、应激、月经期、热和冷所诱发。发作通常为单侧或不对称,多累及肢体、面部、颈部、躯干肌肉也可受累。发作严重时患者可摔倒,但无意识改变。面部肌肉受累可引起面部肌肉扭曲,产生构音障碍。发作可使患者丧失活动能力,干扰其行走、工作和日常活动。有些患者有感觉先兆。每次发作多不超过 30 秒,通常每天都有发作,但是也可以 1 个月或更长时间发作 1 次;青春期可加重,可达 100 次/天;成年后发作可减少。发作时对抗癫痫药如卡马西平和丙戊酸

钠比较敏感,但剂量较抗癫痫时要小;

②发作性非运动诱发性运动障碍(paroxysmal nonkinesigenic dyskinesia,PNKD):PNKD常自发性发生,不受体力活动诱发,但疲乏、应激、兴奋及饮酒可诱发。男性多见,儿童或青春期发病。典型家族性为染色体 2q31~36 缺陷,散发性为染色体 1p 缺陷。发作症状与 PKD 类似,发作时间可达 10 分钟至数小时不等,但发作频率比 PKD 少,可以 1 个月 2~3 次或每天 20 多次,随着年龄的增长发作可减少。对抗癫痫药不敏感,抗胆碱药、左旋多巴有一定效果;

③发作性过度运动诱发性运动障碍(paroxysmal exertin-induced dyskinesia,PED):PED通常在长时间运动后发生,例如 5 分钟的走路或跑步、被动的肢体运动、讲话、咀嚼、应激、热、冷、月经期、饮酒均可促发。发病年龄为 2~30 岁,多在儿童期,散发病例男女相等,家族病例女性多见。发作形式也与 PKD 类似,发作频率可从每天 1~2 次到每月数次,每次通常持续 5~30 分钟。亦可更长。发作通常累及双侧下肢、面部、颈部和躯干肌肉,也可单侧发作,亦可累及上肢;

④发作性睡眠诱发性运动障碍(paroxysmal hypnogenic dyskinesia。PHD):PHD 一般在非快速动眼睡眠期(NREM)的 Ⅱ 期而且在觉醒之后发生,患者可以睁开眼睛,以舞动样动作和肌张力不全的姿势剧烈地移动肢体和躯干,肢体的远端可呈舞蹈—手足徐动,发作后患者常常入睡,但是在醒后能回忆起发作情形。应激、活动增加和月经期可加重症状。发作时可伴有呼吸不规则、不自主发声或心动过速。频率可每年数次到每夜 4~5 次。通常每次持续 20~50 秒。PHD 临床少见。

**2. 肌阵挛**

(1)多发性肌阵挛病:本病也称遗传性特发性肌阵挛。呈常染色体显性遗传,亦见散发病例,病理解剖基础不明。本病临床少见,多见于成年男性,表现为一侧或双侧肌肉突然快速无节律收缩。不产生或仅见轻度关节动作,好发于躯干或肢体近端,可波及膈肌、喉肌、腹肌等,但面肌很少受累。多于情绪紧张时激发,主动活动时抑制,睡眠时停止,无其他神经系统体征。脑电图正常;

(2)阵挛性小脑协调不能:本病又称 Ramsaay-Htunt Ⅱ 型综合征(RHS)、齿状核红核变性等,常染色体显性遗传外显不全或常染色体隐性遗传。

**临床表现** 以动作性肌阵挛、癫痫、小脑性共济失调为特征。主要病理改变为脊髓小脑束和后索变性,齿状核萎缩,小脑上脚变细,小脑皮质,橄榄小脑系统和桥脑小脑系统均完好。

本病多在 7~21 岁发病。阵挛表现为突发、短暂、无规律的肌肉收缩,可以是全身性,也可局限于一组或多组肌群,无意识丧失,对运动、声音、光的刺激很敏感,体位改变、情绪变化和睡眠均可诱发或使其加重,偶尔可以出现全身强直阵挛性发作。小脑性共济失调表现为构音不清、意向性震颤、辨距不良等。肌阵挛可先于共济失调出现,或由于小脑症状较轻而被肌阵挛所掩盖。多不伴智能减退。

**辅助检查** 脑电图上可见到广泛或散在的棘波、多棘波、多棘慢波暴发。多为双侧,可被光刺激诱发。患者手指受到刺激时,在感觉运动皮质可记录到巨大的皮质电位,从手指受到刺激至肌阵挛出现的潜伏期明显延长。

(3)肌阵挛癫痫伴肌肉破碎红纤维病(myoclonic epilepsy and ragged red fibers。MER-

RF)：MERRF 是线粒体脑肌病的一种临床类型，线粒体病为遗传性线粒体代谢酶缺陷，使能量来源不足导致的一组疾病。

**临床表现**　MMRRF 为累及脑和骨骼肌的线粒体病。常儿童期起病，有家族史。主要特征为肌阵挛性癫痫发作、小脑性共济失调、四肢近端无力和智能进行性减退，有的家系伴发多发性对称性脂肪瘤。

**辅助检查**　脑电图呈典型肌阵挛性脑电图改变。肌活检显示肌细胞内线粒体堆积，红破布状，红肌纤维和(或)糖原堆积。

(4)蜡样质脂褐质沉积病(ceroid lipofuscinosis)：本病以脑组织神经元溶酶体内蜡样质和脂褐质沉积为病理特征的常染色体隐性遗传病，受累部位脑组织萎缩，神经元死亡消失。可能与脂肪酸过氧化酶缺乏有关。大脑皮质和小脑半球、基底节、丘脑和脑干诸核均可受累，以小脑最明显，视网膜严重色素变性。皮肤、内脏、肠肌层神经丛中亦有这种色素沉积。

**临床表现**　为智能障碍、瘫痪、失明、小脑性共济失调等，可伴有肌阵挛发作，根据发病年龄临床分为婴儿型、婴幼儿晚期型、幼年型和成年型。脑电图异常、淋巴细胞中空泡形成、多核白细胞中苯胺蓝颗粒增多、脑脊液中蛋白质轻度增高，皮肤肌肉、直肠黏膜活检见到脂色素沉积。

(5)亚急性硬化性全脑炎(subacute sclerosing panencephalitis，SSPE)：SSPE 又称亚急性硬化性白质脑炎、亚急性包涵体脑炎。主要发生在儿童和青年，与麻疹病毒的持续感染有关。病理改变为中枢神经系统亚急性炎症变化，灰质和白质均受累。

**临床表现**　多见 2～20 岁起病，2 岁有麻疹感染史。临床可分为 4 期：第 1 期：早期，认知和行为改变，患儿记忆力减退、学习成绩下降、淡漠，并有情感不稳，性格改变等；第 2 期：运动障碍期，此期最重要的特征是肌阵挛发作。每分钟 4～12 次，并可有舞蹈样动作、手足徐动、震颤、癫痫发作、共济失调。此外，由于脉络膜视网膜炎、视神经萎缩或皮质盲而致视力障碍。偶尔发生视乳头水肿；第 3 期：昏迷、角弓反张期。表现为去大脑强直，阵发性角弓反张。伴小规则呼吸及自主神经功能紊乱症状，如体温波动、出汗异常、高热等。最终进入昏迷；第 4 期：终末期，大脑皮质功能几乎完全丧失并出现眼球浮动，肌张力低下，肌阵挛消失。

多数患者病情进行性加重，整个病程 9 个月至 3 年，最终因继发性感染、循环衰竭或营养不良恶病质而死亡。曾有报道长期存活者，约 5% 的患者有自发性的长时期症状缓解。

(6)皮质—纹状体—脊髓变性：约 2/3 的患者出现肌阵挛-为最具特征性的临床表现，常因惊吓和视觉刺激诱发。其他症状包括进行性痴呆、视力障碍、小脑症状等。

(7)婴儿肌阵挛性脑病：男女均可受累，约 1 岁发病，数日至数周内出现全身肌阵挛，伴有眼球迅速的不规则凝视，舌肌阵挛可造成言语断续不清。

(8)神经节苷酯沉积症：由于己糖腺苷酶 A 缺陷导致 $GM_2$ 沉积而发病，有家族史，为常染色体隐性遗传病。儿童和青少年起病，常出现共济失调、构音障碍、吞咽困难、四肢强直、癫痫发作或肌阵挛，最终出现痴呆。

(9)樱桃红斑-肌阵挛综合征：此综合征是神经氨酸苷酶缺乏导致唾液酸糖肽沉积于大脑和小脑神经元、视网膜、肝脏而致病。为常染色体隐性遗传病，青少年和成年期发病，可有肌阵挛、手足部烧灼样疼痛、小脑性共济失调、构音障碍等，眼底可见樱桃红斑。

(10)缺氧后肌阵挛：缺氧后肌阵挛可发生于多种原因所致的脑缺氧，如呼吸道梗阻、哮喘、心跳骤停、麻醉意外、溺水等,急性期可出现癫痫发作,清醒后可出现动作性或意向性肌阵挛,伴认知功能障碍。

(11)橄榄脑桥小脑萎缩:本病是以脑桥及小脑明显萎缩为病理特点,以小脑性共济失调及脑干受损为特点的临床综合征,少数患者可出现肌阵挛。

(12)皮质基底节变性:本病是神经元色素缺乏所致的皮质齿状核黑质变性病。病理改变为大脑皮质额、顶区萎缩及神经元丢失,丘脑、豆状核;丘脑下核红核、中脑背盖、黑质及蓝斑神经元丢失和神经胶质增生。中老年发病进行性加重,早期表现为不对称性运动异常,局限性肌张力障碍伴肌阵挛;锥体外系症状包括不对称型局限性肌强直、运动减少、姿势不稳等;大脑皮质症状包括失用、皮质性感觉缺失及一侧肢体忽略等,晚期可出现痴呆。

(13)路易体痴呆:路易体痴呆是以波动性认知功能障碍、视幻觉和帕金森综合征为临床特点,以细胞内路易变性体为病理特征的神经变性疾病。可出现肌张力障碍和肌阵挛等。

**3. 其他引起运动增多的疾病**

(1)抽动-秽语综合征:本病是一种儿童起病的慢性动作性和发声性抽动症,常伴有多种行为异常。其发病机制尚不清楚,可能与多巴胺突触后受体的超敏及去甲肾上腺素能和 5-HT 系统调节失代偿有关。抽动-秽语综合征是以多组肌群不自主抽动及不自主发声为特点的疾病综合征,本病常见于 5~10 岁少儿,男女之比约为 4∶1。

**临床表现**　①不自主抽动常从面部开始,首发症状表现为眨眼、皱眉、努嘴,并可出现耸肩、摇头、点头等现象,随着症情进展而抽搐加重,并波及顶、肩、上肢,甚至全身,表现为伸腿、捶胸、抖腿、步态异常等。

②在抽动同时,呼吸肌和吞咽肌抽搐,部分患儿可相继出现异常的发声,如咳声、鼾声、犬吠声、喊叫等各种不同的声音,有时就像嗓子里卡了东西,最终发声逐步形成词句。严重的孩子从口中可反复发出脏话、骂人话、啐唾沫或其他重复语言。

③可有继发性精神异常,如强迫观念、强迫动作,部分患者甚至可出现情不自禁的自残行为,不自主地拔眉毛、头发等。

④抽搐动作常为刻板式、重复发生,受批评、挨打、或精神紧张时加剧,睡眠时消失;表现形式多样,经常一组症状或消失,又相继出现另一组症状,或在原有病情基础上增加了新的症状,病情时轻时重,症状常常交替出现。

⑤注意力不集中及过分强制为其特点,患儿往往注意力分散,给正常学习带来困难,重症者可有记忆力减退,计算能力差,性情急躁等,但一般无智力减退。不伴有神经系统症状。患儿自知有病,难以长时间控制,故往往影响学习。

**诊断标准**　①21 岁以前起病,以 2~15 岁最多见;②病程中存在着多种运动抽动与一种或多种发声抽动,但不一定必须同时存在;③抽动具有突然、快速、短暂、重复、不自主、无目的、复发等特点,影响多组肌肉;④抽动可受意志控制短时间(数分钟至数小时),在应激下加剧,睡眠时消失;⑤抽动症状一天发作多次,几乎天天如此,或间歇发作,病程超过 1 年,在同一年之中症状缓解不超过 2 个月;⑥排除风湿性舞蹈病、亨廷顿舞蹈病、肝豆状核变性、肌阵挛、手足徐动症及其他锥体外系疾病等。

(2)习惯性痉挛:习惯性痉挛足一组肌肉瞬间的收缩。

**临床表现** 它是儿童神经官能症常见类型之一,成年人罕见。以头面部最为常见。如眨眼、皱眉、做怪相、张嘴、嗤鼻、呲牙、舔舌、摇头、转颈、耸肩等。动作较刻板,有时看起来似乎在完成某一种动作,实际上无目的性。常有诱因如穿着衣领过紧,易致患儿转伸颈部,久而久之,该项动作即成习惯。习惯性痉挛是功能性的,起源于精神因素。如受惊吓、家长的责备、学习上要求过高或者不能满足自己的欲望、情绪紧张等造成心理上的焦虑或紧张;也有少数是因模仿他人的动作而得。意识可能短时控制,但随后常见抽搐更为频繁,心理治疗,配用镇静药物见效。根据抽搐动作的特点及心理治疗有效,诊断并不困难。

(3)特发性震颤:特发性震颤也称原发性震颤、家族性震颤,是一种常见的常染色体显性遗传病,多见于老年人,震颤是惟一的临床表现,呈姿势性震颤,主要累及手和头部。50%以上患者有家族史,目前已发现两个致病基因,定位于染色体 2p 及 3p,病因及发病机制目前不清楚,病理解剖为发现特异性的异常。

**临床表现** ①各年龄组均可发病,多见于 40 岁以上的中青年人,男女之间发病率无差异。起病隐袭,部分患者缓慢进展,从无缓解,部分患者可稳定数年、数十年无进展;

②本病惟一的症状是震颤,为姿势性和/或运动性震颤,多数患者同时有这两种震颤,起病初期震颤频率高,约 4～8Hz,幅度增大。静止时震颤消失,病情严重者静止时震颤也存在,但少见。情绪激动、饥饿、疲惫、高温时震颤加重,喝酒时震颤减轻或消失,睡眠是笑话死。震颤最常见的部位为上肢,其次为头部、下肢、躯干及面部。震颤常从一侧手部看是,发展到同侧上肢及对侧上肢,部分患者可现出现头部震颤。起病初期对患者的生活及社会功能影响不大,随着病情进展,震颤幅度增大,可影响患者的活动能力,特别是精细 undong 能力;

③神经系统查体除震颤外无其他神经系统阳性体征。

**诊断标准** 核心诊断标准:①双手及前臂的动作性震颤;②除齿轮现象外,不伴有其他神经系统体征;③或仅有头部震颤,但不伴有肌张力障碍。

次要诊断标准:①病程超过 3 年;②有阳性家族史;③饮酒后震颤减轻。

排除标准:①伴有其他神经系统体征,或在震颤发生前不久有外伤史;②由药物、焦虑、抑郁、甲亢等引起生理亢进性震颤;③有精神性(心因性)震颤的病史;④突然起病或分段进展;⑤原发性直立性震颤;⑥仅有位置特异性或目标特异性震颤;⑦仅有言语、舌、额或腿部震颤。

(4)静坐不能:静坐不能常见于类似歇斯底里的心神不定、坐立不安和多动。常见于服用抗精神病药物,如氟哌啶醇、多巴胺能耗竭药、多巴胺受体拮抗剂、钙离子拮抗剂等,大多在用药后 1 小时出现,也可以晚至几周以后才发生。也可见于帕金森病患者。

**临床表现** 静坐不能客观上表现为目的性、重复性腿或足部运动,甚至像"踏步"一样,并有抓耳挠腮、搓手顿足等运动异常,主观上往往还伴有内心的紧张焦虑、心情沮丧,甚至情绪抑郁、自伤自杀。

(5)面肌痉挛:面肌痉挛又称面肌抽搐,为一侧面肌阵发性不自主的抽动。分特发性和继发性两类。特发性面肌痉挛原因不明,微血管襻压迫面神经可能是其原因之一。继发性面肌痉挛为面神经通路上的各种病变,如肿瘤、血管病变、颅内感染等所致。

**临床表现** 本病多发于中年以后;女性多于男性。痉挛常自一侧眼轮匝肌开始。表现为上下眼睑(眼轮匝肌)轻微的间歇性跳动。眼睑痉挛。眼裂变小,以后累及口轮匝肌,严重者可累及颈阔肌。甚至向对侧发展。常因欢笑、进食、精神紧张、疲劳时诱发或加剧,不能自行控制,但睡眠时不发作。神经系统检查无其阳性体征。病情进展缓慢,晚期面肌瘫痪后抽搐发作终止。

(6)僵人综合征(stiff-man syndrome,SMS):SMS 是一种少见的以躯体中轴部位为主的肌肉波动性、进行性僵硬,伴阵发性痛性痉挛,导致患者呈现一种特殊体位状态的中枢神经系统疾病。

**临床表现**　SMS 多为散发,无明显性别差异,年龄 13～73 岁。以隐袭起病、缓慢进展多见。突出的临床表现为累及躯干、颈、四肢的轴性肌肉、拮抗肌同时受累,肌肉呈持续性或波动性僵硬和阵发性痛性或无痛性痉挛,外界刺激或情绪因素可使之加重,患者因此痛苦、惊叫、出汗、呼吸困难。肌肉强力收缩使关节固定,似"破伤风样或大力士样"。外界刺激使之增强,患者不能自控,睡眠或肌松剂可使其减弱或消失。严重时可致骨折。头颈部肌肉受累出现张口困难,颈部紧箍感,转颈困难,面部表情障碍,吞咽困难,言语不清,但脑神经不受累及。胸腹肌僵硬可导致呼吸困难,板状腹,足伸肌收缩过强时可见足趾背屈,足内翻,锥旁肌收缩使脊柱前突。当这种肌肉痉挛持续出现时,患者被迫卧床,腿呈伸直位,足呈马蹄状。睡眠或肌松剂可使肌僵硬缓解或消失,患者常合并精神症状,如抑郁、恐惧,但智能正常。无感觉障碍及锥体束征。

**辅助检查**　一般常规化验正常。血清肌酶正常或轻度升高,尿肌酸可能升高,血清及脑脊液中谷氨酸脱羧酶自身抗体(GADAb)阳性有助诊断,脑脊液白细胞、蛋白和免疫球蛋白 IgA、IgG、IgM 可能轻度升高,常规肌电图检查可见静息时拮抗肌群大量连续性正常运动单位活动,神经传导速度多为正常。MRI 多正常。少数患者脑干或颈髓有一过性 $T_2$ 加权像高信号改变。肌肉活检多正常。有的可见肌纤维轻度透明样变。周围神经正常。

# 六、运动障碍的治疗

## (一)特发性震颤的治疗

### 1. 药物治疗(表 5-34)

特发性震颤的药物治疗效果还不完全令人满意。最常用的两种药物是 β 受体阻滞剂和扑米酮。而扑米酮在逐步增量期有多种副作用。最新研究表明,托吡酯作为单药或辅助治疗特发性震颤较安慰剂对照是安全而且有效的(400mg/d 或最大耐受剂量)。托吡酯 400mg/d 可以明显减轻震颤评分。最常见的副作用是食欲减退或体重减轻、感觉异常。加巴喷丁对震颤的治疗也有益处,国外研究表明,加巴喷丁可以明显减轻 MS 所致的震颤,并能明显减轻姿势性震颤,但目前的样本量还较少,可以作为其他药物治疗失败的辅助治疗。非典型的神经镇静药物也被用于治疗特发性震颤。奥氮平单药治疗对缓解特发性震颤有效。

表 5-34　特发性震颤药物的治疗

| 药物 | 用法 |
| --- | --- |
| β受体阻滞剂(首选药物) | |
| 普萘洛尔 | 最初剂量 20mg bid,可以增加到 120～240mg/d |

续表

| 药物 | 用法 |
|------|------|
| 普萘洛尔控释片 | 最初剂量 120mg qd,可以增加到 240mg/d qd |
| 美托洛尔 | 最初剂量 50mg qd,可以增加到 200mg/d,分次服用 |
| 美托洛尔缓释片 | 最初剂量 50mg qd,可以增加到 200mg/d qd |
|  | β受体阻滞剂禁忌证:心、肺疾病和糖尿病等 |
| 抗惊厥药物 |  |
| 扑米酮 | 最初剂量 12.5mg qd,睡前服,可以增加到 250mg/d,尤其优先用于 60 岁以上的老人 |
| 加巴喷丁 | 最初剂量 300mg tid,可以增加到 1800mg/d |
| 苯二氮䓬类 |  |
| 氯硝西泮 | 最初剂量 0.25mg qd,可以增加到 6mg/d |
| 地西泮 | 最初剂量 1mg qd,可以增加到 10mg/d |
| 劳拉西泮 | 最初剂量 1mg qd,可以增加到 10mg/d |
| 其他 |  |
| BTX | 多肌内注射,从声音性震颤的≥1.25IU 到头部震颤的 400IU,每 3～4 个月重复注射 |

**2. 手术治疗**

药物依赖的特发性震颤可以采用丘脑毁损术或者脑深部电刺激治疗。头和声音性震颤是特发性震颤中最常见的,采用单侧手术治疗可能效果不佳但双侧丘脑毁损术会导致难以忍受的副作用,相对而言,丘脑深部电刺激相对安全有效,有报道对一些单纯的头部特发性震颤患者采用这种方法治疗相对安全有效,可以维持 9 个月以上;也有报道对声音性震颤有效。有报道,经皮电刺激双侧丘脑对治疗特发性震颤有较好的临床治疗作用。

**3. 其他震颤的治疗**

帕金森病静止性震颤药物治疗效果相对较差。一些患者对左旋多巴替代治疗反应较好。经随机双盲多中心的临床药物研究表明抗帕金森病药物多巴胺受体激动剂普拉克索能明显改善帕金森病震颤(作为辅助治疗,7 周内逐渐加量,最大量维持 4 周)。而且拉克索对帕金森病及药物依赖性震颤都有效。

治疗帕金森病药物罗匹尼洛也能改善静止性震颤、姿势性/动作性震颤,尤其是能明显改善帕金森病的静止性震颤,这一结果表明罗匹尼洛能有效地改善帕金森病早期的静止性震颤。

比较不同的多巴胺受体激动剂以及安慰剂对帕金森病震颤的剂量效应。0.5mg 的普拉克索或培高利特能减少帕金森病静止性震颤评分,疗效相当,但后者的恶心、呕吐副作用较前者明显。不过,通常情况下治疗帕金森病时多巴胺受体激动剂最初剂量不会给予这么大。

药物源性震颤和毒物性震颤的治疗:停止造成震颤的药物或毒物;对于迟发性政策可以试用安坦或氯氮平。

## （二）肌张力障碍的治疗

由于缺乏有效地根治手段，因而治疗的关键就是选择控制症状的药物。症状治疗的最初目标是减少疼痛和痉挛、减轻异常运动、阻止挛缩，并回复功能缺损，而且要求副作用最小（表5-35）。

**表 5-35　肌张力障碍的治疗流程**

| 诊断 | 建立流行病学资料（原发、继发）和分布（全身、局灶） |
| --- | --- |
|  | 如果必要时进行遗传学检查 |
| 口服药物试验 |  |
| 肉毒毒素（BTX） | BTX A 或 B 型 |
| 　注射 | 肌电图描记 |
|  | 如果注射无效且副作用较少，可考虑增加剂量或校正肌内注射的部位 |
|  | 如果怀疑耐药，可考虑检测可用的中和抗体 |
|  | 如果耐药存在，考虑注射不同的 BTX 亚型或外科治疗 |
| 外科程序 | 周围神经切除 |
|  | 外科手术：丘脑毁损术、苍白球毁损术 |
|  | 脑深部电刺激 |
| 支持治疗 | 理疗、纠型 |

**1. 药物治疗**（表 5-36）

多巴胺反应性肌张力障碍是由于 14 号染色体上 GTP 环水解酶 1 基因突变所致，在儿童期出现一次或多次的姿势紊乱、肌张力障碍、帕金森综合征，并有昼夜变化。这些儿童常常被误诊为脑瘫，小剂量的多巴胺（DA）有明显的疗效，能恢复大部分正常功能。一般情况下左旋多巴的剂量应达到 600mg/d。

肌张力障碍可伴有其他非典型的症状，如青年发病、其他神经系统症状、精神症状、系统性症状，但需要除外 Wilson 病。所进行的检查包括血浆铜蓝蛋白、24h 尿酮、裂隙灯检查有无K-F 环。该病的治疗可以通过减少饮食中铜的摄入，应用青霉胺增加铜的排出来缓解症状。

**表 5-36　肌张力障碍的治疗药物**

| 类型 | 药物剂量范围 | 副作用 |
| --- | --- | --- |
| 抗胆碱能类药物 |  |  |
| 　苯海索 | 60～80mg/d | 视力模糊、口干、意识模糊、尿潴留 |
| 　苯扎托品 | 4～8mg/d | 视力模糊、口干、意识模糊、尿潴留 |
| 苯二氮䓬类 |  |  |
| 　氯硝西泮 | 1～4mg/d | 镇静作用、共济失调、戒断 |
| GABA-B 激动剂 |  |  |

续表

| 类型 | 药物剂量范围 | 副作用 |
|---|---|---|
| 巴氯芬 | 30~120mg/d | 镇静、乏力 |
| DA 能药物 | | |
| 卡比多巴/左旋多巴 | 25/100,1~6 片/天 | 恶心、头晕 |
| DA 耗竭剂 | | |
| 丁苯那嗪 | 50~200mg/d | 镇静、抑郁、帕金森综合征 |
| 甲酪氨酸 | 250~1000mg/d | 镇静、腹泻 |

### 2. BTX

早在 1980 年,BTX 注射戏剧性地改变了肌张力障碍的治疗,尤其是局灶性肌张力障碍,从而广泛应用于临床。BTX 来源于肉毒梭状芽胞杆菌,存在于 7 种免疫血清 A~G 中。BTX 的作用机制是阻止突触前乙酰胆碱释放入神经肌肉接头,从而导致局灶的肌肉无力,起到类似的化学去神经作用。

BTX 的相对禁忌证常常基于不同的个体,若患者有 MND 或神经肌肉接头疾病,如重症肌无力(MG)、Lambert-Eaton 综合征需要注意。和氨基糖苷类药物共同使用时,由于氨基糖苷类药物增强了 BTX 的作用,使用时需注意减少剂量。目前还不清楚 BTX 是否在人类乳汁中分泌,因而妊娠时要慎用。许多研究证明,BTX 注射对于局灶的肌张力障碍是安全而且有效的。事实上,尤其是眼睑痉挛、口下颌肌张力障碍和喉肌张力障碍,BTX 可以作为首要选择;许多颈肌张力障碍和局部肢体肌张力障碍的患者可以结合口服药物一起治疗,效果较好。BTX 的有效率达 70%~100%。通常在最初的两周出现症状改善,持续大约 3 个月。BTX 注射局部的症状、疼痛、瘀斑、血肿为共同的副作用(表 5-37)。

表 5-37　BTX 的副作用

| 类型 | 副作用 |
|---|---|
| 眼睑痉挛 | 睑痉挛,视力模糊,眼干 |
| 口下颌张力障碍 | 吞咽困难、咀嚼困难、构音障碍 |
| 喉头肌张力障碍 | 吞咽困难、声音嘶哑(尤其是内收肌张力障碍)、喘鸣 |
| 颈肌张力障碍 | 颈肌无力、吞咽困难、枕大神经核臂丛兴奋 |
| 肢体肌张力障碍 | 肌肉过度无力 |

### 3. 手术治疗

对于药物治疗和 BTX 治疗无效的患者,还有手术治疗方法可供治疗选择。手术治疗肌张力障碍有周围神经离断术。此外,随着对帕金森病手术治疗的病理生理机制的逐渐了解,脑深部电刺激可以用于肌张力障碍的治疗。选择性的周围神经切断术被用于初发的颈肌张力障碍,副作用包括颈肌无力和吞咽困难。部分患者手术后还需要注射 BTX。选择性的肌切除术可用于眼睑痉挛和颈肌张力障碍,但大部分已经被 BTX 注射替代。丘脑毁损术最初用于治疗帕金森病的开关现象,且对帕金森病的震颤和肌张力障碍等症状有改善作用。现已被用来治疗全身或局灶的肌张力障碍,其有效率达 60% 左右。但副作用也很显著,包括 15% 轻偏瘫和构音障碍,尤其见于双侧丘脑毁损术者。

### 4. 非药物治疗

理疗可作为药物和外科治疗的辅助治疗,已证明是有效的。虽然理疗的长期疗效有待进一步研究,但这种非侵入性的治疗方法具有潜在的增强其他治疗效果的作用。

### 5. 结论

近年来,肌张力障碍的治疗选择包括有药物、外科手术和支持治疗。对肌张力障碍的病理生理机制的了解也逐步深入。当前,外科治疗,尤其是脑深部电刺激对那些药物治疗效果差的严重的肌张力障碍,以戏剧性地改变了以往的治疗方法和选择。

## (三)发作性运动障碍

发作性运动障碍(PKD)表现为周期性突然发作的不随意运动。这些不随意运动的临床范围很广泛,包括:强直性痉挛、舞蹈样和手足徐动样运动、持续肌张力障碍。这组疾病的治疗包括:

### 1. 饮食和生活方式

PKD 患者日常生活中常常因为突然地运动障碍带来生活、工作的不便,因而这类患者常常学会了如何避免诱发因素。研究发现,强光、声音刺激可以诱发本病的发作,这类患者应优先选择安静的工作环境。发作性运动障碍的药物治疗效果较好,因此生活方式的改变仅仅是处于次要的地位。PKD 具有酒精和咖啡因诱发的特点,因而应避免摄入这类食物和饮料。也有报道,失眠、睡眠剥夺、寒冷刺激、激动、夜间工作、吸烟等容易诱发 PKD 的发作。持续或剧烈运动可诱发 PKD,尤其最容易受累肢体的肢体运动。

### 2. 药物治疗

大多数抗惊厥药物,如苯妥英钠、卡马西平、丙戊酸盐是治疗 PKD 的主要药物,且发作性运动障碍的发病率比较低,因而无安慰剂对照及药物对照试验。这些药物包括氟哌啶醇、γ-GABA、NO 合成酶抑制剂、肾上腺受体激动剂、吡拉西坦以及最近批准的抗惊厥药物左乙拉西坦。实验结果表明,持续发作的运动障碍患者,其多巴胺能神经元过度兴奋,而 GABA 能神经元兴奋性降低。

### 3. 手术治疗

采用立体定向手术治疗发作性运动障碍有少量的报道,包括丘脑深部电刺激和苍白球毁损术用于治疗顽固性病例。作为 BTX 的补充治疗,它可能是最广泛的治疗形式,但由于其手术风险及并发症,发作性运动障碍的患者并不完全认同这一治疗形式。

# 第八节　共济失调

共济失调是因小脑、本体感觉及前庭功能障碍所致的四肢、躯干和咽喉肌等运动笨拙和不协调，从而引起姿势、步态和语言障碍。正常协调的运动除了需要大脑的支配外，还需要小脑、深感觉和锥体外系统的参与共同完成。本章主要讲述共济失调的概念、分类、定位、诊断流程和常见疾病。

## 一、共济失调的确定

### （一）共济失调的概念

正常的随意运动需要多组肌肉在力量、速度、节律、幅度等方面的精确协调，称为协调运动或共济运动。任何原因引起的共济运动障碍统称为共济失调，临床表现为运动笨拙、不协调、姿势异常和步态不稳等。其中小脑是维持和调节姿势、协调和精确随意运动的中枢，它接受各种感觉传导（尤其是前庭性和本体性感觉）和运动性冲动的信息，协调并调整小脑和脊髓内运动性核团的兴奋性，从而保证随意运动准确无误。

### （二）共济失调的分类

共济失调不仅见于小脑病变，还可见于脊髓型深感觉障碍、前庭系统病变、大脑额叶病变等。因此，临床上将共济失调分为小脑性、前庭性、感觉性和大脑性共济失调。

**1. 小脑性共济失调**

小脑及其传入传出纤维病变都可引起共济失调，特点是既有躯干的平衡障碍而致站立不稳，也有肢体的共济失调而致辨距不良、轮替运动障碍、协调不能、运动起始及终止延迟或连续性障碍。小脑性共济失调不受睁眼、闭目或照明度影响，不伴感觉障碍，有眼球震颤、构音障碍、口吃和特殊小脑步态，即行走时两足分开，步距大小不一，步态蹒跚不稳容易倾倒。指鼻试验时共济失调极为明显，可见上肢呈弧形摆动与意向性震颤，并有肌张力减低或消失、关节运动过度、快复动作障碍、肌肉反跳现象。

**2. 深感觉障碍性共济失调**

共济失调在睁眼时减轻，闭目时加剧，伴有位置觉，震动觉减低或消失。因深感觉障碍下肢重而多见，故站立不稳和步态不稳为主要表现。患者夜间行路困难，洗脸时躯体容易向脸盆方向倾倒（洗脸盆征阳性）。行走时双目注视地面举足过高，步距宽大，踏地过重，称"踩棉花感"。闭目难立征阳性，指鼻试验，跟膝胫试验不正确。

**3. 大脑性共济失调**

大脑额、顶、枕、颞叶与小脑半球之间有额桥束和顶枕颞桥束相联系，故当大脑损害时可出现大脑性共济失调。其特点是症状较轻且出现在病灶对侧，不伴眼球震颤。

**4. 前庭性共济失调**

因前庭系统损害引起，以平衡障碍、躯体共济失调为主，四肢共济运动正常，伴有明显眩晕、眼球震颤,可伴有耳鸣和耳聋。其特征为在动作开始前就不能维持身体稳定,当站立或步行时,身体容易向病灶侧倾斜、摇晃不稳,沿直线行走时更明显,头位改变时可加重症状。闭目站立不稳,睁眼可减轻。内耳变温试验或旋转试验显示前庭功能减退或消失。

## 二、共济失调的诊断流程

见图 5-14。

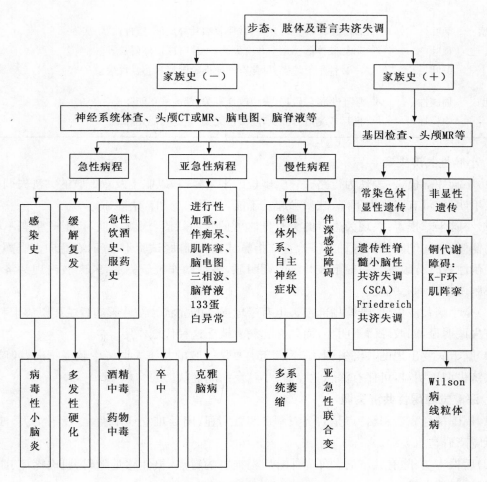

**图 5-14 共济失调的诊断流程**

## 三、共济失调的定位

见表 5-38。

**表 5-38 共济失调的定位**

| 类型 | 定位 | 主要症状与体征 |
|---|---|---|
| 小脑型 | 蚓部 | 躯干性共济失调、站立不稳(前后摇晃)和行走困难,醉汉样步态 |
| | 半球 | 病灶同侧肢体共济失调,站立时向病侧偏斜,书写障碍,眼震 |

续表

| 类型 | 定位 | 主要症状与体征 |
|---|---|---|
| 小脑型 | 全小脑性 | 兼有躯干、四肢、言语的共济失调 |
| 感觉型 | 脊髓后索 | 下肢共济失调、深感觉障碍，行走呈"踏棉花感"，闭目难立征阳性 |
|  | 周围神经 | 四肢共济失调明显，浅感觉障碍，腱反射减弱 |
|  | 后根 | 常伴有根性感觉障碍 |
| 大脑型 | 额叶 | 以肢体共济失调为主，常伴有额叶释放征、精神症状、病理征 |
|  | 顶叶 | 对侧肢体深感觉型共济失调，可伴有尿便障碍 |
|  | 颞叶 | 一过性平衡障碍，可伴有同向性象限盲和感觉性失语 |
| 前庭型 | 周围性 | 躯干平衡障碍，与头位改变有关，伴前庭功能障碍 |
|  | 中枢性 | 向后或侧后方倾倒，与头位无关，前庭功能无障碍 |

**1. 小脑性共济失调**

(1)小脑蚓部损害：表现为行路、站立、坐位的平衡障碍，以躯干及双下肢的共济失调明显，双上肢不明显；可有肌张力下降、眩晕和起立不能，常无眼震和言语障碍。

(2)小脑半球损害：表现为患者的头及身体可偏向病灶侧，病侧肩低，行走时步态不稳，容易向病侧倾倒；同侧肢体的各种共济检查如指鼻试验、跟膝胫试验不准确，有意向性震颤，眼球向病灶侧注视时有眼震。一般上肢共济失调明显，精细动作难于完成；若四肢出现共济失调，提示小脑两半球均有病变。

(3)全小脑共济失调：既有蚓部损害也有半球损害的症状。慢性起病者主要以躯干和言语的共济失调明显，四肢障碍不明显；而急性起病者缺乏这种代偿作用。

(4)脑干病变出现的共济失调：脑干病变主要是四肢的共济失调。中脑受损时，四肢比躯干的共济失调更明显，可伴有深感觉障碍、小脑及前庭症状。

**2. 深感觉障碍性共济失调**

(1)周围神经病变：其特点是共济失调在四肢明显，闭目难立征阳性，腱反射消失，四肢远端有感觉障碍与肌萎缩。

(2)后根病变：除有共济失调外尚伴有后根损害的特点，根性感觉障碍、肌肉疼痛、肌张力减低、腱反射消失等。

(3)后索病变：脊髓痨为其典型代表性疾病。共济失调症状突出，闭眼时加重，可伴有分离性感觉障碍。见于亚急性脊髓联合变性、酒精中毒、脊髓压迫症、Friareich病等。

(4)丘脑病变：特点为除有共济失调外，尚伴有对侧出现的自发痛及感觉障碍。丘脑性共济失调常是感觉障碍明显而共济失调轻微，可见于脑血管病。

(5)顶叶病变：特点为共济失调可见于对侧肢体或肢体一部分，其共济失调可以很明显，而深感觉障碍却可轻微，见于脑血管病、肿瘤等。

**3. 大脑性共济失调**

(1)额叶性病变引起共济失调类似小脑半球病变，以肢体为主，但常伴腱反射亢进、肌张力增高、病理征阳性以及精神症状和强握反射等症状,若下肢出现失用症时也应高度考虑额叶病变。

(2)顶叶性共济失调常伴有对侧肢体深感觉障碍,症状多较轻或呈一过性,顶叶的旁中央小叶损害时可伴有尿便障碍,顶叶共济失调还可伴有顶叶其他体征。

(3)颞叶性共济失调表现为一过性平衡障碍,可伴有同向性象限盲和感觉性失语等症状。

#### 4. 前庭性共济失调

(1)周围性前庭病变:剧烈眩晕,有恶心、呕吐、眼震(慢相向病侧)。可伴有耳鸣、耳聋。有明显的躯干平衡障碍,站立时倾倒及示指偏斜试验均与眼震慢相方向一致,倾倒方向随头位改变而变化,诱发性前庭功能试验有障碍。

(2)中枢性前庭损害:脑干病变时,表现站立时向后或侧后方倾倒,与眼震慢相方向不一致,与头位无关,与身体的自发性偏斜方向不同。诱发性前庭功能试验无障碍。

## 四、共济失调的诊断要点

### (一)问诊要点

#### 1. 注意起病急缓及病程

一般急性起病的共济失调并且呈发作性,以前庭系统病变及眩晕性癫痫的可能性较大;起病较急、短时间内恶化者,经治疗后又很快好转者,以急性小脑病变、中枢神经系统炎症及脑外伤多见;起病较急并且迅速恶化者,有时可危及生命的,以脑血管病、脑外伤,尤其是小脑出血多见;酒精中毒及维生素缺乏导致的共济失调,在改善营养状况后可使共济失调改善;有缓解与复发的共济失调,以多发性硬化多见。

#### 2. 年龄与家族史

这在诊断共济失调时有很大的参考意义。儿童期以先天性小脑发育不全、遗传性疾病、儿童期急性小脑共济失调脑炎等多见;青年期发病者可见于少年型脊髓型遗传性共济失调症、遗传性共济失调、多发性神经炎、肥大型间质性神经病、脊髓空洞症等;青年与壮年发病者可见于齿状核红核萎缩症、橄榄桥脑小脑变性、亚急性联合变性、毛细血管扩张共济失调症等;中老年多见于小脑萎缩、椎-基底动脉供血不足、小脑出血、脑血管病等。共济失调部分有遗传因素,如先天性小脑发育不全、儿童期急性小脑共济失调、少年型脊髓型遗传性共济失调症、遗传性共济失调、多发性神经炎、大型间质性神经病、齿状核红核萎缩症、橄榄桥脑小脑变性、毛细血管扩张共济失调症等。

### (二)体格检查要点

当患者主诉头昏、眩晕、走路容易向一侧偏斜或不稳时,必须作共济运动检查判断是否存在共济失调。不自主运动、肌张力增高和轻度瘫痪也会影响动作的正常执行,应注意与共济失调相鉴别。

**1. 指鼻试验**

嘱患者先将上肢伸直外展,然后用示指指尖触其鼻尖,以不同的方向、速度、睁眼、闭眼重复进行,并两侧对比。共济失调时则表现为动作轻重快慢不一,误指或经过调整后才能指准目标。小脑半球病变时则表现为同侧越接近目标时共济失调越明显,因辨距不良可常超越目标;感觉性共济失调时睁眼共济运动无障碍,但闭眼时则出现明显的共济失调。

**2. 误指试验**

患者上肢向前平伸,示指放在检查者固定不动的手指上,然后嘱患者将手上抬至一定高度的垂直位置,再复下降到检查者的手指上。检查时嘱患者始终维持上肢伸直,先睁眼后闭眼检查。前庭性共济失调者上肢下降时偏向迷路有病变的一侧;感觉性共济失调者闭眼时常寻不到检查者的手指,但没有固定不变的偏斜方向;一侧小脑性共济失调者同侧上肢常向病侧偏斜。

**3. 快复轮替动作**

以一侧手快速连续拍打对侧手背;或前臂快速地做旋前旋后动作;或用手的掌侧和背侧交替接触桌面等。小脑损害时,以上动作笨拙,节律慢而不协调。

**4. 跟膝胫试验**

患者仰卧,依次作下列 3 个动作:一侧下肢抬起,并伸直、屈膝,将抬起侧的足跟置于对侧平伸侧下肢的膝盖上,然后将足跟沿胫骨前缘向下滑动,力求动作的准确、连贯。小脑性共济失调可见举腿和触膝时出现辨距不良和意向性震颤,下移时常摇摆不稳;感觉性共济失调可见患者闭眼时足跟常寻不到膝盖,下移时摇摆不定且常不能和股骨保持接触。

**5. 反跳试验**

患者闭眼,一侧上肢用力握拳、屈曲,医师用力使其拉开的过程中突然放松,正常人因由对抗肌的拮抗作用使前臂屈曲迅即终止,不会自己碰击到自己。小脑病变时,由于控制主动肌和拮抗肌的协调功能不良,常导致动作过度而捶击自己。

**6. 闭目难立征**

患者双足并拢站立,闭目,两手向前平伸,先观察睁眼时的表现再观察闭眼时的表现。后索病变时,睁眼站立稳,闭眼时不稳;小脑病变时睁眼、闭眼均不稳,闭眼更明显,蚓部病变向前后倾倒,小脑半球病变向病侧倾倒;前庭迷路病变时经过一段时间后出现身体摇晃或向病侧倾倒;周围神经病变时也表现为身体摇晃不稳或向病侧倾倒,闭眼时较明显。

**7. 无撑坐起试验**

患者仰卧,两手置于胸前,不用手支撑而坐起。正常人屈曲躯干同时两下肢可下压而不离开床面。小脑损害的患者下肢和躯干同时屈曲,双下肢抬起,起坐困难,称联合屈曲征。

**8. 直线行走**

嘱患者向前循一直线行走,注意行走时是否有蹒跚摇摆或偏斜。小脑蚓部损害的患者无论睁眼或闭眼,行走时都有蹒跚摇摆,但不向两侧倾斜;小脑半球损害的患者向病侧倾倒;感觉性共济失调患者,闭眼时有摇摆不稳或倾跌。

## （三）辅助检查要点

### 1. 小脑性共济失调

应检查脑 CT 或 MRI 以排除小脑肿瘤、转移瘤、结核瘤或脓肿以及血管病、小脑变性及萎缩等。

### 2. 深感觉障碍性共济失调

如考虑病变位于周围神经，应检查肌电图、体感诱发电位；如考虑在后根病变或后索病变，应检查肌电图、诱发电位、病变部位 MRI、脑脊液检查或脊髓造影检查；考虑在丘脑或顶叶时最好检查颅脑 CT 或 MRI。

### 3. 大脑性共济失调

以脑血管病、肿瘤、炎症、外伤、变性疾病等多见，应检查颅脑 CT 或 MRI、脑电图等。

### 4. 前庭性共济失调

可检查电测听、听觉诱发电位、前庭功能检查等。

## 五、共济失调的常见疾病及鉴别诊断要点

### 1. 感觉性共济失调

（1）周围神经病变：临床上常见于各种原因引起的多发性神经炎，如中毒性、代谢性、遗传性多发性神经炎等。主要表现为四肢远端对称性的感觉、运动和营养障碍、肌张力减低、腱反射消失、肌肉有压痛等。其共济失调的主要特点是四肢的共济失调，下肢重于上肢，远端重于近端，闭目时加重。本型有深感觉障碍、无 Argyll-Robertson 氏瞳孔、无括约肌障碍，以上三点可与后束型或脊髓痨鉴别。

（2）后根病变：多发性神经根炎病例可出现共济失调，伴有感觉异常、末梢型感觉障碍、肌痛、肌张力减低、腱反射消失等症状和脑脊液蛋白增高。脊髓痨损害后根及后束，出现典型的感觉性共济失调。并可有闪电样疼痛、躯体束带感、括约肌功能障碍、Argyll-Robertson 氏瞳孔、膝、跟腱反射减低或消失、血和脑脊液梅毒阳性。

（3）后束病变：各种原因损害脊髓后束者都可出现感觉性共济失调，如亚急性联合变性、脊髓后方肿瘤、脊髓型遗传性共济失调等。其特点是感觉分离，即触觉、温痛觉无损害，而位置觉、压觉及震动觉减低或消失。亚急性联合变性者常合并锥体束损害而有双下肢肌力减退、腱反射亢进和病理征阳性，也可有多发性神经炎表现和恶性贫血，胃液分析常有游离酸减低。脊髓后方肿瘤常先有神经根痛，以后逐渐发生感觉性共济失调症状，往往伴有传导束型浅感觉障碍和锥体束征，腰穿有椎管阻塞症状，脑脊液中蛋白质增多。

（4）脑干病变：凡损害延髓后束或其核或桥脑和中脑的内侧丘系时均可发生感觉性共济失调。延髓病变其共济失调在同侧，桥脑、中枢病变共济失调在对侧，其特点是伴有病变同侧的颅神经损害症状，且大多伴有小脑性共济失调。

（5）丘脑病变：丘脑性共济失调的病因可为血管性、肿瘤和外伤等。除可有对侧半身感觉性共济失调外，尚可有对侧半身自发性疼痛及浅感觉障碍，其共济失调上肢重于下肢。因丘脑中间腹核与小脑有联系，故丘脑病变时还伴有小脑症状。丘脑病变引起深感觉障碍，可见到手

足徐动样动作,尤其是在手部明显,即所谓丘脑性不安手,在闭眼时手不能保持一定的姿势而出现手指呈指划运动,这是由于手的位置觉障碍所致(假性手足徐动)。

(6)顶叶病变:顶叶病变引起感觉性共济失调可见于对侧肢体,或肢体的一部分,如手或手指等。其病因可有血管性、肿瘤等。顶叶病变引起的共济失调与深感觉障碍无平行关系,即共济失调明显而深感觉障碍却极轻微。顶叶病变的深感觉障碍主要是空间定向感觉障碍。

**2. 小脑性共济失调**

(1)小脑蚓部病变:小脑蚓部病变主要引起平衡障碍,表现躯干共济失调,站立及行走不稳,而四肢共济运动近于正常或完全正常,称小脑蚓部综合征。

急性进行性小脑蚓部病变以肿瘤为常见,尤其是儿童,如髓母细胞瘤、星形细胞瘤、室管膜瘤等。成人则以转移性肿瘤多见,临床特点为进行性颅内压增高及躯干共济失调,表现为在患者站立与步行时最为明显,通常可见身体向后摇晃和倾跌,特别是在转身时可见明显步态不稳,上肢共济失调不明显,常伴有眩晕和肌张力减低。

慢性进行性小脑蚓部病变,起于幼儿期的有进行性小脑共济失调,其特点是伴有眼球毛细血管扩张;成人则有进行性小脑变性、癌性小脑萎缩、酒精中毒性小脑变性等,临床主要表现为躯干共济失调和言语障碍。

(2)小脑半球病变:主要表现为肢体的共济失调,而躯干平衡障碍不明显。

小脑半球病变常见的有星形细胞瘤、转移性肿瘤、脓肿及结核等,临床上以慢性进行性病侧肢体共济失调及颅内压增高为特征。表现为早期出现颅内压增高的症状,有病侧肢体协调动作障碍、动作笨拙、不稳、快复轮替动作障碍、指鼻试验和跟膝胫试验阳性,并有肢体辨距不良、肌肉反跳现象。头颈常固定在一个特殊位置,头常向前倾俯,并转向病侧,摇头或转头时可发生恶心与呕吐。口齿讷吃,构音困难,眼震明显,行走时步态蹒跚,常向病侧倾跌。闭目难立征阳性,肌张力减低,腱反射迟钝或消失。两侧小脑半球病变引起四肢共济失调。

多发性硬化症为中枢神经系统白质的多处髓鞘脱失与胶质瘢痕形成。除有小脑性共济失调、眼震外,常有肢体无力、瘫痪、可伴有视神经炎或球后视神经炎的症状。以病灶多发和病程反复发作及缓解为特点。

(3)全小脑病变:主要病变躯干的平衡障碍和肢体共济失调。

急性损害以急性小脑炎和小儿中毒多见(如苯妥英钠中毒、巴比妥类中毒、急性汞、铅中毒等)。前者病前有感染史,急性起病脑脊液中白细胞增多,常在2~8周内痊愈。后者有接触史。

慢性全小脑病变多见于小脑变性及萎缩性病变,常见的为遗传性共济失调,其特点是有家族史,起病隐袭而呈进行性,并可有锥体束及脊髓后束损害的症状。小脑发育不全早期表现是当患儿开始伸手取物时出现共济失调,坐、站、走均迟晚,伴有智力发育迟缓、癫痫及锥体外系症状等其他脑发育不全的表现。

(4)小脑桥脑角病变:常见病因是肿瘤,以听神经瘤多见,约占80%~90%。开始有病侧耳鸣、进行性听力减退或眩晕症状。以后出现同侧局部感觉障碍、面神经轻瘫、小脑共济失调与颅内压增高症状。晚期因脑干与颅神经受累,出现言语与吞咽障碍、对侧锥体束征与感觉障碍。

(5)脑干病变:其共济失调可为感觉性、小脑性或前庭性,以小脑性者常见。脑干与小脑半球的联系较蚓部多,故脑干损害所致的小脑性共济失调以四肢共济失调为显著,由于代偿不如小脑半球,因此持续时间久。其特点是同时伴有脑干邻近结构如运动、感觉传导束与颅神经损害之各种症状。

**3. 大脑性共济失调**

(1)额叶性共济失调:额叶病变时可发生对侧肢体的共济失调,主要在站立或步行时出现。特点是伴有肌张力增高、腱反射亢进、病理征阳性,并可有精神症状和强握反射。而与小脑病变者肌张力减低、腱反射减退或钟摆样、无病理反射的临床表现不同。

(2)颞叶性共济失调:系颞叶中平衡中枢受损所致,也可由颅内压增高压迫而继发。颞叶性共济失调的特点是共济失调症状轻,早期不容易发现,有同向偏盲,失语等症状。

(3)顶叶共济失调:顶叶病变除有深感觉障碍、皮质感觉障碍外,因顶叶是小脑和前庭的高级中枢,故顶叶旁中央小叶损害时可引起小脑性共济失调及大小便障碍。

**4. 前庭性共济失调**

(1)周围性前庭病变:内耳前庭至前庭神经的病变称为周围性前庭病变。

急性单侧的周围性病变如梅尼埃病、前庭神经元炎、各种性质的迷路炎等。表现为急性起病,旋转性的剧烈眩晕,有恶心、呕吐、眼震(慢相向病侧)。可伴有耳鸣、耳聋;有明显的躯干平衡障碍,站立时倾倒及示指偏斜试验均与眼震慢相方向一致,倾倒方向随头位改变而变化;推颈试验从健侧向病侧推时容易出现倾倒。当闭目循直线行走时和一侧小脑半球病损患者一样向病侧偏斜;睁眼行走由于随意矫正而呈锯齿状步伐;闭目原地踏步时则以体轴中心缓慢地向健侧旋转。

急性两侧性周围性前庭损害如链霉素、卡那霉素、庆大霉素中毒、两侧梅尼埃病等。站立及行走不稳等平衡障碍显著,闭目后加剧,但无自体的自发性偏斜,旋转性眩晕,但有剧烈的动摇或浮动感。

慢性单侧损害如听神经瘤,迁延性内耳炎等。一般无躯干平衡障碍,眩晕少见,如有为非旋转性,每于躯体活动或闭眼时有轻度摇晃感。

慢性两侧性周围性前庭损害如链霉素、卡那霉素、庆大霉素中毒的表现和急性相同,但程度较轻。无论急性或慢性的周围性前庭损害,诱发性前庭功能试验均有障碍。

(2)中枢性前庭损害:前庭神经核及其中枢联系的病变称为中枢性前庭损害。见于多种原因所致的脑干病变时,表现为站立时向后或侧后方倾倒,与眼震慢相方向不一致,与头位无关,与自体的自发性偏斜方向不同。因此,中枢性前庭损害的特点是各种前庭反应不一致,症状亦较轻,诱发性前庭功能试验无障碍,可与周围性前庭损害鉴别。

**5. 遗传性共济失调**

遗传性共济失调为中枢神经系统慢性疾病,病因不明,大多有家族史,常染色体隐性或显性遗传,偶为伴性遗传。病理变化以脊髓、小脑、脑干变性为主,周围神经、视神经、大脑和小脑等也可受累。临床以共济失调、辨距不良为主要表现。常见的遗传性共济失调有:

(1)少年脊髓型遗传性共济失调症(Friedreich 共济失调):为最常见的一类遗传性共济失调,通常呈常染色体隐性遗传,早年起病,常伴骨骼畸形,病变部位累及脊髓后索及侧索中的脊髓小脑束和皮质脊髓束,脊髓小脑前束受累较轻,神经纤维脱髓鞘及轴索破裂,Clarke 柱细胞消失胶质增生。

**临床表现** 多在 5～18 岁发病,平均年龄 12～13 岁,性别无差异。逐渐起病,缓慢发展,最早症状步态不稳、步态蹒跚,站立时身体摇晃,醉汉步态,闭目难立征阳性,肌张力低,膝、踝反射消失,后期因锥体束损害而出现病理征,病情逐渐进展,双上肢动作不灵活而笨拙,意向性震颤,出现小脑性构音困难,说话含糊不清,下肢的位置觉和震动觉消失,神经系统检查发现:①肢体共济失调,以下肢为主,行走和站立明显;②多数患者有眼球震颤,水平性眼球震颤多见,但垂直性、旋转性均可见到,通常向外侧凝视时最明显;③肢体肌张力减低,下肢明显,当锥体束受损出现病理反射;④感觉障碍不明显,震动觉可受影响;⑤少数患者可有原发性视神经萎缩。

**辅助检查** ①X 线平片多有足和脊柱的畸形;②90％的患者有心电图的改变,如 T 波倒置、传导阻滞或 QRS 波异常。

诊断:本病的诊断要点是:青少年期缓慢发生及渐进性共济失调,构音障碍,膝、踝反射消失,有病理反射,深感觉障碍,骨骼畸形,心脏征,常染色体隐性遗传。

(2)遗传性痉挛性共济失调:又称 Marie 共济失调,通常呈常染色体显性遗传,多数在成年起病,伴有肌张力增高和腱反射亢进,主要损害小脑浦肯野细胞(大部分消失),白质脱髓鞘,轴索变性病变可累及桥脑延髓橄榄核、脊髓视神经等。

**临床表现** 多在 25～55 岁起病,首先出现缓慢进展的步态不稳,容易跌倒,可呈蹒跚步态合并痉挛步态,以后上肢也受影响,出现双手笨拙及意向性震颤,以致不能完成精细动作,构音障碍,讲话可出现暴发性语言,下肢出现锥体束征如肌张力增高、腱反射亢进及病理反射,不少患者伴有视神经萎缩、视网膜变性、眼外肌活动障碍、眼睑下垂、眼球震颤。

**辅助检查** ①CT 及 MRI 扫描:小脑和脑干;②气脑造影:见蛛网膜下腔及小脑幕下气体增多,提示小脑及脑干萎缩。

**诊断** 本病的诊断要点是:成年起病,缓慢发病及缓慢进展的共济失调,下肢有锥体束征,CT 及 MRI 扫描可见小脑萎缩,常染色体显性遗传。

(3)遗传性痉挛性截瘫:本病是遗传性共济失调较常见的类型,属常染色体显性遗传,主要是脊髓中的双侧皮质脊髓束的轴索变性和脱髓鞘,以胸段最多,脊髓小脑束、薄束、前角锥体细胞、基底节、脑干、小脑、视神经等也可有改变。

**临床表现** 多在 10 岁内起病,或少数 20～30 岁发病,最早为双腿僵硬不灵活,下肢肌强直和踝关节背曲肌无力,而出现剪刀步态,因髋关节屈肌无力和痉挛感到上楼困难,检查可发现双下肢肌张力高,肌力减弱,膝、踝反射亢进,病理反射阳性,无感觉障碍。发病缓慢,进展以后上肢也受影响,出现较轻的锥体束征,累及延髓时出现痉挛性构音障碍、吞咽困难和强哭强笑,晚期可有括约肌功能发生轻度障碍,可有原发性视神经萎缩和视网膜色素变性。

**诊断** 本病的诊断要点是:儿童期发病,缓慢进展的下肢锥体束征,剪刀步态,轻度协调障碍,有明显家族史。

**特殊类型** ①遗传性痉挛性截瘫伴有眼与锥体外系症状(Ferguson-Critchley 综合征):表

现四肢锥体束征,眼部症状主要是眼球震颤,侧向及垂直注视受限,假性球麻痹,锥体外系损害表现四肢强硬、不自主运动、面部表情少,可有前冲步态;②Kjellin综合征:在25岁左右开始发生痉挛性截瘫,双手和腿部的小肌肉进行性萎缩,智能减退,中心性视网膜变性;③Troyer综合征:儿童早期起病,痉挛性截瘫,伴有远端肌萎缩,身材矮小,到20~30岁不能走路,少数患者不自主哭笑,构音障碍;④Mast综合征:11~20岁起病,主要表现痉挛性截瘫伴早老性痴呆;⑤Sjugren-larsson综合征:痉挛性截瘫,先天性鱼鳞癣,智力减退。

(4)共济失调毛细血管扩张症:本病亦称Louis-Bar综合征,是累及神经、血管、皮肤、免疫系统和内分泌系统的原发性免疫缺陷病,属常染色体隐性遗传,患儿胸腺发育不良,主要病理改变为弥散性小脑皮质萎缩,细胞明显减少,脊髓薄束和脊髓小脑束脱髓鞘,胸腺明显缩小或缺失。

**临床表现**　患儿步态摇晃明显,两腿分得很宽,继而上肢出现意向性震颤,与少年脊髓型遗传共济失调不同处为无感觉障碍,闭目难立征阴性。多数患儿伴有手足徐动症,随着年龄增大锥体外系多动症可变的更为明显;眼球主动地向两侧同向运动慢而断续,常伴有眨眼和头的摆动运动,终止时出现眼球震颤。有小脑构音障碍,至青春期后多数患者出现脊髓受损症状,深感觉消失,病理征阳性。毛细血管扩张症,通常3~6岁时出现,发生于球结膜暴露部位,随着年龄增长而累及全部结膜、眼睑、鼻梁和两颊;颈项、肘窝和腋窝等皮肤和毛发的早发性改变明显。婴儿期的皮下脂肪很早消失,面部皮肤常萎缩而紧贴面骨,可伴有慢性脂溢性睑炎和溢脂性皮炎,点状色素沉着和色素减退。反复的呼吸系统感染为本病突出症状之一,鼻炎后鼻窦炎、慢性气管炎、肺炎较长时间可引起肺部广泛纤维化,发生杵状指和肺功能不全等;患儿几乎均有性功能发育障碍,大约有3/4的患者呈侏儒症。

**辅助检查**　X线摄片常可发现全部副鼻窦炎及慢性支气管炎和肺炎的表现,有时可见到恶性淋巴瘤,引起纵隔阴影增宽,心电图多数正常,血清中免疫球蛋白IgA和IgE的选择性缺乏,周围血液中淋巴细胞减少,甲胎蛋白明显升高,反应肝脏发育不良。染色体检查主要改变是$t(14q^+ 14q^-)$,即同源14号染色体移位,也有见14号染色体与78号或X染色体易位。

诊断:本病的诊断要点是:婴儿期发生的共济失调,3~6岁出现的毛细血管扩张,躯体发育迟缓,皮肤迟发的早老性改变,血清IgA及IgE明显减少,血清甲胎蛋白升高,X线头颅侧位片见鼻咽部淋巴组织减少或缺失。

(5)橄榄-桥脑-小脑萎缩(OPCA):本病分为遗传性与散发病例两类,临床有多种类型,Meniel型是遗传性中最常见也是最典型者。

本病呈常染色体显性和隐性遗传,以前者较多,病理改变主要在橄榄体、桥脑、基底核和小脑半球、细胞明显消失、神经纤维显著脱髓鞘、脊髓后索和脊髓小脑束也受累,面神经核、舌下神经核、红核、黑质、基底核、大脑皮质和脊髓前角也有损害。

**临床表现**　为中年起病的遗传性共济失调,开始为小脑性行走困难,以后影响上肢,并出现构音障碍,有时可出现头和躯干的静止性震颤;通常无眼球震颤,肌力和反射正常;有意向性震颤,辨距不良,有不自主运动如舞蹈动作、手足徐动、震颤麻痹综合征。部分患者出现核上性或核性眼肌麻痹,视神经萎缩,视网膜色素变性,眼球震颤较少见;有病理反射、深感觉障碍、尿失禁,少数出现痴呆。

**辅助检查** 气脑造影和 CT 或 MRI 扫描可见小脑和脑干萎缩，MRI 检查优于 CT，脑干诱发电位也有助于诊断。

**诊断** 本病的诊断要点是：根据临床表现即成年后发生的进行性小脑性共济失调，伴有锥体外系征、眼部症状、脊髓症状、阳性家族史，结合 CT 及 MRI 诊断并非困难。

(6)小脑橄榄萎缩：本病又称原发性小脑实质变性，属常染色体显性遗传，有少数患者是常染色体隐性遗传，病理改变在小脑皮质，浦肯野细胞消失变性，可顺行扩展至小脑其他核以至小脑传出纤维变性，逆行达橄榄核，后者萎缩、胶质增生、橄榄核小脑间的纤维脱髓鞘。

**临床表现** 多数在 33～57 岁起病，初期步态不稳，走路蹒跚，双足分开，以后影响手的精细动作，字迹变坏，讲话口吃或有吟诗样语言；肌张力低，意向性震颤，指鼻、跟-膝-胫试验不准。部分病例后期出现眼球震颤，膀胱括约肌障碍也较常见。少数患者智能减退，视力正常，无感觉障碍。

**辅助检查** 气脑造影、CT 或 MRI 可见到蚓状沟加宽而第四脑室正常。

**诊断** 根据发病晚，多数在 50 岁后起病，指鼻及跟膝胫试验不准，CT 或 MRI 可见到蚓状沟加宽而第四脑室正常。

(7)肌阵挛性小脑协调障碍：为常染色体隐性遗传，病理改变主要为齿状核细胞的丧失和结合臂的变薄、红核小细胞发生变性，故也称齿状核红核变性、Ramsay Hunt 综合征。

**临床表现** 肌阵挛、脑功能不良伴有或不伴癫痫大发作，多在 7～21 岁起病，开始可能为一个肢体的意向性震颤、构音障碍、辨距不良、轮替运动不能，肢体共济失调较躯干共济失调明显，上肢较下肢重。严重者两手向前伸直时呈扑翼样震颤，肌阵挛性癫痫可在小脑症状出现之前数年已存在。

**诊断** 主要依靠肌阵挛、小脑功能障碍伴有或不伴有癫痫大发作。

(8)遗传性共济失调-白内障-智力缺陷综合征：是一种少见的遗传病，多为常染色体隐性遗传，主要病理改变是小脑明显萎缩，浦肯野细胞和颗粒细胞几乎消失，全无胶质增生。

**临床表现** 出生后或婴儿期出现症状者称幼儿型，成年人发病者称成人型，本病有三种特征性症状是：白内障、小脑共济失调、智能发育不全。白内障出生则有，或在 5 岁后发生，均为双侧性，小脑功能障碍表现为构音障碍、躯干及肢体共济失调、眼球震颤、肌张力低，年龄大些患儿常有锥体束征阳性、性功能发育迟缓、足外翻、脊柱后侧凸、指（趾）畸形等。

**诊断** 典型的症状白内障、小脑共济失调、智能发育不全即可诊断本病。

## 六、共济失调的治疗策略

目前临床缺乏治疗小脑性共济失调的确切有效药物。小脑性共济失调的病因繁多，同一种药物治疗不同原因的共济失调疗效差异很大，同一家族的不同患者对于药物的反应也可能不一致。主要按病因诊断针对原发病进行治疗。

# 第九节　步态异常

正常步态的维持需要良好的肌力、协调性和正常的本体感觉，这 3 个方面的其中一个环节出现问题都将产生步态异常。不同类型的步态异常对某些特定的疾病有诊断价值。本章主要讲述步态异常的概念、分类、定位、诊断流程和常见疾病。

## 一、步态异常的确定

### （一）步态异常的概念

步态是由抗重力支持、迈步、维持平衡和推进力组成的，步态异常可因运动或感觉障碍引起，其特点与病变部位有关。

### （二）步态异常的分类

**1. 偏瘫步态（又称划圈样步态）**

常由一侧锥体束病变引起对侧偏瘫所致。临床特点为：偏瘫侧上肢肘、腕、指关节屈曲，呈内收姿势，下肢伸直、外旋，足尖用力着地；行走时偏瘫侧上肢的协同摆动动作消失、骨盆抬高，呈向外的划圈样步态。体格检查可见偏瘫侧肌无力、肌张力增高（上肢屈肌张力比伸肌高，下肢伸肌张力比屈肌高）、腱反射亢进、病理征呈阳性，可伴有同侧中枢性面舌瘫。

**2. 痉挛性截瘫步态（又称剪刀样步态）**

由双侧大脑半球运动神经元或双侧皮质脊髓束病变所致。临床特点为：双下肢呈伸直位，双侧大腿靠近，双膝关节紧贴，双小腿稍稍分开，双足下垂，并且伴有某种程度的内旋、内翻。行走时呈交叉到对侧的剪刀样步态。体格检查可见双下肢无力、肌张力增高、腱反射亢进，可见双侧病理征阳性。

**3. 失用步态**

由额叶病变所致，尤其额叶内侧面与基底节的纤维联系受损所致，患者站立和行走严重障碍，表现为行走不稳、小步伐、步伐迟疑，常向一侧倾倒。体格检查没有下肢肌无力、本体感觉的缺失、小脑的不协调或基底神经节的异常。常伴有记忆力和注意力减退、表情淡漠、反应迟钝、痴呆、人格改变等额叶症状。

**4. 正常压力性脑积水步态**

由脑室扩大和脑实质萎缩引起，临床特点为运动迟缓和步态不稳，但其步态异常缺乏特征性。类似帕金森病步态，表现小步、拖步、弯腰、躯干前倾状，但无震颤和强直；患者可以感觉腿软、无力，但检查时无肢体瘫痪和共济失调；晚期逐渐出现不能站立和不能坐，甚至不能翻身，称为"脑积水性起立-步行不能"。除此之外，还伴随有认知功能受损、额叶释放征、假性球麻痹、锥体束损害和括约肌功能障碍等。

**5. 跨阈步态**

由胫骨前肌、腓骨肌无力引起，也可由于腓总神经、腰髓前角细胞病变所致。临床特点为：

患者足下垂，行走时患肢高抬，以避免足趾碰撞地面，犹如跨越门槛样，患者没有平衡失调，但常被地毯的边缘或脚下的小物体绊倒。体格检查可见下肢远端伸肌无力，常伴肌萎缩、腱反射减弱或消失，无病理征。

### 6. 慌张步态

由于黑质-纹状体系统病变所致，临床特点为：①躯干和四肢僵硬，身体前倾，起步慢，迈步后以细小步伐前冲，越走越快，不能立刻止步；②转身困难，需用连续多个小步动作方可转身；③双上肢协同摆动动作消失；④运动迟缓，随意运动减少，主动运动缓慢。体格检查可见静止性震颤、肌张力呈齿轮样或铅管样增高。

### 7. 舞蹈手足徐动和肌张力障碍步态

为新纹状体病变所致，以不自主运动或肌张力障碍为特征。步行时步幅大小不规则，肢体有大幅度的、不规则的不自主运动，如下肢突然外甩、上肢扭曲、行路不稳，呈跳跃式或舞蹈样，有时为扭转痉挛或手足徐动，可伴有指划动作或面部不自主动作，行走的速度也快慢不一，不能直线行走，速度易变。体格检查可见各种形式的不自主运动，肌张力减低或肌张力异常。

### 8. 小脑性步态

由小脑半球病变所致，临床特点为：①行走时双腿分开较宽，左右摇晃，走直线困难，状如醉汉，也称"醉汉步态"；②一侧小脑病变走路向病侧倾斜明显；③睁闭眼时均走路困难，但视觉可部分纠正；④常伴辨距不良。体格检查可见指鼻试验不准、快复轮替运动异常、跟-膝-胫试验不稳，Romberg 征检查显示睁眼及闭眼均站立不稳。

### 9. 前庭性共济失调步态

由前庭迷路病变或前庭神经及脑干核病变引起。前庭迷路病变时站立姿势与小脑病变相类似，站立时基底增宽，有倾倒感；严重时不能站立，失去平衡，即呈前庭迷路性 Romberg 征。单足站立更为困难。一侧性病变做推移试验时，容易出现躯干横向摇晃；闭眼前进时向患侧倾斜，后退时向反方向倾斜（小脑病变前进与后退均向同方向倾斜）。患者常伴有眩晕、呕吐、眼球震颤；前庭迷路病变者内耳变温试验或旋转试验显示前庭功能减退或消失。

### 10. 感觉性共济失调步态

为脊髓后索病变所致。临床特点为：①走路时下肢动作粗大笨拙，高抬足、重落地，步伐长短高低不规则；②其异常的走路姿势可部分通过视觉来纠正，夜晚及闭目时症状重。体格检查可见振动觉，关节位置觉缺失，Romberg 征检查闭目站立不稳，睁眼借助视觉纠正可站稳。

### 11. 摇摆步态

见于各种四肢近端受累为主的肌源性疾病。行走时腹部前突，臀部左右摇摆，像鸭子走路，故也称"鸭步"。体格检查可见以近端肌为主的肌无力、肌萎缩，患者因骨盆带肌无力，从仰卧位站起困难，呈现特征性的 Gower 征。

## 二、步态异常的诊断流程(图 5-15)

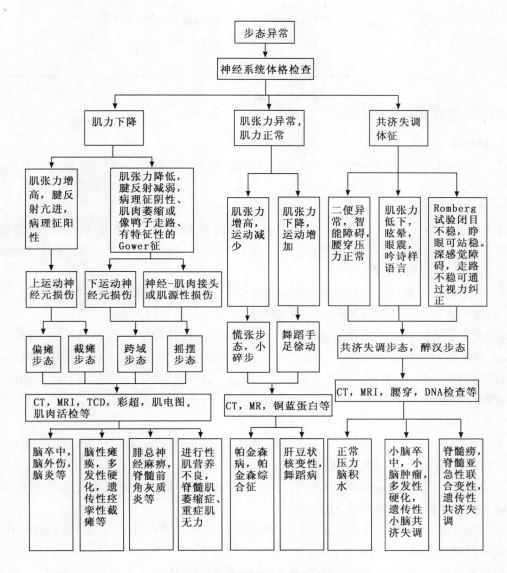

**图 5-15 步态异常的诊断流程**

## 三、步态异常的定位诊断(表 5-39)

**表 5-39 步态异常的定位诊断**

| 部位 | 步态 |
| --- | --- |
| 上运动神经元病变 | 可表现为偏瘫步态、痉挛性截瘫步态、失用步态 |
| 下运动神经元病变 | 可表现为跨阈步态 |
| 基底节病变 | 可表现为慌张步态、舞蹈手足徐动和肌张力障碍步态 |

| 部位 | 步态 |
|------|------|
| 前庭小脑系统病变 | 可表现为小脑性步态、前庭性共济失调步态 |
| 感觉系统病变 | 可表现为感觉性共济失调步态 |
| 肌病 | 可表现为摇摆步态 |

## 四、步态异常的诊断要点

**1. 问诊要点**

应注意询问其发病年龄、性别、疾病的发病速度、病程、伴随症状、既往史、出生发育史和家族史等。

**2. 体格检查要点**

注意对患者进行高级皮层功能、运动系统(如肌肉外观、肌力、肌张力、协调性、深浅反射、病理反射、步态等)和感觉系统的检查;必要时完善血生化、脑脊液、B超、CT、MRI、肌电图和肌肉活检等进一步明确诊断。

(1)步态检查 是仔细观察患者行走时有无异常,在诊断上应结合其他表现。

(2)注意患者进入诊室时的步态,此时患者比接受专门检查时更自然。

(3)直立姿势的检查 要求患者抬头直立,两脚并拢,先睁眼然后闭眼,并分别向两侧摇动头部,正常人能始终保持直立姿势。此方法可排除视觉、前庭及深感觉病变引起的站立不稳。闭目难立征阴性则可排除小脑病变引起的站立不稳。紧张引起的摇晃可通过让患者用两手示指交替触摸鼻尖来检查判定。

(4)行走的检查

①一般行走:注意其起动速度、步幅、步行速度、双侧是否对称、双足间距(基底)、头肩的位置、骨盆的活动度及手臂的摆动和节律等;

②绕椅行走:能检查一侧性小脑病变。当病变侧朝向椅子时,患者常越走越靠近椅子;反之则远离椅子,绕出一个逐渐增大的圈形;

③直线行走:又称交叉步伐试验,让患者行走时双下肢交错,足跟接足尖,沿直线向前。此方法对于发现步态异常更为敏感;

④其他方法:还可让患者后退行走,闭目行走,或快速从椅子上站起并快步行走、突然停步并转身、走回并重新坐下等连续动作;

⑤姿势调节反射的检查:可突然向前、后或侧方推患者的身体,姿势不稳的患者纠正反应慢或不充分。此外,还可通过让患者单脚跳或慢跑来观察其姿势反应是否正常。

## 五、步态异常的常见疾病及鉴别诊断要点

**1. 偏瘫步态**

常见于脑卒中恢复期和后遗症期,也可见于颅脑外伤、脑炎等的恢复期,病灶累及一侧皮质运动区或内囊区。

(1)脑卒中:可见于脑出血或脑梗死的恢复期及后遗症期,通常为单侧病灶。急性期患者表现为偏身瘫痪或偏侧肢体瘫痪,病灶较大者急性期肌张力通常减低。进入恢复期肌张力逐渐恢复,并出现肌张力增高,伴肌无力。多数患者肌力可恢复至 4 级以上,能独自缓慢行走。但由于上、下肢伸肌与屈肌张力增高程度不一致,形成上肢屈曲、下肢关节伸直及行走时"划圈",即所谓"划圈样步态",或称痉挛性偏瘫步态。

(2)脑外伤:外伤性脑出血,血肿压迫一侧皮质运动区或内囊区,可造成偏瘫,恢复期或后遗症期可遗留偏侧肌无力、肌张力增高,出现痉挛性偏瘫步态。

(3)脑炎:部分脑炎患者也可累及一侧皮质运动区,出现轻偏瘫及遗留偏瘫步态。

**2. 痉挛性截瘫步态**

见于儿童的脑性瘫痪、多发性硬化、先天脑发育不全、脑白质发育不良、脑炎后遗症、脊髓空洞症等。

(1)脑性瘫痪:该病是一组围产期获得性非进行性脑病导致的先天性运动障碍及姿势异常综合征。其病因为各种围产期病因引起的脑缺氧-缺血或出血,出生后即有症状。表现为患儿站立行走困难,扶立行走时呈典型的"剪刀样步态",多伴有智能障碍,锥体外系症状和精神发育迟滞。

(2)弥漫性的脑缺血缺氧,双侧大脑半球的多发性小软化灶均可造成双侧皮质脊髓束的损害,如两侧相继性轻微脑卒中后,或是双侧的多发性腔隙性梗死后,多见于老年人。症状可逐渐加重,直至发展为以双下肢为主的脑性瘫痪,行走时步伐小,每一步都不能使足离地,擦地而行,一般不出现手足挛缩,可伴有假性球麻痹症状。

(3)慢性进行性脊髓变性疾病如脊髓空洞症,病变累及皮质脊髓束出现双下肢无力、锥体束征,严重者可出现痉挛性截瘫及截瘫步态,伴有节段性分离性感觉障碍、病变节段支配区肌萎缩和营养障碍。

(4)多发性硬化:双侧侧脑室旁或脑干的多发性脱髓鞘病灶,特别是病情反复之后,可累及双侧皮质脊髓束,引起下肢为主的双侧痉挛性瘫痪,出现痉挛性截瘫步态。

(5)脑炎:累及双侧皮质运动区的脑炎,在恢复期或后遗症期,也可出现双下肢为主的痉挛性瘫痪。

(6)遗传性痉挛性截瘫:是以双下肢进行性肌张力增高、肌无力和剪刀样步态为特征的综合征,多在儿童或青春期发病。患者初期感双下肢僵硬,走路容易跌倒,上楼困难,可见剪刀步态,双下肢肌张力增高、腱反射亢进和病理征等,随着病情进展可出现双上肢锥体束征,感觉和自主神经功能一般正常。

**3. 跨阈步态**

见于腓总神经麻痹、腓骨肌萎缩症、远端型脊肌萎缩症、脊髓灰质炎、肌营养不良等。

(1)腓总神经麻痹:病因包括腓骨头骨折、各种原因的压迫,如石膏固定、盘腿坐、跪位和蹲位的时间过久等引起。除表现典型的跨阈步态外,还伴有小腿前外侧和足背部感觉障碍。

(2)腓骨肌萎缩症:又称遗传性运动感觉性神经病,多为常染色体显性遗传病。为周围神经对称性脱髓鞘及轴突变性,导致肢体远端肌无力和肌萎缩,自足和下肢开始,检查可见小腿和大腿下 1/3 肌萎缩,呈"鹤腿样",并有垂足,行走时呈跨阈步态。

（3）进行性脊肌萎缩症：病变累及脊髓前角细胞，临床特点为隐袭起病的以四肢远端为主的肌无力、肌萎缩，伴肌束震颤，腱反射减弱，肌张力减低，病理反射阴性。下肢远端肌萎缩、肌无力可引起足下垂和跨阈步态，且为双侧性。

（4）脊髓前角灰质炎：多见于儿童，1～5岁小儿发病率最高，又名小儿麻痹症，以脊髓前角运动神经细胞受损明显。临床表现为一侧上肢或下肢弛缓性瘫痪，以肢体远端肌明显，可出现足下垂，行走时呈跨阈步态。

（5）远端型肌营养不良：可引起远端为主的肌萎缩和肌无力，累及胫骨前肌和腓肠肌常出现跨阈步态。

（6）强直性肌营养不良：是一种多系统受累的常染色体显性遗传病。主要症状是肌无力、肌萎缩和肌强直。可累及肢体远端肌肉及面肌、咬肌、颞肌、胸锁乳突肌，表现为足下垂和跨阈步态、斧状脸等特征。肌强直表现为用力握拳后不能立即将手松开，叩诊锤叩击前臂和手部伸肌可见肌球形成。

**4. 慌张步态**

见于帕金森病和帕金森综合征患者。

（1）帕金森病：主要是黑质多巴胺能神经元变性，乙酰胆碱功能相对亢进。临床上主要表现为静止性震颤、肌强直、姿势步态异常，可有"面具脸"及"写字过小征"，躯体前倾呈特殊的屈曲姿势，行走时呈慌张步态，联带动作消失。

（2）帕金森综合征：包括继发性帕金森综合征、帕金森叠加综合征和遗传性帕金森综合征。它们的临床特点为以肌强直、运动减少为主，可呈慌张步态，但肢体震颤较少或不明显。

**5. 舞蹈手足徐动和肌张力障碍步态**

见于各种原因引起的舞蹈症及肌张力障碍性疾病。

（1）各种舞蹈症：以小舞蹈病最为典型，表现为舞蹈样不自主动作，四肢均可受累，行走下肢可有跳跃样或舞蹈样步态，步态颠簸。查体肌张力减弱，腱反射降低。其他还可见于亨廷顿病、老年性舞蹈病、妊娠舞蹈症、良性遗传性舞蹈病等。

（2）肌张力障碍：肌张力障碍是由于主动肌与拮抗肌的不协调或间歇性过度收缩，造成重复的不自主运动和异常扭转姿势。行走时可伴有各种不自主扭转运动，如手臂过度旋前、伴屈腕、手指过伸，或腿伸直与足趾屈内翻，躯干过伸或过屈等。也可呈投掷样动作，或肢体远端为主的缓慢蠕动样运动，患者不能控制。

**6. 小脑性共济失调步态**

肿瘤、脑卒中（如小脑半球出血、小脑后下动脉闭塞）、多发性硬化、遗传性小脑性共济失调、橄榄脑桥小脑萎缩等。另外，酒精中毒或巴比妥类药物中毒亦可出现醉酒步态。

（1）小脑卒中：小脑半球出血轻症时表现为一侧肢体笨拙、共济失调与眼震，伴行动不稳、行走时容易向病侧倾倒；小脑后下动脉闭塞（延髓背外侧综合征）可引起延髓及小脑缺血，并可累及前庭神经核和小脑或蝇状体等结构，可出现前庭性共济失调及同侧小脑性共济失调，以后者为主，患者行走不稳，容易向病灶侧倾倒。

（2）小脑肿瘤：小脑半球肿瘤可引起缓慢进展的小脑性共济失调，表现为同侧肢体辨距不良和意向性震颤，行走不稳，向病侧倾斜，并可伴有头痛、呕吐等颅高压症状。

(3)多发性硬化:小脑性共济失调为多发性硬化的常见症状,常表现为断续性眩晕、意向性震颤、共济失调步态,病变位于小脑及其联系纤维。

(4)遗传性小脑性共济失调:是一组慢性进行性小脑性共济失调为特征的遗传变性病。病理改变以双侧小脑损害为主,并可累及脊髓后柱、锥体束、脑桥核、基底节、脑神经核、脊神经节和自主神经系统等。下肢共济失调为最早表现并缓慢进展,表现为步态蹒跚、左右摇晃、易于跌倒,并逐渐出现双上肢共济失调,表现动作笨拙和意向性震颤,以后可出现深感觉减退和病理征等。

(5)橄榄脑桥小脑萎缩:以明显的脑桥及小脑萎缩为病理特点。临床主要表现为小脑性共济失调和脑干功能受损。多累及双侧小脑,出现明显步态不稳、基底增宽,并有眼球震颤和意向性震颤,可伴有自主神经损害、帕金森综合征及锥体束征等。

**7. 前庭性共济失调步态**

见于各种前庭周围性和前庭中枢性疾病。前者包括梅尼埃病、迷路炎、前庭神经元炎、良性位置性眩晕、药物性眩晕等;后者常见于颅内血管性疾病(椎-基底动脉供血不足、小脑后下动脉血栓形成、锁骨下动脉盗血综合征、脑动脉粥样硬化、小脑出血等)、颅内占位性疾病(听神经纤维瘤、小脑肿瘤、第四脑室肿瘤)、中枢神经系统感染(颅后窝蛛网膜炎、小脑脓肿)与变性疾病(多发性硬化、延髓空洞症)、动脉炎(巨细胞颞动脉炎、主动脉弓综合征)等。

**8. 感觉性共济失调步态**

常见于 Friedreich 型共济失调、脊髓痨、多发性硬化、亚急性联合变性等。

(1)脊髓痨:也称进行性运动性共济失调,见于梅毒感染后,主要病理改变为脊髓后索和后根变性,腰骶段明显。深感觉障碍表现为小腿部振动觉和位置觉缺失、双下肢腱反射消失和感觉性共济失调。行走时双下肢分开,高抬足,重落地,Romberg 征阳性,并可伴有浅感觉减退和自发性疼痛,阿罗瞳孔为特征性体征。

(2)脊髓亚急性联合变性:该病是由于维生素 $B_{12}$ 缺乏引起的神经系统变性疾病,病变主要累及脊髓后索、侧索及周围神经。早期以感觉性共济失调为主,出现基底增宽,走路不稳,步态蹒跚,后期可出现双下肢不完全痉挛性瘫。检查可见下肢肌张力增高、腱反射亢进、病理征阳性,为双侧脊髓侧索变性所致,可出现混合性步态异常。

(3)遗传性共济失调:早期以小脑性共济失调为主,后期可出现深感觉障碍,出现混合性共济失调。

(4)多发性硬化:脱髓鞘病变累及脊髓后索或脑干内侧丘系可出现深感觉障碍、感觉性共济失调和步态不稳,并可与小脑性共济失调并发。

**9. 摇摆步态**

主要见于进行性肌营养不良。

(1)进行性肌营养不良:该病是一组缓慢进行性加重的遗传性肌肉疾病,对称性累及四肢近端肌肉,表现为肌无力、肌萎缩,下肢较重,表现为上楼及蹲位站立时困难,容易跌倒,行走时因骨盆带肌无力,向两侧摇晃,呈典型鸭步状;患儿由仰卧起立时,必须先翻身转为俯卧位,然后以双手支撑双足背、膝部等处顺次攀扶,方能直立,称 Gowers 征,为本病的特征性表现。前锯肌和斜方肌无力,呈现翼状肩。

（2）少年型脊髓肌萎缩症：以下运动神经元变性为主的常染色体隐性遗传病，病变累及脊髓前角运动神经元，又称慢性儿童及少年近端脊髓肌萎缩症。主要表现为肢体近端无力和肌萎缩，行走时腰椎前凸，骨盆摇摆，呈鸭步，站立或上台阶困难，逐渐累及肩胛带肌及上肢肌肉，举臂无力，并可见翼状肩，伴有腱反射减弱或消失、肌束震颤，无感觉障碍，病理反射阴性。

## 六、步态异常的治疗策略

步态异常主要按病因诊断针对原发病进行治疗。

# 第十节　肌萎缩/肥大

## 一、肌萎缩的概念和分类

肌萎缩是由于各种原因导致骨骼肌的肌肉体积较正常缩小。明显的肌萎缩常有特征性的表现，但有时肌萎缩并不明显。此外，部分肌萎缩疾病伴有脂肪和纤维组织增生，肉眼观反而呈体积增大。这种假肥大性肌萎缩要主要识别，其肥大部分较僵硬，邻近肌肉可见萎缩，伴有肌无力，腱反射减弱或消失。

肌萎缩的分类比较复杂，根据发病原因可分为神经原性肌萎缩、肌原性肌萎缩和废用性肌萎缩等。依据肌萎缩的分布部位可分为弥漫性肌萎缩、四肢近端的肌萎缩、四肢远端为主的肌萎缩、头面部为主的肌萎缩、局限性肌萎缩等。

## 二、肌萎缩的病因及发病机制

### (一)神经原性肌萎缩

该病是下运动神经元受损后引起的肌萎缩。每一个前角细胞支持许多肌纤维，这些肌纤维的营养依赖于前角细胞的完整。

神经源性肌萎缩发生的快慢与神经受损发生中断速度和程度有关，神经受损中断越急越严重，肌萎缩发生越快越明显。肌萎缩可发生在瘫痪之前，也可发生在瘫痪之后。急性疾病肌萎缩发生在瘫痪之后，而慢性进行性变性疾病肌明显萎缩发生在瘫痪之前。肌萎缩分布与神经病变有关，如病变局限于前角细胞时肌萎缩呈节段性，而周围神经病变引起的肌萎缩，则发生在其所支配的肌肉。

### (二)肌原性肌萎缩

肌原性肌萎缩为肌肉本身病变引起的肌肉营养代谢障碍，导致肌纤维变性坏死，是引起肌萎缩最常见的原因。常见病因如下：

（1）先天性肌肉发育异常：包括先天性肌肉缺失、先天性肌肉痉挛和先天性肌张力缺乏。

（2）家族性和遗传性肌肉疾病：主要有进行性肌营养不良症、先天性肌强直症、强直性肌营养不良症。

(3)肌肉炎症:包括皮肌炎、多发性肌炎和风湿热、类风湿性关节炎等疾病引起的肌肉损害。

### (三)废用性肌萎缩

此类肌萎缩原因不明确,多数与肌肉长期不活动有关。肢体某部肌肉长期不活动可引起肌纤维皱缩和肌浆量减少,但是并无肌纤维横纹的消失及变性,肌肉的电兴奋性也无改变。

### (四)其他原因引起的肌萎缩

(1)关节病性肌萎缩。

(2)内分泌疾病引起的肌萎缩:在慢性毒性甲状腺肿时,可以局部和全身的无力及肌萎缩,以臀部及肩部肌肉萎缩最为严重。胰岛素过多时可有远端肌肉萎缩及伴感觉异常,甲状旁腺功能亢进时,可有对称性肌无力和肌萎缩。

(3)先天性偏侧萎缩:为先天性疾病,主要影响半侧面部,偶累及半身。其特点为肌肉不发育及进行性萎缩,肌力往往不受明显影响。

(4)脑部病变引起的肌萎缩:一般认为上运动神经元疾病并不引起瘫痪肌肉的萎缩,但在额叶皮质运动区的 4 区及其下行的锥体束病变时,偶也可引起肌萎缩。

## 三、体格检查的注意事项

在检查时应注意肌萎缩的分布,有无肌纤维的震颤,肌肉假性肥大及肌肉强直现象、肌肉的软硬度、叩击肌萎缩部位固有反射是增强还是减弱等。

**1. 体格检查**

要注意肌萎缩是全身性的还是局部性的,是远端为主还是近端为主,是对称性的还是非对称性的。肌萎缩的分部大致分为两类:一类是广泛性对称分布,其中以四肢近端为主的多为肌原性肌萎缩,以四肢远端为主的多为神经源性肌萎缩。但也有例外,有些肌原性肌病,如强直性肌营养不良、远端型肌营养不良均以远端肌无力和肌萎缩为主;而脊髓肌萎缩症是其肌肉病变是从肌肉近端开始的。另一类是局限性肌萎缩,局限性肌萎缩多属于脊髓或周围神经疾病。

**2. 肌纤维颤动**

肌纤维颤动的检查可用手指轻叩萎缩的肌肉,或摩擦该部的皮肤而诱发,观察舌肌颤动时最好舌不要伸出。肌纤维颤动的大小与肌纤维病损范围的大小、肌纤维的长短呈正比。肌纤维颤动的出现提示神经元病变,尤其脊髓前角细胞病变,也说明肌萎缩处于病变早期。随着肌萎缩程度的加重,肌纤维颤动也逐渐消失。肌纤维颤动见于肌萎缩侧索硬化,进行性脊髓性肌萎缩症等。

**3. 肌肉肥大**

发现肌肉肥大时应注意是否为假性肥大,如果肌肉肥大而肌肉弹力、肌力、腱反射均正常,属于真性肥大;肌肉肥大而弹力、肌力、腱反射均减弱为假性肥大。假性肥大多位于萎缩肌肉的邻近部位。有时早期为真性肥大,以后过度为假性肥大。进行性肌营养不良在三角肌和腓肠肌假性肥大最多见。

**4. 肌强直**

正常情况下肌肉收缩后可以很快迟缓,如果肌肉收缩后不能立即迟缓,仍呈持续收缩状态,必须反复动作后才迟缓,这种现象称为肌强直。必须将自发性肌强直和机械性收缩区别开来,自发性肌强直可表现为手握紧之后不能立即张开,叩击性肌强直在鱼际肌、腓肠肌、舌肌容易引出来。常见于先天性肌强直症和萎缩性肌强直症。

**5. 肌固有反射**

在萎缩的肌腹处用叩诊锤强而急速的叩击,被叩部位可以出现局限性肌肉隆起,这种现象叫做肌肉固有反射。正常人肌肉受到叩击时可以看到一定程度的肌肉隆起,如果反应比正常强,持续时间长,则为病理性,见于神经源性肌萎缩。肌固有反射减弱或消失,多属于肌肉本身的病变,但是神经源性肌萎缩晚期肌固有反射也消失。

**6. 腱反射**

无论是神经源性肌萎缩还是肌原性肌萎缩,腱反射都是减弱或消失。当神经源性肌萎缩同时有上运动神经元损伤时,腱反射是亢进还是减弱,由上运动神经元障碍的程度决定。

**7. 其他伴随体征**

还应注意其他伴随体征,如有无肌纤维性挛缩、感觉异常、球麻痹等辅助检查。

(1)肌酶学检查:肌肉疾病患者血清酶学指标可有不同程度增高,尤以肌酸磷酸激酶最敏感,对鉴别肌原性肌萎缩和神经源性肌萎缩有重要意义。

(2)神经电生理检查:包括肌电图(EMG)、神经传导速度(NCV)等,肌电图可以区分肌原性和神经源性病变,神经源性肌电图改变出现失神经支配的自发电位和多项运动电位等,运动单位动作电位时限增宽,波幅增高、神经传导速度也常减慢。肌原性改变为运动单位动作电位时限缩短、波幅降低和多相运动电位,神经传导速度通常在正常范围。运动诱发电位也可用于鉴别神经源性和肌原性肌萎缩,前者潜伏期延长,后者正常。

(3)影像学检查

①X线平片:有助于提供某些疾病的鉴别诊断依据,如脊髓空洞症伴随脊柱畸形、隐性脊柱裂、颈枕区畸形等;

②CT检查:对于颈椎病、脊柱肿瘤有诊断价值,CT延迟扫描可诊断脊髓空洞症;

③MRI检查:对于一些脊髓疾病,如肿瘤、脊髓空洞症有极好的诊断价值,并有助于脊髓蛛网膜炎、颈椎病的诊断,MRI检查对于肌炎的早期诊断有一定价值;

(4)肌活检:可以鉴别神经源性肌萎缩和肌原性肌萎缩。神经源性损害可见肌纤维变细、数目减少、肌萎缩呈束性分布、变性不明显、无炎性细胞浸润;肌原性损害可见肌纤维肿胀破坏或坏死变性,间质结缔组织增生等;不呈束性萎缩,同一肌束中有的肌纤维萎缩,有的正常或肥大;炎性肌病有炎性细胞浸润。某些肌病如线粒体肌病、糖原累积病、包涵体肌炎等需要肌活检才能确诊。

## 四、诊断流程

### （一）是否存在肌萎缩

（1）判断一组肌肉是否萎缩，应注意和邻近及对侧的肌肉对比，并与病前比较（图5-16）。肌肉外形变小或呈凹陷，常常提示肌萎缩。但两侧肢体周径的轻度差异，并不能作为判断肌萎缩的根据。

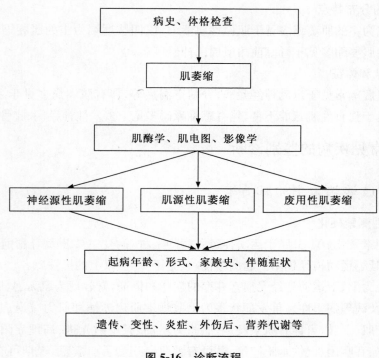

**图 5-16　诊断流程**

（2）可用带尺测量肢体周径，测量时选择生理骨隆起为标志，在其上或其下一定距离的水平测定肢体的周径，以确定肌肉有无萎缩及其萎缩的程度，同时可作为以后随访的比较。

（3）当肌萎缩极其轻微萎缩时，应特别足以大、小鱼际肌、前臂尺侧缘、小腿前外侧缘等部位的肌缘有无凹陷，并注意肌力的比较。

### （二）肌萎缩的类型

根据发病原因，肌萎缩主要可分为神经源性和肌原性两种，废用性肌萎缩临床并不少见，但多有明显长期肢体活动受限或瘫痪病史，诊断不难。

### （三）肌萎缩的病因诊断

通过病史，体格检查和辅助检查综合判断，进行临床疾病诊断。以下几个方面有助于临床医师判断：

**1. 起病形式及年龄**

缓慢、隐袭起病,多见于神经变性、遗传性疾病;急性或亚急性起病多为炎性疾病,如急性脊髓前角灰质炎、多发性肌炎。成年人起病多为神经变性疾病,婴幼儿期或青春期起病多为遗传性神经疾病。

**2. 家族史**

部分疾病有阳性家族史,常见于进行性肌营养不良、强直性肌营养不良、脊髓性肌萎缩症等。

**3. 肌萎缩的分布特点**

以四肢近端为主的肌萎缩多见于肌原性肌萎缩,以四肢远端为主的肌萎缩多为神经源性肌萎缩。局限性肌萎缩多见于脊髓前角或周围神经疾病。

**4. 伴随症状和体征**

如伴有肌肉震颤常见于运动神经元病,脊髓空洞症等,伴有肌肉痛多见于多发性肌炎,伴有肌肉强直多见于强直性肌营养不良,伴有感觉障碍多见于多发性神经病、腓骨肌萎缩等。

## 五、临床常见疾病的鉴别诊断

### (一)以四肢远端为主的肌萎缩

**1. 肌萎缩性侧索硬化**

肌萎缩性侧索硬化(ALS)属于运动神经元病的一种,病变主要累及脊髓前角细胞及锥体束,晚期可累及延髓运动神经核团。起病缓慢,多见于 40 岁以上的男性患者。

临床上表现为上、下运动神经元损害并存的症状和体征,常表现为肌无力、肌萎缩、肌束颤动、腱反射亢进及病理症阳性。首发症状多为上肢远端肌肉萎缩和肌力减退。逐渐扩展到前臂、上臂、肩胛带肌、下肢,可伴有肌束震颤,肌张力增高、腱反射亢进、病理症阳性。累及延髓可出现构音障碍、吞咽困难、饮水呛咳等,并可有舌肌瘫痪和舌肌震颤,晚期可有呼吸肌麻痹。无感觉障碍和括约肌障碍。

肌电图呈典型神经元性改变,可有巨大电位及纤颤电位,感觉神经传导速度正常。运动诱发电位可提供上运动神经元受损的依据,肌酶学检查多正常,肌酸磷酸酯酶可有轻度增高,肌活检可有助于 ALS 的诊断,但无特异性改变。

**2. 进行性脊肌萎缩**

进行性脊肌萎缩病变局限于脊髓前角细胞而不累及上运动神经元,临床常见病变始于颈髓下段和胸髓上段前角神经细胞。发病年龄 20～50 岁,多在 30 岁左右男性。隐袭性、缓慢起病,生存期最长可达 25 年以上。

首发症状为一侧或双侧手指无力、僵硬、鱼际肌、骨间肌、蚓状肌萎缩,形成爪形手,继而累及前臂、上臂及肩胛带肌,常可见肌束震颤。萎缩可局限于一部分肌肉,历时数月甚至一二年,或者可以缓慢或迅速波及全身。少数从下肢肌萎缩开始发展。早期腱反射可能亢进,但强直并不明显,后期表现为腱反射减弱、肌张力降低,病理反射始终为阴性。无感觉障碍,括约肌功能不受累。

肌电图呈典型神经源性改变,可见巨大电位;肌酶学检查多正常,肌活检无特异性改变。

### 3. 脊髓空洞症

脊髓空洞症是一种主要累及脊髓的慢性进行性变性疾病。常在 20～30 岁起病,缓慢进展,空洞常见于颈髓及胸髓,病变先累及灰质前联合,对称或不对称的向前角或后角扩散。临床表现为节段性,分离性感觉障碍,伴有肌萎缩,以手部小肌肉为主,并逐步扩展到前臂肌肉,最后累及肩带肌肉。MRI 显示有空洞。脊髓延迟 CT 扫描可显示高密度空洞影。

### 4. 脊髓压迫症

脊髓压迫症是一组椎管占位性疾病,可引起脊髓半横贯性或横贯性损伤。脊髓压迫症是否出现肌萎缩决定于病变部位。如病变压迫脊髓前角或运动神经根,可出现节段性肌萎缩。临床特点与其病变部位一致。

### 5. 多发性神经病

多称为末梢神经炎,主要表现为四肢远端对称性感觉障碍、下运动神经元瘫和(或)自主神经障碍的临床综合征,病变累及运动神经元轴索及脊髓前角神经元时出现肌萎缩,而仅有神经脱髓鞘一般无肌萎缩或晚期才出现轻度肌萎缩。肌萎缩以四肢远端为主,伴肌无力,四肢腱反射减弱或消失。引起多发性神经病的病因很多,可出现肌萎缩的疾病有:副肿瘤性多发性神经病、铅中毒、砷中毒、酒精中毒等。

### 6. 急性运动轴索型神经病

急性轴索型神经病属于炎症性神经病的一种,为纯运动型,是 Guilliain-Barre 的变异型。病变累及运动神经。急性或亚急性起病,病前 1～4 周有感染史,以四肢迟缓性瘫痪为主,特点是病情重,24～48 小时内迅速出现四肢瘫痪,肌萎缩出现较早,多有呼吸肌受累,无感觉障碍。有脑脊液蛋白-细胞分离现象。

### 7. 多灶性运动神经病

多灶性运动神经病又称多灶性脱髓鞘性运动神经病、Lewis-Summer 综合征,是以多灶性运动神经末梢受累为主的进行性周围神经病,病因不明。临床表现为慢性进行性、非对称性肢体远端肌无力、肌萎缩。常始于上肢,首发症状多为腕下垂,握拳无力。肌无力常限于某一神经支配范围,以尺神经、正中神经多见,两侧不对称。肌萎缩与肌无力不平行,肌萎缩常轻于肌无力,多伴肌束震颤,不伴感觉障碍。神经电生理检查显示运动神经多发性局限性传导阻滞,周围神经活检显示神经脱髓鞘改变。

### 8. 腓骨肌萎缩症

又称 Charcot-Marie-Tooth 病(CMT),是一组遗传性运动感觉神经元病,为常染色体显性遗传,病因不明,分为脱髓鞘型(CMT$_1$)和轴索型(CMT$_2$)是典型的腓骨肌萎缩症,儿童期或青春期发病,起病缓慢,对称性周围神经进行性变性导致远端肌萎缩,伴肌无力、肌束震颤,腱反射减退或消失。自足和下肢开始,双下肢小腿和大腿下 1/3 肌萎缩,呈倒立烧瓶样,或称鹤立腿;常伴有脊柱侧弯、弓形足、爪形趾、马蹄内翻畸形等,跨阈步态。逐渐累及手部和前臂肌肉,手肌萎缩成爪形手。可伴有感觉障碍,四肢远端手套、袜子样深感觉减退,并伴有自主神经与营养代谢障碍,局部皮肤呈青紫色,皮肤温度低,溃疡形成等。肌电图可见周围神经运动传导速度减慢或正常。神经活检显示神经源性肌萎缩。

**9. 强直性肌营养不良症**

强直性营养不良症是一种多系统受累的常染色体显性遗传病。发病年龄差异较大，但多见于青春期或30岁以后，进展缓慢。男性多于女性，主要表现肌无力、肌萎缩、肌强直。肌无力见于全身骨骼肌。肌萎缩可累及肢体远端肌肉及面肌、咬肌、颞肌、胸锁乳突肌，表现为足下垂和跨阈步态、虎头脸等特征。肌强直多限于上肢肌、面肌和舌肌，往往在肌萎缩之前数年或同时发生，表现为无力握拳后不能立即将手松开，需反复多次后才能放松，欲咀嚼时不能张口等。检查时用叩诊锤叩击前臂和手部伸肌可见肌球形成，持续数秒恢复原状。患者多伴有晶状体、皮肤、心脏、内分泌和生殖系统等多系统损害，可有智能减退。肌电图可见典型肌强直放电。肌酶正常或轻度增高。基因检查显示肌强直性蛋白激酶基因重复性扩增超过100次，具有确诊价值。

**10. 远端型肌营养不良**

远端型肌营养不良，具有两个临床亚型，一种属于常染色体显性遗传病。

(1)Welander晚发型远端型肌病：多见于瑞典人，40岁以后起病，主要表现为手部远端伸肌和足的背肌萎缩和无力，以后可影响到手臂和腿部肌肉，病情进展缓慢，肌活检显示兼有肌原性和神经源性损害。

(2)晚发型胫肌萎缩症：35岁以后起病，缓慢进展，多见于日本人。主要表现为胫前肌萎缩，导致踝关节不能背屈，行走困难，多年以后可扩展至大腿肌、臀肌和臂肌，肌活检可见肌纤维坏死，肌纤维内有空泡形成。

## (二)以头面部症状为主的肌萎缩

**1. 延髓空洞症**

延髓空洞症发病相对少见，可由脊髓空洞症延伸而来，也可单独发病。多位于延髓被盖部，可扩展到脑桥，由于空洞常不对称，故症状和体征也常以单侧为主。舌下神经核受累，则出现舌肌萎缩，震颤、伴有舌肌无力，伸舌偏向患侧。三叉神经脊束核受累时，表现为同侧面部痛温觉缺失，呈洋葱皮样分布。疑核受累表现饮水呛咳、吞咽困难、构音障碍。累及面神经核时出现周围神经面瘫。前庭小脑传导束受累，可表现为眩晕、眼球障碍、步态不稳。交感神经通路受累可出现同侧Horner征。头颅MRI可明确诊断。

进行性延髓麻痹是延髓和脑桥神经运动核的变性疾病。多见于成年人，进展较快，预后差，平均存活期约2～3年。

主要为软腭、咽喉、咀嚼肌、舌肌、口轮匝肌无力及萎缩。兼有真性、假性球麻痹并存的特点。

**2. 面-肩-肱型肌营养不良**

面-肩-肱型肌营养不良早期表现为面肌无力，表现为眼睑闭合不全，鼓腮、吹哨不能；面肌萎缩，呈斧头脸特殊面容；口轮匝肌可有假性肥大而口唇显得增厚而微噘；并累及上肢带肌出现“翼状肩”；下肢胫前肌，腓骨肌也受累，偶见三角肌、腓肠肌假性肥大。智能正常。心肌一般不受累，血清CK水平正常或仅轻度增高。

**3. 面肌偏侧萎缩症**

面肌偏侧萎缩症是以一侧面部组织慢性进行性萎缩为特征的营养障碍疾病。本病病因不详,一般认为与中枢性和周围性自主神经功能损害有关。病理特征为面部皮下组织、脂肪毛发、汗腺等组织萎缩,严重者可累及软骨和骨骼。受损部位肌肉可因所含结缔组织消失而缩小,肌纤维变细,横纹减少,但肌纤维数量不减少。本病起病隐袭,多见于 20 岁以下的女性。开始可有患侧感觉障碍,逐渐出现一侧面部萎缩、凹陷。病变限于一侧,与正常侧分界明显。患侧颊部、下颚可见白色或褐色皮肤色素斑,皮肤菲薄、干燥、汗腺分泌减少。肌肉受累较轻,肌纤维保持完好,肌力多正常。X 线检查可见患侧骨质变薄、缩小,CT 及 MRI 检查显示皮下结缔组织、骨骼、脑及其他脏器等组织结构呈萎缩改变。

## (三)以四肢近端为主的肌萎缩

**1. 脊髓性肌萎缩症**

脊髓性肌萎缩是一组以下运动神经元变性为主的常染色体隐性遗传病。病变累及脊髓前角运动神经元,临床表现为四肢近端开始的肌无力并有肌张力低、腱反射减弱或消失、肌萎缩。肌电图提示失神经性肌纤颤电位,肌活检可见失神经及神经再生。

**2. 进行性肌营养不良**

该症是一组原发性肌肉变性疾病,临床表现为缓慢进展性、对称性肌无力和肌萎缩。大多有家族史,与遗传因素有关。根据遗传方式,发病年龄,萎缩肌肉的分布,病程和预后,可分为不同的临床类型。其中 Duchenne 型、Becher 型、肢带型、Emery-Dureifuss 型均表现为近端肌肉萎缩为主。

(1)Duchenne 型肌营养不良(DMD):又称假肥大性肌营养不良,是我国最常见的 X 性连锁隐性遗传疾病。起病隐袭,多在 6 岁以前发病,几乎都为男性。肌无力自躯干和四肢近端开始,下肢重于上肢,表现为上楼及蹲位站立时困难,容易跌倒,行走时呈鸭步状,Gowers 征为本病的特征性表现。举臂无力,并因前锯肌和斜方肌无力,呈现"翼状肩"。可伴有心肌损害和智能减退。肌电图为典型的肌原性损害,血清 CK、LDH 水平显著增高,醛缩酶和谷草转氨酶也可增高,尿中肌酸增加,肌酐减少。心电图可见 Q 波和大 R 波。

(2)Becker 型肌营养不良(BMD):是一种 X 性连锁隐性遗传病,发病较晚,平均发病年龄 12 岁,病情进展缓慢。临床表现与 DMD 类似,表现为轻度肌萎缩、肌无力和假性肥大。绝大多数患者智商低于正常人。肌电图呈典型肌原性改变。血清 CK 和 LDH 水平可明显增高。

(3)肢带型肌营养不良:呈常染色体显性或隐性遗传,各年龄均可发病,但以 10~20 岁常见,性别无明显差异,进展较慢。临床常首先影响到骨盆带或肩胛带肌,出现肌萎缩和肌无力,可有"鸭步"步态和"翼状肩",举臂不能过肩,一般无假性肥大。智力正常。肌电图和肌活检显示肌原性损害。血清 CK 轻度升高。心电图正常。

(4)Emery-Dureifuss 型肌营养不良:多为 X 性连锁隐性遗传病,发病年龄多在 10 岁以前,但也有青少年或成年发病,病情进展缓慢。肌萎缩、肌无力开始累及上肢及肩带肌,进而累及盆带肌及下肢远端肌肉,但无假性肥大,面肌偶可受累。肘部屈肌、颈部伸肌及腓肠肌挛缩为其特征性表现,患者处于头部后仰位。常合并严重心肌病、心律失常、传导阻滞、可猝死。血清 CK 水平中度升高。

### 3. 多发性肌炎-皮肌炎

多发性肌炎(PM)是一组病因不明,以骨骼肌间质炎症细胞浸润和肌纤维变性为病理特点的综合征,主要表现为对称性四肢近端肌肉和颈部肌肉无力,肌萎缩和肌肉疼痛,可伴有咽部肌肉无力,无感觉障碍。血清酶增高。如同时受累皮肤则称为皮肌炎(DM),任何年龄均可发病,30~60 岁多见,女性略多于男性。亚急性起病,病前可有低热或感染史。

PM 诊断须符合以下前 4 条,符合前 2~3 条为可能诊断;诊断 DM 须符合以下全部 5 条诊断:①对称性四肢近端肌无力,颈部肌肉、咽喉肌均可累及;②血清肌酶增高,CK 增高;③肌电图呈肌原性损害;④肌活检肌萎缩变性、坏死和再生;⑤典型的皮疹。

### 4. 包涵体肌炎

包涵体肌炎是一种少见的特发性肌炎,可为家族性或散发性,多见于男性。临床表现为慢性进行性肌无力、肌萎缩,近端重于远端,双侧通常不对称,无肌肉疼痛,腱反射早期正常。血清 CK 正常或轻度升高,EMG 与 PM 相似,少数表现为肌纤颤电位等神经源性改变,尤其肢体远端。诊断有赖于肌活检,可见肌纤维结构异常和炎症性改变,CD8T 细胞浸润。确诊依据免疫组化,可发现变性肌纤维胞浆和包核中空泡形成核嗜伊红包涵体。

### 5. 慢性甲状腺功能亢进性肌病

继发于甲状腺功能亢进的肌肉疾病,起病隐袭,多见于中年男性。主要表现为进行性肌无力和肌萎缩,病变涉及的部位肩胛肌、骨盆肌、臀肌、手部大小鱼际肌等较明显,甚至影响全身肌肉,以致患者出现站立、蹲位起立、走路、登楼、提物等均感困难,可见肌纤维颤动。肌电图为非特异性改变,血 CK 不高。肌病的严重程度大多数与甲亢严重程度呈平行关系,甲亢控制后,肌病好转。

## (四)局限性肌萎缩

局限性肌萎缩最常见原因是单神经病。其他原因包括单侧脊髓病变、运动神经元病和脊髓空洞症的早期、局灶性肌原性肌萎缩、局限性的废用性肌萎缩、进行性偏侧面肌萎缩等。下面重点讨论单神经的鉴别诊断。

### 1. 桡神经麻痹

桡神经由颈 5~胸 1 的神经根纤维组成,运动支支配伸肘、伸腕及伸指关节的伸肌。桡神经麻痹最常见的原因是肱骨骨折。此外,各种原因引起的桡神经局部受压和铅中毒、酒精中毒也可引起桡神经损伤。桡神经高位损伤时,即在肱三头肌分支上受损,产生不完全性桡神经麻痹症状,上肢各伸肌全部瘫痪,伴有肌萎缩。肘关节、腕关节、各掌指关节不能伸直,拇指不能伸直及外展,呈"垂腕"畸形;并且前臂不能旋后,手通常处于旋前位;前臂在旋前位置时不能屈肘。肱骨中 1/3,即在肱三头肌肌支发出以下损伤时,肱三头肌功能保存。肱骨下端或前臂上 1/3 时损伤时,不影响肱桡肌、旋后肌、伸腕肌的功能。

### 2. 尺神经麻痹

尺神经由颈 7~8 和胸 1 神经根纤维组成,从臂丛内侧索发出。运动支支配尺侧腕屈肌、指深屈肌尺侧一半、小鱼际肌、拇收肌、小指展肌、小指短屈肌、小指对掌肌、骨间肌及蚓状肌尺侧半。感觉支支配手掌及手背尺侧、小指及无名指尺侧一半。

尺神经麻痹可由腕部损伤和肘部损伤所致，常见于外伤、肘外翻畸形及腕管综合征等，临床表现为受累神经支配区肌萎缩、肌无力和感觉障碍，呈"爪形手"。感觉障碍发生于手背尺侧半、小鱼际肌、小指及无名指尺侧半皮肤。

**3. 正中神经麻痹**

正中神经由颈 6～8 和胸 1 神经根纤维组成。从臂丛外侧索上支内侧索下支发出，运动支支配旋前圆肌、桡侧腕屈肌、掌长肌、指浅屈肌、指深屈肌桡侧半、拇长屈肌、旋前方肌、拇短展肌、拇短屈肌、拇对掌肌。与前臂旋前、屈腕、屈肘有关。感觉支支配手掌桡侧一半及拇、示指、中指掌面，无名指桡侧一半掌面，示指、中指背面和无名指中节、末节桡侧一半的背面。

正中神经麻痹可见于肱骨髁上骨折、肩关节、腕部外伤、或肘关节脱位、腕管综合征等。腕部正中神经受累时主要为大鱼际肌萎缩，拇指不能外展，不能对掌，呈"猿掌"畸形。肘部正中神经受累时肌萎缩分布于前臂下 1/3 及大鱼际肌，前臂不能旋前、屈腕力弱、拇指和示指不能屈曲、拇指和示指不能过伸。正中神经损伤出现掌面桡侧三个半指感觉障碍，背侧面示指、中指末节感觉障碍。

**4. 臂丛神经麻痹**

臂丛由颈 5～8 神经前支和胸 1 神经前支大部分组成，经斜角肌间隙穿出，行于锁骨下动脉后上方，经锁骨后方进入腋窝。臂丛发出胸长神经、肌皮神经、正中神经、尺神经、桡神经等分支，分布于胸上肢肌、上肢带肌、除斜方肌外的背浅部肌肉及臂、前臂、手部肌肉和皮肤。

臂丛神经麻痹可见于臂丛外伤和骨折、颈椎病、颈椎结核、肿瘤、颈总动脉及锁骨下动脉的动脉瘤压迫及蛛网膜炎等。

臂丛上部损伤主要累及颈部 5、6 神经根，使三角肌、肱二头肌、肱肌、肱桡肌、胸大肌、胸小肌、冈上肌、冈下肌、肩胛下肌及大圆肌发生肌无力及肌萎缩。出现上肢下垂、上臂内收，不能外展，外转，前臂内收、伸直，不能旋前、旋后。臂丛中部损伤颈 7 神经根的损伤，使桡神经所支配的肌肉可发生麻痹。臂丛下部损伤主要伤及下干或颈 8，胸 1 两神经根，使正中神经内侧头和尺神经所支配的肌肉麻痹，手部肌肉萎缩呈爪形手，但桡侧腕屈肌和旋前圆肌的功能保存，手部尺侧及前臂内侧有感觉缺失。

**5. 腓总神经麻痹**

腓总神经由腰 4 至骶 3 神经根纤维组成，于腘窝上方坐骨神经分出，经腓骨头至小腿前部，分出腓肠肌外侧皮神经，分布于小腿外侧面。然后形成腓浅神经和腓深神经，分布于腓骨长肌、腓骨短肌、趾长伸肌、趾短伸肌、胫骨前肌、足背和趾背皮肤。

腓总神经在绕行腓骨颈时容易受损。腓总神经麻痹可见于穿通伤、腓骨头骨折，下肢石膏固定、糖尿病、铅中毒等深支受损时胫骨前肌、拇长伸肌、短伸肌和趾短伸肌无力和萎缩；浅支受损时腓骨长肌腓骨短肌无力。典型的临床表现为垂足、跨阈步态，小腿的前外侧和足背感觉障碍。

**6. 胫神经麻痹**

胫神经由腰 4 至骶 3 神经根纤维组成，系坐骨神经的分支。运动支分布于腓肠肌、比目鱼肌、腘肌、胫骨后肌及足部肌肉，感觉支分布于足底外侧缘皮肤。

胫神经位置较深,损伤多见于枪弹伤、炎症、肿瘤压迫等。胫神经麻痹时表现为足部和足趾不能跖屈,足尖行走困难,足外翻外展畸形,伴肌萎缩。其感觉障碍分布于小腿下 1/3 后侧、足跟、足底及足外侧缘。

**7. 急性脊髓前角灰质炎**

又名小儿麻痹症,是由脊髓灰质炎病毒引起的急性传染病,病毒主要侵害中枢神经系统,以脊髓前角运动神经元损害最明显。多见于儿童,1~5 岁小儿发病率最高。散发病例终年可有,以夏秋季最多。患儿可有发热、咽痛、腹泻、腹痛、厌食等前驱症状。一侧上肢或下肢可出现迟缓性瘫痪,肌萎缩以肢体远端明显,数日至数周内出现明显的肌萎缩,肌张力低下,腱反射消失,无感觉障碍。

# 第十一节　失语症

失语症是由于脑损害所致的语言交流能力障碍,例如听不懂别人及自己的讲话,说不出要表达的意思,不理解亦写不出病前会读、会写的字句等。多由于脑血管病,颅脑外伤,脑肿瘤和变形疾病引起。本节主要讲述各种类型的失语症特点,包括皮层性失语、经皮层失语、传导性失语、皮层下失语和命名性失语等。

## 一、失语症的确定

### (一)失语症的概念

1861 年,Paul Broca 提出运动性失语的定位区后开辟了现代神经科学对由大脑控制的语言理解或语言障碍的新时代。1874 年,Karl Wernicke 提出了两种不同类型的失语,即运动性和感觉性失语。语言和演讲是人类特有的,极其复杂的高级神经运动,它是思维活动的外部表现。人类通过应用一些符号,如口语、文字以及这些符号的表达和理解即听、说、读、写。此外,还有姿势如手语、哑语和手势,来达到互相交流的目的。语言在个体内产生的顺序可分为 3 个阶段:语言感受阶段、脑内语言阶段和语言表达阶段。失语症往往是语言神经中枢(常为优势半球)病变导致的后天性或者获得性语言障碍,包括了理解、语言的产生过程的异常。患者没有意识障碍和智力减退,但是对语言交流符号的运用和认识发生障碍,导致口语、文字的表达和领悟能力丧失。失语症不包括听觉、视觉、书写、发音等感觉和运动器官损害引起的语言、阅读和书写障碍。优势半球不同特定部位受损,可出现不同类型的失语症。

### (二)失语症的临床表现

**1. 口语表达障碍**

(1)言语流畅性:即流利程度,指连续产生词的能力,是估价口语输出的常用指标(表5-40)。根据患者下述表现,分为流利性失语和非流利性失语。

表 5-40　口语流畅性的鉴别诊断

| | 非流利性(少语) | 流利性(多语) |
| --- | --- | --- |
| 言语产生 | 费力 | 正常,轻松 |
| 语量 | 少(0~50 个词/分钟) | 正常(100~200 个词/分钟) |
| 语音 | 不正常 | 正常 |
| 韵律 | 失韵律 | 正常 |
| 短语长度 | 短(单个词,电报语言) | 正常(5~8 个词/短语) |
| 内容 | 仅有实词,缺乏语法结构 | 多虚词,言语空洞,语法错乱 |
| 错语 | 少见 | 常见 |
| 病变部位 | 外侧裂前 | 外侧裂后 |

(2)找词困难和命名障碍:指在一定言语活动过程中,不能够自由想起词,表现为言语表达中给所有的词输出受阻或找词的时间延长。在命名测查中,这种对物体、动作等称呼能力的困难叫做命名障碍。找词困难是失语症患者的核心症状,几乎所有类型失语症患者均有不同程度的障碍。

(3)语音障碍:发音、发声器官虽然没有障碍,但说出的声音与想说的不完全一样,轻的只表现言语的含糊不清,重的会影响音位,还有影响音调和韵律,如北京口音听起来像广东口音。

(4)错语、新语、无意义杂乱语及刻板言语:错语是指表述中出现语音或语义错误的词代替;新语指的是用无意义的词或新创造出的词代替说不出的词;无意义杂乱语则指患者说的是一串意义完全不明了的音或单词的堆砌;刻板言语则指表达中无意义的持续重复同样的词、词组或句子。

(5)复述障碍:即患者不能完整无误地重复所呈现的语音。口语表达、听输入及记忆广度等不同环节均可影响复述过程。复述能力保留是各类经皮质性失语综合征的特征表现,是与外侧裂周失语综合征鉴别的重要指标。

(6)语法障碍:即组成正确句型困难的状态,表现为失语症或语法错乱。失语症常表现为表达的句子中缺乏语法功能词,典型的表现为电报式语言。语法错乱则表现为助词错用或词语位置顺序不合乎语法规则。

**2. 听理解障碍**

指患者可听到声音,但对语义的理解不能或不完全。其中,有些患者可分为语义理解障碍和语音认知障碍。听理解障碍通常在检查内容冗长、熟悉程度低以及较长的句子长而复杂时加重。患者表现为执行比较长的指令及复述比较长的句子时错误明显增加,对口语材料的短时回忆能力下降,非口语性提示使理解明显改善提高等特点。如果患者听理解正常,他的其他言语症状通常也比较轻微。

**3. 书写障碍**

指大脑损伤所致非瘫痪性的书写能力受损或丧失。书写通常是受累最重的语言模式。患者常常出现词汇、语义和语法方面的错误，通常与口语中出现的一致。有时患者可能写出完全不能辨认的严重构字障碍的词。我国王新德教授将失写症分为：①完全性书写障碍；②书写惰性现象；③构字障碍；④象形写字；⑤镜像写字；⑥写字过多。

**4. 阅读障碍**

包括读音障碍和阅读理解障碍。前者指患者朗读时读音错误；后者指患者不能理解所看到的字词或句子。两种障碍可同时存在，也可出现分离性障碍。拼音文字还包括拼读障碍。严重读理解障碍患者字母或单词匹配的能力也受损，但在复杂命令和段落水平的阅读材料检查中，有时仅表现轻微障碍。失读症有不同的分类，如按病变部位可分为 3 类：①额叶失读，即保留对实义词的理解，但不理解语法词及有语法结构的句子；②顶叶失读，即失读伴失写；③枕叶失读，即纯失读或失读不伴失写。

## （三）失语症的分类

人的正常语言交流方式有口语和文字的表达和理解，即听、说、读、写，其中说包括自发谈话、复述和命名 3 种。失语症的临床表现也是主要通过这几个方面表现出来。按照失语症的不同表现与大脑不同部位之间的关系，失语症可以分为以下几种：

（1）Broca 失语：Broca 失语也称运动性失语、表达性失语、传出性运动性失语等。病变位于优势半球额下回后部（Broca 区）及相邻的皮质下白质区域，为大脑中动脉分支前中央动脉的供血支配区。

①患者最突出的特点是口语表达障碍，说话费力，呈非流利性失语，话语之间停顿较长，呈电报式语言。用词量减少，韵律异常，发音和语调不正常，但仍可表达部分信息。严重时仅说："是"、"不是"。但连续数数、背诵熟悉的诗词、儿歌或唱歌时，要比谈话清楚；

②听理解相对较好，但不是完全正常。对简单的词或句子可以理解，主要表现为对复杂句子的理解困难，对实质词理解正常，但对语法词或含语法词的句子理解困难；

③命名困难，经常叫不出物品的名字。但可接受语音提示，部分患者也存在找词困难；

④复述不正常，但要比自发谈话好。常有省略语法词，只复述实质词；

⑤书写不正常，如左侧大脑半球为优势半球时，患者多有右侧偏瘫，常用左手书写，要比非失语者左手写的更差，更为潦草，增加或减少笔画，辨认困难，写句更困难，缺语法词或句结构错误；

⑥朗读困难，但要比自发谈话的发音好，对文字的理解相对保留，对含有语法的句子或需要维持词序才能理解的句子的理解要困难一些。

（2）Wernicke 失语：Wernicke 失语也称感觉性失语。病变位于优势半球颞上回后部即Wernicke 区，由大脑中动脉皮质支的颞后动脉分支供血。

①患者表现为流利性失语。患者说话流利，语量较多，甚至滔滔不绝，发音、语调韵律均正常。但话中缺乏实质意义的词，由于找词困难欲反复诉说想说的意思，产生赘语。患者对自己谈话不理解，不能意识到缺陷，为表达清楚反复说，为强迫性语言。常夹杂错语、新语或小的功能词，让人难以听懂的杂乱语；

②Wernicke 失语最突出的表现是严重的听理解障碍。一些患者可以理解简单的词和句

子,严重者几乎完全听不懂他人的语言。对单词词义有明显理解障碍,由于患者尚保留语句的组合结构,可结合语境、交谈者手势和表情集接受到少量听信息等猜测,但常猜错;

③由于听理解严重障碍,患者不能理解复述和命名要求,检查无法进行。复述障碍差别较大。即使患者听懂复述的内容,往往加上赘语和错语。复述困难,有命名障碍,找词困难;

④存在书写障碍,书写技能可保持,听写和自发性书写困难,容易出现笔画错误,不能理解抄写的内容;

⑤朗读和文字理解常有困难,部分患者阅读障碍较轻,可能与病灶部位、大小有关。

(3)完全性失语:完全性失语是一种严重的失语。病变位于优势半球大脑中动脉分布区大片病灶。

临床特点为:全部语言功能均严重受损。患者口语表达明显受限。严重者仅限于刻板言语。对言语检查的各项要求均以刻板言语应答。严重的听理解障碍。复述、命名、阅读和书写均不能。病情不严重者口语可恢复到非流利型失语。

(4)命名性失语:命名性失语也称为健忘性失语。病变位于优势侧颞中回,靠近角回,或颞枕交界处。大脑中动脉皮质的颞后动脉分支支配该部位。

临床特点是命名不能。患者口语表达较为流利,不费力,但缺乏实质词,形成特征的空话、赘语,以描述、手势表达部分信息。如说不出铅笔的名称,但能说出是用手写字,并用手势做出写字的动作。听理解可完全正常或轻度异常,给予口语提示后即可说出正确的名称。复述、阅读和书写轻度障碍。

(5)传导性失语:传导性失语在失语症患者中约占 10%,病变部位多累及缘上回、Wernicke 区等部位,大脑中动脉皮质的颞后动脉分支支配区。

①自发谈话时语言流利,有大量错语,但以音素错误为主,患者自知错误欲纠正而显口吃、停顿,使语言不流畅。但口语发音清晰,语调正常,有完整短语及适当语法结构而与非流利型失语不同。同时传导性失语的口语虽为流利型,但极少错语和新语,仍可表达部分信息,与 Wernicke 失语者的奇特语言不同;

②听理解障碍较轻,主要是对含语法词的句子的理解有困难。听词辨认大多也不完全正常,从近似音词中选出听到的词尤为困难;

③传导性失语最有意义的特点是复述不成比例。患者可以听懂的句子却不能正确复述,患者可以指出要求复述的物品或写出要求复述的词或者句子。复述要比自发谈话困难,患者谈话时容易说出的词,复述时说不出,或以错语复述。随着复述句的加长或增加语法结构词,复述障碍更明显;

④命名障碍程度不等,主要为音素错语,如指"书包",患者应答为"猪膏";

⑤书写障碍程度不同,主要是构字障碍,常有语法错误或用词不当,属流利型失写;

⑥朗读障碍,其特点与听理解障碍相似,常有语音错语,对常用词及简单句比不常用词、抽象词和含语法的句子的理解较好。

(6)经皮质运动性失语:经皮质运动性失语的病灶位于优势侧额顶叶分水岭区,预后较好,可以恢复正常或接近正常。病灶过大时,遗留症状以表达扩展困难为主。

①患者自发谈话时可见有明显的发音困难,呈非流利性失语,讲话费力,发音困难及语音

语调异常的程度没有 Broca 失语明显,主要问题是不能扩展语义,不能详细有条理地叙事,仅以单词或简短的短语、短句表达意识;

②听理解主要表现为对长句和含语法结构的句子理解困难。命名和阅读障碍与听理解类似。复述功能完整保留,可完全正确,书写障碍较重。与患者其他语言功能障碍相比,书写障碍较为突出,可能与病灶常常累及与执行书写有关的额中回后部有关。

(7)经皮质感觉性失语:经皮质感觉性失语病灶往往累及左侧颞、顶或颞顶分水岭区,还可位于大脑后动脉供血支配区域,或在大脑中动脉与大脑后动脉供血区域之间的边缘区。预后较差,但可以恢复日常交谈。

临床特点表现为听理解障碍,重复相对好,流利性语言。患者口语表达流利,但词义错语,有错语和新语,语言空间,有强迫语言。语言表达比 Wernicke 失语好,口语常用词可以部分保留。

①听理解障碍明显严重,患者单词听辨认、语句理解均有障碍。复述接近正常但常不能理解复述的含义。不能正确执行检查者的指令性动作。有时可将检查者故意说错的话完整复述,这与经皮质运动性失语患者复述时可纠正检查者故意说的话明显不同;

②阅读和书写障碍明显,大声朗读和文字阅读有障碍。书写障碍,主要是构字障碍、用词不当及语法错误;

③命名障碍明显,常为错语、新语,有些患者可接受语音或选词提示。严重时不仅不接受提示,正确命名也否认。

(8)经皮质混合性失语:经皮质混合性失语临床非常少见,病变一般位于优势半球分水岭区的大面积病灶,累及额、顶、颞区。累及额顶叶的分水岭梗死预后较好,可以恢复日常交谈。病因常见脑血管病,也可为痴呆等变性疾病。

临床特点是:除复述稍好之外,其他语言功能都受损。患者自发谈话严重障碍,严重者直接重复检查者的语言,有明显的完成现象,对熟悉的语言,一旦有检查者开始,患者模仿后并继续完成。这种模仿完全是自动反应,患者并不理解其意思。如检查者指"枕头"对患者说"这是书",患者立即会说"书包"。听理解障碍严重受损,命名、阅读及书写均有障碍。由于强迫复述检测不能完成。复述能力有限,仅可复述短语以及无意义词组,对无意义句复述困难。

(9)皮质下失语:神经影像学的资料提示为优势半球皮质下结构病变也可以引起失语,此为皮质下失语(subcortex aphasia)。临床观察、手术和电刺激结果认为,背侧丘脑腹外侧核、腹前核和丘脑枕等参与大脑皮质对语言的调控。此外,纹状体和皮质下白质结构病变也可以产生语言障碍。但是目前皮质下结构引起失语原因是皮质下结构本身受损,还是深部病变引起的远隔效应仍存在争议,皮质下结构与语言的关系仍需进一步的研究。

(10)纯词聋:纯词聋非常少见,表现为听理解障碍。病变可能位于左侧颞叶皮质下或双颞叶皮质或皮质下。由大脑中动脉皮质支的分支支配。

患者主要表现为对词语声和非词语声辨别分离。患者对动物的鸣叫、电话铃声、敲门声、哭泣声等非词语声可以明确分辨;虽对词语声可以判断声音方向、说话的人,但是不能理解说话的内容。与听理解障碍有关的复述和听写障碍明显,严重时不能完成。但自发性语言、命名、阅读、自发性书写能力均正常。患者听力测试正常或基本正常(表5-41)。

**表 5-41　语言疾病的临床特征**

| 失语类型 | 口语 | 听理解 | 复述 | 错语 | 命名 | 朗读 | 书写 |
| --- | --- | --- | --- | --- | --- | --- | --- |
| Broca | 不流利 | 正常 | 不正常 | 极少 | 不正常 | 不正常 | 不正常 |
| Wernicke | 流利 | 不正常 | 不正常 | 常见 | 不正常 | 不正常 | 不正常 |
| 传导性 | 流利 | 正常 | 正常 | 常见 | 不正常 | 不正常 | 不正常 |
| 完全性 | 不流利 | 不正常 | 不正常 | 常见 | 不正常 | 不正常 | 不正常 |
| 经皮质运动性 | 不流利 | 正常 | 正常 | 极少 | 不正常 | 不正常 | 不正常 |
| 经皮质感觉性 | 流利 | 不正常 | 正常 | 常见 | 不正常 | 不正常 | 不正常 |
| 经皮质混合性 | 不流利 | 不正常 | 正常 | 极少 | 不正常 | 不正常 | 不正常 |
| 命名性 | 流利 | 正常 | 正常 | 极少 | 不正常 | 反复不定 | 反复不定 |
| 皮质下 | 流利或不流利 | 不正常 | 反复不定 | 正常 | 一般 | 反复不定 | 反复不定 |

## 二、失语症的诊断流程

　　诊断要在没有意识障碍、感觉缺损(包括听觉、视觉)以及口咽部肌肉瘫痪、共济失调、不自主运动等情况下进行,观察发现患者有听理解障碍以及口语表达障碍,则考虑失语症。在根据口语表达的特点确定为口语表达流利型或非流利型,根据复述情况进一步再分类,再按照听理解情况做出最后分类。确定何种失语,再进行相应的大脑定位。可按照以下步骤进行(图5-17)。

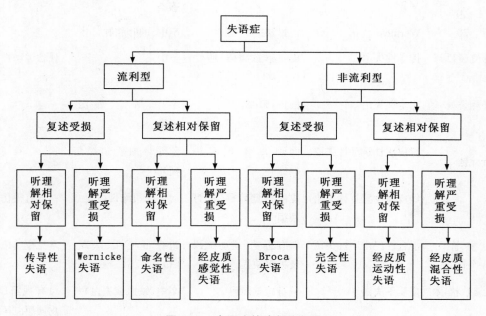

**图 5-17　失语症的诊断流程图**

### 三、失语症的定位诊断和常见病因

**1. 定位诊断**

虽然目前对语言在大脑中是如何组织的还不很清楚,语言功能的定位不很肯定。但是,大脑皮层某些部位的损害会表现出典型的失语综合征,因此了解这些与言语过程有关的中枢是非常重要的。

脑的两半球是有分工的,与言语有关的半球称之为优势半球。人群中有右利、双利、左利手之分,大部分人为右利手。大约95%右利手的人及70%左利手和双利手的人优势半球在左半球。由此可见,绝大部分具有左半球优势性;换句话说,失语症常常出现在左半球损伤的患者。有人认为,右半球损伤造成失语症仅占2%。

优势半球外侧裂周围区,即大脑中动脉的供血区,包括颞叶、顶叶、额叶的一部分,对组织言语至关重要。语言表达的组织加工主要在中央沟前的前部语言区,其中最重要的核心区在Broca区,亦称之为言语表达中枢,位于额下回后部。语言理解的组织加工主要在中央沟后的后部语言区,其中最重要的核心区在Wernicke区,亦称之为言语理解中枢,位于颞上回后部。另外,阅读及书写功能与优势半球颞顶枕交界区(包括角回在内)有关;找词及选择性命名功能与优势半球颞顶枕交界区关系更为密切。还需值得一提的是,与皮层语言中枢有重要联系的皮层下区域,如基底节和丘脑的病变也可能产生失语症,即皮层下失语(表5-42)。

**表5-42　失语症的定位诊断**

| 疾病的定位 | 疾病临床特点 | 其他 | 常见病因 | 注释 |
|---|---|---|---|---|
| 额叶后下部 | Broca失语 | 面部及上肢瘫痪 | 卒中、外伤、肿瘤、感染 | |
| 颞叶后上部 | Wernicke失语 | 视野缺损 | 卒中、颞叶脓肿 | |
| 大脑外侧裂后部 | 传导性失语 | 皮质感觉障碍、假性丘脑痛 | 卒中 | 观念运动性失用 |
| 大脑外侧裂处 | 完全性失语 | 偏盲、偏瘫 | 卒中、肿瘤、外伤、感染 | |
| 额叶背外侧 | 经皮质性运动性失语 | 面部失用、偶有轻偏瘫 | 前循环血管边缘带梗死 | |
| | 经皮质性感觉性失语 | 皮质感觉障碍、视野缺损 | 后循环边缘带梗死 | 一般有模仿语言 |
| 半球、血管分水岭 | 混合性经皮质性失语 | 偶有感觉、运动障碍及视野缺损 | 边缘带梗死、缺氧、CO中毒 | 常见模仿语言 |
| 丘脑,纹状体白质 | 皮质下失语 | 偏身感觉障碍 | 卒中(缺血或失血) | 没有视野缺损或皮质感觉障碍 |

### 2. 常见病因

引起失语症的疾病很多，主要分为以下几类（表 5-43）。

**表 5-43　失语症的常见病因**

| 病因种类 | 病名 |
| --- | --- |
| 脑血管性疾病 | 血管性痴呆、出血性卒中 |
| 感染性疾病 | |
| 　病毒感染 | 单疱脑炎 |
| 　非病毒感染 | 弓形虫或颞叶细菌脓肿 |
| 　HIV 感染和艾滋病 | 淋巴瘤、弓形虫以及合并艾滋病痴呆 |
| 　慢病毒感染性疾病 | Creutzfeldt-Jakob 病、Gerstmann-Straussler 征 |
| 肿瘤性疾病 | |
| 　主要的颅内肿瘤 | 恶性胶质瘤、脑膜瘤、星型细胞瘤 |
| 　转移性肿瘤或副肿瘤综合征 | 原发于肺、乳腺、黑色素瘤、副肿瘤性小脑变性 |
| 脱髓鞘性疾病 | |
| 　中枢神经系统脱髓鞘疾病 | 多发性硬化、进行性多灶性白质脑病 |
| 　周围神经系统脱髓鞘疾病 | Guillain-barre 综合征 |
| 自身免疫系统疾病 | 重症肌无力 |
| 外伤性疾病 | 脑挫裂伤、硬膜下血肿 |
| 癫痫 | 获得性癫痫性失语症 |
| 头痛和面部疼痛 | 先兆偏头痛 |
| 获得性代谢或营养疾病 | |
| 　内源性代谢疾病 | 甲状腺功能减退 |
| 　外源性获得性神经系统疾病：中毒或非法药品 | 可卡因 |
| 　营养缺乏或与酒精有关 | 酒精性小脑变性、维生素 E 缺乏 |
| 结构异常 | |
| 　发育异常 | Arnold-chiari 畸形 |
| 遗传和变性疾病 | |
| 　蓄积性疾病：脂质沉积、糖原积累症、脑白质病 | 肾上腺脑白质营养不良、Krabbe's 病、异染色体脑白质营养不良 |
| 　变性疾病 | 阿尔茨海默病、额颞变性、帕金森病、亨廷顿病 |
| 　运动紊乱 | Hallervorden-Spatz 病、Wilson 病、进行性核上性麻痹、帕金森病、多系统萎缩、亨廷顿病 |
| 　共济失调 | Friedreich 共济失调、β 脂蛋白缺乏症 |

续表

| 病因种类 | 病名 |
|---|---|
| 运动、感觉、自主神经疾病 | 肌萎缩侧索硬化 |
| 遗传性非变性神经肌肉疾病 | 肌病 |
| 睡眠障碍 | 睡眠呼吸暂停引起的低氧和低血压 |

## 四、失语症的诊断要点

### (一)问诊要点

语言交流障碍常常是神经系统疾病的症状表现。它的首发症状、演变过程有助于了解疾病的发展过程及定位定性。向患者询问病史的交流过程中还能为我们提供很多信息,初步了解患者是否是失语症以及可能是哪一类的失语综合征。

**1. 现病史**

要注意有关其他的神经系统主要症状和伴随症状,如偏瘫、偏身感觉障碍、偏盲、共济失调、饮水呛咳、吞咽障碍、发热、头痛、头晕、恶心、呕吐、抽搐等,特别要注意询问家属有关患者的意识、精神状况、注意、记忆、认知、运用等功能有无改变。有关患者的语言,要注意询问及观察是表达障碍还是理解障碍,是口语障碍还是书面语障碍。

**2. 起病方式**

采集病史要注意了解发病是急性、亚急性,还是隐袭性。急性与亚急性多有脑血管病、颅脑外伤引起;隐袭性多由肿瘤、变性疾病引起。

**3. 病程**

病程是很快达到高峰后逐渐好转,还是渐进发展。前者多见于脑血管疾病或颅脑外伤;后者多见变性疾病或肿瘤。还要注意病程的演变过程,语言症状是一个一个逐渐出现,还是病初语言症状很重逐渐好转,患者病初是否仅表现为想不起名字而后出现理解不能等。

**4. 既往史**

要注意病前是否有脑外伤及短暂性脑缺血发作(TIA)史,要注意询问是否有高血压、高血脂、糖尿病、脑血管病、脑肿瘤及其他器官肿瘤病史等。还应重视了解患者病前的言语情况、智能状况、方言、左利手或右利手等。

### (二)临床检查要点

目前,国内广泛采用的是汉语失语检查(aphasia battery in Chinese,ABC)。检查法与失语的症状一致,分为口语表达(包括自发谈话、命名及复述)、听理解、阅读、书写,按照不同的评分来判断失语症的类型,从而有助于病情的诊断以及制订相应的语言康复计划。检查内容包括五大项:口语表达(包括谈话、复述和命名)、听理解、书写、阅读以及其他神经心理学检查(包括意识、注意力、定向力、记忆力、视空间功能、运用、计算和额叶运动功能以及利手测定)。

(1)自发谈话:通过询问,观察患者回答问题时言语的流利程度,注意语速、节律、语调、语句的长短、语言内容诸多方面,严重口语表达障碍时表现为刻板语言或强迫模仿。观察系列语言如 1、2、3……的回答情况。

(2)复述:包括词复述和句复述:从常用词到低频词、抽象词、短语、短句到长的复合句,还应包括无意义词组。要求患者"跟我学","我说什么您也说什么"。

(3)命名:要求患者说出物品、图片、颜色、身体部位等项目。说不出时,可以由检查者说出名称的第一个或做出发音动作给予语言提示,或检查者说出包括正确命名的 3 个备选答案,由患者做出选择并说出,即选词提示。

(4)听理解:主要是让患者执行口头指令。从简单的"张嘴"到含语法的多步骤指令。听辨认是要求患者从几种物品(或图画、身体部位)中指出检查者说的词代表的物品。患者因有肢体瘫痪或失用不能执行指令或指物时,可用是/否题检查。

(5)书写:包括听写和抄写两个部分,要求患者写出姓名、地址等。主要内容为读、听字-辨认、字-画匹配、读指令并执行、读句选答案。

(6)阅读:包括朗读和对文字理解两个方面。可以先朗读后解释,或朗读文字指令并执行。内容有写姓名和地址、抄写、系列书写、听写、看图书写、写病情。

(7)结构与视空间(照画图、摆方块)运用、计算等。

(8)利手的判断:根据 12 个日常动作项目来进行判断:写字、拿筷、剪纸、切菜、刷牙、提物、穿针、洗脸、划火柴、炒菜、持锤钉、扫地,如果 12 个动作的全部或前 7 项都用右(左)手完成,而后 5 项中任何 1 至 5 项用另外一只手,则称为右利(或左利);如前 7 项中 1 至 6 项习惯用一只手,其余 6 至 1 向习惯用另一只手,则称为混合性。

## (三)辅助检查要点

语言和言语疾病的诊断要根据病史,语言与言语方面评估;神经系统检查以及辅助检查包括神经影像学、脑脊液及组织活检、神经电生理检查。此外,神经心理学等方面检查同样有助于临床诊断(表 5-44)。

表 5-44　失语症的辅助检查

| 症状 | 神经影像学检查 | 电生理检查(EEG) | 神经心理学检查 | 其他试验 |
|---|---|---|---|---|
| 完全性失语(运动性和/或感觉性) | 大脑外侧裂周围部位的卒中、肿瘤或脓肿 | 可见 额-顶-颞区慢波 | 口头记忆受损 | Broca 失语的 N400 语义启动效应良好,Wenicke 失语无明显的 N400 语义启动效应 |
| 命名性 | 广泛区域或优势半球萎缩 | 可见左侧颞叶慢波 | 认知障碍:视空间、行为、记忆障碍 | 脑组织活检可见斑块、海绵样变及神经纤维缠结 |
| 经皮质性失语 | 血管分水岭区卒中 | 可见左侧半球慢波 | | 颈动脉超声检查排除狭窄 |
| 皮质下 | 纹状体或丘脑卒中 | | 心理活动减慢及记忆受损 | |

续表

| 症状 | 神经影像学检查 | 电生理检查（EEG） | 神经心理学检查 | 其他试验 |
|------|----------------|-------------------|----------------|----------|
| 失读伴失写 | 左侧颞顶区梗死或萎缩 | 可见左侧颞叶慢波 | Gerstmann 综合征及命名不能的角回综合征 | |
| 失读不伴失写 | 胼胝体及左枕叶梗死 | 可见左枕叶慢波 | | |
| 重复语言 | 分水岭梗死或萎缩 | 可见左侧半球慢波 | 认知障碍、潜在变性疾病 | 脑组织活检可见斑块、海绵样变及神经纤维缠结 |
| 谵妄 | 一般正常或广泛 | | 多种认知障碍 | 肝肾功能异常、血培养结果阳性等 |
| 精神疾病 | 正常 | 正常 | 异常细微、夸大或词语堆砌 | |

另外，PET 及 fMRI 等脑功能成像技术：PET 及 fMRI 等脑功能成像技术可以直接观察语言某一加工过程或步骤的脑区激活及协同情况，从而可以推断某一语言加工过程的脑区定位。如语义加工在外侧裂周围脑区，特别是额区和颞区；听词初级激活的脑区为左颞顶皮质区；处理词汇及语意在左侧颞下回；处理听觉信息和语音转译在左颞上回及颞中回；信息编码在双侧海马、海马旁区及颞枕叶交界区；说词在初级感觉运动区及左半球的运动前皮质和辅助区等。

### （四）鉴别诊断要点

**1. 构音障碍**

是指神经源性的言语运动损害，因发音器官神经肌肉的器质性病变所致，表现为言语肌肉运动的缓慢、乏力、不精确或不协调。它不同于失语症，是言语产生的困难，不是言语符号内容的障碍；因此不伴言语理解、阅读障碍或表达时的找词困难。失语症常见于优势半球病变；构音障碍常见于双侧半球或双侧中脑、桥脑、延髓的病变及后组颅神经的病变。失语症常伴随右侧偏瘫、偏身感觉障碍及偏盲等。构音障碍常常伴饮水呛咳、吞咽困难、强笑、强哭、舌肌萎缩等，甚至有时伴四肢瘫、共济失调、肌张力障碍等。

**2. 言语失用**

是指大脑损伤引起构音运动的组合及程序控制障碍，造成随意表达困难，所以说是一种运动性言语障碍。构音过程常受累明显，有时也见发声失用。患者可能同时伴有口面部肌肉的失用，但没有这些肌肉的麻痹和共济失调。言语失用常见于优势半球额下回的病变，但是也可见于优势半球顶叶或皮层下病变。Broca 失语可同时伴有言语失用。言语失用的语言学特点包括：①发音错误，如语音的丢失、替换、歪曲、延长、增加及重复，在重复同样话语时表现高度不一致；②开始的辅音及讲话开始时困难，具有口吃的特点；③伴有努力寻找性、探索性和校正性构音动作,尽管注意到错误,但通常不能够预料或改正它们;④要求患者提高发音质量时可加重言语失用。对发音的要求越复杂,患者出现的错误就越多并且越严重;⑤由于拉长了正常的节律,重音和语调出现错误,产生了失韵律;⑥自动-自发言语(如数数1～10)通常是完整的,而随意有目的的言语(如倒数10～1)是损害的。

**3. 先天性语言发音障碍和口吃**

先天性语言发音障碍是先天不足或幼儿发育期疾患,引起言语功能发育缺陷,导致聋哑或各种暗哑等功能障碍,严重智力发育延迟或障碍、运用功能发育不全等也可引起暗哑。口吃是语音节律障碍,是由于不同原因引起字音重复或语流中断,表达不流利时常伴躯体抽搐样动作和面部异常的表情。常见于儿童,随着年龄的增长逐渐改善,少数持续到成年。

## 五、临床常见疾病的鉴别诊断

按失语起病的急缓及能否恢复可以分为两大类:急性起病及缓慢起病。

急性起病中以脑血管最为常见。老年人因脑血管病尤其脑梗死引起的失语较常见,一般不能完全恢复,患者往往伴有肢体活动障碍。短暂性脑缺血发作的失语,起病甚急,但恢复亦快,一般几分钟至几小时即可完全恢复,可发作几次。急性起病的失语还有颅脑损伤及急性脑炎,后者较为少见,两者均有可能完全恢复。在单纯部分性发作性癫痫中,少数患者可以出现不完全性失语或重复性语言,病灶位于颞叶外侧,症状可以单独出现,也可以继发全面性强直-阵挛发作。特殊类型的偏头痛-偏瘫型偏头痛,偏头痛发作之前出现偏瘫、偏身麻木、失语的先兆症状,偏头痛症状消退后仍可持续10分钟到数天不等。

缓慢起病的失语有痴呆、脑肿瘤、额叶脓肿、硬脑膜下血肿。其中以痴呆最为常见,患者往往有各种认知功能障碍的表现,随着病情的进展而加重(表5-45)。

表 5-45　失语症的常见疾病鉴别

| 疾病 | 临床表现 | 失语类型 | 实验室检查 | 其他 |
| --- | --- | --- | --- | --- |
| 脑血管病 | 急性起病,表现多样。以肢体偏瘫,偏身感觉障碍,偏盲等为主。常伴其他症状 | 运动性失语、感觉性失语、混合性失语、命名性失语等 | 头颅 CT 或 MR 可见相应病灶 | |
| 阿尔茨海默病 | 患者起病隐袭,早期不容易察觉,症状进行性加重,主要表现为进行性记忆障碍、人格改变和语言障碍等 | 表现为命名不能和Wernicke 失语,多数患者合并流利、空洞语言、缺乏实质性词语而喋喋不休。患者命名和听力理解受损,不能完成复杂指令。重复语言功能未受损。终末期,患者可出现完全性失语 | 头颅 CT 或 MR 可见脑萎缩 | |

续表

| 疾病 | 临床表现 | 失语类型 | 实验室检查 | 其他 |
|------|---------|---------|-----------|------|
| 原发性进行性失语 | 是以语言功能进行性下降为惟一或突出表现的和痴呆综合征。临床少见,目前病因不明,文献报道可能与遗传有关 | 隐袭、缓慢进展性疾病,早期以命名性失语为主,可以是流利型,也可以是非流利型。逐渐演化为完全性失语,出现阅读、书写、失认、失用及理解障碍,最后出现痴呆 | CT 和 MRI 检查可见:非流利型口语者中可见左侧额叶等部位脑萎缩;流利型口语中可见左侧颞叶、海马、海马旁回萎缩 | PET 和 SPECT 为最敏感的检查手段 |
| 皮质基底节变性 | 早期患者出现局限性肌张力障碍伴肌肉痉挛,活动或刺激后可以出现特征性的肌痉挛。患者往往出现单侧肢体笨拙、僵硬、上肢不能活动、强直等,症状缓慢进展,常先累及单侧肢体,逐渐累及四肢 | 额叶皮质受损后患者可以出现失语、失用等额叶体征,皮质变性后患者可以出现肢体失用、计算力减退和视空间障碍等,随病情进展出现智能减退、言语障碍等 | (1)脑脊液 tau 蛋白明显升高<br>(2)CT 和 MRI 可见不对称性侧脑室扩大和额、顶叶沟回增宽 | 主要的病理改变为神经元和胶质细胞中出现异常 tau 蛋白的蓄积、特征性的皮质气球样神经元 |
| 克雅病(朊蛋白病) | 本病隐匿起病,缓慢进展。中期表现出失语、失认、痴呆、轻偏瘫、肌张力增高、腱反射减退、病理征阳性、小脑性共济失调、特征性肌阵挛。晚期患者出现无动性缄默、小便失禁、昏迷等 | 运动性失语、感觉性失语、混合性失语、命名性失语等 | 脑电图检查中后期表现为特异性周期性同步放电。MRI 显示双侧尾状核、壳核 $T_2WI$ 对称性均匀高信号,无增强效应,$T_1WI$ 可正常 | 脑脊液免疫荧光检测 14-3-3 阳性具有很高的诊断价值 |
| 颅内肿瘤 | 缓慢进展性、不同程度的颅内压增高征,伴有局灶性神经系统体征 | 可见各种类型的失语,常见运动性失语和感觉性失语 | 头颅 CT、MRI 检查可明确显示肿瘤的部位和占位效应 | |
| 额颞痴呆 | 多见于中老年,表现为人格改变和言语障碍、行为异常,仪式性行为,扮小丑,沿路面石缝行走,可表现为淡漠,症状缓慢加重 | 语言改变表现为模仿、刻板语言。少数患者随着病情进展出现错语,言语输出明显减少,对于复杂句子的理解困难,概念、空间和运用能力保留完好 | 头颅 MRI 检查可见额叶、颞叶萎缩,后部半球相对保留。SPECT、PET 检查可见额叶、颞叶皮质局部脑血流降低或代谢降低 | 遗传学检查发现相关基因突变可以确诊 |

## （一）脑血管病

脑血管病（cerebrovascular disease）可以引起的各种类型的失语，常见的类型主要包括运动性失语、感觉性失语、混合性失语、命名性失语等。比较而言，脑梗死失语较脑出血失语恢复要慢。

**1. 临床表现**

（1）脑出血：容易引起失语的出血部位：①优势侧的丘脑出血时出现丘脑性失语，患者表现为语音低沉语速缓慢，没有自发性语言或者语言不流畅，出现错语、重复语言、听力理解以及阅读障碍，往往伴有情绪低落或者出现欣快、幻觉等；②优势侧壳核前部少量出血时即可以出现非流利性失语，轻偏瘫以及腱反射亢进；③优势侧的额叶出血出现 Broca 失语；④颞叶优势侧出血时出现 Wernicke 失语。

（2）脑梗死：颈内动脉系统的血管闭塞往往容易引起失语。①优势半球大脑中动脉闭塞时，出现 Broca 失语，如皮质支闭塞时，出现 Wernicke 失语、命名性失语以及失读、失算、失写、失用等综合征。常伴有三偏（偏瘫、偏身感觉障碍以及同向偏盲）；②优势半球顶枕动脉闭塞时出现失读以及命名性失语，一般没有感觉障碍及偏瘫；③主侧半球大脑前动脉闭塞时，可见上肢失用及 Broca 失语。伴有下肢较重的偏瘫、尿失禁、精神障碍等；④主侧半球大脑后动脉主干闭塞时可以出现失读和对侧偏盲、轻偏瘫等。

**2. 辅助检查**

TCD、血管彩超、DSA、头颅 CT 和 MR 检查明确诊断。

## （二）阿尔茨海默病

阿尔茨海默病（Alzheimer's disease，AD）是老年人最常见的痴呆类型，是一种中枢神经系统慢性进行性变性疾病。

**1. 临床表现**

患者起病隐袭，早期有记忆障碍，以后逐渐出现其他认知障碍、情感障碍、行为障碍，智力全面衰退，影响工作及日常生活，晚期常伴精神症状及其他神经系统症状。语言障碍早期表现为命名性失语，以后可能发展为 Wernicke 失语。早期语言困难明显的患者，痴呆进展速度较快。即使患者最初没有失语，随着痴呆的进展，最终出现语言功能障碍。

**2. 辅助检查**

痴呆检查的各种量表可确定痴呆的严重程度，头颅 CT 或 MR 常见脑萎缩改变，早期多在颞叶海马，以后发展到全脑。脑活检发现老年斑和神经纤维缠结可明确诊断。

## （三）额颞痴呆

1987 年，Gustafson 首先提出额颞痴呆（frontotemporal dementia）这一概念，包括：皮克病（Pick's disease）、额颞叶变性（FTLD）、进行性失语、语义性痴呆。

**1. 临床表现**

额颞痴呆多见于中老年，表现为人格改变和言语障碍、行为异常，仪式性行为，扮小丑，沿路面石缝行走,可表现为淡漠,症状缓慢加重。语言改变表现为模仿、刻板语言。患者语言内容重复,常常有模仿语言和持续动作。少数患者随着病情进展出现错语,言语输出明显减少,对于复杂句子的理解困难,概念、空间和运用能力保留完好。

**2. 辅助检查**

头颅 CT 检查可见额叶萎缩或全脑萎缩。头颅 MRI 检查可见额叶、颞叶萎缩,后部半球相对保留。SPECT、PET 检查可见额叶、颞叶皮质局部脑血流降低或代谢降低。遗传学检查发现相关基因突变可以确诊。

### (四)原发性进行性失语

原发性进行性失语(primary progressive aphasia,PPA)是以语言功能进行性下降为惟一或突出表现的痴呆综合征。临床少见,目前病因不明,文献报道可能与遗传有关。报道认为与携带微管相关蛋白(tamicrotubule-associated protein)的 17 号染色体有关。

**1. 临床表现**

隐袭、缓慢进展性疾病,早期以命名性失语为主,可以是流利型,也可以是非流利型。逐渐演化为完全性失语,出现阅读、书写、失认、失用及理解障碍,最后出现痴呆。

**2. 辅助检查**

EEG:常正常或可见非特异性慢波。CT 和 MRI 检查可见:非流利型口语者中可见左侧额叶等部位脑萎缩;流利型口语中可见左侧颞叶包括颞上、中、下回海马、海马旁回萎缩。CT 和 MRI 对单侧半球萎缩有近 60% 的敏感性。PET 和 SPECT 为最敏感的检查手段。流利型口语者中可见左侧颞叶包括颞上、中、下回及海马、海马旁回代谢明显降低。非流利型口语者可见左侧额叶等部位代谢明显降低。严重病例左右半球代谢均降低。

### (五)Creutzfeldt-Jakob 病

Creutzfeldt-Jakob 病(Creutzfelbt-Jakob's disease,CJD)又称克雅病,是人类最常见的朊蛋白病,主要累及皮质、基底节和脊髓,又称皮质-纹状体-脊髓变性。

**1. 临床表现**

患者多为中老年人,表现为进行性痴呆、肌阵挛、锥体束或锥体外系损伤。本病隐匿起病,缓慢进展。一般在病程中期表现出失语、失认、痴呆、轻偏瘫、肌张力增高、腱反射减退、病理征阳性、小脑性共济失调、特征性肌阵挛。晚期患者出现无动性缄默、小便失禁、昏迷等。

**2. 辅助检查**

脑脊液免疫荧光检测 14-3-3 阳性具有很高的诊断价值。脑电图检查初期为广泛非特异性慢波,中后期表现为特异性周期性同步放电(三相波)。病程较长时 CT 可见不同程度脑萎缩,严重者脑室扩大。MRI 显示双侧尾状核、壳核 $T_2WI$ 对称性均匀高信号,无增强效应,$T_1WI$ 可正常。PET 检查可见脑部出现多灶性低代谢区。

### (六)皮质基底节变性

皮质基底节变性(corticobasal degeneration,CBD)为一种罕见的神经系统进行性变性病,由于神经元缺乏,皮质齿状核黑质变性所致。

**1. 临床表现**

与进行性核上性麻痹相似,一般中年起病,进行性加重。早期患者出现局限性肌张力障碍伴肌肉痉挛,活动或刺激后可以出现特征性的肌痉挛。检查腱反射、触摸患侧肢体等可导致肌阵挛反复发作,锥体束征常见。患者往往出现单侧肢体笨拙、僵硬、上肢不能活动、强直等,症状缓慢进展,常先累及单侧肢体,逐渐累及四肢。额叶皮质受损后患者可以出现失语、失用等额叶体征,失用症患者表现为不能模仿特定的手势,抱怨不能控制自己的手。皮质变性后患者可以出现肢体失用、计算力减退和视空间障碍等,随着病情进展出现智能减退、言语障碍等。

**2. 辅助检查**

CT 和 MRI 可见不对称性侧脑室扩大和额、顶叶沟回增宽。

CBD 临床诊断困难。关于诊断标准尚未统一,目前常使用的诊断标准:①进行性病程;②头部 CT、MRI 证实无局灶性病变;③病程不超过 10 年;④发病时的症状不对称;⑤帕金森综合征表现,如运动缓慢、肌肉强直等;⑥运用障碍;⑦无自主神经功能障碍和核上性麻痹;⑧左旋多巴治疗无效。

## (七)颅内肿瘤

脑肿瘤引起的失语,主要与肿瘤的性质、部位等有关。

**1. 临床表现**

可见各种类型的失语,常见运动性失语和感觉性失语。如优势半球额叶病变时也可以出现 Broca 失语,对侧偏瘫、腱反射亢进、病理反射阳性等。优势侧颞叶病变出现 Wernicke 失语。顶叶肿瘤出现失语、失用、失读、失写、失算等表现。可根据颅内肿瘤的一般临床特征进行诊断。缓慢进展性、不同程度的颅内压增高征,伴有局灶性神经系统体征。

**2. 辅助检查**

头颅 CT、MRI 检查可明确显示肿瘤瘤体、肿瘤内出血以及其周围指状水肿等表现。

## (八)脑外伤

脑外伤是战争时期造成失语症的主要原因。

**1. 临床表现**

病前有头部外伤史,常伴有头痛、呕吐、癫痫、遗忘、意识障碍等,可以有不同的包括言语障碍在内的神经系统局灶表现。有的可能伴其他脏器损伤和骨折。

**2. 辅助检查**

头 CT 及 MR 常见各种血肿及脑挫裂伤。

## (九)脑炎

**1. 临床表现**

急性或亚急性起病,病初有的表现发热、头痛,以后可能出现癫痫、意识障碍、精神症状及其他一些神经系统局灶表现(包括失语症)。

**2. 辅助检查**

CT 上有时可见低密度病灶，MR 上可见长 $T_1$、长 $T_2$ 信号改变。脑电图上常表现慢波增多。

## （十）脑脓肿

**1. 临床表现**

多急性或亚急性起病，可能有发热、头痛、恶心、呕吐、癫痫及其他一些神经系统局灶表现（包括失语症）。

**2. 辅助检查**

CT、MR 上可见单发或多发病灶，多呈圆形，大的病灶内可以出现间隔，注射造影剂常有环状增强。

# 六、失语的康复和治疗

语言的康复是在治疗病因的同时或其后，针对患者语言障碍的特点，口语和文字接受和表达的不同方面，即说、听、读、写的不同缺陷制定有针对性的训练计划。

**1. 语言障碍的自然恢复**

不可否认语言障碍有自然恢复过程，尤其脑卒中后病灶周围水肿消失或低灌注区血流恢复，语言障碍可自然好转甚至完全恢复，常见于梗死灶或血肿较小时，判断语言康复效果时注意这一点。

**2. 语言功能评估**

为准确查出不同语言功能障碍及程度，使康复计划更有针对性及观察康复效果，须应用正规失语检查法。

**3. 语言康复技术**

首先根据失语程度和类型确定康复目标和步骤。必须承认不是所有失语患者均可语言康复部分或完全恢复语言，对严重的完全性失语患者，首先或主要是教患者学会手势和声调交流。

（1）口语表达康复包括言语肌肉运动功能训练和模仿发音训练，从单音训练到近似音的分化训练。如患者能唱歌且发音有改善时，应尽量利用这种条件。结合物品或图画训练命名和词句，可要求患者随检查者复述名称或词句。交谈也是重要的训练方法，首先训练的内容与日常生活有关，其次为社交和职业。

（2）听理解训练困难较大，训练中尽可能辅以手势、表情、实物和图画，可训练患者学会唇语读法。

（3）阅读包括朗读和文字理解，朗读可用复述方式，文字理解用字-画匹配或句-画匹配方式，书写可从抄写开始，再看图写、听写及自主写，右侧偏瘫患者应鼓励用左手写。原则上，语言训练应先口语后文字，但说、听、读、写障碍不是孤立的，应了解语言障碍的各方面关系，尽可能利用尚保留的功能，如阅读功能部分保留可鼓励患者读报、读书（朗读）训练口语。

（4）语言康复环境很重要，与日常生活相近的环境对语言康复有利，建议家属尽可能参与语言训练。

**4. 失语药物治疗**

有 4 种药物可用于失语症治疗：①增加脑内去甲肾上腺素，如安非他明可提高患者警觉性；②增加脑内多巴胺含量如溴隐亭，改善言语输出；③增加脑内乙酰胆碱含量，改善命名和语言理解；④促进胆碱和兴奋性氨基酸释放，改善学习和记忆功能，如脑康复。

# 附　　录

1. 原发性进行性失语

Weintraub 等(1990 年)通过临床观察提出 PPA 的诊断标准：

(1)至少 2 年以上语言能力进行性下降。

(2)语言能力下降为主要症状，其他认知功能正常或相对保留。

(3)可独立进行日常生活活动。

2001 年，Mesulam 提出新的 PPA 诊断标准如下：

(1)隐袭性起病，逐渐进展，神经心理学测试主要表现为找词困难、命名障碍或词语理解障碍。

(2)发病 2 年内只出现与语言障碍相关的日常生活行为问题。

(3)发病前语言功能正常。

(4)病史、日常生活能力检查或神经心理检查显示起病 2 年内无明显淡漠、脱抑制、近事遗忘、视空间功能障碍、视觉辨认缺陷或感觉运动功能障碍。

(5)起病初 2 年内可有失算、观念运用性失用，可有轻度结构性障碍和持续症，但视空间功能障碍及脱抑制不影响日常生活活动。

(6)其他认知功能可在发病 2 年后出现障碍，在整个病程中语言功能障碍最突出且进展最快。

(7)影像学检查无脑卒中及脑肿瘤等特殊病因。

# 第十二节　构音障碍

构音障碍是由于言语表达阶段有关的一些结构的损害或生理过程失调所引起的表达障碍。常见由于脑血管病、感染性疾病、脱髓鞘疾病、肿瘤以及遗传性疾病等引起。本节主要讲述常见构音障碍的临床特点及常见疾病。

## 一、构音障碍的确定

### (一)构音障碍的概念

构音障碍是由于言语表达阶段有关的一些结构的损害或生理过程失调所引起的表达障碍。因为与言语表达有关的肌肉-神经系统的器质性损害可以引起发音结构的肌张力改变、肌肉瘫痪、协调不良等,导致不能发音、发音不清、声音嘶哑、音韵紊乱、语言节律改变、时强时弱等。构音障碍的患者不包括词意或言语的正确理解和运用的障碍。

## (二)构音障碍的分类

构音障碍按照病变部位不同,主要分为5种类型:上运动神经元损害的构音障碍(又称为痉挛性构音障碍)、下运动神经元损害的构音障碍(又称为迟缓性构音障碍)、基底节损害的构音障碍、小脑系统损害的构音障碍(又称为共济失调性构音障碍)以及肌肉病变的构音障碍。不同类型的构音障碍具有各自的临床特征。

### 1. 上运动神经元损害的构音障碍

上运动神经元损害的构音障碍又称为痉挛性构音障碍,是指由于支配发音的大脑皮质或双侧皮质脑干束损害,使口-舌-唇肌的肌张力增高、肌力减弱引起。

构音障碍往往不是惟一的症状,患者语言动作受限、声音嘶哑、缓慢费力、音调低而且鼻音浓重等。令患者说较长句子时,声音迅速减弱,严重时不能发声,须休息后再说。患者说话时容易出现肌肉疲劳,字句简单。语言表现为间断性。此外,患者在要说话时,口唇因肌肉痉挛而收缩。发出的声音呈痉挛性,令人难以理解。发音时,口唇张开但是几乎没有动作。情绪激动或者兴奋时,上述症状更加明显,常伴有假性球麻痹的体征。

### 2. 下运动神经元损害的构音障碍

下运动神经元损害的构音障碍又称为迟缓性构音障碍,与言语运动有关的脑神经运动核及其发出的脑神经损害有关,引起发音肌肉的迟缓无力。这组病变引起的构音障碍,常伴有球麻痹的神经系统体征。

语言形成过程中需要脑干神经运动核及其发出神经的参与。这些神经及其支配的肌肉有:三叉神经支配咀嚼肌,面神经支配的口唇肌,舌咽神经支配咽肌和软腭肌,迷走神经支配软腭和咽喉肌,副神经支配喉肌,舌下神经支配舌肌。支配这些肌肉的脑干神经核及其发出的周围神经受损后,导致这些神经支配肌肉的肌张力下降、肌力减低,均引起构音障碍。如三叉神经(运动支)损害是,引起咀嚼肌瘫痪和萎缩,可使张口动作障碍而影响说话,双侧损害时患者完全不能张口。面神经损害引起唇部肌肉的瘫痪和无力时,可影响唇音和唇齿音。舌咽、迷走神经损害引起软腭麻痹出现鼻音,咽喉肌麻痹出现声音嘶哑,甚至完全不能构音。舌下神经损害引起舌瘫而出现发音缓慢而含糊,不能发出"得、特、勒"等舌音。

### 3. 基底节病变引起的构音障碍

基底节病变引起的构音障碍为运动障碍性构音障碍,是由于发音肌肉不自主运动和肌张力改变引起,多见于基底节和锥体外系疾病。

运动过少性构音障碍,主要表现为语言低、音节快而不连贯、言语单调及言语反复。说话时语速增快、嘶哑。抽动秽语的儿童常常出现呻吟、呛咳、高声喊叫等不自主发生,还可以有不自主的重复音节、模仿性言语或秽语。小舞蹈病构音障碍的主要表现为口语韵律的改变,言语徐缓,说话时节律慢,音节急促不清,音韵紊乱,说话很短的一段时间内构音可以正常,随着说话肌突然发生舞蹈动作而言语不正常。肌张力增高、运动减少的疾病出现运动过少性构音障碍。肌张力降低、运动增多的疾病出现运动过多性构音障碍。

**4. 小脑系统损害的构音障碍**

由于构音器官肌肉不协调或强迫运动造成,又称为共济失调性构音障碍,为急性、慢性小脑病变引起。

小脑损害后患者不仅出现肢体运动的共济失调、平衡不稳、肌张力下降等,还可由于咽喉肌、舌肌的共济失调,导致出现小脑性构音障碍。其临床表现特点为言语显著拖长、构音不准,有不平均的音强,因而时常呈爆发性,也称爆发性语言,说话时语音强度时而极低,时而极高,并急速发出一连串的音节或词句。吟诗样语言也是小脑系统损害时的特殊症状,是由于说话时重音的配置异常,并被分配成许多不连贯的言语阶段,很像吟旧体诗词那种抑扬顿挫的音调故而得名。但患者的软腭活动度、咽部感觉及咽反射均正常。

**5. 肌肉病变所致的构音障碍**

肌肉疾病如重症肌无力、多发性肌炎、强直性肌营养不良、先天性肌强直、周期性瘫痪等都可累及颜面、唇、舌及软腭,构音唇音、舌音构音障碍,语言不清等症状。

参与声音形成的构音器官包括呼吸肌(膈肌、腹肌和肋间肌)以及软腭、咽喉肌、舌肌、口轮匝肌等。前者参与维持说话时的呼气压和持续时间的调节。后者参与调节音色。

肌源性损害的构音障碍主要表现为言语含糊不清,说话时鼻音很重,言语缓慢而单调。唇部肌肉活动受损后不能发出声母、韵母。咽部肌肉、软腭瘫痪,导致口腔内呼气压力不足,使声母(辅音)发音无力。

## 二、构音障碍的诊断流程

见图 5-18。

## 三、构音障碍的定位诊断

由于构音障碍很少作为惟一的症状出现,往往有其他的伴随症状,详细的神经系统检查可以判断构音障碍的病变部位为诊断提供重要依据。临床常见构音障碍的定位见表 5-46。

**表 5-46　语言和言语疾病的解剖与临床特点**

| 疾病的定位 | 疾病临床特征 | 其他 | 常见病因 | 注释 |
| --- | --- | --- | --- | --- |
| 单侧或双侧皮质延髓束 | 痉挛性构音障碍 | 单侧或双侧腱反射亢进或痉挛 | 卒中、脱髓鞘疾病或变性疾病 | |
| 低级运动中枢、脑干或周围神经 | 迟缓性构音障碍 | 萎缩、肌束震颤 | 运动神经元病、卒中、脑膜癌 | 误吸容易引起肺炎 |
| 基底节 | 运动减少/运动增多性构音障碍 | 震颤麻痹、肌张力障碍、舞蹈 | 变性疾病、卒中、帕金森病 | |
| 小脑障碍 | 共济失调性构音障碍 | 辨距困难、眼球震颤、共济失调 | | |
| 声带或支配其神经 | 发声困难 | 容易疲劳、上睑下垂 | 喉炎、声带麻痹、肌无力 | 可能是喉癌的表现 |

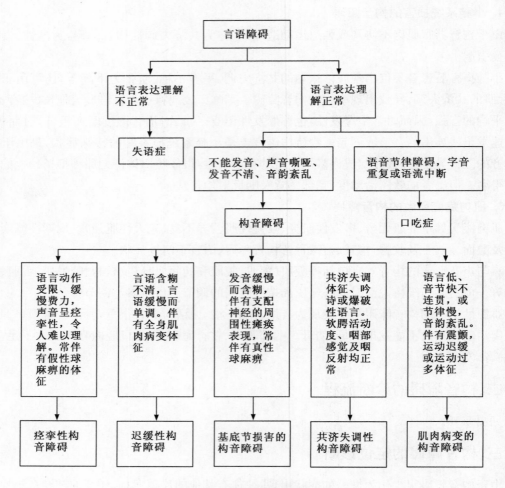

图 5-18　构音障碍的流程图

# 四、构音障碍的诊断要点

## (一)问诊要点

### 1. 现病史

起病年龄很重要,儿童或青少年出现构音障碍考虑遗传性疾病或炎症疾病可能性较大,老年人出现构音障碍以血管性疾病最多见。

### 2. 起病方式

急性起病常见于脑血管病、炎性、脱髓鞘性疾病,缓慢起病常见于变性疾病、遗传性疾病、代谢性疾病、运动神经元病、肌营养不良、脑瘤等。

### 3. 伴随症状

有助于病变的定性和定位诊断。如有无肢体无力、感觉异常、不自主运动、大小便、共济失调、肌肉营养状态等。

#### 4. 既往史

既往有无脑血管病、高血压、糖尿病、心脏病、炎性脱髓鞘病、肿瘤、外伤、遗传代谢性疾病、运动神经元病等。

### (二)辅助检查要点

语言和言语疾病的诊断要根据病史、语言与言语方面评估；神经系统检查以及辅助检查包括神经影像学、脑脊液及组织活检、神经电生理检查。此外，心理学等方面检查同样有助于临床诊断(表 5-47)。

**表 5-47 语言和言语疾病的辅助检查**

| 症状 | 神经影像学检查 | 电生理检查 | 脑脊液检查 | 神经心理学检查 |
|---|---|---|---|---|
| 痉挛性构音障碍 | 多处皮质下白质病灶 | 多发性硬化时可见 VEP、SEP 延长 | 多发性硬化可见寡克隆带 | 假性球麻痹、心理活动减慢、回忆受损 |
| 迟缓性构音障碍 | 脑干病灶、萎缩或正常 | 纤颤、肌束震颤、EMG 可见神经源性募集电位 | Guillain-barre 综合征，脑膜癌时蛋白升高 | 语言正常，认知功能正常 |
| 锥体外系构音障碍 | 基底节区卒中或尾状核萎缩 | | | 轻度认知功能障碍、心理活动减慢 |
| 共济失调性构音障碍 | 小脑萎缩、卒中或肿瘤 | 多发性神经病、酒精成瘾时可见 CMAP，SNAP 减低，Eaton-Lambert 综合征可见 CAMP 增强 | | 语言正常 |

CMAP:重复神经电刺激后记录的复合肌肉活动电位；
SNAP:感觉神经动作电位。

## 五、临床常见疾病的鉴别诊断(表 5-48)

**表 5-48 引起构音障碍的常见疾病鉴别特点**

| 常见疾病 | 病变部位 | 临床特点 | 失语类型 | 辅助检查 |
|---|---|---|---|---|
| 脑血管病 | 脑桥基底部上 1/3 与下 2/3 交界处，内囊膝部，双侧皮质脑干束，或病变直接累及脑干 | 可出现构音障碍-手笨拙综合征。可有吞咽困难、饮水呛咳等"假性球麻痹"等表现。而且多伴有强哭、强笑等症状，以及肢体感觉运动障碍。可有小脑后下动脉综合征 | 上运动神经元损害性构音障碍，下运动神经元损害性构音障碍和小脑系统损害性构音障碍 | 头颅 CT 及 MRI 有助于诊断。DSA 检查明确病变血管 |

续表

| 常见疾病 | 病变部位 | 临床特点 | 失语类型 | 辅助检查 |
|---|---|---|---|---|
| 肌萎缩性侧索硬化 | 脊髓前角细胞、脑干运动神经核以及锥体束同时受累,出现上、下运动神经元同时受损的表现 | 早期出现手部运动不灵活,手部、上肢肌肉萎缩,双下肢痉挛性瘫痪,病变逐渐进展,后期出现延髓脑神经受损引起的构音不清 | 后期出现延髓脑神经受损引起的构音不清 | 肌电图检查可见典型的神经源性改变 |
| Guillain -Barre 综合征 | 急性炎症性脱髓鞘性多发性神经病。是周围神经疾病,与免疫介导有关 | 患者出现四肢迟缓性瘫痪,腱反射减低或消失。少数患者可以出现双侧面神经麻痹以及延髓麻痹,出现构音障碍 | 可出现下运动神经元损伤引起的构音障碍 | 脑脊液检查有蛋白-细胞分离。电生理检查可见神经传导速度减慢 |
| 多发性硬化 | 中枢神经系统白质脱髓鞘病变,目前病因与发病机制不明,可能与自身免疫反应有关 | 多发性硬化的症状、体征具有时间和空间上多发的特点。患者还可有眩晕、吞咽困难、饮水呛咳、眼球震颤、四肢轻瘫及小脑性共济失调等体征 | 患者可以出现下运动神经元损害性构音障碍和小脑损害性构音障碍,以小脑损害性构音障碍多见 | 检查脑脊液蛋白成分,寡克隆带以及 IgG 指数、MRI、脑诱发电位检查等 |
| 颅内肿瘤 | 脑干肿瘤和小脑肿瘤 | 出现患侧真性球麻痹的表现。小脑性共济失调、病变同侧运动不协调、意向性震颤、腱反射减弱、眼震 | 出现小脑损伤引起的构音障碍。语言缓慢呈吟诗样或爆发样 | 脑脊液检查可出现蛋白轻度增高,晚期压力增高。头颅 MRI 检查可见肿瘤病灶 |
| 帕金森病 | 病变主要累及黑质、蓝斑和迷走神经背核等处 | 中老年发病,缓慢进行性病程。患者主要表现为静止性震颤、运动迟缓、肌强直以及姿势和步态异常。常出现构音障碍,并伴有吞咽困难 | 出现基底节病变引起的构音障碍。主要表现为语音低、音节快而不连贯、语言单调及言语反复 | 头颅 MR 可见基底节病灶 |

续表

| 常见疾病 | 病变部位 | 临床特点 | 失语类型 | 辅助检查 |
|---|---|---|---|---|
| 肝豆状核变性 | 常染色体隐性遗传疾病,为铜代谢障碍导致脑基底节变性和肝脏功能损害为突出表现的全身性疾病 | 儿童期或青少年期起病,主要表现为锥体外系症状和体征,震颤可从一侧上肢出现随着病情进展波及四肢。出现构音障碍,肢体肌张力增高活动缓慢,步态异常等 | 出现基底节损伤引起的构音障碍。表现为声音低沉、语言含糊不清、语速缓慢甚至断续,严重时不能发声 | 大多数患者出现角膜K-F环、肝脏、肾脏症状等。血清铜蓝蛋白异常,铜代谢异常 |
| 重症肌无力 | 病变位于神经-肌肉接头处,由乙酰胆碱受体抗体(AChR-Ab)介导、细胞免疫依赖以及补体参与的自身免疫性疾病 | 特定的随意肌出现波动性肌无力,持续活动后出现,休息后减轻以及晨轻暮重。患者以女性多见,出现眼睑下垂、复视、说话费力以及肢体肌肉无力等表现 | 肌肉病变所致的构音障碍。长时间谈话后语音微弱低沉、含糊不清或带鼻音 | 重复电刺激试验、疲劳试验、新斯的明试验等检查有助于确诊。80%以上血清中乙酰胆碱受体抗体阳性 |
| Lambert-Eaton综合征 | 也称为肌无力综合征,是一种特殊类型的自身免疫疾病。约2/3患者伴有癌肿 | 肢体近端肌肉无力,容易疲劳,患肌短暂用力收缩后肌力增强,持续收缩后呈病态疲劳。咽喉肌受累时出现构音障碍和吞咽困难 | 肌肉病变所致的构音障碍 | 肌电图高频电刺激出现特异性改变,对抗胆碱酯酶药物不敏感 |

## （一）上运动神经元损害的构音障碍

### 1. 脑血管疾病

脑血管疾病中引起构音障碍以脑梗死常见。根据不同的病变部位,构音障碍表现分为3种:上运动神经元损害性构音障碍(痉挛性构音障碍);下运动神经元损害性构音障碍(周迟缓性构音障碍);小脑系统损害性构音障碍(共济失调性构音障碍),表现各不相同。

（1)临床表现:脑梗死引起上运动神经元性构音障碍见于腔隙性脑梗死及多发性脑梗死,腔隙性梗死的患者病变位于脑桥基底部上 1/3 与下 2/3 交界处,内囊膝部腔隙性病灶可以表现为构音障碍-手笨拙综合征(dysarthric-clumsy hand syndrome,DCHS),出现严重的构音障碍、吞咽困难、并存在对侧中枢性面舌瘫、同侧手轻度无力及动作缓慢、笨拙等表现。多发性脑梗死累及双侧皮质脑干束时常常伴有吞咽困难、饮水呛咳等"假性球麻痹"等表现,而且多伴有强哭、强笑等症状,以及肢体感觉运动障碍。

(2)辅助检查:头颅 CT 及 MRI 有助于诊断,必要时可行 DSA 检查明确病变血管。

**2. 运动神经元病**

运动神经元病是一种慢性进行性变性疾病,主要累及脊髓前角细胞、脑干运动神经核、皮质及椎体束等运动系统。主要分为肌萎缩性侧索硬化、原发性侧索硬化、进行性脊肌萎缩和进行性延髓麻痹。其中肌萎缩性侧索硬化和进行性延髓麻痹可以出现构音障碍。

(1)临床表现:肌萎缩性侧索硬化(amyotrophic lateral sclerosis,ALS)主要为脑干运动神经核、脊髓前角细胞以及锥体束同时受累,出现上、下运动神经元同时受损的表现。患者早期出现手部运动不灵活,手部、上肢肌肉萎缩,双下肢痉挛性瘫痪,病变逐渐进展,后期出现延髓脑神经受损引起的构音不清,一般是由于假性球麻痹与真性球麻痹同时存在,舌肌明显萎缩,伸舌困难,不能饮水及吞咽。

(2)辅助检查:肌电图检查可见典型的神经源性改变。

## (二)下运动神经元损害的构音障碍

**1. 脑梗死**

脑梗死引起下运动神经元损害的构音障碍多见于椎-基底动脉系统梗死即后循环梗死,病变直接累及脑干,如舌咽、迷走神经、面神经等。

(1)临床表现:常见的并发症状有吞咽困难、进食呛咳、流涎,食物容易由鼻孔流出等表现。同时由于神经核、周围神经受损可以伴有咽部感觉消失、咽反射减退及舌肌萎缩、口唇肌萎缩等表现。严重时有呼吸困难。第Ⅻ脑神经损害导致其支配的舌肌瘫痪。如小脑后下动脉综合征(Wallenberg 综合征),患者表现为突然眩晕,恶心呕吐,眼球震颤,共济失调(前庭小脑纤维受损),病灶侧软腭及声带麻痹引起构音障碍、饮水呛咳、吞咽困难(舌咽、迷走神经疑核受损),面部痛觉温度觉障碍(三叉神经脊束核受损),Horner 综合征(交感神经下行纤维受损),对侧半身痛觉温度觉障碍(脊髓丘脑束受损)的表现。

(2)辅助检查:头颅 CT 及 MRI 有助于诊断,必要时可行 DSA 检查明确病变血管。

**2. Guillain-Barre 综合征**

又称为急性炎症性脱髓鞘性多发性神经病(acute inflammatory demyelinating polyneuropathy,AIDP),是周围神经疾病,与免疫介导有关。

(1)临床表现:急性或亚急性起病,发病前 1~4 周有胃肠道或呼吸道感染症状或疫苗接种史,患者出现四肢迟缓性瘫痪,腱反射减低或消失。少数患者可以出现双侧面神经麻痹以及延髓麻痹,出现双侧周围性面瘫和构音障碍,患者一般数日内出现肢体瘫痪。

(2)辅助检查:脑脊液检查可见白细胞往往$<10\times10^6/L$,发病 1~2 周后蛋白升高呈蛋白-细胞分离。电生理检查可出现神经传导速度减慢,F 波潜伏期延长(近中枢端神经干传导速度减慢)。

**3. 进行性延髓麻痹**

进行性延髓麻痹(progressive bulbar palsy,PBP)是运动神经元病的一种,病变主要累及脑桥及延髓的运动神经核。

(1)临床表现:患者于中年以后发病,隐匿起病,进行性加重,早期发音含糊,逐步出现咽部、咀嚼肌萎缩无力、口轮匝肌受累影响发音、吞咽困难、饮水呛咳等,病情进展迅速。多在1～3年死于呼吸肌麻痹和继发性肺部感染。

(2)辅助检查:头颅 MR 可明确诊断。

**4. 延髓空洞症**

延髓空洞症(syringobulbia)是延髓中央部形成空洞性病变,可以单独发生或与脊髓空洞同时存在。延髓空洞症多位于延髓被盖部,也可扩展到脑桥。

(1)临床表现:一般成年发病,起病隐匿,缓慢进展,疑核受累时同侧软腭和声带麻痹,出现腭垂偏斜、吞咽困难、饮水呛咳和构音障碍。舌下神经核受累时出现伸舌偏向患侧、肌束颤动及同侧舌肌萎缩等影响发音。一般来说,延髓空洞症很少单独发生,往往都是脊髓空洞的延伸。

(2)辅助检查:需要通过 MRI 检查进一步明确。少见的如枕大孔区畸形等先天畸形,也可以进行 MRI 检查,X 线检查明确。

## (三)基底节病变引起的构音障碍

**1. 帕金森病**

帕金森病是一种常见的神经系统变性疾病,病变主要累及黑质、蓝斑和迷走神经背核等处。

(1)临床表现:中老年发病,缓慢进行性病程。患者主要表现为静止性震颤、运动迟缓、肌强直,可伴有嗅觉减退、睡眠中尖叫和二便异常。患者由于口、咽以及腭肌肌张力增高及运动过少出现构音障碍,主要表现为语音低、语言单调、音节快而不连贯及言语反复,并伴有吞咽困难。

(2)辅助检查:头颅 MR 可协助诊断。

**2. 肝豆状核变性**

肝豆状核变性(hepatolenticular degeneration,HLD)又称为 Wilson 病(Wilson's disease,WD)为常染色体隐性遗传疾病,为铜代谢障碍导致脑基底节变性和肝脏功能损害为突出表现的全身性疾病。

(1)临床表现:儿童期或青少年期起病,主要表现为锥体外系症状和体征,震颤可从一侧上肢出现随着病情进展波及四肢。由于患者咽喉肌、舌肌以及面部肌肉强直,运动减少出现构音障碍,表现为语言含糊不清、声音低沉、语速缓慢甚至断续,严重时不能发声。肢体肌张力增高活动缓慢,步态异常等。大多数患者出现角膜 K-F 环、肝脏、肾脏症状等。

(2)辅助检查:血清铜蓝蛋白,血清铜检查,肝肾功能检查,头颅 MR,PET 等检查协助诊断。

**3. 小舞蹈病**

小舞蹈病(chorea minor)主要与 A 型溶血性链球菌感染有关。多数为儿童患者,亚急性或隐袭起病,病前有上呼吸道感染、咽喉炎等 A 型溶血性链球菌感染史。

(1)临床表现:患者出现舞蹈样动作、肌张力减低、随意运动不协调等。患者由于舌不停扭动以及软腭或其他咽部肌肉不自主运动出现构音障碍,主要表现为言语徐缓,口语韵律的改变,说话时节律慢,音节急促不清,音韵紊乱,说话很短的一段时间内构音可以正常,随着说话肌突然发生舞蹈动作而言语不正常。如情绪紧张、动作和讲话时症状加重,安静时减轻,睡眠时消失。

(2)辅助检查:有血沉增快等风湿病表现。外周血白细胞计数增高,红细胞沉降率增快,C反应蛋白增高,咽拭纸培养可以检出 A 型溶血性链球菌。

### 4. 进行性核上性麻痹

进行性核上性麻痹(progressive supranuclear palsy,PSP)为神经系统变性疾病,病理改变以脑桥及中脑神经元变性、出现神经元纤维缠结为主。

(1)临床表现:中老年患者,隐袭起病,逐渐出现运动障碍、姿势不稳、双眼向上及向下凝视麻痹,早期出现假性球麻痹症状如构音障碍、吞咽困难、咽反射亢进和情绪不稳等,晚期出现认知减退及行为障碍。

(2)辅助检查:CT 检查出现中脑、脑桥萎缩,侧脑室变大等改变。半数患者脑电图出现特异性弥散性异常。

### 5. 精神病药物急性反应

抗精神药物如酚噻嗪类、丁酰苯类药物在治疗初期(治疗 1 周内和第一次用药之后)出现急性肌张力障碍。

临床表现:出现舌部、面部、颈部肌群持续性痉挛,受累肌群不同,临床表现不同。面肌、颈肌以及舌肌受累时出现口眼歪斜、痉挛性斜颈、咬肌痉挛、伸舌、张口等动作困难影响发音。喉肌受累时出现持续痉挛,表现为言语和吞咽障碍。停药或减少用药后症状可以缓解。

## (四)小脑系统损害的构音障碍

### 1. 多发性硬化

多发性硬化是中枢神经系统白质脱髓鞘病变,目前病因与发病机制不明,可能与自身免疫反应有关。

(1)临床表现:多发性硬化的症状、体征具有时间和空间上多发的特点,病灶位于小脑、延髓时影响咽部肌肉活动,患者可以出现下运动神经元损害性构音障碍和小脑损害性构音障碍,以小脑损害性构音障碍多见,早期或晚期均可以出现,从个别字有顿挫、缓慢、不清变为呐吃。其他的有构音困难、声嘶、鼻音。患者还可有眩晕、眼球震颤、吞咽困难、饮水呛咳、四肢轻瘫及小脑性共济失调等体征。

(2)辅助检查:检查脑脊液蛋白成分,寡克隆带以及 IgG 指数、MRI、脑诱发电位检查等。

### 2. 中枢神经系统感染

引起构音障碍的以急性小脑炎多见。

(1)临床表现:急性小脑炎常见于儿童,继发于儿童期感染性疾病,如百日咳、麻疹、猩红热等,急性起病,患者迅速出现肢体及步态共济失调,常常伴有眼球震颤、构音障碍、肌张力升高、病理征阳性等症状和体征。

(2)辅助检查:脑脊液检查蛋白含量可正常或增高,淋巴细胞计数轻度增高。头颅 MRI 检查无异常。

**3. 脑梗死**

椎-基底动脉系统梗死也可以出现小脑损害性构音障碍的表现,见于小脑上动脉供血区梗死。

(1)临床表现:患者出现眩晕、呕吐、肌张力下降、眼球震颤、爆发样或吟诗样语言以及病灶侧肢体共济失调等小脑受损的症状和体征。

(2)辅助检查:头颅 CT 和 MR 可明确诊断。

**4. 颅内肿瘤**

引起构音障碍的颅内肿瘤主要为脑干肿瘤和小脑肿瘤。

(1)临床表现:脑干肿瘤的发生率约占颅内肿瘤的 3%,以儿童多见,常见后枕部疼痛、性格改变以及脑干的定位体征。延髓肿瘤较为少见,但可以出现构音障碍的表现。一侧延髓受损是出现患侧软腭麻痹、咽反射消失、伸舌偏斜、同侧舌肌纤颤、舌肌萎缩以及饮水呛咳、声音嘶哑、吞咽困难等表现。肿瘤对呕吐中枢的刺激可以造成顽固性呃逆及呕吐,以儿童最为多见。小脑肿瘤以儿童最为常见。小脑半球肿瘤的患者多表现为小脑性共济失调、意向性震颤、病变同侧运动不协调、Romberg 征倒向同侧、同侧肌张力低下、腱反射减弱、眼震、语言缓慢呈吟诗样或爆发样。步态不稳,早期出现颅高压症状。头痛经常放射至颈项不等。当伴有小脑扁桃体下疝时,可呈强迫头位,容易突然加重导致昏迷、呼吸心跳停止,抢救不及时即可死亡。

(2)辅助检查:脑脊液检查半数患者出现蛋白轻度增高,晚期压力增高。头颅 MRI 检查可见肿瘤病灶。

**5. 脊髓小脑性共济失调**

脊髓小脑性共济失调(spinocerebellar ataxia,SCA)为常染色体显性遗传性疾病,包括 $SCA_{1\sim21}$,共同病变是小脑、脑干以及脊髓萎缩。

(1)临床表现:30～40 岁时隐袭起病,出现发音困难、行走摇晃、双手笨拙等,查体可见腱反射亢进、病理征阳性、眼震、痴呆等。SCA 具有遗传早现现象,同一家系发病年龄逐代提前,症状逐代加重。不同的亚型具有不同的特征性症状。

(2)辅助检查:外周血白细胞 PCR 分析可见相应基因的 CAGe 呈异常扩增次数,有助于确诊及亚型区分。头颅 MRI 检查显示小脑及脑干萎缩。PET 检查可见无症状 $SCA_3$ 致病基因携带者的小脑、脑干那、枕叶代谢率明显降低。

**6. Friedreich 共济失调**

Friedreich 共济失调(Friedreich ataxia,FRDA)为早发型脊髓小脑性共济失调,为常染色体隐性遗传性疾病。

(1)临床表现:青少年起病,首先出现双下肢共济失调,逐渐向上缓慢发展,容易跌倒、动作笨拙、意向性震颤等。常有语速减慢、言语含糊不清、反应迟钝等。神经系统检查可见眼球震颤、深感觉障碍、膝反射和踝反射消失以及病理征阳性等。患者往往合并脊柱侧突、弓形足和心脏病等。

(2)辅助检查:染色体检查明确诊断。

**7. 橄榄脑桥小脑萎缩**

橄榄脑桥小脑萎缩(olivopontocerebellar atrophy,OPCA)病理改变为脑桥和小脑萎缩,分为散发性和家族性两大型。

(1)临床表现:散发性橄榄脑桥小脑萎缩发病年龄偏大,隐匿起病,缓慢进展,患者出现小脑共济失调和脑干功能受损,也可有锥体束征、自主神经损害等。患者出现双下肢无力、步态不稳、眼震、意向性震颤以及精细动作笨拙、言语断续等,部分患者延髓受累后出现饮水呛咳、吞咽困难、构音障碍等表现。后期出现腱反射亢进以及病理征阳性。家族性橄榄脑桥小脑萎缩发病年龄较早,男性多见,症状与散发性类似,部分还可以出现痴呆。

(2)辅助检查:头颅 MRI 检查显示小脑、脑干萎缩。

### (五)肌肉病变所致的构音障碍

#### 1. 重症肌无力

重症肌无力(myasthenia gravis,MG)病变位于神经-肌肉接头处,由乙酰胆碱受体抗体(AChR-Ab)介导、细胞免疫依赖以及补体参与的自身免疫性疾病。

(1)临床表现:特定的随意肌出现波动性肌无力,晨轻暮重,持续活动后出现,休息后减轻。患者以女性多见,出现眼睑下垂、复视、说话费力以及肢体肌肉无力等表现。长时间谈话后语音微弱低沉、含糊不清或带鼻音。80%患者可累及头面部时出现咀嚼费力,吞咽困难、进食经常中断。

(2)辅助检查:重复电刺激试验、疲劳试验、新斯的明试验等检查有助于确诊。重症肌无力患者 80%以上血清中乙酰胆碱受体(AChR)抗体阳性。80%的重症肌无力患者胸部 X 线片或 CT 扫描常可见胸腺增大或其他异常(如肿瘤)。重症肌无力患者四肢肌肉的重复电刺激能使动作电位幅度迅速降低 15%以上。

#### 2. Lambert-Eaton 综合征

Lambert-Eaton 综合征也称为肌无力综合征,是一种特殊类型的自身免疫疾病。

(1)临床表现:多见于中年男性,约 2/3 患者伴有癌肿,如小细胞肺癌、乳腺癌、前列腺癌等,1/3 患者未发现肿瘤,多伴有自身免疫系统疾病,如甲状腺功能低下、恶性贫血等。患者出现肢体近端肌肉无力,容易疲劳,患肌短暂用力收缩后肌力增强,持续收缩后呈病态疲劳。咽喉肌受累时出现构音障碍和吞咽困难。

(2)辅助检查:Lambert-Eaton 患者低频(<10Hz)重复电刺激波幅变化不大,高频(20~50Hz)重复电刺激后肌肉出现强烈自主收缩,运动电位波幅明显增加。患者的血清乙酰胆碱受体(AChR)抗体水平不增高。

#### 3. 多发性肌炎和皮肌炎

病变主要累及横纹肌、皮肤和结缔组织。

(1)临床表现:患者表现为骨盆带、肩胛带以及四肢近端无力,伴关节肌肉酸痛。如累及咽喉肌、食管横纹肌时出现吞咽困难、构音障碍,无感觉障碍。皮肌炎患者还可以出现典型的眼睑、眼周、双颊部淡紫色皮疹及关节伸面红色皮疹。

(2)辅助检查:多发性肌炎和多发性皮肌炎患者血清肌酶,如磷酸激酶(CK)、乳酸脱氢酶(LDH)、天冬氨酸氨基转移酶(GOT)升高,增高程度与病变程度相关。肌电图检查提示肌源性损害。此外,肌肉活检可见巨噬细胞和淋巴细胞浸润,空泡形成、细胞核内移、肌纤维变性和血管内皮细胞增生等。

**4. 进行性肌营养不良**

进行性肌营养不良(progressive muscular dystrophy, PMD)是一种遗传性进行性变性疾病,主要累及骨骼肌,分为多种临床类型。

(1)临床表现:患者一般都有家族史,症状缓慢进展,肌无力和肌萎缩呈对称性分布,可以累及肢体和头面部肌肉,出现不同的临床表现。其中眼咽肌型肌营养不良患者可出现构音障碍,该病呈常染色体显性遗传,基因定位与染色体 14q。一般 30～50 岁时起病,患者出现双侧对称性上睑下垂和眼球运动障碍,症状缓慢进展,逐步出现吞咽困难、构音不清、咬肌无力、萎缩。血清肌酶谱水平正常或轻度升高,肌电图可见受累肌肉肌源性改变。

(2)辅助检查:染色体检查明确诊断。

**5. 强直性肌营养不良**

强直性肌营养不良(myotonic dystrophy, MD)是常染色体显性遗传疾病,现研究发病群体的致病基因位于染色体 19q13.3。

(1)临床表现:发病年龄在青春期或 30 岁以上,男性多见,出现全身骨骼肌肌强直、肌无力、肌萎缩。咽喉肌无力时出现单调的鼻音、构音障碍和吞咽困难。多数病例累及手肌和舌肌,半数累及肢体近端肌。体检时出现肌强直,叩击出现肌球。

(2)辅助检查:肌电图显示典型的肌强直放电。血清 CK 和 LDH 水平正常或轻度增高。DNA 分析见 CTG 异常重复可以确诊。

## 六、构音障碍的治疗

单独的舌咽、迷走、舌下神经损伤由外伤所致,局部病变包括肿瘤、感染或炎症。对于所有病因的治疗是针对原发病变的治疗。在许多患者构音障碍和发声困难是重要症状,与语言康复师密切联络是必需的,用以评价吞咽的安全性和提供训练建议以协助交流。长期单侧声带无力可通过机械提升声带来改善。

# 第十三节　感觉障碍

## 一、感觉障碍的确定

### (一)感觉障碍概念

感觉是各种感受器对不同形式的刺激在大脑中的反应。可分为:

**1. 特殊感觉**

特殊感觉来自特殊的感觉器官,如嗅觉、视觉、听觉、平衡觉、味觉。

**2. 一般感觉**

一般感觉即躯体感觉,由 3 部分组成:①浅感觉:浅感觉来自皮肤和黏膜,包括痛觉、触觉、温度觉;②深感觉:深感觉来自肌肉、肌腱、骨膜、关节,如位置觉、振动觉、运动觉等;③复合感觉:复合感觉也称为皮层觉,系大脑顶叶皮质分析、比较和综合各种深浅感觉而形成,包括皮肤定位觉、图形觉、两点辨别觉、重量觉、图形觉和实体感。

## (二)感觉障碍分类

按病变的性质分类。

### 1. 刺激性症状

(1)感觉过敏:感觉过敏是指弱的刺激引起强的痛触觉反应。即反应性增高或感觉兴奋域降低引起的,为感觉通路的早期损害。

(2)感觉倒错:感觉倒错是指非疼痛刺激引发疼痛,冷觉刺激引发热觉等。

(3)感觉过度:感觉过度是指在感觉障碍的部位,感觉兴奋域增高,感觉必须达到较强的刺激才能引发感觉,反应时间延长而且产生一种定位不明确的不适感。常见于丘脑和周围神经损害。

(4)感觉异常:感觉异常是指无外界刺激的情况下,出现某种异常的自发感觉。如麻木感、沉重感、痒感、针刺感、蚁走感、束带感等,其出现的部位有定位价值。

(5)感觉错位:感觉错位是指刺激侧肢体无反应,而未刺激的肢体有刺激感。常见于右侧脑壳和颈髓前外侧损害。

(6)疼痛:分类尚不一致,从临床角度,按部位可分为周围神经和中枢痛。

1)周围神经痛

①局部疼痛:指周围神经分布范围内的疼痛,如股外侧皮神经所致的局部疼痛,可表现为烧灼样、切割样、撕裂样、电击样、刺痛样等。

②放射性疼痛:指神经干、神经根或中枢神经受病变刺激时,疼痛不仅发生于刺激局部,而且扩展到受累感觉神经的支配区,如脊髓神经根受肿瘤或椎间盘的刺激压迫等引起的放射性疼痛。

③牵涉样痛:也是一种放射样疼痛,当某内脏器官发生病变时,与患病的内脏器官相当的脊髓节段所支配的体表相应区域时常出现感觉过敏区、压痛点或疼痛。因内脏和皮肤的传入纤维均会聚在脊髓后角神经元,当内脏病变时,其疼痛冲动便扩散到相应节段的体表。如心绞痛时引起心前区及左上臂内侧痛,肝胆疾病引起右肩痛。

④扩散性疼痛:指疼痛由一神经分支扩散到另一分支,如三叉神经某一支受刺激时,疼痛会扩展到其他分支。

2)中枢痛

①脊髓痛:指脊髓实质内的病变产生的疼痛,见于脊髓后索、脊髓丘脑束的损害。脊髓后索是非痛觉传导纤维,临床表现为闪电样、从上向下放散痛,头前屈时立即诱发疼痛,多见于多发性硬化。脊髓丘脑束损害时出现某一平面以下难以形容的定位不明确的疼痛,也称为束性痛,常伴有感觉过敏、蚁走感等,可见于脊髓外伤早期。

②延髓、脑桥痛:脑桥痛位于病灶对侧颜面及上、下肢。延髓痛位于病灶同侧面部及对侧上、下肢,即交叉性痛。性质呈撕裂样或烧灼样,有的疼痛较浅表,有的痛表现为深部疼痛,多

为持续性,间歇性加剧。常见于肿瘤、出血、脱髓鞘病变。

③丘脑痛:分为偏侧型和局限型。后者疼痛局限于肢体某一部分,常为发作性剧痛或持续性刺痛或持续性疼痛呈间歇性加剧,可因各种刺激而加重,常伴有感觉过度或感觉倒错,多见于脑血管病。

**2. 破坏性症状**

(1)感觉减退:给予强烈刺激仅引起较弱的反应,系感觉径路不全损害,刺激阈值增高所致。

(2)感觉缺失:是指在意识清晰的情况下对刺激无任何反应,系感觉径路完全损害所致。

(3)分离性感觉障碍:指在同一区域的痛温觉缺失,而触觉和深感觉保留,提示脊髓内的病变,损害白质的前联合。

## (三)病变的部位分类

各种类型感觉障碍的分部:

**1. 周围神经型**

(1)末梢型:为周围神经型的一种特殊类型,临床表现为四肢远端对称性感觉障碍,呈手套或袜套样改变,系多种原因引起的末梢神经损害,多发性神经炎。

(2)单发性:局限于某一周围神经支配区域各种感觉障碍,呈片状分布,如桡神经受损。

(3)多发性:即一个肢体多数周围神经的各种感觉障碍,为神经丛或神经干病变,如臂丛、腰丛、坐骨神经丛、阴部神经丛等,伴有神经支配的肌肉萎缩和无力。

**2. 节段型**

(1)后根型:是指单侧节段性完全性感觉障碍,见于一侧脊神经根病变。相应后根常有反射性疼痛,称为根性疼痛,病变在胸髓后根的典型症状是束带样痛,见于神经根炎、椎间盘突出、脊髓肿瘤(髓外肿瘤)。

(2)后角型:指单侧节段型分离感觉障碍,这是因为痛觉,温度觉纤维进入后角,而一部分触觉(识别性触觉)和深感觉纤维直接进入后索,见于一侧后角病变,如脊髓空洞症、脊髓外伤。

(3)前联合型:指双侧对称性节段性分离性感觉障碍,典型的马鞍样感觉障碍,系脊髓中央部病变损害脊髓灰质前联合所致。临床表现为两上肢及胸背部对称性感觉障碍,常伴有感觉分离。见于脊髓空洞症、脊髓痨早期。

**3. 横贯性型**

某一平面以下的感觉障碍定位于脊髓,临床特征为平面以下的传导束型感觉障碍,见于脊髓灰质炎、脊髓外伤、肿瘤等。

(1)脊髓半切综合征:指病变平面以下同侧深感觉障碍及上运动神经元瘫痪,对侧痛温觉障碍,如髓外肿瘤早期、脊髓外伤、结核性脊髓炎。

(2)脊髓横贯性损害:病变损害脊髓丘脑束以及薄束和楔束,表现为病变部位平面以下各种感觉障碍,伴有上运动神经元瘫痪、大小便障碍,见于脊髓横贯性损害,如急性脊髓炎、脊髓压迫症等。

(3)感觉回避现象(马鞍回避):此系定位于脊髓外病变。临床表现为某一平面以下的各种感觉障碍,而在该平面以下的某一区域感觉正常。如胸髓髓外占位性病变,出现病灶水平以下的传导束感觉障碍,但会阴部感觉可正常。

### 4. 马尾综合征

(1)马尾下部损害:感觉障碍在臀部与会阴部,下肢却无感觉障碍。

(2)马尾中部损害:表现为整个下肢的后部及下肢前面膝关节附近以下感觉障碍,轻者障碍边界不清楚。马尾损害的可靠指征为臀部及会阴部的感觉障碍。

(3)马尾上部损害:表现为马鞍部及双下肢的感觉障碍,与脊髓圆锥的损害区别为感觉障碍平面在腹股沟以下。

(4)脊髓圆锥以上的损害:表现为双下肢感觉障碍,如果伴有 $L_1$ 以下神经根损害其感觉障碍在腹股沟以上,且边界清楚。

### 5. 交叉型

延髓的后外侧病变损害了三叉神经脊束、脊束核和已交叉的脊髓丘脑束,出现同侧面部和对侧偏身痛温觉感觉障碍,可伴有其他邻近结构损害的症状和体征,如小脑下后动脉血栓形成(Wallenberg 综合征)。

### 6. 偏身型

脑桥以上(包括脑桥、中脑、丘脑、内囊)的病变损害了已交叉的脊髓丘脑束或大脑皮质中央后回及顶上小叶,产生病灶对侧偏身感觉障碍。各自特征如下:

(1)大脑:包括大脑皮质感觉中枢病变、皮质下广泛病变(丘脑与皮质感觉中枢的联合部分)、半卵圆中心或内囊上部病变,表现为病灶对侧偏身感觉障碍。临床特点:①浅感觉障碍明显;②上肢位置觉障碍明显;③远端感觉障碍重于近端。

(2)丘脑:①深感觉障碍为主;②丘脑痛明显。

(3)内囊:典型的三偏征。

(4)脑干:脑桥三叉神经交叉以上的损害可出现病灶对侧偏身感觉障碍,其特征为:①面部感觉障碍轻于肢体;②分离性感觉障碍;③伴有脑神经损害。

### 7. 中枢单肢型

由于皮质感觉中枢分布比较广泛,临床很少见完全损害,感觉障碍常限于对侧的一个上肢或一个下肢,系大脑皮质感觉中枢在中央后回及中央旁小叶附近受损所致,其感觉障碍的特点为精细、复杂的感觉障碍明显,深感觉、定位觉、两点辨别觉和实体觉也有明显的障碍。而痛温觉、触觉、浅感觉障碍较轻或正常。感觉障碍在肢体的远端,上肢重于下肢,上肢的尺侧和下肢的腓侧更明显,容易误诊为尺神经和腓神经损伤,临床应注意鉴别。刺激性病变可引起感觉型癫痫发作,可表现为局灶性,也可表现为全身性发作。

感觉检查注意事项:

(1)感觉检查要求患者清醒、高度合作、闭眼、有一定的表达能力,避免任何暗示,力求客观。

(2)检查不超过 15 分钟,以免患者疲劳产生不正确的结果。

(3)检查前了解病史,估计患者感觉障碍的部位。检查时将正常和异常部位对比,身体两侧对称部位对比,躯干上下部位对比,发现有感觉障碍后,应从感觉消失或减退区查至正常区,必要时需多次反复检查。

(4)需排除功能性感觉障碍:功能性感觉障碍的特点:①感觉障碍与解剖部位不符,半身感觉障碍呈刀切样;②不伴有其他神经系统体征;③伴有癔病性抽搐或难以解释的全身、局部游走性疼痛等;④与精神情绪密切相关。

(5)检查后确定感觉障碍的类型,如传导束型、节段型(后角型)、神经根或末梢神经型,有利于定位、定性和病因诊断。

(6)脊髓病变诊断时要注意:①脊髓损伤平面根据感觉障碍平面、反射而定。真正的脊髓损伤节段在感觉平面以上,如果通过感觉平面确定脊柱损伤的部位,须注意脊髓与脊柱的关系;②深浅感觉障碍的程度不一定平行;③感觉障碍与运动障碍的程度不一定平行。

## 二、诊断流程

### (一)是否存在感觉障碍

深浅复合感觉任一方面异常均考虑感觉障碍的存在,同时:排除功能性的;确定感觉障碍是刺激性,还是破坏性(图 5-19)。

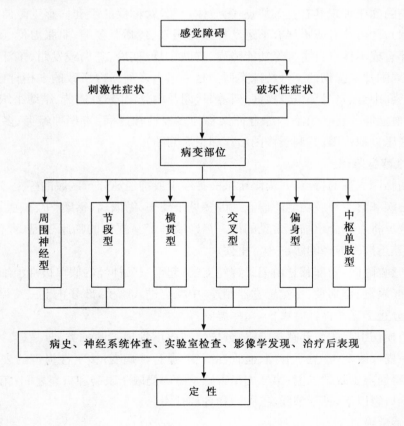

**图 5-19 诊断流程图**

## (二)定位诊断

首先根据感觉障碍的范围确定感觉障碍的类型(病变部位分类法),然后定位。如手套样感觉障碍定位于末梢神经;躯体某一平面以下的各种感觉障碍减退或消失,符合传导束型感觉障碍,定位于脊髓,根据节段性支配的关系确定损伤的脊髓节段。偏身感觉障碍定位应注意,如伴有交叉性瘫痪病变部位在脑桥、中脑;伴有丘脑痛提示部位在丘脑;伴有三偏征者应考虑部位在内囊。假性神经根型感觉障碍,是大脑皮层顶叶病变的一种特殊类型,常有4种临床表现:①上肢桡侧颈部5、6神经分布区呈条带状感觉障碍;②上肢尺侧颈部8胸1神经分布感觉障碍;③手套样感觉障碍,类似颈部7、8神经损害;④3种表现可同时发生,即单肢性感觉障碍,不伴运动障碍,常见于脑外伤和颅内肿瘤。

## (三)病因诊断

根据病史、起病形式、首发症状和辅助检查将每一类型的感觉障碍定性,即感染、外伤、血管性病变、肿瘤、脱髓鞘等;然后根据每个疾病的诊断特点考虑病因诊断。

**1. 末梢型感觉障碍**

这组疾病的临床表现具有三大特点:①肢体远端,对称性的手套样感觉障碍(包括刺激性和破坏性症状);②可伴有或不伴有下运动神经元瘫痪(包括肌萎缩、肌张力低、腱反射减低或消失);③可伴有或不伴有自主神经功能障碍(皮肤干燥、变冷、苍白或发绀、多汗或无汗、指甲粗糙等)。为周围神经损伤的一种特殊类型。是一组由多种原因所致的末梢神经损伤的临床综合征,如感染、中毒、自身免疫性疾病、营养、代谢及内分泌障碍、遗传、结缔组织疾病、恶性肿瘤、异常蛋白血症等。这一组临床综合征又称为多发性神经病、末梢神经炎、多发性神经炎。临床上关键在于查找病因,有利于病因治疗和预后判断。

**2. 局限性感觉障碍**

这组疾病临床表现的特点为,局限于某一神经干或神经丛分布区域的感觉障碍,可伴有下运动神经元瘫痪和自主神经功能障碍。病因多见于外伤、糖尿病、感染、中毒、血管病变、肿瘤、脱髓鞘等。这里将着重介绍临床常见的单一神经或神经丛损伤的临床表现,将有助于定位和定性诊断,而熟悉周围神经的解剖非常重要。

(1)面部感觉障碍:面部感觉由三叉神经支配,起至三叉神经的假单极神经细胞,细胞的周围突与触觉、痛温觉、辨别觉、压觉感觉器相连,中枢突进入脑桥,部分止于三叉神经主核,司触觉、辨别觉部分止于三叉神经脊束核,司痛温觉。

三叉神经损伤引起的面部感觉障碍,分核性和核下性损害两种类型。三叉神经核性损害的表现为洋葱皮样改变,常见于肿瘤、血管性病变、退行性病变;核下性损害的表现为:第一支损害,感觉障碍局限于眼裂以上;第二支损害感觉障碍局限于眼裂和口裂之间;第三支损害,感觉障碍局限于口裂以下;见于脑膜炎、肿瘤和各种耳炎。

(2)四肢感觉障碍

①尺神经损伤:尺神经由颈部7至胸1神经纤维组成。感觉支分布于手背尺侧半、小指及无名指尺侧一个半手指,肌支支配尺侧腕屈肌、指深屈肌尺侧半、小鱼际肌、拇收肌、及骨间肌

等。临床多见于肘部和腕部损伤，a. 肘部损伤：为完全性长伸肌损伤，表现为：手背尺侧半及小鱼际肌、小指和无名指尺侧半的皮肤感觉障碍，伴有皮肤干燥、发凉变色和指甲畸形等，肌支损伤呈爪形手；b. 腕部损伤：仅表现为手的皮肤感觉障碍，爪形手不典型，常见于压迫、外伤、炎症、麻风等，其中以肘部腕管综合征最多见。

②桡神经损伤：桡神经由 C5～T1 组成。支配前臂背面及手背桡侧半感觉障碍以及伸肘、伸腕和伸指间关节的伸肌。由于支配上臂、前臂的感觉神经有重叠，桡神经受损时感觉障碍仅限于"虎口处"，伴有不同程度的上肢伸肌瘫痪。常见于腋部或上肢受压、肩关节脱臼、肱骨或桡骨骨折、上肢穿通伤、铅中毒和酒精中毒等。

③正中神经损伤：组成由 C6～T1。支配手掌桡侧半及拇指、示指、中指和无名指桡侧半掌面，示指、中指背面和无名指末节桡侧半的背面，同时支配旋前圆肌、桡侧腕屈肌、各指屈肌、掌长肌、对掌肌及拇短展肌，司前臂旋前、屈腕、屈指。

正中神经损伤后手掌桡侧三个半手指皮肤感觉障碍，伴有干燥、角化过度、发绀或苍白、发凉、指甲畸形等，伴有不同程度的前臂不能旋前，腕部屈肌和外展无力，手倾向尺侧，拇指、示指和中指不能屈曲握拳，示指和中指的第二、第三节不能伸展，拇指不能对掌和对指，大鱼际肌萎缩而使手掌平坦，在受尺神经支配的拇收肌的牵拉下，拇指紧靠示指，整个呈"猿掌"，常见于外伤、压迫、炎症等。

④胫神经损伤：组成 L4～S3。系坐骨神经的分支。支配足底外侧缘皮肤，以及小腿后肌和足底肌，损伤后，临床表现为足底感觉障碍伴有足部水肿，多见于枪弹伤、炎症、肿瘤、压迫等。

⑤腓总神经损伤：组成 L4～S3。在腘窝上方自坐骨神经分出，经腓骨头至小腿前方分出腓肠肌外侧皮神经，支配小腿外侧面，然后形成腓浅神经和腓深神经分布于腓骨长肌、腓骨短肌、趾长伸肌、趾短伸肌、胫骨前肌、足背和趾背皮肤。临床表现为足背和小腿外侧面的作用主要使足背屈和外翻，损伤后表现为马蹄内翻足，呈跨阈步态，常见于外伤、压迫、炎症、糖尿病、铅中毒、麻风等。

⑥股外侧皮神经：是由 L2～3 后支感觉神经和交感神经纤维组成的感觉纤维组，分布于大腿前外侧皮肤，损伤后临床表现为前外侧皮肤感觉障碍，常见于感染、中毒、外伤、受凉、糖尿病、盆腔疾病等。

⑦坐骨神经损伤：组成 L4～S3，经臀部分布于整个下肢。坐骨神经干损伤，不仅发生胫神经和腓总神经损伤的全部感觉和运动症状和体征，而且还有坐骨神经本干肌支支配肌肉的瘫痪引起的症状和体征。

**3. 横贯性感觉障碍**

某一平面以下的感觉障碍多定位于脊髓。临床体征为平面以下的传导束型感觉障碍，常伴有不同程度的肢体瘫痪和膀胱功能障碍。见于脊髓炎、脊髓外伤、肿瘤、脊髓空洞症、脊髓痨早期等。

**4. 偏身型感觉障碍**

偏侧感觉障碍可定位于大脑、丘脑、内囊和脑干。见于脑血管病、肿瘤、头颅外伤、中枢神经系统感染、脱髓鞘病变。

**5. 交叉性感觉障碍**

临床特征和定位有两种类型：脑干型和脊髓型。

面部与对侧偏侧交叉性感觉障碍　即一侧面部和对侧面部以下的半身各种感觉障碍。

定位：一侧脑桥病变损伤了三叉神经脊髓束或三叉神经脊髓束核和交叉后的脊髓丘脑束见于脑桥被盖外侧部病变或上颈髓病变，多见于肿瘤、血管病变和脱髓鞘病变。

躯干交叉性感觉障碍　临床特征：病变水平以下病灶同侧深感觉障碍伴有上运动神经元瘫痪，对侧浅感觉障碍。

定位：一侧脊髓髓外病变。多见于脊髓肿瘤。

**6. 分离性感觉障碍**

临床体征和定位如下：

(1)痛温觉减退但深感觉和触觉正常，称为脊髓空洞症型分离性感觉障碍；定位：脊髓白质前联合，见于典型的脊髓空洞症、脊髓内出血、脊髓肿瘤、肿瘤压迫症、脊椎病、肥厚性硬脊膜炎早期等。

(2)深感觉和触觉障碍但痛温觉正常，称为脊髓痨型感觉障碍；定位：脊髓后束。见于脊髓痨、亚急性联合变性。

(3)位置觉、识别性触觉和实体感觉明显障碍，而原始触觉、痛温觉正常，称为大脑皮质感觉综合征，肢体远端重于近端。定位：大脑顶叶皮质，多见于脑肿瘤和卒中。

# 三、末梢型感觉障碍的常见疾病临床表现

## (一)感染性多发性神经病

白喉性多发性神经病：白喉是一种急性呼吸道传染病，由白喉杆菌引起。临床特征为咽喉、鼻黏膜有坏死形成的假膜伴有全身中毒症状，严重者发生心肌炎和神经麻痹。多发性神经病常在病程第 3～7 周出现，临床特点：①麻痹型：末梢型神经损伤，重者累及膈神经及肋间肌引起呼吸肌瘫痪，婴儿容易引起颈部肌无力或瘫痪；②共济失调型：也称为假脊髓痨型，常见于下肢感觉障碍和感觉性共济失调，下肢腱反射消失可导致瘫痪；③单神经或多组脑神经损害；④脑脊液可见蛋白含量增高达 0.5～2g/L，细胞数正常；CT 或 MRI 检查发现脑部出血灶或梗死灶。

## (二)中毒性多发性神经病

**1. 呋喃类药物中毒性多发性神经病**

呋喃类药物在药物中毒性多发性神经病中较常见也较严重。临床常用呋喃西林和呋喃妥英，如临床使用剂量超过 130mg/(kg·d) 或应用时间超过 1 周以上容易引起神经系统症状。最常见出现多发性神经疾病亦可出现脊髓损害，痫样发作及精神症状。作用机制，可通过干扰糖代谢酶系统以及影响氧化还原酶蛋白质部分，使组织代谢异常。

**2. 青霉素性脊髓炎**

青霉素是临床最广泛应用的抗生素，大量长期应用可以引起周围神经损害、可发生过敏性

休克,严重时昏迷、抽搐,休克后脑内缺氧、脑组织水肿可导致瘫痪、失语和锥体外系症状等,青霉素偶可引起儿童横贯性脊髓炎。

### 3. 异烟肼致末梢神经功能障碍

异烟肼是抗结核的主要药物之一,用药 3～35 周可出现末梢神经功能障碍。其发生率与剂量和疗程有关。

### 4. 乙硫乙烟胺致神经功能障碍

服药 4 个月内 28%～29.4%患者可出现视神经—脊髓—末梢神经综合征,单独神经损害占 3.5%还可累及脑干下部网状结构,红核、延髓运动神经核、锥体束、脊髓侧索和前角。

### 5. 汞中毒性多发性神经病

慎性中毒　表现为四肢远端感觉和运动障碍。汞与细胞内蛋白质巯基亲和力强,抑制呼吸酶、黄素酶、还原水解酶及传递酶等的活性。高浓度可通过血脑屏障。早期轻度神经损害可逆转,晚期或严重的神经损害不容易恢复。脑电图可显示异常,CT、MRI 可显示脑萎缩。

### 6. 锰中毒性多发性神经病

本病慢性起病。除末梢神经损害外,轻度中毒患者还可以出现头痛、头昏、失眠等。中度中毒可见锥体外系症状、不自主哭或笑、记忆力减退、智力低下及冲动行为等。见于长期吸入锰粉尘或烟雾,由于有蓄积性脱离接触后仍继续发展。

### 7. 四乙基铅中毒多发性神经病

四乙基铅是汽油的抗暴剂,是一种据毒性水果味无色油状挥发性强、容易从呼吸道吸入蒸汽或从皮肤、胃肠道吸收其溶液引起中毒。急性中毒以中枢神经系统损害为主。急性中毒的后遗症或慢性中毒性多表现多发性神经病。

### 8. 砷剂中毒性多发性神经病

急性中毒 8～12 天出现多发性神经病。神经症状出现前出现严重的胃肠道症状,伴有贫血、黄疸、皮肤中褐色色素沉着、手掌和足掌角化过度,指甲可见白色横向条文 Mess 线,可出现肝、肾衰竭、中枢神经系统损害。电生理改变与 GBS 相似,如 F 反射延长等。尿液和头发可检出高浓度砷。

慢性砷中毒神经病起病缓慢,数周或数月才出现感觉和运动障碍。

### 9. 铊中毒性多发性神经病

多发性神经病及迅速进展的痛性多发感觉神经元病表现,还可累及多组脑神经。

### 10. 三磷巯甲苯基磷酸盐中毒性多发性神经病

有机磷中毒后 1～2 周后可以出现末梢神经损害,还可出现中间综合征,在急性胆碱能症状 24～96 小时后出现颈部屈肌、四肢近端肌群、3—7、9—12 对脑神经支配肌和呼吸肌麻痹,对阿托品无反应。

### 11. 抗肿瘤药

抗肿瘤药具有神经毒性,联合应用毒性更强,除末梢神经损害外还可影响脊髓和脑神经。

### （三）自身免疫性疾病

**1. 急性炎症性脱髓鞘性多发性神经病**

本病是经典的 GBS,病理特点为周围神经及神经根脱髓鞘病变和小血管炎症性细胞浸润。临床多以对称性四肢迟缓性瘫痪为首和主要症状,可伴有末梢型感觉障碍。CSF 呈蛋白细胞分离(蛋白含量增高而细胞数正常),发病后 3～6 周达高峰。神经传导速度(NCV)和肌电图检查:在疾病早期即可出现 F 波或 H 反射延迟或消失,NCV 减慢,运动单位动作电位降低,病程 2～5 周可见纤颤电位或正相波有助于诊断。

**2. 慢性炎症性脱髓鞘性多发性神经病**

本病也称为慢性 GBS 综合征,是慢性进展或复发性周围神经病。慢性起病,病前很少有感染史。可从单侧开始慢性进行性或复发性病程,进展期数月或数年,平均 3 个月,虽可出现末梢型感觉障碍,临床主要表现以运动障碍为主,可伴有脑神经损害。临床表现和脑脊液改变与急性型相似。电生理检查主要显示脱髓鞘性神经病与轴索性变性叠加,远端潜伏期和 F 波潜伏期延长、神经传导速度降低至正常值 80% 以下。腓肠肌神经活检可见节段性脱髓鞘和典型洋葱皮样改变高度提示本病。

**3. 干燥综合征伴发神经病**

是一种慢性进行性自身免疫性疾病,女性多见。临床表现:①多发性感觉运动性神经病、多发性神经病及自主神经病,单神经病不常见,但是其中三叉神经病相对多见;②广泛深感觉缺失及明显的关节运动觉缺失,产生特征性肢体及步态共济失调;③干燥性角膜结膜炎及口腔干燥综合征患者可见眼、口干燥,可伴有类风湿性关节炎或淋巴瘤、脉管炎及肾小管缺陷等广泛性异常。免疫检查特异性抗核抗体 SSA(Ro)和 SSB(La)的抗体阳性,约 10% 的干燥综合征患者因首先发现抗 SSA 和或 SSB 抗体阳性后确诊。这两种抗体与疾病活动无关,两者同时阳性,特异度较高。高蛋白血症是本病的另外一个特点。25% 患者血清冷球蛋白阳性。还有其他非特异性免疫指标。

**4. 硬皮病伴发神经病**

本病又称为进行性系统性硬化,可伴有多发性神经病。多见于成年女性。多发性神经病也较多见,四肢远端遇冷后出现雷诺现象等自主神经症状。患者可有局限性的或全身性的皮肤增厚硬化。

### （四）营养障碍

**1. 维生素 $B_1$ 缺乏症**

又称为干性脚气病,是食物中缺乏维生素 $B_1$ 所致,主要表现为多发性神经病,典型临床表现:四肢对称性运动、感觉及反射障碍。下肢明显呈袜套样感觉缺失,肌力减弱,腱反射消失,晚期肢体远端肌萎缩等。

**2. 维生素 $B_6$ 中毒性感觉性神经元神经病**

本病因过量服用维生素 $B_6$ 所致。有报道服用维生素 $B_6$ 1200mg/d,3 天后出现感觉神经元神经病症状。

### (五)代谢及内分泌障碍

**1. 糖尿病性神经病**

除出现末梢神经损伤外,其临床特征还有:①腰痛,以一侧背部或臀部,放射到大腿或膝部,阵发性、撕裂样深部疼痛;②下肢近端不对称性肌萎缩;③可呈单神经受损;④可出现一些特殊表现,如,深感觉缺失、共济失调及无张力性膀胱、强直性瞳孔和神经病性关节病,又称为糖尿病性假脊髓痨;⑤CSF 检查多正常,极少数可出现蛋白增高;⑥肌电图:受累部位呈失神经支配,神经传导减慢;⑦尿糖及尿酮体阳性,空腹血糖增高,糖化血红蛋白,糖化血浆蛋白升高,葡萄糖耐量实验异常、OGTT—胰岛素及 C 肽释放实验异常。

**2. 黏液水肿性神经炎**

由于甲状腺功能减退导致甲状腺素合成、分泌或生物效应不足所致,神经系统损害可表现为四肢远端末梢感觉异常,正中神经受累出现腕管综合征;脑神经常累及视神经、听神经、三叉神经、面神经;可出现智力低下、反应迟钝、易疲劳及嗜睡、癫痫及精神障碍等;辅助检查:激素测定,较重型甲减患者的血 $TT_3$ 和 $TT_4$ 下降,而轻型甲减 $TT_3$ 不一定降低,故诊断轻型甲减和亚临床甲减时 $TT_4$ 较 $TT_3$ 敏感,$FT_3/FT_4$ 也下降。

**3. 肾功能不全性神经系统并发症**

临床除出现周围神经病变以外,还可出现精神症状、意识障碍、抽动发作、不自主运动、脑神经及脑干症状。一般在肾小球滤过率<12ml/min,才会发生,男多于女,儿童罕见,临床表现:为四肢远端麻木、刺痛、针刺感、蚁走感、及烧灼感等,尤以小腿最明显,夜间加重,需经活动或按摩锤击腿部后症状才可缓解或消失,称不宁腿综合征。10%的患者足部水肿、血管扩张、出现灼痛,即烧灼综合征。运动系统症状表现为下运动神经元瘫痪,腰穿检查脑脊液压力增高,蛋白可增高,多在 0.32～1.08g/L,脑脊液尿素值与血清卤化物的比值升高。脑电图的变化与临床表现平行,早期脑电图正常或轻度异常,当尿素氮>21.42mmol/L 或肌酐超过176.8$\mu$mol/L 时,脑电图 64%表现慢波增多,27%表现快波增多;当尿素氮超过 53.55mmol/L 时,多数患者脑电图显示慢波节律或弥漫性慢波,在此基础上可出现棘波爆发,以额顶矢状区占优势,两侧对称,不伴有临床发作。脑波基本节律及波幅改变情况常反应昏迷程度,可提示肾功能不全的预后。

### (六)遗传性疾病

**1. 腓骨肌萎缩**

常在青春期发病,也可在 40 岁以后起病。临床表现为:自腓骨肌和足部小肌肉萎缩的一种遗传性进行性神经病,伴有轻度手套、袜套样感觉障碍,典型的表现为"鹤腿"。肌电图见运动性神经传导速度明显减慢,萎缩肌肉有失神经支配,肌活检可见洋葱头样改变。

**2. 原发性淀粉样神经病**

也称为非家族性淀粉样神经病,散发性较家族性常见,临床多见于老年男性。首发症状为麻木、感觉异常、常伴有肢体疼痛。25%的患者因屈肌腕横韧带浸润出现腕管综合征。除周围神经病变外,常伴有心脏、肾脏及胃肠道淀粉样沉积。自主神经受累较重,表现为胃肠功能紊乱、发作性腹泻、体位性低血压、阳痿、膀胱功能障碍、瞳孔对光反射迟钝和发汗减少等。浸润性淀粉样肌病罕见并发症,可见肌肉膨大和出现硬结,尤其舌肌和咽喉肌。脑脊液蛋白含量增高。肌电图见神经传导速度减慢。肌活检有淀粉样蛋白沉积。

**3. β脂蛋白缺乏症**

男女发病率均等,基本症状有:β脂蛋白缺乏、脂肪吸收不良、棘红细胞、共济失调和视网膜色素变性。神经系统症状常见于 6 岁后出现,包括进行性共济失调、双下肢深感觉消失和出现锥体束征、肌肉萎缩、肌力减退、腱反射消失等。

**4. 血卟啉病性周围神经病**

主要引起胃肠道、神经精神和皮肤 3 类症状。周围神经主要表现为四肢无力和反射减弱,感觉障碍较少,可以有下肢疼痛、四肢麻木、烧灼感等感觉异常,偶有神经干疼痛及括约肌功能障碍。

## (七)结缔组织疾病

**1. 红斑狼疮伴发神经病**

多见于青年或成年女性,典型表现为发热、面部蝶形红斑、心肺改变及肾脏损害等。很少以神经系统损害为首发症状,伴发周围神经病变约 10%,表现为进行性对称性感觉运动性麻痹,重者类似 GBS,CSF 细胞数正常,蛋白含量增高,甚至高达 3g/L 以上。腓肠神经活检可见血管内皮增厚、小血管内及血管周围单个核细胞炎性浸润等,神经轴突损害也可见慢性脱髓鞘改变。辅助检查:红细胞沉降率在活动期经常升高,SLE 的 C 反应蛋白通常不高,但合并感染或关节炎较突出者常可增高;活动期 SLE 的血细胞三系中可有一系不同程度减少;血清补体 $C_3$、$C_4$ 水平与 SLE 的活动呈负相关;抗核抗体阳性。

**2. 类风湿关节炎伴发神经病**

严重的类风湿关节炎数年后可出现周围神经病变,发生率为 1%~5%。临床表现:①四肢感觉性多发性神经病;②单神经病在上肢主要累及正中神经、尺神经或桡神经,下肢累及坐骨神经、股外侧皮神经;③还伴有类风湿关节炎症状和体征:发热、关节肿痛、风湿结节、皮肤脉管炎、体重下降、类风湿因子阳性、血清补体降低等;④病理学检查可见类风湿脉管炎,表现为纤维化型动脉炎,血管壁有免疫球蛋白沉积。

## (八)恶性肿瘤

副肿瘤综合征多发性神经病 2%~5%的各种恶性肿瘤可产生多发性神经病,特点为远端对称性感觉或感觉运动性多发性神经病。常见临床类型包括副肿瘤性感觉运动多发性神经病、副肿瘤性纯感觉性多发性神经病、副肿瘤性血管炎性神经病等。

## (九)异常蛋白血症合并神经病

**1. 良性单克隆免疫球蛋白病**

本病包括多发性骨髓性多发性神经病(PN),孤立性浆细胞瘤性 PN 及单克隆或多克隆免疫球蛋白性 PN。临床多见于 60~70 岁男性,起病隐匿,常表现为双足麻木及感觉异常,有些以深感觉障碍为主,呈深感觉障碍型共济失调,或出现雷诺现象。CSF 呈典型改变为蛋白升高,多在 0.5～1.0g/L;EMG 检查可见脱髓鞘性改变,或轴索变性与脱髓鞘混合改变;血清学检查存在 10 余种特异性抗髓凝脂抗体,腓肠神经活检可见有髓纤维广泛缺失、无髓纤维减少,约半数患者出现增生现象。

**2. Waldenstrom 巨球蛋白血症**

临床少见,以疲乏、无力和出血为特点的系统性疾病,常见于老年人,亚急性或慢性起病,为非对称性多数神经干型或对称性远端感觉障碍,CSF 蛋白增高,球蛋白增加,颇似运动神经元病。血免疫电泳:IgM 显著增加,许多高蛋白血症因血液黏度而引起周围神经病,导致视网膜及脑循环血流普遍减慢,引起发作性意识模糊,昏迷,有时发生卒中。

**3. POEMS 综合征**

本病是累及多系统的一种临床综合征。病因不明,一般认为与浆细胞增生产生异常免疫球蛋白有关的自身免疫性疾病。其命名来源与五个临床表现的第一个英文字母组合,即多发性神经病、肝肿大、内分泌系统疾病、M 蛋白和皮肤病变。

**4. 真性红细胞增多症**

常以四肢远端刺痛或麻木来就诊。仔细询问病史和体格检查不难诊断。可做血常规和骨髓穿刺检查。

# 第十四节　复　视

复视是因物体影像不能同时投射到双侧视网膜黄斑区,引起双眼注视某物体时,将一个物体看成两个。几乎所有复视都是由一个或多个眼外肌麻痹或不全麻痹引起。本节主要讲述由眼外肌麻痹引起的双眼复视的常见疾病。

## 一、复视的确定

### (一)复视的概念

因物体影像不能同时投射到双侧视网膜黄斑区,引起双眼注视某物体时,将一个物体看成两个。眼肌麻痹导致患侧眼轴偏斜,目的物映像不能投射到黄斑区,因视网膜与枕叶皮质有固定的空间定位关系,不对称视网膜视觉刺激在枕叶皮质引起两个映像的冲动,无法融合,导致复视。几乎所有复视都是由一个或多个眼外肌麻痹或不全麻痹引起,健侧眼视物对应黄斑区,映像清晰,为实像;麻痹侧眼视物映像落在黄斑区以外,视网膜形成映像不清晰,为虚像。复视最明显方位出现在麻痹肌作用的方向上。

### (二)复视的分类

#### 1. 单眼复视

(1)屈光质病:为眼科疾病,能使所注视的物体在视网膜上形成两个物像,有时甚至产生两个以上的物像而形成多视。

（2）颅内病变：枕叶皮质因肿瘤或出血导致细胞伸展或分离时，可产生单眼复视。闭合性脑外伤切断额叶与枕叶眼区间的联系时，或因水肿、出血使枕叶皮质的结构关系发生变性时，也可产生单眼复视。

（3）精神性：见于癔症和因长时间进行精细工作而产生视疲劳时。

**2. 双眼复视**

（1）生理性复视：存在于每一个具有双眼单视的人，但习以为常，不被注意，属正常的生理现象。

（2）斜视引起的复视：斜视分为共转性斜视和麻痹性斜视。共转性斜视常始于幼儿，多见于眼科疾病。麻痹性斜视是由于一条或几条眼外肌麻痹引起，后天性者多见于成年，双眼复视是主要症状之一，是神经系统病变的重要临床症状。

核性眼外肌瘫痪并复视：

①动眼神经核性损害：动眼神经麻痹使上睑提肌、上直肌、内直肌、下斜肌、下直肌瘫痪。经核性损害时，由于动眼神经核团较大且比较分散，常表现为动眼神经的不全麻痹，即动眼神经支配的个别眼肌麻痹，出现双眼向相关方向注视时复视。一般核性损害为两侧不完全麻痹，且无眼内肌障碍，即无瞳孔改变。可伴有麻痹侧不全性眼轮匝肌瘫痪（由于动眼神经核团与面神经核团有一定的纤维联系）以及邻近组织的损害，表现为相应的中脑综合征。

②滑车神经核性损害：表现为上斜肌瘫痪，眼球不能向下、向外转动，下视时出现复视，尤其下楼梯困难。可出现 Bielschowsky 征，即如果令患者把头向麻痹眼的肩侧倾斜，则麻痹眼必然向上移位。可用此征来鉴别上斜肌和上直肌的麻痹。若滑车神经核性病变累及邻近的动眼神经核，则出现滑车神经-动眼神经的交叉瘫痪（由于滑车神经自核发出向背侧行走，交叉后出脑干），即病灶对侧动眼神经麻痹（多为不完全瘫痪）和病灶对侧滑车神经麻痹。

③外展神经核性损害：外展神经损害时眼球不能向外侧转动，眼球呈内斜位，双眼球向患侧侧视时，出现复视。核性病变时，因面神经绕过外展神经核向腹侧行走出脑，故外展神经核性病变不可避免的会损伤面神经，表现为面、外展神经麻痹，对侧偏瘫（Millard-Gubler 综合征）。

核下性眼外肌瘫痪并复视：

①动眼神经核下性损害：表现为眼睑下垂，眼裂变小，眼球外斜，眼球向上、下和内收运动不能，双眼向病变对侧侧视时出现复视，瞳孔散大，对光反射及调节反射消失。核下性损害常为单侧性，眼内肌瘫痪在眼外肌之前。若同时累及锥体束，称为 Weber 综合征，表现为同侧动眼神经麻痹，对侧偏瘫；若同时累及红核，称为 Glaude 综合征，表现为同侧动眼神经麻痹，对侧半身共济失调；若同时累及黑质，称为 Benedikt 综合征，表现为同侧动眼神经麻痹，对侧半身舞蹈，或半身徐动，或震颤和肌张力增高。

②滑车神经核下性损害：极少单独损害，常伴有动眼、外展及三叉神经第一支病变。滑车神经在前髓帆交叉处病变，则同时出现双侧上斜肌瘫痪，造成下视困难并复视。这是中脑顶盖部病变的一项重要的早期体征。

③外展神经核下性损害：一般为一侧性，也可表现为双侧性。外展神经较细，在颅底行径

最长,比较容易受到损害。

### (三)复视的临床意义

**1. 复视虚像与眼肌麻痹的关系**

见表 5-49。

**表 5-49 复视虚像与眼肌麻痹的关系**

| 麻痹的肌肉 | 眼球偏斜的方向 | 虚像的位置 |
| --- | --- | --- |
| 外直肌 | 内侧 | 外侧 |
| 内直肌 | 外侧 | 内侧 |
| 上直肌 | 向下向外,垂直轴外旋 | 向上向内,轴的内侧 |
| 下直肌 | 向上向外,垂直轴内旋 | 向下向内,轴的外侧 |
| 上斜肌 | 向上向外,垂直轴外旋 | 向下向外,轴的内侧 |
| 下斜肌 | 向下向外,垂直轴内旋 | 向上向外,轴的外侧 |

**2. 复视伴有头位置的异常(代偿性头位)**

(1)头的扭转(面的转向):当眼球水平方向运动肌肉麻痹时,则向肌肉麻痹侧注视时出现复视,患者多将头转向复视侧,这样可以减少麻痹肌(如外直肌)的收缩,从而减少甚至避免复视。在眼球水平运动的肌肉中,内直肌麻痹少见,多见外直肌麻痹。例如当右侧外直肌麻痹时,向右侧注视复视明显,头向右转。故当复视时头转向复视明显侧。

(2)头的前屈、后仰:在眼球下转肌(下直肌、上斜肌)麻痹时,多伴有头前屈,眼球上转肌(上直肌、下斜肌)麻痹时,多伴有头后仰。单纯的头前屈后仰少见,多数向伴有肩关节运动。

(3)头的左倾与右倾:可见于使眼球垂直运动肌肉麻痹时(表 5-50)。

**表 5-50 代偿性头位与眼外肌麻痹的关系**

| 代偿性头位 | 眼肌麻痹名称 | | 备考 | |
| --- | --- | --- | --- | --- |
| | 右眼 | 左眼 | | |
| 头向右水平扭转 | 外直肌 | 内直肌 | 水平肌群 | |
| 头向左水平扭转 | 内直肌 | 外直肌 | | |
| 头前屈 | 下直肌、上斜肌 | 下直肌、上斜肌 | 向上注视肌群 | |
| 头后仰 | 上直肌、下斜肌 | 上直肌、下斜肌 | 向下注视肌群 | |
| 头左倾 | 上直肌、上斜肌 | 下直肌、下斜肌 | 向上作用肌群 | 向下作用肌群 |
| 头右倾 | 下直肌、下斜肌 | 上直肌、上斜肌 | 向下作用肌群 | 向上作用肌群 |

## 二、复视的诊断流程（图 5-20）

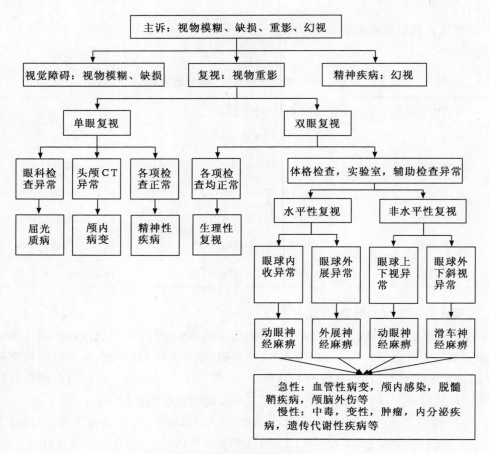

图 5-20　复视的诊断流程

## 三、复视的定位诊断

**1. 核性眼外肌瘫痪并复视**

（1）动眼神经核性损害：急性起病者见于出血性或缺血性脑血管病,慢性起病者见于中脑浸润性肿瘤、炎症、慢性酒精中毒等疾病。

（2）滑车神经核性损害：可见与中脑肿瘤、炎症。

（3）外展神经核性损害：可见于脑桥的血管性疾病、炎症、肿瘤。

**2. 核下性眼外肌瘫痪并复视**

（1）动眼神经核下性损害：可见于大脑后动脉血栓形成、急性硬膜下血肿。约15％的颅内动脉瘤导致蛛网膜出血可出现局灶性症状,表现为动眼神经麻痹。糖尿病颅神经病以动眼神经麻痹多见,表现为动眼神经支配的眼外肌麻痹,但眼内肌可以不受累。眼肌麻痹瘫痪性偏头痛患者在一次头痛发作中,当1～2日后头痛逐渐减退时,发生该侧的眼肌瘫痪,以动眼神经麻痪居多。眼肌瘫痪持续数日或数周后恢复。不定期再发,大多在同侧。多次发作后瘫痪眼肌可能持久不愈。

(2)滑车神经核下性损害:双侧滑车神经麻痹见于中脑顶盖部病变,如松果体肿瘤。

(3)外展神经核下性损害:一侧或双侧外展神经麻痹见于桥脑肿瘤、炎症和血管性病变,如慢性乳突炎或岩下窦血栓性静脉炎并发的岩尖部局限性炎症,表现为一侧外展神经麻痹和三叉神经眼支麻痹,复视伴眼痛,也成为 Gradenigo 综合征。鼻咽癌直接蔓延至颅底可损害外展神经。一侧或双侧外展神经麻痹也可见于糖尿病性颅神经麻痹和眼肌麻痹瘫痪性偏头痛。双侧外展神经麻痹常见于颅内压增高。

表 5-51 复视的定位诊断及病因

|  | 核性眼外肌瘫痪并复视 | 核下性眼外肌瘫痪并复视 |
| --- | --- | --- |
| 动眼神经 | 急性:出血性或缺血性脑血管病;<br>慢性:中脑浸润性肿瘤、炎症、慢性酒精中毒等疾病 | 大脑后动脉血栓形成、急性硬膜下血肿,颅内动脉瘤,糖尿病 |
| 滑车神经 | 中脑肿瘤、炎症 | 中脑顶盖部病变,如松果体肿瘤 |
| 外展神经 | 脑桥的血管性疾病、炎症、肿瘤 | 桥脑肿瘤、炎症和血管性病变,鼻咽癌,慢性乳突炎,岩下窦血栓性静脉炎,颅内压增高,糖尿病性颅神经麻痹,眼肌麻痹瘫痪性偏头痛 |

## 四、复视的问诊要点

### (一)问诊要点

**1. 现病史**

起病年龄很重要,例如婴儿期或儿童期起病常提示分娩时外伤,脑瘫或先天性疾病。中青年起病常提示外伤、感染或多发性硬化等疾病。老年起病常提示脑血管病、帕金森病或肿瘤等疾病。双眼复视主要见于麻痹性斜视,当两眼向各个方向转动时,是否出现斜视和斜视的程度不同,是否出现复视和复视的程度不同。确定存在复视后,应根据复视的特点和其他伴随的神经系统阳性体征,分析导致复视的病变部位。

**2. 起病方式**

突然起病常提示血管性疾病、外伤性;亚急性起病常提示感染性、肿瘤性等疾病;慢性起病常提示变性、内分泌或肿瘤等。

**3. 病程**

发作性复视多为血管性或炎症性,进行性加重常提示肿瘤或变性疾病等。

**4. 伴随症状**

有助于病变的定性和定位诊断。如有无肢体无力、感觉异常、头痛头昏等。

**5. 既往史**

有无引起复视的神经病变的疾病,如小脑病变、多发性硬化、脑炎、糖尿病、梅毒等;有无中枢神经系统手术史、颅脑外伤史等;患者的用药史,尤其是影响自主神经系统的药物。常见的可引起复视的药物有以下几种:卡马西平、丙戊酸钠、苯妥英钠等。

## (二)体格检查要点

患者常有双眼视物成双的主诉。在患者面前出示一手指或铅笔,水平型复视在铅笔竖立明显,垂直型复视在铅笔横放是容易看出。复视不明显患者不容易察觉,或对散光所见物体周边的虚影难以确定是否为复视时,应进行复视像检查。应注意散光所见的线条或物体周边有模糊的虚影,是因视网膜上的物像模糊所致,并不形成两个物像,不是复视。有些患者主诉复视,但复像检查阴性,其可能的原因是:一眼的视像被抑制;眼球偏斜过大或眼球运动过多后,致真假像分开太远,假像逸出视野之外;眼外肌麻痹极轻,复视不明显。总之,根据患者的主诉、症状、复视检查和实验室复像检查,确定是否存在复视一般并无困难。

## 五、复视的临床常见神经疾病的鉴别诊断

见表 5-52。

**表 5-52  复视的常见疾病的鉴别诊断(核下性眼肌麻痹)**

| 疾病 | 起病 | 临床表现 | 病因 | 辅助检查 |
|------|------|---------|------|---------|
| 脑动脉瘤 | 慢性发病 | 病侧眼眶部搏动性疼痛,并出现痛侧眼球突出、瞳孔散大、眼睑下垂。如急剧头痛伴有呕吐者,多为瘤体破裂导致蛛网膜下腔出血。多见于 40～60 岁成年人,常为发作性 | 后交通动脉瘤、大脑后动脉瘤压迫动眼神经最为常见 | 脑血管造影,头颅 CT 检查可明确诊断 |
| 颅内肿瘤 | 慢性起病,进行性加重 | 并可伴有头痛、呕吐等颅高压症状。眼外肌各神经在颅内走行过程中,任一节段受肿瘤压迫均可引起眼外肌麻痹,出现复视 | 延髓和脑桥的肿瘤、小脑肿瘤、听神经瘤及颅底肿瘤常引起外展神经麻痹,大脑脚的肿瘤可压迫动眼神经,中线深部的肿瘤可压迫滑车神经 | 头颅 CT 或 MRI 发现颅内占位可明确诊断 |

续表

| 疾病 | 起病 | 临床表现 | 病因 | 辅助检查 |
|---|---|---|---|---|
| 结核性脑膜炎 | 急性或亚急性起病 | 主要脑底部明显，可压迫和损害动眼神经、外展神经及面神经等神经。表现为患侧复视、眼睑下垂、瞳孔散大及鼻唇沟消失等 | 结核杆菌引起的脑膜非化脓性炎症，常继发于粟粒性结核或其他脏器结核病变 | 脑脊液检查压力增高，糖和氯化物降低，细胞数和蛋白升高，结核杆菌培养阳性，肺部 X 线检查发现活动性结核病灶 |
| 颅高压及脑疝 | 急性或亚急性起病 | 幕上病变所致颅内压增高，易引起小脑幕孔疝。由于压迫一侧动眼神经，临床表现为有不同程度的意识障碍，病侧瞳孔扩大和上睑下垂、眼球活动受限<br>幕下病变所致颅内压增高，易引起枕骨大孔疝。患者突然昏迷，双眼瞳孔先变小，后散大，瞳孔变化是压迫交感神经所致 | 各种原因所致颅内压增高均可引起一侧或两侧外展神经麻痹，由于后者行程较长，在颅内压增高时，易受颞骨岩尖部尖端及小脑前下动脉压迫 | 头颅 CT 和 MR 检查可明确诊断 |
| 岩尖综合征 | 急性或慢性起病 | 此综合征外展神经受累多见，眼球内斜视伴有复视，常伴有三叉神经受损表现，多呈发作性三叉神经痛 | 岩尖综合征常由于慢性中耳炎或乳突炎，累及颞骨岩尖蜂窝组织，造成局限性脑膜炎所致。也可见于颞骨岩尖肿瘤、外伤、出血、骨折等 | 乳突 X 线片可显示岩骨尖骨质破坏，诊断不难 |
| 眶尖综合征 | 急性或慢性起病 | 进行性或急性眼肌麻痹，复视、上睑下垂、眼球固定，可伴有额部疼痛、额部及角膜感觉障碍、眶后部疼痛、角膜反射减低或丧失；视神经损害出现较晚，表现为视力减退、周边视野缺损、中心暗点，伴突眼、结膜水肿 | 病因包括眶尖部的肿瘤、急慢性炎症、外伤、骨折、血肿等，导致动眼、滑车、外展及三叉神经第一支的损害 | 检查可见视乳头水肿或视神经萎缩 |

续表

| 疾病 | 起病 | 临床表现 | 病因 | 辅助检查 |
|---|---|---|---|---|
| 眶上裂综合征 | 急性或慢性起病 | 病侧视力丧失、全眼肌麻痹，上睑下垂、眼球固定于中位、瞳孔散大、对光反射消失、调节反应障碍，并伴有角膜反射迟钝或消失。常伴有角膜炎、泌尿障碍、眼眶部剧痛、眼球突出、Horner 征等 | 侵犯眶上裂的病变引起，以炎症（眶后部骨膜炎）和肿瘤（鼻咽癌转移）多见。外伤、颅底骨折、蝶骨小翼骨折引起，导致视神经、动眼神经、滑车神经、外展神经的损害 | X 线有时可见眶上裂骨质破坏，CT 或 MRI 有助于明确诊断 |
| 外伤 | 急性起病 | 眶上裂、眶尖的骨折可引起动眼、滑车及外展神经麻痹，患眼全部眼肌麻痹，出现上睑下垂、眼球固定位于中位、瞳孔散大、对光反射、调节反射均消失。颞骨岩尖骨折可引起外展神经麻痹，患侧眼球内斜视，向患侧方注视时出现复视 | 颅脑外伤特别如颅底骨折常易损伤动眼神经，其次是外展神经 | 头颅 X 平片、头颅 CT 和 MR 检查可明确诊断 |
| 海绵窦血栓形成 | 急骤起病 | 伴高热、剧烈头痛、眼部及眶部压痛、恶心、呕吐；患眼全部眼外肌麻痹，出现瞳孔散大、眼睑下垂、眼球固定和复视；患侧眼球突出、球结膜水肿，眼周软组织红肿呈"熊猫眼"征 | 海绵窦血栓形成常有眶部、鼻窦、面部化脓性感染性或全身感染 | 病情允许的情况下可行脑血管造影检查 |
| Fisher 综合征 | 急性或亚急性起病 | 眼外肌麻痹、腱反射消失和共济失调三联症。症状为对称性，多为完全性眼外肌麻痹，出现向上或侧方注视麻痹，约 1/3 的病例有较轻的眼内肌麻痹 | 此综合征是 Guillain-Barre 综合征的变异型 | 脑脊液变化和肌电图可以明确诊断 |
| 糖尿病性眼肌麻痹 | 慢性多见 | 糖尿病性眼肌麻痹以外展神经麻痹多见，其次为动眼神经麻痹。糖尿病引起的动眼神经麻痹常为不完全性，中央部梗死而周围的副交感纤维未受累，故常无瞳孔改变 | 其发病机制可能是其引起的微循环改变导致神经缺血、缺氧以致变性 | 有部分糖尿病患者既往未发现，而以复视为首发症状，也应想到糖尿病性眼肌麻痹 |

续表

| 疾病 | 起病 | 临床表现 | 病因 | 辅助检查 |
|---|---|---|---|---|
| 眼肌麻痹型偏头痛 | 反复发作性 | 儿童和青年期发病,女性多见。常有偏头痛病史,反复发作后出现头痛侧脑神经麻痹,动眼神经最常受累,部分患者同时累及滑车和外展神经,出现复视,眼球运动障碍,瞳孔散大,可持续数小时至数周不等。多次发作后瘫痪可能持久不愈 | 与遗传、内分泌、代谢因素、情绪、外伤、睡眠、刺激、血管扩张,神经递质等有关 | 应注意排除颅内动脉瘤和同行眼肌麻痹 |
| 痛性眼肌麻痹综合征 | 急性或亚急性起病 | 以壮年至老年多发。一侧眶后的持续性钻痛;数日后,或偶然与疼痛同时,发生该侧眼肌瘫痪,主要以动眼神经受累为主,其次是外展神经,表现为患侧上睑下垂,复视,多无瞳孔散大;可累及视神经出现视力改变,少数出现视神经萎缩;可损害三叉神经第1、第2支出现相应部位的感觉障碍和角膜反射消失 | 病前多有感染性,本病的预后良好,症状可自行缓解,但可反复发作 | 病变亦可产生眼睑水肿、结膜充血,也可有视乳头水肿 |

表 5-53　复视的常见疾病的鉴别诊断(核性眼肌麻痹)

| 疾病 | 起病 | 临床表现 | 病因 | 辅助检查 |
|---|---|---|---|---|
| 脑干出血 | 急性起病 | 出血灶多位于脑桥基底与被盖部之间,小量出血可保持意识清楚,出现同侧眼球外展受限、复视、周围性面瘫,对侧舌瘫和肢体瘫痪,累及脑桥侧视中枢时可见两眼向病灶对侧凝视。大量出血常迅速出现昏迷、四肢瘫。中脑出血较少见,小量出血表现为不完全性动眼神经麻痹,同时累及皮质脊髓束出现动眼神经交叉性瘫痪,称为 Weber 综合征。大量出血时迅速出现昏迷、四肢瘫,压迫中脑导水管可引起急性梗阻性脑积水 | 脑干出血以脑桥最常见,多由脑桥动脉破裂所致 | 头颅 CT 和 MR 检查可明确 z 诊断 |

续表

| 疾病 | 起病 | 临床表现 | 病因 | 辅助检查 |
|---|---|---|---|---|
| 脑干梗死 | | 累及外展神经核、面神经和皮质脊髓束，出现外展神经和面神经交叉性瘫，同侧眼球外展受限、复视、同侧周围性面瘫和对侧肢体瘫痪及中枢性舌瘫，称为 Millard-Gubler 综合征。单独累及动眼神经的某一亚核，出现不全性动眼神经麻痹，无瞳孔扩大及光反射消失，调节反射可能因内直肌瘫痪出现会聚受限 | 脑桥动脉闭塞引起脑桥基底部外侧缺血或脑干的腔隙性梗死 | MRI 检查能发现脑桥基底部外侧缺血灶和脑干的腔隙性梗死灶 |
| 脑干脑炎 | 急性起病 | 青壮年发病。以发热、精神症状、脑神经麻痹及锥体束征为特点，累及眼球运动神经核团可出现复视 | 病前 1～4 周多有上呼吸道感染或病毒感染史及发热 | |
| 脑干肿瘤 | 慢性起病 | 脑桥最多见，常累及外展神经核和面神经，出现患侧眼球内斜视、复视和周围性面瘫，累及前庭神经核还可出现眩晕、共济失调，累及侧视中枢两眼向病灶对侧凝视，对侧肢体瘫痪出现较晚。大脑脚处的肿瘤可压迫动眼神经核出现不全性动眼神经麻痹，光反射存在，中脑肿瘤较少见 | | CT 或 MRI 增强扫描可明确诊断 |
| 多发性硬化 | 急性或亚急性起病 | 反复发作，可引起眼肌麻痹、复视、以外展神经受累最常见，其次为动眼神经。诊断多发性硬化需结合患者其他部位病灶的临床证据，以及缓解与复发趋势 | 中枢神经系统白质脱髓鞘病变，是自身免疫病。与病毒感染，自身免疫反应，遗传因素和环境因素有关 | 脑脊液检查出现寡克隆带，头颅 MR 可见脱髓鞘病灶 |

## 六、复视的治疗

许多原因可以单独累及Ⅲ、Ⅳ、Ⅵ神经，包括压迫、缺血、炎症、渗出、外伤，还有高颅压引起的Ⅵ、Ⅳ假性定位征。其主要治疗为基础病变的处理。急性期对动眼神经麻痹的评估和重要，尤其涉及瞳孔的改变，要寻找后交通动脉瘤压迫的可能。

## （一）海绵窦和眶上裂综合征

海绵窦和眶上裂病变导致Ⅲ、Ⅳ、Ⅵ、Ⅴ神经的联合损害：

(1)真菌感染(如毛霉菌病,需局部清创术和两性霉素B治疗)。

(2)颈动脉瘤的治疗即可以用神经外科手术也可用介入技术。

(3)原发的脑垂体瘤、鼻咽肿瘤的直接生长或转移,治疗上针对原发肿瘤。

## （二）对于复视可采取用以下对症治疗方法

(1)用不透光的眼罩遮住一只眼睛或一只镜片。

(2)弗伦策尔棱镜能够重新调整但不能扭转视轴。棱镜在患者的恢复中的作用有待考察。

(3)有固定复视的患者这些方法可作为备用:①肉毒素注射力弱肌群的拮抗剂;②斜视手术。

# 第十五节　视觉障碍

视觉障碍包括视力减退、视野缺损、视物变形、视觉失认和幻视等,是由于眼球本身的疾病、视路及大脑视觉中枢病变所致。本节重点介绍由视路和大脑视觉中枢病变引起的视觉障碍,以及一些常见病因及临床表现。

## 一、视觉障碍的确定

### （一）视觉障碍的概念

视觉障碍是指由于眼球本身的疾病、视路及大脑视觉中枢病变所致的视力下降或丧失视野缺损。主要临床表现为:

**1. 视力减退**

为视物模糊,甚至完全失明。病变可以累及单眼或双眼,可以持续存在,也可以呈一过性障碍。

**2. 视野缺损**

主要包括视野缺损和暗点。前者指偏盲、象限盲、视野向心性缩小及扇形缺损等;后者指中心暗点、旁中心暗点、环形暗点及生理盲点扩大等。

**3. 视物变形**

是指患者主诉所见到的人与物形态改变,如见人的面孔分布不匀,大小形态改变,腿不一样长等,症状较为固定。

**4. 视觉失认**

患者虽然视力正常,但形若盲人,即不能正确辨认过去认识的人或物,必须先听一听、摸一摸、嗅一嗅方可辨认。

**5. 幻视**

患者感到眼前出现一些不存在的影观,常为发作性,如闪光,彩色或一些成形的物和人,出现于双眼。随着发作次数的增多,其他定位体征如偏盲、失认、失语等也相继出现。

### (二)视觉障碍的分类

**1. 视神经病变**

①视神经萎缩:原发性视神经萎缩鉴于颅内肿瘤、中毒(甲醛、奎宁等)、外伤及视网膜中央动脉阻塞等病。继发性视神经萎缩见于晚期视乳头水肿、视神经乳头炎或广泛的视网膜病变。

②球后视神经炎:视力减退、眶深部疼痛和压痛,眼底大多数无任何改变,也可出现视乳头轻度充血混浊,有与视力减退一致的对光反射障碍,视野检查出现中心暗点,周边视野可轻度缩小。

**2. 视神经乳头病变**

可有视力减退、视野缺损,眼底检查可看到特殊改变。

①视乳头水肿:视乳头水肿可因眼局部病变、颅内压增高和全身性疾病等原因引起。

②视神经乳头炎:指视乳头局部的炎症过程,多为急性过程,表现为视力突然减退,1~2天内完全失明,眼球或其周围疼痛,视野缺损有中心暗点。

**3. 视交叉病变**

视交叉不同部位的损害其视野缺损有各自的特点。视交叉正中部受压:来自下方者,如鞍内肿瘤首先压迫来自双眼视网膜鼻下象限的纤维,视野缺损最初表现为双颞上象限缺损,由周边向中心发展,逐渐累计双颞下象限,形成双颞侧偏盲,再累及双鼻下象限视野,最后累及鼻上象限。由上向下压迫者,发展顺序则相反。视交叉两侧受压为双鼻侧偏盲,罕见。

**4. 视束病变**

从两眼来的视觉纤维,经过视交叉进入视束后,各占有一定位置。当一侧视束受损时,视野出现同向偏盲,黄斑回避。视束前 2/3 段病变,因为有瞳孔对光反射传入纤维同时受损,故损害后用裂隙灯笔尖从偏盲侧照射双眼病侧半视网膜,双眼瞳孔对光反射消失,称偏盲性瞳孔强直。视束后 1/3 段受损,因无瞳孔传入纤维,瞳孔对光反射正常。视束受损时间较长者,还可出现上行视神经萎缩,可见双眼视乳头病侧颜色苍白;如右侧视束受损,左眼视乳头鼻侧半和右眼视乳头颞侧半颜色苍白萎缩。另外,视束损害,常伴有其他神经症状,如在前部受压,可累及视交叉而伴有视交叉受损的表现。

**5. 外侧膝状体损害**

极为少见,其视野缺损定位诊断的特征,一侧全部损害,出现同向偏盲;外侧损害,出现双眼上象限视野缺损,与视放射前部损害相同;内侧损害,出现双眼下象限视野缺损。因瞳孔对光反射的传入纤维在外侧膝状体前已经离开视束经上丘进入中脑,故偏盲侧瞳孔对光反射存在。

**6. 视放射损害**

视放射分布较广,不同部位的损害,视野缺损不同。前部纤维接近内囊,损害时除出现同向偏盲外,常同时出现对侧偏身感觉和运动障碍,即"三偏"症状;中部,视觉纤维即分为背、侧、腹三束,受损时常常只有部分纤维受累,多出现象限型同向偏盲;腹束受累则出现双眼上象限同向偏盲；背、侧束受累出现双眼下象限同向偏盲。在视放射中后部因背、侧、腹三束纤维又汇集在一起，如该部损害，可出现同向偏盲，伴有黄斑回避。

### 7. 枕叶视觉皮质损害

视觉皮质为一眼鼻侧半和另眼颞侧半视觉纤维终止区。损害后，可出现同向偏盲和黄斑回避，与视放射中后部损害不容易鉴别，但视放射损害常伴有颞、顶叶受损症状和体征。枕叶除受大脑后动脉供血外，还接受大脑中动脉供血，故当大脑后动脉血栓形成时，枕叶不受影响，在同向偏盲视野中常有黄斑回避。如果一侧枕叶损害，出现同向偏盲性中心暗点。两侧大脑后动脉均有血栓形成时，则出现双眼两侧同向偏盲，视野完全消失，但 10°以内黄斑区功能仍然保留。一侧距状裂最前端损害，对侧眼出现周边颞侧半缺损。两侧距状裂上（下）唇损害，出现两侧水平型下（上）半偏盲。单纯的闪光幻觉，多见纹状区损害。复杂幻视，如物体形态的幻觉，多见颞叶后部损害。此外，单眼性复视或多视，亦可见于本区的损害。

## 二、诊断流程（图 5-21）

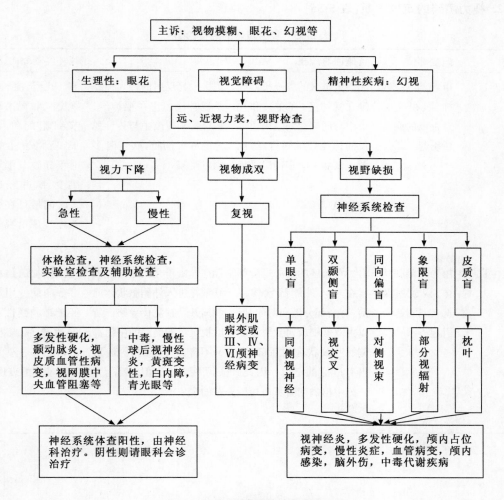

**图 5-21 视觉障碍的诊断流程图**

## 三、视觉障碍的定位诊断

### (一)定位诊断

#### 1. 视乳头水肿的定位诊断(表 5-54)

表 5-54　视乳头水肿的定位诊断

| 诊断部位 | 病因 |
| --- | --- |
| 颅内病变 | 颅内病变是视乳头水肿最常见的原因,尤其是颅内肿瘤,约 80％的脑瘤患者可出现视乳头水肿,以小脑肿瘤发生率最高。其他如颅内炎症、水肿、血肿、脓肿、寄生虫等亦可引发视乳头水肿 |
| 眶内病变 | 眶内肿物、炎症、出血、视神经本身的肿瘤可直接压迫视神经而引起血、淋巴液回流障碍。产生视乳头水肿 |

#### 2. 视力障碍的定位诊断(表 5-55)

表 5-55　视力障碍的定位诊断

| 分类 | 病变部位 | 黄斑回避现象 | 光反射 | 视神经萎缩 |
| --- | --- | --- | --- | --- |
| 周围性盲 | 由视乳头、视神经、视交叉及视束的病变所引起 | 无。黄斑区的神经投射纤维在视神经、视交叉和视束中与同侧视网膜周边部位的神经纤维同行,所以黄斑区病变时多同时受损 | 消失。光反射的传入神经是视神经。它在视神经、视交叉和视束中与传导视觉的纤维同行,病变时多同时受累 | 有。由于视神经、视交叉和视束均有节细胞的纤维构成,所以发生病变时可导致节细胞纤维变性,并经过一段时间后可在视乳头处表现出视神经萎缩 |
| 中枢性盲 | 由为外侧膝状体、视放射及枕叶病变所引起 | 有。黄斑区的中心视野纤维在进入外侧膝状体以前,有一部分走向对侧,所以由双侧视放射投射至双侧枕叶纹状区的后部,并占有广泛的定位。因此,一侧中枢病变时黄斑视野不受累 | 存在。由于光反射的传入纤维在进入外侧膝状体前就离开了视觉传导路。所以视觉传导通路的中枢部分不含光反射的纤维,形成了视觉丧失但光反射存在的现象 | 无。视觉通路中枢部分的病变引起神经纤维的变性一般仅达外侧膝状体部,所以一般无视神经萎缩的表现 |

### 3. 视野缺损的定位诊断(表 5-56)

**表 5-56　视野缺损的定位诊断**

| 视野缺损 | 病变位置 |
| --- | --- |
| 左眼全盲,右眼正常 | 左侧视神经 |
| 左眼全盲,右眼颞侧全盲 | 左侧视神经与视交叉相连处 |
| 双颞侧全盲 | 视交叉中央部 |
| 双右侧同向性偏盲 | 左侧视束 |
| 双右侧同向性偏盲 | 左侧外侧膝状体或视放射起始部 |
| 双眼右上象限偏盲 | 左侧视放射内侧部 |
| 双眼右下象限偏盲 | 左侧视放射外侧部 |
| 双眼右侧偏盲,黄斑回避 | 左侧视放射后部 |
| 右眼颞侧月牙型缺损 | 左侧距状裂皮层的前部 |
| 双眼右侧同位性偏盲,黄斑月牙型回避、右眼颞侧 | 左侧距状裂皮层中部 |
| 双眼右侧偏盲型中心暗点 | 左侧枕叶后端 |
| 病灶侧全盲,病灶对侧颞上象限盲 | 视神经后端 |

## (二)常见疾病

### 1. 视乳头水肿(表 5-57)

**表 5-57　视乳头水肿的常见疾病**

| 性质 | 疾病 |
| --- | --- |
| 颅内压增高 | 颅内占位性病变、炎症时脑脊液增多或循环障碍、颅腔容积太小等可导致颅内压增高。此外,如急性进行性高血压病、肾性高血压、血液病等,也可因脑水肿等原因引起颅内压增高 |
| 眶内压增高 | 眶内肿瘤、脓肿、眶蜂窝织炎等 |
| 眼压下降 | 穿孔性眼球外伤、角膜瘘等 |

### 2. 视神经萎缩(表 5-58)

**表 5-58　视神经萎缩的常见疾病**

| | 性质 | 常见疾病 |
| --- | --- | --- |
| 原发性视神经萎缩 | 变性病 | 营养障碍(维生素缺乏或饥饿,酒精性弱视),骨 Paget 病,Laurence-Moon-Biedl 综合征,纤维性发育不良 |
| | 中毒性 | 烟草-酒精性弱视,甲醇,铅,苯胺,水杨酸盐,二硫化碳 |
| | 代谢性 | Addison 病,糖尿病,尿毒症,恶性贫血,甲状腺机能亢进 |

续表

| 性质 | 常见疾病 |
| --- | --- |
| 血管性 | 动脉粥样硬化,贫血,动脉瘤压迫,动脉炎 |
| 感染性 | 病毒,原虫,真菌,预防注射后,多发性神经炎,脑膜炎 |
| 脱髓鞘性 | 多发性硬化 |
| 外伤 | 视神经创伤 |
| 肿瘤 | 眼眶部肿瘤,视神经胶质瘤,垂体瘤,颅咽管瘤,转移瘤,脑膜瘤,额叶肿瘤,成视网膜细胞瘤或黑色素瘤扩展及到视神经,骨肉瘤 |
| 先天性/遗传性 | Leber 遗传性视神经萎缩,尖头畸形 |

| 继发性视神经萎缩 | 视乳头炎 | 炎症,外伤等 |
| --- | --- | --- |
| | 视乳头水肿 | 脑血管病、炎症、外伤、脱髓鞘疾病、高血压等 |

### 3. 视野缺损(表 5-59)

表 5-59 视野缺损的常见疾病

| 部位 | 常见疾病 |
| --- | --- |
| 视网膜病变 | 色素性视网膜炎,脉络膜视网膜炎,血管性病变 |
| 视盘病变 | 青光眼,视乳头水肿 |
| 视神经病变 | 肿瘤,动脉瘤,外伤,感染,脱髓鞘病 |
| 视交叉病变 | 肿瘤,血管性病变,蛛网膜炎,外伤,第三脑室扩张,脱髓鞘病 |
| 视交叉后病变 | 各种原因引起的视束、颞叶、枕叶和顶叶损伤 |

## 四、视觉障碍的问诊要点

视觉障碍的临床复杂多样,且眼部症状可以是内科全身性疾病或神经科疾病的一部分表现,所以在病史采集上应注意在询问一般症状基础上重点询问与眼功能有关的症状及其发展演变过程。需要完成视力、视野和眼底的检查,必要时再做进一步辅助检查。

### (一)是否存在视觉通路障碍

视觉障碍相关的症状有许多,包括视力下降、视野缺损、复视、视物变形、眼前黑影、虹视、闪光、幻视、色盲、夜盲等。另外,可以伴随的感觉症状包括疼痛、异物感、灼热感、痒、流泪、畏光等。其中,与神经科关系密切的症状是视力下降、视野缺损和复视。所以在询问病史时应注意以下几方面问题:

### 1. 首发症状和主要症状是什么

如以视物模糊为主诉,应问清是视力减退还是视物成双,是否向哪一侧看时视物模糊明显或者视物有无缺损。视物成双即复视多提示有眼外肌病变或Ⅲ、Ⅳ、Ⅵ颅神经病变。如病人主诉向一侧注视时视物模糊或看物体时有缺损，多提示有视野缺损的问题。

**2. 以视力减退为主诉的患者**

应注意询问视力减退出现的时间，是突然出现还是隐袭起病逐渐进展。如在数小时或几天内视力迅速下降至数指甚至手动，则应考虑虹膜炎、角膜炎、闭角型青光眼急性发作、视网膜中央血管阻塞、视网膜剥离、视网膜动脉痉挛、急性球后视神经炎、缺血性视神经病变等；如为视力逐渐下降，数周、数月甚至数年逐渐进展，则考虑变性或血管翳、白内障、青光眼、玻璃体变性、黄斑变性、视网膜色素变性、慢性球后视神经炎等。

**3. 视力减退是单眼还是双眼**

双眼视力减退或丧失：病因包括各种视神经炎特别是多发性硬化、颞动脉炎、尿毒症性黑蒙、视皮质血管性病变、中毒性弱视、癔病或诈病。单眼视力减退或丧失多因血循环障碍或急性炎症引起，要考虑的疾病有视网膜中央动脉或静脉闭塞、视网膜出血或玻璃体积血、急性球后视神经炎或视乳头炎、颈内动脉血栓形成、急性缺血性视神经病变、闭角型青光眼急性发作和颅脑外伤、视神经管骨折。

**4. 是否伴有其他视觉症状，是否有诱因及前躯症状，是否伴有神经系统症状**

如眼前黑影、视物变形、虹视、闪光等，如有这些症状，多提示有角膜、晶状体、玻璃体、视网膜等眼科疾患。多发性硬化引起的视觉障碍发病起前多有外伤、感染、过度劳累、精神紧张等诱发因素。头晕、头痛、肢体无力、麻木、大小便障碍等多提示视觉障碍是神经系统疾病的一部分表现，如多发性硬化、急性脑血管病等。

**5. 是否伴有其他感觉症状**

如异物感多见于结膜炎症、结石、干眼症；伴有疼痛，提示有炎症、外伤等；溢泪常见于青光眼、结膜炎、泪腺炎；视疲劳多见于屈光不正、斜视等。

**6. 既往史是否患有其他躯体疾病，家族史**

白血病、恶性贫血、败血症、动脉硬化症、高血压级糖尿病等所致的眼底病变，全身性出血疾患的大出血均可导致急性视力障碍。一些视力障碍是由遗传疾病引起，应注意询问亲属中有无类似疾病患者：如视网膜色素变性、高度近视、先天性青光眼等。

## （二）辅助检查要点

**1. 眼科检查**

（1）视力检查：中心视力，指黄斑中心凹的视功能。

（2）视野检查：周边视力，指黄斑中心凹以外的视力。

（3）瞳孔检查：Marcus Gunn 瞳孔，称为相对性传入性瞳孔反应障碍（RAPD），表现为：①分别轮流遮盖双眼，当遮盖患眼时健眼瞳孔无变化，而遮盖健眼时则患眼瞳孔明显散大；②以聚光电筒分别照射两眼，当照射健眼时双侧瞳孔缩小，而照射患眼时双侧瞳孔散大。

临床意义：视神经（视交叉前）病变有 RAPD，可以此鉴别球后视神经炎及伪盲，也可作为区分视网膜中央静脉闭塞缺血型和非缺血型的指标。双眼视野不对称的青光眼患者亦可出现 RAPD，是青光眼视野损害出现的早期体征。

（4）屈光间质检查：采用集光检查法、眼底镜检查法、裂隙灯检查法。

(5)眼底检查(表5-60)

①直接检眼:观察一般自视乳头开始,然后是后极部的视网膜和血管或黄斑区,最后为周边部的视网膜和血管。

②Goldmann 三面镜检查:同时完成前房角、全部眼底及睫状体平坦部的检查。对轻度视乳头水肿或视神经炎的观察更为清晰。

③眼底荧光血管造影(FFA):FFA 主要反映眼底组织的屏障功能,即血液-视网膜屏障、血液-视乳头屏障及脉络膜-视网膜屏障。凡使内、外屏障遭到破坏的疾病,都是 FFA 的适应证,出现异常荧光有助于明确诊断。

表 5-60 视乳头水肿、视神经萎缩、视神经乳头炎的眼底鉴别

| 视乳头水肿 | 视神经萎缩 | 视神经乳头炎 |
| --- | --- | --- |
| 初期表现为视乳头充血,呈红色,边缘模糊,生理凹陷不清,高起不超过2屈光度。进展期视乳头变大,高起约3~4屈光度,生理凹陷消失,视乳头周边的视网膜呈灰色,其边缘的毛细血管扩张,静脉怒张弯曲,重者可有出血及渗出物,晚期发生继发性视神经萎缩 | 分为原发性和继发性,原发性视神经萎缩起于球后,为下行性萎缩或单纯性萎缩。视乳头灰白色,边缘清晰,筛板清楚可见。继发性视神经萎缩是由视乳头炎或视乳头水肿等引起的视神经萎缩,又称炎性萎缩。视乳头胶质组织增生,呈白色,筛板不清,生理凹陷消失,边缘模糊,动脉变细,静脉充盈 | 眼底视乳头充血,边缘不清,重者有水肿,一般不超过3屈光度,视网膜及动脉充盈扩张,有时有火焰状出血 |

(6)电生理学检查

①视诱发电位(VEP):VEP 主要反映黄斑部视功能状态,是客观评价视网膜节细胞到视皮层视路器质性损害和功能性障碍的检查手段。

②视网膜电流图(ERG):ERG 主要反映视网膜功能。

③眼电图(EOG):EOG 主要反映视网膜色素上皮的功能。

**2. 头颅影像学检查**

(1)头颅 X 线平片:头颅 X 线平片主要观察颅骨的厚度、密度及各部位结构,颅底的裂和孔,蝶鞍及颅内钙化斑等。对颅骨骨折、颅内异物及钙化,以及慢性颅内压增高性疾病的诊断有一定帮助。

(2)CT、MRI、PET:这几项检查对脑血管疾病、脱髓鞘疾病、颅脑外伤、脑萎缩、脑白质病变、脑肿瘤、颅脑先天发育畸形、各种原因所致的颅内感染及脑变性病变等的诊断有重要意义。其中 PET 可从分子水平更早期、准确、定量、客观地诊断脑部疾患。

(3)DSA:DSA 主要用于头颈部血管病变的诊断,如血管狭窄、闭塞、血管畸形和动脉瘤等。

## (三)鉴别诊断要点

**1. 癔病性盲**

癔病性盲又称癔病性失明,多与精神心理方面的病变有关,并非视觉传导路病变引起。临床

表现变化多端,用解剖学知识不能解释,暗示或心理治疗可获得改善,可从以下几点做出判断。

(1)恐吓反射:用强光束突然照眼,尖物假作刺眼动作,或用手指迅速接近眼球,观察患者有无瞬目反射,癔病性盲或诈盲患者常存在瞬目反射及躲避反应。

(2)眼震:癔病性盲患者有视动性眼震,而器质性盲患者不出现视动性眼震。

(3)在室内设置障碍物:嘱患者行走,癔病性盲患者行走时常能避开障碍物。

**2. 伪盲**

伪盲又称为诈盲、假盲,即为追求或达到某种目的而装作全盲的假像。"盲眼"在客观检查时,一般无任何病征可见,瞳孔直接、间接反应都很灵敏。仔细询问病史,观察日常行为,反复、多次采用不同的方法进行检查并对比,排除各种引起视力降低的器质性病变。电生理学检查有助于鉴别诊断。

**3. 折光系统病变**

它虽属视力障碍范围,但非神经系统病变,眼科的检查可以发现病变,配镜可以矫正视力。如白内障、屈光不正等。

## 五、视觉障碍的鉴别诊断要点

### (一)视乳头水肿

**1. 视乳头水肿**

视乳头水肿,又称为淤血乳头。视乳头水肿主要取决于颅内压、眼内压和动脉压三者的相互关系与变化。由各种原因所致的颅内压或框内压增高,导致视神经周围鞘间隙内压亦随之增高,从而压迫视神经纤维继中央血管,筛板后视神经组织压高于筛板前的,引起视神经纤维轴浆回流和静脉回流障碍。

早期视力可不受影响,或仅有一般性的视物模糊,晚期视力逐渐减退甚至失明。双侧视乳头水肿绝大多数有颅内占位病变或全身疾病引起的颅内压增高所致,患者常有头痛、恶心、呕吐等症状。眶内压增高及眼压降低引起者均为单眼,前者常伴有眼球突出。

眼底改变分以下几期:

(1)初发期:视乳头边缘模糊,先由下缘开始,逐渐波及到鼻侧及颞侧。视乳头呈潮红色,静脉搏动消失。视乳头充血逐渐加重,并有毛细血管增生。视网膜静脉轻度曲张,在视乳头边缘呈"爬坡状"。

(2)发展期:至发展期时整个乳头模糊不清,直径增大,生理凹陷消失,视乳头水肿呈蘑菇状隆起,隆起度往往超过 3D;视乳头周围可见浅在的大小不等的火焰状出血和白色絮状渗出物;视网膜静脉高度扩张迂曲,动静脉管径之比增大。随着病变的发展,水肿加重,视乳头周围的视网膜形成弧状条纹。水肿程度与颅内占位病变为之的关系似乎更为密切,与颅内压不一定成正比。

(3)萎缩期:此期无论高颅压是否继续存在,隆起的视乳头逐渐平复。因长期循环障碍,导致视神经纤维的变性萎缩、毛细血管闭塞和神经胶质增生,使视乳头呈灰白色,视网膜血管变细并有白鞘而呈原发性视神经萎缩。

表 5-61　视乳头水肿、视神经炎和球后视神经炎的鉴别要点

| 体征和症状 | 视乳头水肿 | 视神经炎 | 球后视神经 |
|---|---|---|---|
| 眼部疼痛 | 无 | 有 | 有 |
| 畏光 | 无 | 有 | 有 |
| 视觉障碍症状 | 一般没有,晚期视神经萎缩时没有出现 | 有 | 有 |
| 一侧或双侧 | 通常为双侧 | 通常单侧,但可相继出现 | 通常单侧,但可相继出现 |
| 视力 | 正常 | 下降 | 下降 |
| 视野 | 盲点扩大 | 中央或亚铃形暗点 ±盲点扩大 | 中央或亚铃形暗点 |
| 瞳孔对光反应 | 正常 | 直接对光反射减弱 | 直接对光反射减弱 |
| 视盘水肿 | 由轻逐渐明显 | 轻 | 轻 |
| 出血 | 有,可明显 | 可有,但轻微 | 无 |

**2. 视乳头水肿常见疾病的鉴别诊断**

(1)脑膜癌:脑膜癌是指癌细胞在软脑膜的浸润性生长,而脑实质内一般无明显的肿瘤结节,故亦称癌性脑膜炎,是一种特殊类型的癌转移,常见于肺癌、乳腺癌、胃肠道肿瘤、淋巴瘤和恶性黑色素瘤。

临床表现　脑膜癌多呈急性或亚急性起病,临床表现为头痛、头晕、痫性发作、视觉障碍和精神症状等,部分患者脑膜刺激征阳性。故临床上对不明原因的颅压增高症,同时伴有脑膜刺激征,而头颅影像学检查无异常发现的患者,应考虑本病的可能,既往有肿瘤病史对本病诊断有提示意义。

辅助检查　脑脊液细胞学检查对本病有独特的诊断价值,可见脑脊液压力高,蛋白定量增加,糖、氯化物可降低,脑脊液细胞学检查可找到肿瘤细胞。影响学检查可无异常,部分患者头颅 CT 或 MRI 增强扫描可见脑沟、脚间池及脑室壁强化、脑积水等。

(2)颅内占位性病变:幕下肿瘤视乳头水肿的发生率高于幕上,前者约 75%,后者约 53%。胶质瘤视神经乳头水肿多见,约 75%,脑膜瘤为 40%。婴幼儿因颅缝未完全闭合,老人因脑萎缩代偿空间大,故颅内压增高引起的视乳头水肿的发生率相对较低。

(3)颅内出血:蛛网膜下腔出血的视神经乳头水肿发生率高于脑出血。

临床表现　多起病突然,表现为头痛、呕吐、偏瘫等,严重者可有意识障碍。常见的病因包括脑血管畸形、动脉瘤、高血压性动脉粥样硬化等。

辅助检查　头颅 CT 或 MR 和明确诊断。DSA 可了解颅内血管病变。

(4)高血压脑病:高血压脑病见于缓进型或急进型恶性高血压、肾性高血压、妊娠高血压综合征、嗜洛细胞瘤等,也可见于脑出血、主动脉夹层动脉瘤及单胺氧化酶抑制剂治疗的高血压病患者。

临床表现　表现为头痛、意识改变和痫性发作。

　　**辅助检查**　眼底检查可见视乳头水肿或视网膜动脉痉挛。

　　(5)良性颅内压增高:良性颅内压增高又称为特发性颅内压增高或假脑瘤综合征。是一种发展缓慢、可自行缓解的颅内压增高,其诱发因素包括某些药物、内分泌疾病、血液疾病及肥胖。

　　**临床表现**　头痛、呕吐和视力障碍,除视乳头水肿或偶有展神经麻痹外,神经系统检查均正常,无意识障碍。

　　**辅助检查**　头颅 CT 或 MR 无颅内占位或脑室扩大,脑脊液成分正常。

　　(6)颅内感染:颅内感染尤其是新型隐球菌性脑膜炎、结核性脑膜炎、弓形体病及脑脓肿等易致视乳头水肿。CSF、CT、MRI 及相关的病原学检查有助于诊断。

　　(7)颅脑外伤:急性轴索弥漫性损伤、脑挫裂伤、急性硬膜外血肿、慢性硬膜下血肿及颅底骨折均可出现视乳头水肿。

　　(8)颅内静脉窦血栓:颅内静脉窦血栓与感染、各种原因或基因突变导致的高凝状态有关。常见的疾病有大脑浅静脉血栓形成、大脑深静脉血栓形成、硬脑膜窦血栓形成等。头颅 CT、MRI、DSA 及 TCD 有助于明确诊断。

　　(9)腰骶部椎管内肿瘤:临床较少见。椎管内肿瘤包括发生于椎管内各种组织,如脊髓、神经根、脊膜和外椎管壁等的原发或继发性肿瘤,患病率为 $0.9\sim2.5/10$ 万,而分布与腰骶及马尾段者仅占其中 1/4。

　　**临床表现**　多以腰痛为首发症状,其他常见症状为头痛、恶心呕吐、视力下降、背痛、盆腔痛、下肢痛等。当视乳头水肿无法解释时,应追问病史有无上述症状。视乳头水肿可能与脑脊液蛋白含量增高,使视神经蛛网膜下腔内脑脊液黏稠度增加,导致轴索肿胀,继而视乳头的血循环淤滞,发生视乳头水肿。

　　**辅助检查**　脑脊液检查可了解肿瘤细胞,腰椎 MR 可明确诊断。

**表 5-62　视乳头水肿其他病因的鉴别诊断**

| 眼异常改变 | 病因 | 视觉缺失 | 伴随症状 | 瞳孔 |
| --- | --- | --- | --- | --- |
| 视乳头水肿 | 颅内压增高 | 无或仅有短暂视觉模糊,视野缩小及盲点扩大,多累及双眼 | 头痛、颅内占位征象 | 正常,可有视神经萎缩 |
| 缺血性视神经病变 | 动脉粥样硬化或颞动脉炎引起视盘和眶内视神经梗死 | 急性视觉缺失,可能为纵向视野缺损,多累及单眼 | 颞动脉炎时伴有头痛 | 传入性瞳孔障碍 |
| 视乳头炎 | 有 MS 或急性脱髓鞘性脑脊髓病引起视盘和眶内视神经炎改变 | 快速进展,多累及单眼 | 眼球压痛或运动痛 | 传入性瞳孔障碍 |
| 玻璃疣 | 先天性,家族性 | 无,或缓慢进展盲点扩大或鼻下部弓形视野缺损,偶有短暂视觉模糊 | 多无 | 传入性瞳孔障碍或正常 |

## (二)视力障碍

### 1. 视力障碍

视力障碍是指在良好照明条件下,识别物体形态的能力降低,不能感知光刺激者称为视力丧失。视神经传导路中任何部位的病变都可以影响视力,主要是视觉通路本身疾病或其邻近组织结构病变累及视觉通路所致,表现为视物不清,甚至完全失明。检查时以视力表、眼前指数及有无光感来判断视力障碍的程度。病变可以累及单眼或双眼,可以持续存在,也可以呈一过性障碍。

### 2. 视力障碍常见疾病的鉴别诊断

(1)视神经乳头炎:与感染、代谢障碍及中毒有关。

临床表现 表现为急性的视力减退,可于1～2天完全失明,累及单眼或双眼,急性期可有畏光、眼部疼痛,眼球转动时疼痛加剧。大多数患者在1～2周内开始好转,6～8周内基本恢复,可遗留视乳头苍白。

辅助检查 眼底检查见颜色潮红,视乳头边界不清,生理凹陷消失等类似视乳头水肿的症状。如为单纯视神经炎,则表现为视神经萎缩,视乳头为苍白,边界清晰。

(2)血管性疾病:眼底动脉、颈动脉、基底动脉中段或大脑后动脉闭塞,椎-基底动脉供血不足等均可引起视力障碍。

临床表现 眼底动脉闭塞常因颈内动脉血栓引起,使同侧眼底供血不足而出现失明。因眼底动脉与颅外动脉有较多的吻合支,一旦眼底动脉缺血,可形成侧支循环,所以失明仅为一过性,一般不产生永久性失明。后循环的血管性疾病除有视力障碍外,多半有复视、共济失调、吞咽困难等症状。

辅助检查 眼底镜检查、TCD、血管彩超、头颅 MR、DSA 可明确诊断。

(3)脱髓鞘疾病:脱髓鞘疾病以中青年患者为多。

临床表现 常为急性或亚急性起病,约半数以上有视神经损害的表现,其中 15%～25% 以视神经功能障碍为首发症状。临床以多个单神经部位受累,病史有缓解复发为特点。如视神经和脊髓联合病变又称为视神经脊髓炎,现认为它是多发性硬化的一个亚型。

辅助检查 脑脊液检查可见寡克隆带。头颅 MR 可协助诊断。

(4)偏头痛:以基底动脉偏头痛多见。

临床表现 在先兆期由于血管的收缩,造成眼底缺血而出现视力下降或短暂的视力丧失,也可出现延期那闪光、彩条、暗点等幻觉或偏盲,一般持续 20～30min,可伴有眩晕、口角及双上肢麻木。当头痛出现时以上症状消失。

辅助检查 TCD、血管彩超,头颅 CT 和 MR 可协助诊断。

(5)颅内肿瘤:见于视神经、视交叉、视束周围的占位性病变。常见的有额叶底面的肿瘤所致的福肯综合征(Foster-Kennedy syndrome)、视神经、视交叉附近的颅咽管瘤、垂体瘤、其他的肿瘤包括视神经胶质瘤、颈内动脉瘤等。

临床表现 由于肿瘤的压迫而出现视力障碍,多伴有视野缺损、视神经萎缩。

辅助检查 头颅 CT 或 MR 可明确诊断。

(6)视神经肿瘤：原发性视神经肿瘤主要为视神经胶质瘤、血管瘤、脑膜瘤及黑色素细胞瘤；继发性视神经肿瘤指从邻近组织侵及视神经的肿瘤，如视网膜母细胞瘤、葡萄膜黑色素瘤，以及白血病和转移癌等。

(7)皮质性盲：皮质性盲表现为双眼视力丧失，而瞳孔对光反射存在。见于内囊后肢、外侧膝状体、视辐射及枕叶皮质病变。

临床表现 脑血管病多见，表现为急性起病，双眼常有黑蒙，多伴脑干或小脑症状，若梗死面积较大，则可出现头痛、呕吐等高颅压症状。

辅助检查 CT 检查可见枕叶大片低密度灶。此外，也见于脑炎、肿瘤、外伤、脱髓鞘病及一氧化碳中毒等疾病。

(8)脑白质发育不良：脑白质发育不良又称为白质脑病，是一组以髓鞘形成障碍为特征的家族遗传性疾病。

临床表现 本病主要发生在婴幼儿和儿童期，病理改变表现为中枢神经系统脑白质对称性弥散性髓鞘脱失，大多数伴有某种脂类的异常沉积。本组疾病的临床表现各具特征，但以智能减退、瘫痪及视力障碍为常见症状。多表现为智能减退、发育迟滞、进行性瘫痪、惊厥或肌张力增高、肌阵挛、眼球震颤、共济失调、视神经萎缩、皮质性盲及感音性耳聋。本病预后不良，多于数月至数年内死亡。

辅助检查 不少患者有脑脊液蛋白增高，CT 扫描可发现白质中有低密度改变，MRI 能更清晰的显示脑灰质、白质结构，并能动态显示髓鞘化过程，便于分析不同发育时期脑部病理变化。家族中如有类似患者即可考虑本病。但最后明确诊断，大多靠病理检查或生化酶学检查。

(9)家族性黑蒙性痴呆：本病是以进行性痴呆、失明和瘫痪为特征的神经系统遗传性疾病，临床少见。

①婴儿型：婴儿型家族性黑蒙性痴呆又称为 Tay-Sachs 综合征。多于出生 2～5 个月发病，患儿表现为两眼视力障碍，进行性肌力减弱、肌张力降低、智能减退甚至痴呆，可有癫痫发作。可有视神经萎缩、眼球震颤和斜视。

②幼年型：幼年型家族性黑蒙性痴呆又称 Bielschowsky 综合征。2～4 岁发病，比婴儿型进展慢，常以精神运动发作倒退为首发，除有痴呆、失明瘫痪等症状以外，常有癫痫发作、肌阵挛及小脑症状。

③少年型：少年型家族性黑蒙性痴呆又称 Bffen-Mayou 综合征。于 4～15 岁发病，视力障碍最先出现，数年后出现智能障碍、癫痫和精神症状，也可有肌肉强直和震颤。症状逐渐加重，10～15 年后进展为痴呆和完全瘫痪。

④成人型：成人型家族性黑蒙性痴呆患者发病于 15～25 岁之间，进展慢，表现为精神症状和癫痫发作，可有共济失调、震颤、肌肉强直等，通常不累及视神经和视网膜，因而视力正常。

### (三)视野缺损

**1. 视野缺损**
当眼球平直的注视正前方的一点时，所能看见的全部空间叫做视野。视觉通路上任何部位受损均可出现视野障碍。视野缺损分偏盲、象限盲、暗点和向心性缩小。

临床上又将视野分 4 个象限,分别称为颞上象限、颞下象限、鼻上象限和鼻下象限。正常视野图近似椭圆形,以注视点位 0°,正常人各方向视野的角度为:向上 60°,向下 70°,鼻侧 60°,颞侧 90°。在视野中央部围绕黄斑相应点 0°～25° 以内的区域称为中心视野,25° 以外称为周边视野。视野障碍表现为在视野范围内有某个区域视敏度减低或丧失,可表现为单眼的或双眼的,同方向的或不同方向的,也可以为周边视野的缩小或中心暗点的扩大。它是由于视路上不同的部位损害所造成的。

**2. 视野缺损常见疾病的鉴别诊断**

(1)视神经病变:视神经病变常见于视神经炎,神经系统脱髓鞘病变,如多发性硬化、视神经脊髓炎及视神经周围的肿瘤等。

(2)血管病变:主要为供应颞叶或枕叶的血管病变,如椎-基底动脉或大脑后动脉梗死,颞叶或枕叶的出血均可出现相应的视力障碍和视野缺损。其次为颅内动脉瘤,多由于瘤体压迫视觉通路所致;如颈内动脉虹吸段动脉瘤、大脑前动脉或前交通动脉的动脉瘤常可压迫视交叉处,产生与鞍区肿瘤相似的视野缺损;后交通动脉瘤常压迫视交叉后的视束,产生对侧同向偏盲。

(3)颅内占位性病变:颅内占位性病变如垂体瘤、颅烟管瘤、视路周围的神经胶质瘤、蝶鞍旁的脑膜瘤、脑室及颅底肿瘤直接侵犯或间接压迫视路,可出现各种视野缺损。

①脑垂体(腺)瘤:是累及视交叉的主要原因。临床早期症状为头痛,大多为额部和两颞部痛,可能是因鞍隔受压所致,一旦穿破鞍隔,头痛可突然缓解。继之出现视野改变,初为双颞侧上象限盲,逐渐发展呈双颞侧盲,视力减退多从一侧开始,然后出现另一侧视力减退,晚期失明。可累及动眼、滑车和展神经,如侵入第三脑室可出现颅内压增高现象。但视神经乳头水肿者较少见。垂体功能障碍是其特点,可表现为发育障碍、肢端肥大症、性功能改变、闭经泌乳综合征、尿崩症等。

②颅烟管瘤:颅咽管瘤发源于颅烟管残余细胞,生长较慢,为良性肿瘤。常位于垂体的前上部,也就是结节部附近,位于视交叉的背侧,肿瘤增大时推压视神经交叉向前下方,同样可以出现双颞侧盲的症状。5～15 岁发病最多。

(4)慢性炎症:若发生增厚、粘连和囊肿形成,引起对脑神经和脑组织的压迫及供血障碍者一种疾病,称为浆液性脑膜炎、"假脑瘤"。可见于各年龄组以中青年为多,临床表现可有几种类型:

①视交叉蛛网膜炎:视交叉蛛网膜炎主要表现为头痛及视力障碍。视力减退常自一侧开始,逐渐进展,数月后波及另一侧,也有长期限于一侧或多侧同时受累者。视力减退的同时视野也出现障碍,表现为周边视野向心性缩小或不规则的偏盲、象限性盲。该病诊断主要靠典型的临床表现,脑脊液检查常有蛋白、细胞增多、糖及氯化物含量多正常,颅内压增高较少或较晚发生。

②后颅凹蛛网膜炎:后颅凹蛛网膜炎分为以下几型:a. 腹侧型:以小脑桥脑角多见,病程较长,常有复发缓解。临床主要表现为小脑桥脑角综合征,如眩晕、眼球震颤、病灶侧耳聋、耳鸣、周围性面瘫、颜面感觉减退、角膜反射消失以及肢体共济失调等。b. 背侧型:病变组要位于枕大池,少数可扩延至两侧小脑半球。临床症状以颅内压增高为主,出现头痛、呕吐、视乳头水肿等,并可因慢性枕大孔疝而导致枕颈部疼痛、颈项强直。局部定位体征很少。

③大脑半球凸面蛛网膜炎:大脑半球凸面蛛网膜炎主要症状为头痛和癫痫发作。头痛可

为局限性或弥漫性,一般较轻。前额叶受累时可有精神症状。脑脊液多正常,压力不高。本病进展缓慢、病程较长。

## 六、视觉障碍的治疗

针对不同的病因进行相应治疗。

# 第十六节 睡眠障碍

睡眠医学是一门新兴的、多学科交叉的综合性医学科学,涉及的临床科室相当广泛。除了作为一种独立的疾病之外,睡眠障碍/睡眠紊乱更多是作为其他疾病的症状之一而存在。这也就决定了睡眠障碍具有比临床医学的其他分支更为鲜明的交叉性和渗透性。在许多情况下,睡眠紊乱是另一种精神或躯体障碍的症状之一。即使某一特殊的睡眠障碍在临床表现上似乎是独立的,仍有许多精神和/或躯体因素可能与其发生有关。一般来说,最好将特异的睡眠障碍的诊断与尽可能多的其他相关诊断并列在一起,以便充分地描述该病例的精神病理和/或病理生理状况。

## 一、睡眠障碍的确定

### (一)概念

睡眠障碍概括来说包括两个方面:一是指睡眠本身发生问题,如失眠、白天过度困倦、发作性睡病;二是指在睡眠时诱发或发生的疾病,如睡眠呼吸暂停、打鼾、睡眠期出现的各种异常行为(梦魇、睡行、夜惊等)。

### (二)评估方法

见表 5-63。

表 5-63 睡眠障碍的评估

| 评估方法 | 简介 |
| --- | --- |
| 描述性评估 | 包括患者及观察者对症状的描述、患者对睡眠的自我评价等,初步了判定患者的睡眠障碍类别,缩小下一步明确诊断的范围 |
| 半定量式评估 睡眠日记 | 可自行设计,以↓代表上床,以↑代表起床,自我感觉睡着的时间涂黑等 |
| | 爱泼沃斯困倦程度量表(ESS) |
| | 自评8种情况下打瞌睡(不仅仅是感到疲倦)的可能如何,得分越高说明白天的睡意越浓 |
| | 匹兹堡睡眠质量指数(PSQI) |

| 评估方法 | 简介 |
|---|---|
| | 包括 19 个自评和 5 个他评条目组成,以总分作为衡量睡眠质量状况的总体水平,各因子分作为评估各相应内容的睡眠情况,不适用于不规律作息时间的情况下(比如昼夜节律性睡眠障碍、倒班等)的睡眠评价 |
| 客观检查 | |
| | 多导睡眠图(PSG)(图 5-22)<br>是睡眠障碍诊断的客观检查,目前常用导联包括脑电、眼动、肌电、心电、鼾声、血氧饱和度、胸腹呼吸运动、体位、腿动等。根据 PSG 的结果,睡眠可分为非快眼动睡眠(non rapid eye movement,NREM)和快眼动睡眠(rapid eye movement,REM),其中,NREM 睡眠又可分为第 1、第 2 阶段睡眠(浅睡)和第 3、第 4 阶段睡眠(深睡),各阶段在健康成人中的比例大约为:$S_1$ 占 5%左右,$S_2$ 占 50%左右,$S_3$ 和 $S_4$ 占 10%～20%,REM 占 20%～25%(图 5-23)<br>白天多次睡眠潜伏期测定(MSLT)<br>夜间多导睡眠图监测结束后 2 小时左右开始进行,共包括 5 次小睡,每次 30 分钟,主要是用来评估个体白天的困倦状态,对发作性睡病的诊断与鉴别诊断起着重要作用<br>活动记录仪(actigraphy)<br>手腕监测器,记录连续 1 分钟以上的活动并存储在一个微电脑芯片中,初步判断睡眠觉醒状态 |

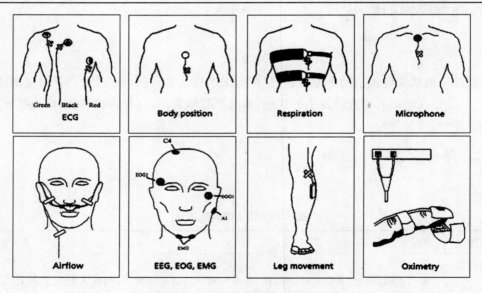

**图 5-22　多导睡眠图常用的导联设置**

# (三)诊断分类体系

睡眠障碍的诊断体系有多种,采用不同的诊断系统可能造成临床及研究结果的差异。

## 1. 睡眠障碍国际分类(ICSD)

ICSD-2

①失眠;

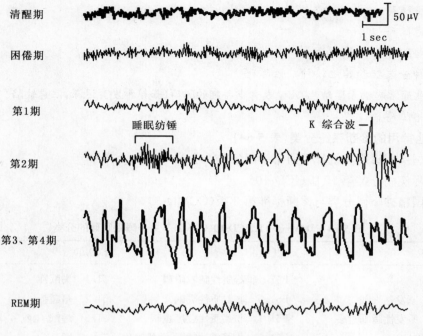

图 5-23　不同睡眠期的脑电图表现

②与呼吸相关的睡眠障碍；

③非呼吸障碍性白天过度嗜睡；

④昼夜节律紊乱所致的睡眠障碍；

⑤异态睡眠；

⑥睡眠相关的运动障碍；

⑦独立症候群，正常变异及尚未明确的问题；

⑧其他睡眠障碍；

另外，ICSD-2 还增加了两个附录：

附录 A　与他处分类疾病相关的睡眠障碍

(1)致死性家族性失眠症。

(2)纤维肌痛相关性睡眠障碍。

(3)与睡眠相关的癫痫。

(4)与睡眠相关的头痛。

(5)与睡眠相关的胃-食管反流。

(6)与睡眠相关的冠状动脉缺血。

(7)与睡眠相关的心律失常。

(8)与睡眠相关的异常吞咽、窒息、喉痉挛。

附录 B　睡眠障碍的鉴别诊断中常见的其他精神/行为障碍

(1)心境障碍。

(2)焦虑障碍。

(3)某些躯体形式障碍。

(4)精神分裂症和其他精神病性障碍。

(5)某些通常起病于婴幼儿、儿童或青少年期的障碍(如精神发育迟滞,注意缺陷/多动障碍)。

(6)人格障碍。

**2. 其他常用的诊断系统分类**(表 5-64)

(1)美国疾病诊断与统计手册第 4 版(DSM-Ⅳ)。

(2)国际疾病分类第 10 版(ICD-10)。

(3)中国精神障碍分类与诊断标准第 3 版(CCMD-3)。

**表 5-64　DSM-Ⅳ-TR、ICD-10、CCMD-3 关于睡眠障碍的分类**

| DSM-Ⅳ-TR | ICD-10 | CCMD-3 |
| --- | --- | --- |
| **1. 睡眠失调** | F51　非器质性睡眠障碍 | 51.1　失眠症 |
| 307.42　原发性失眠 | F51.0　非器质性失眠 | 51.2　嗜睡症 |
| 307.44　原发性睡眠过多 | F51.1　非器质性过度睡眠 | 51.3　睡眠-觉醒节律障碍 |
| 347　发作性睡病 | F51.2　非器质性睡眠-觉醒障碍 | 51.4　睡行症 |
| 780.59　呼吸相关睡眠障碍 | F51.3　睡行症/梦游症 | 51.5　夜惊 |
| 307.45　昼夜睡眠节律障碍 | F51.4　睡惊/夜惊症 | 51.6　梦魇 |
| 307.47　睡眠失调,待分类 | F51.5　梦魇 | 51.9　其他或待分类非器质性睡眠障碍 |
| **2. 异态睡眠(睡眠倒错)** | F51.8　其他非器质性睡眠障碍 | |
| 307.47　梦魇障碍 | F51.9　非器质性睡眠障碍,待分类 | |
| 307.46　夜惊障碍 | | |
| 307.46　睡行障碍 | G47　睡眠障碍(第六章,神经系统疾病) | |
| 307.47　异态睡眠,待分类 | | |
| **3. 与其他精神障碍相关睡眠障碍** | G47.0　入睡和维持睡眠障碍(失眠) | |
| 307.42　因轴Ⅰ或轴Ⅱ疾病所导致的失眠 | G47.1　过度睡眠障碍　(嗜睡) | |
| 307.44　因轴Ⅰ或轴Ⅱ疾病所导致的睡眠过多 | G47.2　睡眠-觉醒周期障碍 | |
| | G47.3　睡眠呼吸暂停 | |
| **4. 其他睡眠障碍** | G47.4　发作性睡病和猝倒症 | |
| 780.XX　因内科疾病而导致的睡眠障碍 | G47.8　其他睡眠障碍 | |
| 物质依赖所致睡眠障碍 | G47.9　睡眠障碍,待分类 | |

# 二、诊断流程

病史的询问对所有疾病的诊断与鉴别诊断都相当重要。临床医师不仅要详细询问患者有关睡眠障碍的开始时间、发作特点、发作频率、起病形式、持续时间等，还应该对患者的睡眠模式、个性特点、主要生活经历、家庭居住环境及作息习惯等做一定的了解，另外很重要的一点是，必须对患者的躯体状况、精神状态以及是否有精神活性物质使用等情况进行详细的了解，以确定或排除其他原因引起的睡眠障碍。比如，早年起病的睡眠障碍多首先考虑原发疾病，成年后的睡眠障碍则多首先考虑是继发症状。

　　睡眠障碍的诊断流程依据诊断体系而不同，但无论参照的是何种诊断标准，明确诊断至少要包括以下流程和内容（图5-24）。

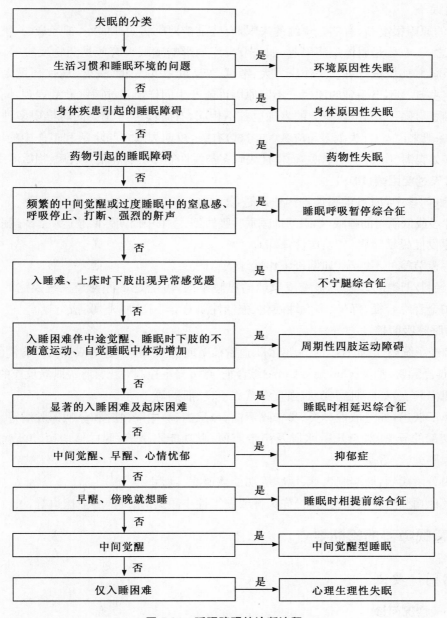

**图5-24　睡眠障碍的诊断流程**

### 三、睡眠障碍的定位诊断和常见病因

#### (一)睡眠障碍定位

睡眠与间脑,尤其是下丘脑的功能紊乱有关;觉醒与脑干网状结构有关。

#### (二)常见原因

**1. 失眠**

失眠的原因很复杂,有些是单纯的失眠,有些是精神疾病如抑郁症、神经衰弱、精神分裂症等的症状之一,有些是躯体疾病引起(如关节炎疼痛影响睡眠),有些是药物反应等,有些能找到明确的诱因,如倒班、熬夜、工作压力大、考试、亲人生病或去世、失恋、居住环境太过狭窄或嘈杂等,有些却找不出明确的原因。不同原因可能产生同样形式的睡眠紊乱表现,同一原因所导致的睡眠问题在不同个体身上的表现也各不相同,有时候也可能会同时出现多种形式的睡眠问题。一般来说,急性失眠多与应激(如考试)有关,短期失眠多与生活和工作中的压力、短期躯体疾病(如腹泻、伤口疼痛)有关,而慢性失眠多与慢性躯体疾病和精神疾病、物质滥用等有关。

**2. 白天过度困倦(EDS)**

在睡眠门诊中,EDS 的可能病因依次是:

(1)片段或低质量的睡眠(如阻塞性睡眠呼吸暂停、睡眠中周期性四肢运动、不宁腿综合征)。

(2)原发性睡眠障碍(如发作性睡病)。

(3)昼夜节律的不匹配(如倒班工作性睡眠障碍)。

在神经科门诊中,EDS 与疲劳或单纯的思睡不同,可能是多种神经系统疾病的显著症状之一,如帕金森综合征、痴呆、多发性硬化、强制性肌营养不良、脑外伤、脑炎等。

**3. 睡眠呼吸暂停**

(1)神经系统病变:如脊髓前侧切断术、血管栓塞或变性病变引起的双侧后侧脊髓的病变、家族性自主神经异常、脑炎、Ondine's Curse 综合征(呼吸自主控制对正常呼吸刺激反应的衰竭)。

(2)肌肉病变:如膈肌病变、肌强直性营养不良、肌病等。

(3)鼻部疾患:如过敏性鼻炎、鼻中隔弯曲、鼻息肉、鼻中隔血肿和鼻咽部肿瘤等。

(4)咽部的异常:如会厌的水肿及声带麻痹、喉功能不全等;腺样体增殖、淋巴瘤、咽壁肥厚、扁桃腺肥大。

(5)内分泌疾病:肢端肥大症、甲状腺功能减退症、巨舌。

(6)其他:肥胖、颅底发育异常、先天性或获得性小颌畸形、颈部肿瘤压迫等。

### 四、睡眠障碍的诊断要点

#### (一)问诊要点

**1. 一般情况问诊**

临床症状、睡眠习惯、查体和实验室辅助检查等。

**2. 专项睡眠情况问诊**

睡眠日记、睡眠问卷、多导睡眠图、体动记录仪、催眠药物使用情况等。

**3. 临床症状**

入睡困难、睡眠维持困难中的一项或两项；严重影响了觉醒时的各项功能或导致明显不安；伴发疾病（躯体、心理方面的）；药物治疗和滥用情况等。

**4. 睡眠习惯**

睡眠卫生（午休、睡眠形式和习惯、节假日的作息时间等）。

## （二）临床检查要点

## （三）鉴别诊断要点

# 五、常见睡眠障碍及诊断要点

## （一）失眠

**1. 概念**

失眠是最常见的一种睡眠紊乱的症状，可单独存在，也可作为其他疾病的症状之一而存在。"失眠"一词来源于拉丁语"no"（无）和"somnus"（睡眠），失眠通常指患者对睡眠时间和（或）质量不满足并影响白天社会功能的一种主观体验。

**2. 分类**

见表 5-65。

**表 5-65  常见的失眠分类**

| 依据 | 分类 | 描述 |
| --- | --- | --- |
| 据病程 | 一过性或急性失眠 | 病程<4 周 |
| | 短期或亚急性失眠 | 病程>4 周<6 个月 |
| | 长期或慢性失眠 | 病程>6 个月 |
| 据严重程度 | 轻度失眠 | 偶尔不发，对生命质量影响小 |
| | 中度失眠 | 每晚发生，中度影响生命质量，伴有一定的症状（易激惹、焦虑、疲乏等） |
| | 重度失眠 | 每晚发生，中度影响生命质量，临床症状表现突出（易激惹、焦虑、疲乏等） |
| 据时间段 | 入睡期失眠（起始段） | 熄灯后 30 分钟以上才可入睡 |
| | 睡眠维持期失眠（中段） | 入睡后频繁醒来或夜间醒来时间超过 30 分钟，或者晚上睡眠时间不足 6.5 小时且早上提前醒来 |
| | 睡眠结束期失眠（后段）混合型 | |

续表

| 依据 | 分类 | 描述 |
| --- | --- | --- |
| 据临床表现 | 睡眠潜伏期延长 | 入睡时间超过 30 分钟 |
| | 睡眠维持障碍 | 夜间觉醒次数 2 次或凌晨早醒 |
| | 睡眠质量下降 | 睡眠浅、多梦 |
| | 总睡眠时间缩短 | 通常＜6 小时 |
| | 日间残留效应 | 次晨感到头昏、精神不振、嗜睡、乏力等 |

### 3. 诊断及鉴别诊断要点

非器质性失眠症

失眠症是一种持续相当长时间睡眠的质和/或量令人不满意的状况。

难以入睡是最常见的主诉，其次是维持睡眠困难和早醒，通常以上情况并存。患者常会感到紧张、焦虑、担心或抑郁，思想像在赛跑。经常忧虑睡眠的充足与否、个人健康状况、甚至死亡等问题。清晨，他们常诉感到心身交瘁；白天则感到抑郁、担心、紧张、易激惹和对自身过于专注。他们常常试图以服药或饮酒来对付自己的紧张情绪。

在诊断失眠症时，不能把一般认为正常的睡眠时间作为判断偏离程度的标准，因为有些人（即所谓短睡者）只需要很短时间的睡眠，却并不认为自己是失眠患者。相反，有些人为其睡眠质量之差痛苦不堪，但他们的睡眠时间从主观上和/或客观上看都在正常范围。当在生活中哄孩子上床睡觉有困难时，我们也常会说儿童有睡眠困难（并非睡眠本身）；被照料的孩子入睡困难不应。

［诊断要点］

只要是睡眠的质和/或量的不满意是患者惟一的主诉，就可诊断。它可独立或是其他精神症状如抑郁、焦虑或强迫等的症状之一。

失眠是其他精神障碍中常见的症状，见于情感性、神经症性、器质性及进食障碍，精神活性物质所致精神障碍，也见于精神分裂症及其他睡眠障碍如梦魇。失眠经常伴发于躯体障碍，如疼痛、不适或服用某些药物时。如果失眠仅仅是某一精神障碍或躯体状况的多种症状中的一种，即它在临床相中并不占主要地位，那么诊断就应限定于主要的精神或躯体障碍。另外，一些睡眠障碍如梦魇、睡眠—觉醒节律障碍、睡眠呼吸暂停及夜间肌阵挛，只有当它们导致了睡眠的量或质的下降时，才能确立诊断。然而，在上述各种情况中，如果失眠是主诉之一且失眠本身被看作是一种状况，那么在主要诊断之后应增加失眠诊断。

"一过性失眠"不应诊断为失眠。一过性睡眠紊乱是日常生活中的正常现象。例如，由于某些心理社会应激，有几夜没睡好，不应诊断为失眠，但如果合并其他有临床意义的征象时，可以考虑"一过性失眠"为急性应激障碍或适应性障碍的一部分。

确诊失眠时，下列临床特征是必需的：

①主诉或是入睡困难，或是难以维持睡眠，或是睡眠质量差；

②这种睡眠紊乱每周至少发生 3 次并持续 1 个月以上；

③日夜专注于失眠，过分担心失眠的后果；

④睡眠量和/或质的不满意引起了明显的苦恼或影响了社会及职业功能。

## （二）白天过度困倦

**1. 概念**

睡眠过多与过少一样，都可能是一种独立的睡眠障碍，或者是其他疾病的主要表现之一，应引起医患双方的足够重视。有学者提出"过度睡眠/睡眠过多/嗜睡"的概念不够确切，推荐使用"白天过度困倦"（excessive daytime sleepiness，EDS）的概念，但在很多疾病分类和描述中，仍沿用过度睡眠等名词。

EDS 的临床表现可有多种形式，如思睡、易激惹、注意力不集中、记忆力下降、笨拙、情绪低落、人格改变、头痛加剧、婚姻不和谐、阳痿等。

**2. 诊断及鉴别诊断要点**

EDS 的诊断与鉴别诊断流程如图 5-25 所示：

## （三）睡眠呼吸暂停

**1. 概念**

睡眠呼吸暂停是指患者在睡眠中反复出现呼吸暂时停止（口鼻气流停止 10 秒以上）的现象。

根据《阻塞性睡眠呼吸暂停低通气综合征诊疗指南》（2002 年，杭州，《中华耳鼻咽喉科杂志》，2002；37（6）：403～404），呼吸暂停是指睡眠过程中口鼻气流停止≥10 秒；低通气（通气不足）是指睡眠过程中呼吸气流强度较基础水平降低 50％以上，并伴血氧饱和度（$SaO_2$）3％或伴有觉醒；阻塞性呼吸暂停是指呼吸暂停时口鼻无气流通过，而胸腹呼吸运动存在；阻塞性睡眠呼吸暂停低通气综合征（obstructive sleep apnea-hypopnea syndrome，OSAHS）是指睡时上气道塌陷阻塞引起的呼吸暂停和通气不足、伴有打鼾、睡眠结构紊乱、频繁发生血氧饱和度下降、白天嗜睡等病征。

除了原发疾病的表现之外，睡眠呼吸暂停患者最主要的临床表现有 3 大类：

（1）夜间睡眠过程中频繁发生的呼吸暂停事件、觉醒、睡眠不稳、深睡减少或缺乏，可伴有严重的鼾声；

（2）白天的过度困倦、疲乏、睡醒后仍感觉疲倦、晨起头痛、记忆力下降、情绪不稳等；

（3）各种并发的躯体疾病、不适或意外较多，如阳痿、肥胖（不易减肥）、高血压、肺心病、心脏病、糖尿病、儿童发育迟缓、驾驶或工作时发生意外等。

**2. 分类**

根据多导睡眠图的结果，睡眠呼吸暂停事件可分为阻塞型（Obstructive Apnea，OA）、中枢型（Central Apnea，CA）和混合型（Mixed Apnea，MA）3 种类型。

阻塞型睡眠呼吸暂停也称周围型睡眠呼吸暂停，呼吸暂停发生时患者的口、鼻气流消失，但胸腹部的呼吸动作仍存在，常可见到患者腹部的起伏十分剧烈，拼命挣扎，直到上气道重新开放后，气流恢复为止；中枢型睡眠呼吸暂停指的是患者口、鼻气流消失的同时，胸腹部的呼吸动作也消失，呼吸暂停发生时患者一动不动；混合型睡眠呼吸暂停指即在一次呼吸暂停过程

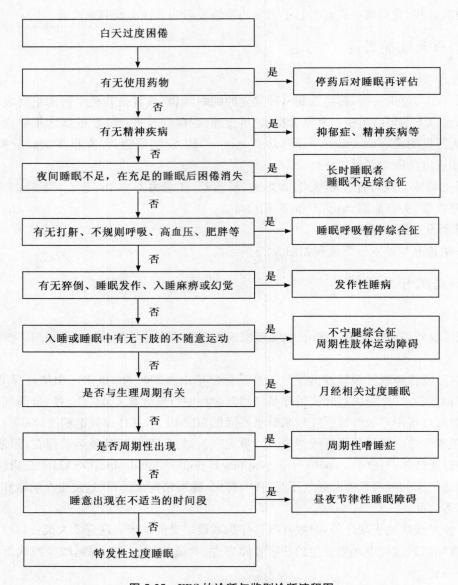

图 5-25　EDS 的诊断与鉴别诊断流程图

中,开始时出现中枢型呼吸暂停,继之同时出现阻塞型呼吸暂停,因而兼有阻塞型及中枢型睡眠呼吸暂停的共同特点。

中枢型睡眠呼吸暂停常发生于中枢神经系统病变及神经肌肉疾病的患者,如小儿麻痹后遗症、脊髓侧索硬化、脑梗死等。需要引起注意的是,与阻塞型睡眠呼吸暂停时患者多表现为白天嗜睡不同,中枢型的患者可表现为失眠容易醒,有些重症患者表现为严重的入睡困难,一入睡即被憋醒,服用安眠药后病情不见好转,反而会加重。

**3. 诊断及鉴别诊断要点**

典型病例根据病史或入睡后的观察即可推测诊断,但如要确诊并分型、分度的话,则必须进行多导睡眠图的检测。

根据《阻塞性睡眠呼吸暂停低通气综合征诊疗指南》,OSAHS 的诊断依据如下:

(1)症状:患者通常有白天嗜睡、睡眠时严重打鼾和反复的呼吸暂停现象;

(2)体征:检查有上气道狭窄因素;

(3)多导睡眠监测(PSG)检查每夜 7 小时睡眠过程中呼吸暂停及低通气反复发作 30 次以上,或睡眠呼吸暂停和低通气指数≥5。呼吸暂停以堵塞性为主;

(4)影像学检查:显示上气道结构异常;

(5)鉴别诊断:OSAHS 需与下列疾病鉴别:中枢性睡眠呼吸暂停综合征、甲状腺功能低下、肢端肥大症、发作性睡病、喉痉挛、声带麻痹、癫痫、神经肌肉疾病等。

OSAHS 的病情程度和低氧血症病情程序判断(见表 5-66),以 AHI 为标准对 OSAHS 分度,注明低氧血症情况。例如,AHI＝25,最低 $SaO_2$(％)＝88,则报告为"中度 OSHAS 合并轻度低氧血症"。

表 5-66　OSAHS 的病情程度和低氧血症病情程序判断

|  | 程度 | 病情程度判断依据 |
| --- | --- | --- |
| OSAHS | 轻度 | AHI＝5～20 次/小时 |
|  | 中度 | AHI＝21～40 次/小时 |
|  | 重度 | AHI＞40 次/小时 |
| 低氧血症 | 轻度 | 最低 $SaO_2$(％)＞85 |
|  | 中度 | 最低 $SaO_2$(％)＝65～84 |
|  | 重度 | 最低 $SaO_2$(％)＜65 |

OSAHS 按狭窄部位可分为 4 型,即:

Ⅰ型:狭窄部位在鼻咽以上(鼻咽,鼻腔)。

Ⅱ型:狭窄部位在口咽部(和扁桃体水平)。

Ⅲ型:狭窄部位在下咽部(舌根,会厌水平)。

Ⅳ型:以上部位均有狭窄或有 2 个以上部位狭窄。

**4. 治疗**

根据《阻塞性睡眠呼吸暂停低通气综合征诊疗指南》,对 OSHAS 强调综合治疗,解除上气道存在的结构性狭窄因素。根据阻塞部位制订手术方案,对多平面狭窄的患者可行分期手术。建议对重度患者术前行持续正压通气(CPAP)治疗 1～2 周或气管切开术,手术中应保留基本结构、维持和重建功能。

疗效评定必须有 PSG 结果,随访时间为 6 个月(近期)和 1 年以上(远期),疗效评定依据如下:

治愈:AHI＜5,$SaO_2$(％)＞90,症状基本消失。

显效:AHI＜20 或降低≥50％,症状明显减轻。

有效:AHI 降低≥25％,症状减轻。

无效：AHI 降低＜25％，症状无明显变化。

### (四)发作性睡病

**1. 概念**

发作性睡病的特征是反复的、不可抑制的发生于清醒时间的发作性睡眠，可伴有猝倒、睡眠瘫痪及入睡前/醒后幻觉，即所谓的"发作性睡病四联症"，但只有10％左右的发作性睡病患者会有上述全部症状，大多数仅有部分症状，部分患者还会出现自动行为，即在看似清醒的情况下同时存在或迅速转换的觉醒和睡眠现象，患者表现出一些不合时宜的复杂行为或言语等，绝大多数不能回忆当时情况。

**2. 诊断及鉴别诊断要点**(见表 5-67)

典型的发作性睡病诊断并不是很困难，但对于只有部分症状的患者而言，必须要认真排除各种可能有的病因或影响因素。下丘脑或第三脑室结构的异常也可表现为发作性睡病，但常常特征不典型或者耐药，可能是由于肿瘤，如起源于垂体的肿瘤，各种原因导致的脑积水等。

**表 5-67　ICSD2 对不同类型发作性睡病的诊断要点**

| 伴猝倒型发作性睡病 | 不伴猝倒的发作性睡病 | 医源性发作性睡病 |
| --- | --- | --- |
| (1)患者主述几乎每天白天睡眠过多至少 3 个月 | (1)患者主述几乎每天白天睡眠过多至少 3 个月 | (1)患者主诉几乎每日发生的白天过度嗜睡至少 3 个月 |
| (2)有明确的猝倒发作病史，即由于情绪激动触发的突然发生的瞬间的运动丧失 | (2)没有典型的猝倒发作，但是有疑似的或者非典型的猝倒症状发生 | (2)以下情况中至少包括一项：<br>①明确的猝倒发作史，即由于情绪激动触发的突然发生的瞬间的肌肉张力丧失 |
| (3)只要条件允许，猝倒型发作性睡病的确诊都必须要通过夜间多导睡眠监测，并于次日行 MSLT。在 MSLT 前一晚夜间睡眠充足的情况下(至少 6 小时)，MSLT 的平均睡眠潜伏期≤8 分钟，并且 SOREMPs≥2 次。或者脑脊液中 hypocretin-1 水平≤110pg/ml，或者≤正常均值的 1/3 | (3)不伴有猝倒的发作性睡病的确诊，必须要通过夜间多导睡眠监测，并于次日行 MSLT。在不伴有猝倒的发作性睡病中，在确保进行 MSLT 前一晚夜间睡眠充足的情况下(至少 6 小时)，MSLT 的平均睡眠潜伏期≤8 分钟，并且 SOREMPs≥2 次 | ②如果没有猝倒发作或者发作不典型，应当在患者习惯的睡眠时间内进行多导睡眠监测，随后做一个 MSLT，在测试前夜间睡眠充足(至少 6 小时)的情况下必须出现在 MSLT 上平均睡眠潜伏期少于 8 分钟并且出现 2 次以上的始发 REM 睡眠 |
| (4)睡眠过多不能用其他类型睡眠紊乱或精神障碍、神经障碍、药物副作用或其他某种物质引起的功能紊乱解释 | (4)睡眠过多不能用其他类型睡眠紊乱或精神障碍、神经障碍、药物副作用或其他某种物质引起的功能紊乱解释 | ③假如患者为非昏迷患者，Hypocretin-1 在脑脊液中的水平低于 110pg/ml(或正常值的 30％)<br>(3)有明显的医源性或神经性失调可以解释白天嗜睡<br>(4)睡眠过度症状不能很好地被其他睡眠紊乱、精神紊乱、药物运用或其他物质滥用解释 |

## （五）其他常见的睡眠障碍类型

### 1. 昼夜节律睡眠障碍

昼夜节律睡眠障碍是指个体的睡眠模式与被期望的睡眠模式或社会常规模式不一致。有以下 4 种常见的类型（见表 5-68）：

**表 5-68 昼夜节律睡眠障碍类型**

| 类型 | 临床特点 |
| --- | --- |
| 睡眠时相延迟综合征 | 年轻人多见<br>凌晨 1 点或更晚入睡<br>夜间的睡眠正常<br>清晨觉醒非常困难<br>可能有遗传基础 |
| 睡眠时相提前综合征 | 少见<br>典型就寝时间为晚 6 点至 9 点<br>凌晨 4 点以后不能继续入睡<br>部分患者有遗传异常 |
| 非 24 小时睡眠时相综合征 | 睡眠觉醒周期完全依赖内源性生物节律，周期约为 25 小时<br>每 3～4 周 1 个周期<br>非完全失明的个体中罕见 |
| 不规则睡眠-觉醒模式 | 多见于严重脑外伤个体<br>睡眠觉醒时相完全解构<br>24 小时内 3 个或 4 个小睡<br>每天睡眠总时间正常 |

### 2. 睡行症（sleep walking，somnambulusim）

睡行症旧称梦游症，指一种在睡眠过程尚未清醒时起床在室内或户外行走，或做一些简单活动的睡眠和清醒的混合状态。早期认为患者是在做梦，但后来的临床研究及多导睡眠图结果均证实，该病是在 NREM 期出现的，且无梦的体验。

睡行症在普通人群中的发病率可高达 1％～15％，儿童较成年人多见。部分患者随着年龄的增长可自然缓解，发作时难以唤醒，强行唤醒时可能会出现意识障碍或暴力行为。

### 3. 睡惊症（sleep terror）

睡惊症又称夜惊、睡眠惊恐，是指患者突然从睡眠中突然醒来，发出尖叫或呼喊，伴有极度恐惧的自主神经功能的表现，通常发生于前半夜睡眠，多导睡眠图显示处于 NREM 睡眠期。与睡行症一样，发作时也难以唤醒，强行唤醒时可能会出现意识障碍或暴力行为。

### 4. 梦魇（nightmares）

梦魇又称噩梦发作、梦中焦虑发作等，发生于后半夜，以恐怖不安或焦虑为主要特征的梦境体验,事后能够详细回忆。多于遭遇创伤性事件或者受到强烈的精神刺激之后产生,频繁发作的梦魇可能与特定的人格有关,如 20%～40% 的患者存在分类型人格障碍、边缘型人格障碍或精神分裂症症状等。

**5. 遗尿**

器质性遗尿见于泌尿系统的先天性畸形、感染或结石,以及各种病因如脊柱裂等所致的神经元性膀胱。这种遗尿一般伴有日间的尿失禁及(或)其他排尿障碍。

生理性遗尿见于饮水过多,尿过酸、过浓、含药物或酒,夜间保暖不够以致汗分泌减少、肾排泄增加,以及因膀胱附近组织的病变(包括蛲虫病)而产生的排尿反射亢进,在睡眠中大脑对膀胱的控制减弱时发生遗尿。

功能性遗尿见于儿童。正常儿童在 1～3 岁间即能学会控制排尿,但一部分儿童和个别成人持续地或间歇地在睡眠中遗尿。少数属于原发性,即神经系统对膀胱功能的控制方面存在着发育迟缓,在迟于其他儿童的年龄时方停止遗尿。其中一部分且有遗传史。大多数为继发生,即由于训练不良或精神因素所引致者,表现为长期遗尿,或在缓解后复发。

**6. 睡眠中周期性动作(periodic movements in sleep,PMS)**

PMS 又称夜间肌阵挛,为睡眠中重复性的下肢肌肉收缩。每夜可达数百次,每次约 2 秒。引致患者时常觉醒,但不能觉察下肢的动作。

**7. 不宁腿综合征(restless leg syndrome,RLS)**

表现为晚间尤其在睡前下肢的感觉异常或疼痛等不适,以小腿最严重,双腿均受累,坐下或躺下甚至站立时均感到不适,下肢运动或摩擦腿部暂时可缓解。一般见于年长者,睡眠剥夺及精神紧张可加重症状。有人认为与感觉性神经病、贫血、血管病、尿毒症、妊娠及类风湿关节炎等有关,多数病例周围神经电生理检查正常。

**8. 快眼动睡眠行为障碍(REM sleep behavior disorder,RBD)**

RBD 表现为快眼动睡眠期骨骼肌正常失张力现象的丧失及肌肉活动的增加,伴有生动、恐怖、充满暴力内容的恶梦。

RBD 主要临床特点包括:

①可见于任何年龄,但以 50～70 岁多见;

②男性明显多于女性,约(2～5):1;

③REM 应有的肌肉失张力现象丧失,反复出现躯干或肢体的复杂、有力的运动,或过度肢体急跳(jerking),如短暂肢体抽动、踢腿、挥拳动作等,可导致自伤或伤及同床者,事后对此可无记忆;

④可有多情景的做梦,表现在梦境中下床走动、哭喊等,此时唤醒可生动回忆梦中情景;

⑤多导睡眠仪检查示颏下肌及肢体肌张力相位性或持续性增高可助确诊。

多种可累及脑干的神经疾病,如帕金森病、脑血管病、肿瘤、脱髓鞘性疾病可继发 RBD,而临床上无这些部位病损的原发性 RBD(idiopathic REM sleep behavior disorder,iRBD)或称为隐源性更为多见,占 60% 以上。

**9. 睡中磨牙(bruxism)**

为睡眠中咬肌的节律性收缩,常有伴有身体转动和心律加速。多见于儿童和青春期;常有家族史。

**10. 家族性睡瘫**

为常染色体显性遗传。发作均在进入 REM 期时；除呼吸肌和眼肌外，全身呈现瘫痪。可能伴有幻觉，但无其他睡眠障碍。

## （六）神经科门诊常见睡眠障碍的鉴别

**1. 睡眠中异常现象的诊断与鉴别诊断流程**

仔细观察睡眠中异常行为的特点，对明确诊断至关重要。相关检查，尤其是动态脑电图和多导睡眠图的结果可以提供确诊的关键证据。比如，如果是婴幼儿，出现睡眠中来回走动、拳打脚踢等异常行为，且对呼叫缺乏反应时，首先考虑睡行症。患者很难被叫醒，如果强行叫醒，可能出现错乱状态和暴力行为。此时光线刺激引起的散瞳情况较多。RBD 是"实现梦"，即将梦中的内容直接表现到躯体上，反复呼叫可以让患者完全觉醒。如果反复出现同样形式的复杂动作，如噘嘴、舔舌、头向一个方向转等动作开始的异常行为都是癫痫发作的特征。

睡眠中异常现象的诊断与鉴别诊断流程，如图 5-26。

睡眠中异常活动的鉴别如表 5-69。

表 5-69　睡眠中异常活动的鉴别

| 症状 | RBD | 睡行症夜惊症 | 癫痫 | 睡眠呼吸暂停综合征 |
|---|---|---|---|---|
| 暴力行为 | 经常 | 少见 | 少见 | 无 |
| 声音 | 大声说梦话 | 叫喊、哭泣 | 有 | 叹气 |
| 尿失禁 | 无 | 无 | 有 | 无 |
| 刺激诱发觉醒 | 快 | 困难 | 困难 | 快 |
| 对外界障碍物的认知 | 不可以 | 可以 | 不可以 | 可以 |
| 外伤 | 多 | 少 | 少 | 无 |
| 打鼾、呼吸停止 | 无 | 无 | 有时有 | 常有 |
| 噩梦 | 常有 | 无 | 无 | 少见 |
| 瞳孔变化 | 无 | 散瞳 | 散瞳 | 无 |
| 好发年龄、性别差异 | 老年人，男多于女 | 小儿 | 小儿，老年人 | 肥胖者，男多于女 |

**2. 伴有睡眠障碍的神经系统疾病**

同一神经系统疾病，可能出现不同类型的睡眠障碍，不同神经系统疾病，也可能出现同样类型的睡眠障碍。脑血管病相关性睡眠障碍可表现为失眠、过度睡眠、RBD 等，而脑变性病相关性睡眠障碍主要表现为失眠、过度睡眠、睡眠中出现异常行为，多数患者的 24 小时睡眠-觉醒周期紊乱，常在 NREM 睡眠的第 1、第 2 期出现自动行为、阵发性肌阵挛或周期性肢体运动障碍，一个或多个肢体较长时间的强直性收缩等。

神经系统疾病常见的睡眠障碍，如表 5-70。

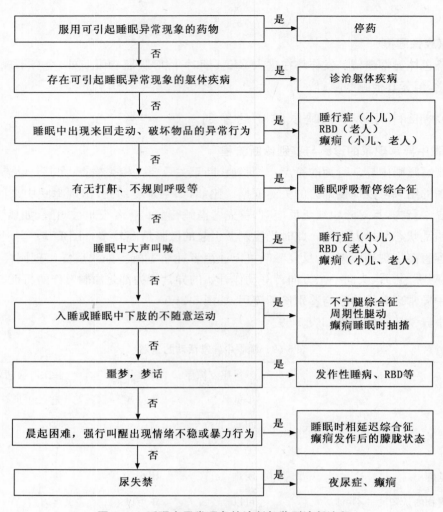

图 5-26　睡眠中异常现象的诊断与鉴别诊断流程

表 5-70　神经系统疾病常见的睡眠障碍

| 睡眠障碍 | 机制 | 常见疾病 |
|---|---|---|
| REM 睡眠行为障碍(RBD) | 大脑控制肌张力的机能出现障碍,梦中的活动以实际的身体活动表现出来 | 橄榄体桥脑小脑萎缩、夏-德综合征、帕金森病、进行性核上性麻痹等变性疾病常伴发或首发 RBD |
| 睡眠呼吸暂停综合征 | ①上呼吸道狭窄 | 下垂体肿瘤引起肢端肥大等使得咽喉部组织增厚,常引起阻塞性呼吸暂停 |
|  | ②呼吸中枢功能不全 | 涉及脑干呼吸中枢的脑器质性疾病,可出现中枢性呼吸暂停 |
| 严重失眠 | 少动、肌强直引起翻身困难,夜尿多、治疗药物、持续的不自主运动等干扰睡眠 | 帕金森病、进行性核上性麻痹、亨廷顿舞蹈病等锥体外系疾病 |

# 五、睡眠障碍的治疗

## (一)治疗原则

临床治疗失眠的目标为:①缓解症状:缩短睡眠潜伏期,减少夜间觉醒次数,延长总睡眠时间;②保持正常睡眠结构;③恢复社会功能,提高患者的生活质量。

### 1. 药物治疗(表 5-71)

表 5-71　镇静催眠药物治疗剂量内产生的不良反应及并发症

| 药物 | 半衰期 | 宿醉效果 | 失眠反跳 | 耐受性 | 成瘾性 | 备注 |
|------|--------|----------|----------|--------|--------|------|
| 苯二氮䓬类药物 | | | | | | |
| 三唑仑 | 短(<6 小时) | 0 | +++ | +++ | ++ | 较其他苯二氮䓬类药物呼吸抑制小,最大剂量 0.25mg |
| 咪哒唑仑 | 短(<6 小时) | 0 | +++ | +++ | ++ | |
| 氯硝西泮 | 长(>24 小时) | +/++ | ++/+++ | ++/+++ | ++ | |
| 氟西泮 | 长(>24 小时) | +++ | 0* | + | ++ | 老年人慎用,以防跌倒和骨折 |
| 硝西泮 | 长(>20 小时) | +++ | 0* | + | ++ | |
| 非苯二氮䓬类催眠药物 | | | | | | |
| 唑吡坦 | 短 | 0 | + | 0 | 0 | 长期和(或)大量使用宿醉效果和耐受性增加 |
| 佐匹克隆 | 短 | ++ | ++ | ++ | + | 剂量>7.5mg 疗效不增加而不良反应明显 |
| 扎来普隆 | 短 | 无结论 | 0 | 用药约 5 周时产生 | 无结论 | 午夜服用 10mg 5.0～6.5 小时后无过度镇静作用,对精神运动无明显影响 |

注:＊半衰期长的苯二䓬类催眠药物失眠反跳发生较晚或不详;0:无效果;＋:轻度后果;＋＋:中度后果;＋＋＋:严重后果

(1)一般原则:综合治疗失眠应包括 3 个方面:①病因治疗;②睡眠卫生和认知-行为指导等;③药物治疗。在治疗过程中应避免只注重单纯用药而忽略其他方法,注意充分发挥患者的主观能动性。

目前常用苯二氮唑,唑类和非苯二氮,类催眠药物。非二氮唑,类催眠药物唑吡坦可作为原发性失眠的首选药物。长期、顽固性失眠应在专科医生指导下用药。

开始治疗后应监测并评估患者的治疗反应。如终止治疗将影响患者的生活质量和(或)其他药物及非药物治疗不能有效缓解症状时应维持治疗。

(2)催眠药物治疗的指征

①失眠继发或伴发于其他疾病时,应同时治疗该疾病;

②一般原则是:不论是否进行药物治疗,首先帮助患者建立健康的睡眠习惯;

③不同类型的失眠有不同的治疗原则:急性失眠应早期药物治疗;亚急性失眠应早期药物

治疗联合认知——行为治疗；慢性失眠建议咨询相关专家；

④如以迅速缓解症状为目的，则只需临时或间断用药；

⑤服药 8 周后应再次评估患者状况。

（3）持续治疗与间断治疗

对于需要长期药物治疗的患者从安全性角度考虑，提倡间断性用药，但相关研究甚少且推荐剂量各异，目前尚无成熟的间断治疗模式，可推荐进行"按需用药"。"按需用药"的原则是根据患者白天的工作情况和夜间的睡眠需求，考虑使用短半衰期镇静催眠类药物，强调镇静催眠药物可在症状出现的晚上使用，待症状稳定后不推荐每天晚上用（推荐间断性或非连续性使用）。

有临床证据的、能"按需使用"的镇静催眠药物具体治疗策略是：

①预期入睡困难时，于上床前 15 分钟服用；

②根据夜间睡眠的需求，于上床 30 分钟后仍不能入睡时，或比通常起床时间早 5 小时醒来，无法再次入睡时服用；

③根据白天活动的需求，即当第 2 天白天有重要工作或事情时服用。

**2. 常用的行为治疗方法**（图 5-27）

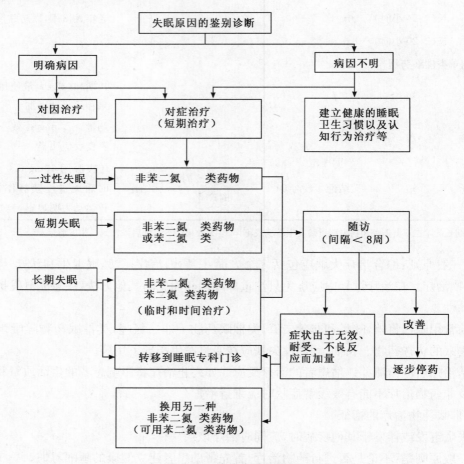

**图 5-27　治疗失眠流程图**

**3. 刺激控制治疗(stimulus control therapy)**

具体程序为：

(1)只有当困倦时才上床；

(2)如果不能在 15~20 分钟以内入睡或重新入睡,离开床到另一间屋子,只有当再感到困倦时才回到卧室；

(3)每天晚上可以经常重复第 1、第 2 个过程；

(4)每天早晨按时起床(有规律)不要计算一晚上共睡了几个小时；

(5)不要在床上进行与睡眠不适应的活动,如在卧室内看电视、小说等,但可保留与睡眠有关的活动,如性活动等；

(6)白天的小睡时间不宜太长；

(7)仅仅为了睡眠和性活动才使用床及卧室。

**4. 睡眠限制治疗(sleep restriction)**

具体程序是：

(1)先做至少两周的睡眠日记,包括几点上床、几点睡着、几点醒等。

(2)根据日记计算出该周每晚平均的睡眠时间和睡眠效率。如一个人报告说每晚卧床 8 小时里只睡着 4 小时,那么睡眠时间就是 4 小时,睡眠效率为 50%。

(3)以上 1 周平均每晚睡眠时间作为本周每晚可躺在床上的时间,可稍微放宽 5%左右,但要固定起床时间,且卧床的时间不能低于 5 小时,必要的时候可以短期用药物辅助。

(4)如果本周平均每晚的睡眠效率达到 90%以上,则下周可提早 15~30 分钟上床；如果睡眠效率在 80%~90%之间,则下周维持原来时间；如睡眠效率低于 80%,则下周上床时间要推迟 15~30 分钟。老年人的睡眠效率下限可设为 75%。

(5)根据上述原则,通过周期性调整卧床时间,直至达到足够的睡眠时间。

(6)白天中午的小睡是允许的,尤其在治疗的早期。

# 第十七节　尿便障碍

尿便障碍包括排尿障碍和排便障碍两个方面,前者主要包括排尿困难、尿潴留和尿失禁等；后者又包括便秘、排便困难和大便失禁等。排尿与排便不但机制很相似,而且在神经系统疾病中经常同时出现。本节将其放在一起描述,但它们仍有差别。现分述如下。

## 排尿障碍

维持正常尿控的有 3 大因素：①完整的尿道括约肌功能；②正常膀胱颈、近端尿道的解剖结构的支持组织；③腹压增加时的代偿机制。该 3 大因素使尿道的内压大于膀胱压,尿液不会漏出。

## 一、排尿障碍的确定

### (一)排尿障碍概念

排尿障碍是指排尿动作、排尿量、排尿次数等出现障碍的统称。在病理情况下,泌尿、贮尿和排尿的任何异常,都可表现为排尿障碍,包括多尿、频尿、少尿、无尿、尿闭、尿淋沥、尿失禁、排尿痛苦、排尿困难等。可由神经系统病变或其他系统(如泌尿系统等)病变引起。

以下重点介绍因神经系统病变引起的排尿障碍(称为神经源性排尿障碍),由于神经系统损害部位不同其临床表现各异。

### (二)排尿障碍分类

**1. 尿失禁**

尿失禁是指尿液不自主地流出,由于膀胱括约肌损伤或神经功能障碍而丧失排尿自控能力所致。人群中较为常见。

(1)急迫性尿失禁:由于膀胱不自主收缩导致尿液被排出,有时可以排出大量尿液,甚至可以将膀胱全部排空,主要特征是强烈的、不能控制的排尿感和尿频。患者经常有"必须马上去厕所,但还没到门口就尿出来了"的感觉。主要是由于大脑排尿反射的高位中枢神经元病变引起的逼尿肌反射亢进或膀胱内病变继发刺激增加膀胱的敏感性,引起逼尿肌的不稳定收缩。

(2)充溢性尿失禁:指尿液不断地从尿道中滴出。这类患者的膀胱呈膨胀状态。按病因分为两大类:梗阻型和非梗阻型。梗阻型是老年人较常见的病因,在男性常见于前列腺增生、尿道狭窄、膀胱或尿道结石以及肿瘤等疾病阻塞了膀胱颈或尿道而发生充溢性尿失禁;尤其是前列腺增生最多见;非梗阻型是指由排尿神经功能障碍(逼尿肌外括约肌协同失调、膀胱逼尿肌去神经化等)引起的充溢性尿失禁,又称溢出性尿失禁。

(3)压力性尿失禁:指患者在腹压骤然增加时(如咳嗽、打喷嚏、大笑、举重物等),尿液不自主地从尿道口流出。以肥胖的中年经产妇为多。常见原因是盆底支持组织的薄弱、膀胱颈、后尿道解剖位置的改变以及尿道固有括约肌障碍即尿道自身关闭功能不全,使尿道前后壁不能紧闭以提供合适的关闭压。

(4)功能性尿失禁:因情绪心理因素、认知功能障碍、活动受限或居住条件等,虽急于起步,但不能赶到厕所,或听到流水声后出现尿失禁。

(5)真性尿失禁:因尿道括约肌的损伤或控制排尿神经功能的损伤,使尿道内压力始终低于膀胱内压力,导致尿液持续漏出,膀胱失去了正常排尿的功能,患者无正常排尿。常见的病因有:先天性疾病、外伤、医源性。

**2. 尿潴留**

尿潴留是指尿液滞留于膀胱而不能排出。患者由于排尿困难而出现膀胱膨隆,下腹部胀痛,可伴有辗转不安、非常痛苦,但脊髓损伤引起者可无。当患者尿液潴留过多时可表现为充溢性尿失禁,也称为假性尿失禁。排尿困难表现为排尿延迟或排尿断续,前者是排尿时不能立即将尿排出,必须经一定的时间,如数秒或数分后才能排尿;后者为排尿过程中需多次用力,尿线呈断续状。排尿困难常为尿潴留的早期表现。

## 二、诊断流程

参见图 5-28。

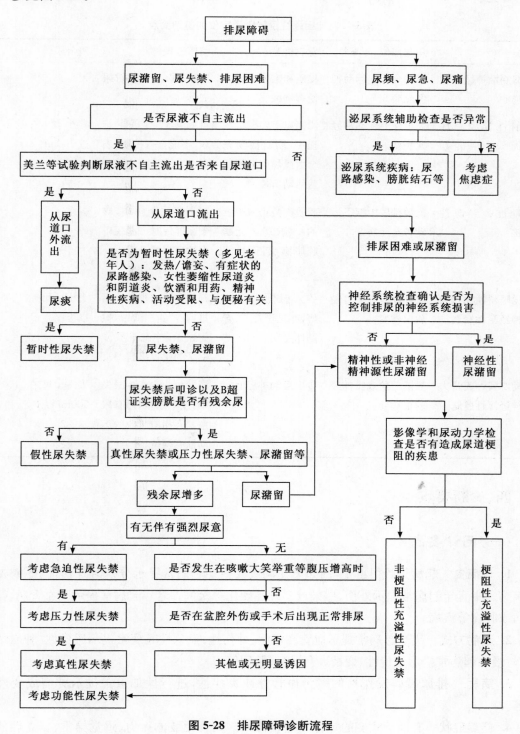

**图 5-28　排尿障碍诊断流程**

### 三、神经源性排尿障碍的定位

参见表 5-72。

**表 5-72　神经源性膀胱障碍定位的鉴别要点**

| 分类 | 病变部位 | 发病机制 | 临床表现 | 残余尿 |
|---|---|---|---|---|
| 无抑制性神经源性膀胱 | 不完全性上运动神经元病变 | 皮质和锥体束病变使抑制减弱 | 尿频、尿急、严重时尿失禁 | 无 |
| 反射性神经源性膀胱 | 完全性上运动神经元病变 | 骶髓以上的横贯性损害,膀胱活动完全由骶髓中枢的反射活动所控制 | 可间歇性不自主排尿,不能自行控制,表现为自动膀胱 | 有少量,一般不超过 100ml |
| 自动性神经源性膀胱 | 骶髓排尿中枢下运动神经元病变 | 膀胱失去排尿中枢的控制,患者无膀胱胀满感,无排尿要求 | 尿不能完全排空,咳嗽或屏气时可出现压力性尿失禁 | 较多 |
| 感觉障碍性无张力性神经源性膀胱 | 骶神经后跟或脊髓后索病变 | 传入感觉神经麻痹,亦见于昏迷、脊髓休克期 | 开始排尿和排空均困难,有严重尿潴留,但无尿意,伴有下肢或鞍区的感觉障碍 | 大量,可在 500ml 以上 |
| 运动麻痹性无张力性神经源性膀胱 | 骶髓前角或骶神经前根病变 | 传出运动神经麻痹 | 尿潴留、充溢性尿失禁,残余尿多,但有尿意。有相应阶段的运动性麻痹征 | 大量,可在 400～500ml 以上 |

### 四、诊断要点

#### (一)问诊要点

**1. 现病史**　起病年龄很重要,例如婴儿期或儿童期起病常提示分娩时外伤,脑瘫或先天性疾病。中青年起病常提示外伤、感染或多发性硬化等疾病。老年起病常提示脑血管病、帕金森病或肿瘤等疾病。

**2. 起病方式**　突然起病常提示血管性疾病、外伤性;亚急性起病常提示感染性、肿瘤性等疾病;慢性起病常提示遗传性、变性、内分泌或肿瘤等。

**3. 病程**　排尿障碍发作性的多为血管性或炎症性,进行性加重常提示肿瘤或变性疾病等。

**4. 伴随症状**　有助于病变的定性和定位诊断。如有无肢体无力、感觉异常、直立性低血压等。

**5. 排尿时的感觉**

（1）有无尿意：正常人膀胱贮尿达 100～150ml 时即出现尿意，排尿时无尿意提示膀胱至大脑皮层的传入通路受损；尿意正常又无尿路梗阻出现排尿障碍者，提示大脑至膀胱的传出神经的病损。

（2）膀胱膨胀感：正常人膀胱容量达 300～400ml 时出现膀胱膨胀感。

**6. 排尿开始的表现**　排尿来的突然而急骤不能控制，提示为上运动神经元不完全性损害；排尿自发性无症状（即反射性尿失禁）则说明病变属于上运动神经元；排尿困难提示是下运动神经元病变。

**7. 既往史**　有无与控制排尿的神经病变的疾病，如脑或脊髓外伤、脊髓炎、多发性硬化、脑炎、糖尿病、梅毒等；有无中枢神经系统手术史、颅脑与脊髓外伤史等；患者的用药史，尤其是影响自主神经系统的药物。常见的可引起排尿障碍的药物有以下几种：抗胆碱能药、抗惊厥药、抗精神病药、三环类抗抑郁药、利尿剂、神经节阻滞剂等。

## （二）体格检查要点

1. 有无智能减退，伴有痴呆的尿失禁多见于脑积水、脑瘫、帕金森病、阿尔茨海默病等。

2. 有无肌无力及其类型？有无感觉异常及其类型？重点检查马鞍区的感觉。

3. 脊髓圆锥损害时可有肛门反射和海绵体反射消失，尤其要注意节段性的腱反射减弱或消失。

## （三）辅助检查要点

1. 尿液检查是必要的，如尿白细胞计数增多，需考虑合并尿路感染，尤其见于尿潴留患者，应进一步做尿液细菌培养加药敏试验，有助于明确病原体并根据药敏情况指导治疗；如尿糖阳性，需要考虑糖尿病膀胱的可能。

2. 血液检查对诊断有一定的作用，如 RPR 阳性应考虑神经梅毒的可能；维生素 $B_{12}$ 含量降低应考虑脊髓亚急性联合变性等。

3. 腰椎穿刺术检查脑脊液有助于明确某些患者的病变性质，如蛛网膜下腔出血、颅内感染、多发性硬化等。

4. 泌尿系统的 B 超检查可以直接发现前列腺增生、由于尿潴留或尿路梗阻继发的肾积水、输尿管扩张等泌尿系统疾病，还可进行残余尿的测定；膀胱压力测定尿动力学检查等可以对尿路功能障碍疾病进行诊断。

# 五、神经源性排尿障碍的常见疾病鉴别要点

## （一）排尿障碍是否为神经系统病变所引起

大多数患者通过病史及神经系统检查就可以作出诊断；并通过以下情况作出定位诊断和病因诊断。

**1. 脊髓排尿反射弧的病变所引起**

这种情况下排尿困难、无力,需辅以外力才可排尿,临床上常伴有骶髓及马尾病变的其他症状和体征,例如下肢疼痛、马鞍部感觉障碍、便秘等。常见的病因有隐形脊柱裂、脊膜脊髓膨出、外伤、圆锥、马尾部肿瘤或蛛网膜炎。其他如脊髓痨和糖尿病也可以引起感觉障碍型无张力型膀胱。

**2. 骶髓以上的病变所引起**

可分为两种:即脊髓本身的病变及脑与脑干的病变。脊髓本身病变:脊髓病变时由于骶2～骶4未受损故反射性排尿尚保存但失去上位中枢的抑制作用。当急性脊髓病变时如急性脊髓炎时,出现脊髓休克,先出现急性完全性无张力性膀胱,脊髓休克解除之后则膀胱由无张力型转为自动性,以后随病情改善转为反射性。

脑与脑干的病变早期常常引起无抑制性神经源性膀胱。脑部病变见于弥漫性脑部损害,如多发性硬化、脑炎、帕金森病,额叶尤其是前额叶病变、脑外伤、脑动脉硬化等。脑干病变引起排尿异常少见,可能由于脑干排尿中枢对膀胱支配为双侧性之故。

## (二)神经源性排尿障碍属于何种类型

鉴别要点如下(表 5-73):

**1. 神经系统病变的部位** 首先根据症状与体征区别是上运动性与下运动性神经元性病变。

**2. 损害程度是完全性或是不完全性** 完全性病变则完全无尿意;而排尿后有缓解舒适感者则属于不完全性。

**3. 区别是感觉神经损害还是运动神经损害** 尿液减低或完全无尿意者属于感觉神经损害,尿意完好感觉正常,只表现排尿起始和停止发生机能障碍者为运动神经病变。

**4. 属于自主神经病变还是躯体神经病变** 可结合病史与神经系统检查来决定。

**表 5-73 神经源性排尿障碍的常见疾病简表**

| 常见疾病 | 排尿障碍的表现 | 其他主要表现 | 发病机制 | 尿动力表现 | 辅助检查的选择 |
|---|---|---|---|---|---|
| 脑血管病 | 急性期多为尿潴留,恢复期多为尿急、尿频和急迫性尿失禁 | 常伴急起的瘫痪 | 排尿中枢受损、因瘫痪或制动不能及时去厕所,或由于认知功能障碍、交流能力受限 | 初期逼尿肌无反射,恢复期逼尿肌抑制性收缩及反射亢进,并有协调性排尿反射 | 头 CT 或 MRI |
| 正常颅压性脑积水 | 早期为"憋不住"尿,中晚期无意识的尿床、尿裤子 | 痴呆,步态异常 | 与脑室腔的扩张有关,蛛网膜下腔出血是最常见的原因,其次为脑膜炎、头部外伤 | 逼尿肌发生亢进和逼尿肌尿道括约肌协调良好 | 头 CT 或 MRI,腰穿 |

续表

| 常见疾病 | 排尿障碍的表现 | 其他主要表现 | 发病机制 | 尿动力表现 | 辅助检查的选择 |
|---|---|---|---|---|---|
| 帕金森病 | 多为尿频、尿急和急迫性尿失禁 | 静止性震颤、肌强直和运动迟缓 | 失去对脑桥排尿中枢的抑制,故出现逼尿肌反射亢进 | 逼尿肌反射亢进、逼尿肌收缩力受损和逼尿肌外括约肌假性协同失调 | 头 MRI |
| 额叶病变(包括额叶原发性肿瘤或转移癌、外伤) | 急迫性尿失禁 | 额叶释放征以及原发疾病相应表现 | 损伤了额叶内侧的排尿反射的感知和抑制中枢 | 逼尿肌反射亢进 | 头颅 CT、MRI |
| 急性脊髓炎 | 早期为尿潴留,呈无张力性神经源性膀胱,可因充盈过度呈充溢性尿失禁;随着脊髓功能的恢复,膀胱容量缩小,呈反射性神经源性膀胱 | 病变平面以下运动、感觉和自主神经功能障碍,病变常局限于数个节段 | 骶髓病变损害了逼尿肌和尿道外括约肌的初级中枢,骶髓上脊髓病变损害了骶髓排尿中枢与脑干及其以上的相关中枢间的上行或下行神经联系中断,不同节段损害可产生不同的排尿功能变化 | 骶髓病变患者充盈期膀胱容量明显增大,感觉消失,排尿期逼尿肌反射不能,骶髓上病变逼尿肌反射亢进和逼尿肌尿道外括约肌协同失调 | 脊髓 MRI |
| 脊髓损伤 | 尿潴留、充溢性尿失禁 | 早期出现脊髓休克,受损平面以下感觉、运动障碍及自主神经功能障碍 | | | 脊柱 X 线片、CT、MRI |
| 脊髓出血或梗死 | 早期为尿潴留,后期出现尿失禁 | 脊髓前动脉梗死以分离性感觉障碍;后动脉梗死出现病变水平以下的深感觉障碍;脊髓出血先有剧烈的背、颈或胸痛,继而迅速出现肢体瘫痪 | | | 腰穿、脊髓造影及 CT、MRI |

续表

| 常见疾病 | 排尿障碍的表现 | 其他主要表现 | 发病机制 | 尿动力表现 | 辅助检查的选择 |
|---|---|---|---|---|---|
| 糖尿病性膀胱病 | 初为膀胱感觉消失,排尿容量明显增加,排尿次数减少,排尿间隔时间延长,随着疾病的发展,逐渐出现慢性尿潴留和充溢性尿失禁 | 高血糖 | 糖尿病可引起外周神经和自主神经系统的损伤,通常感觉神经的损害明显早于运动神经纤维 | 膀胱感觉功能受损,膀胱容量增加,逼尿肌收缩降低或无反射伴外括约肌痉挛,尿流率低,残余尿增多 | 血糖、肌电图 |
| 多发性硬化 | 排尿障碍多样化 | 特有的多系统损害,病程缓解-复发 | 病灶播散广泛,既可累及排尿高级中枢及其传导纤维,也可累及排尿低级中枢 | 常表现为逼尿肌反射亢进,逼尿肌收缩持续时间缩短、逼尿肌感觉的变化和膀胱容量的减少常与逼尿肌反射亢进同时存在 | 头颅 MRI |
| Shy-Drager 综合征 | 尿潴留或急迫性尿失禁 | 以直立性低血压为主的自主神经症状,加上小脑性共济失调、锥体外系等症状 | 多因骶髓灰质内盆神经核损害导致逼尿肌无反射 | 多数为逼尿肌无反射,少数为逼尿肌无抑制性收缩,逼尿肌反射亢进 | |

## 排便障碍

排便障碍主要表现为便秘和便失禁,有时表现为自动性排便和排便急迫。可因神经系统疾病引起,也可因肛门直肠性疾病或某些其他全身疾病等引起。

### 一、排便障碍的确定

**1. 便秘** 粪便不能排出时称做便秘。不使用泻剂时,每周自发性排空粪便 2 次或 2 次以下;或使用缓泻药或灌肠每周 1 次以上。

**2. 大便失禁** 患者不能控制排便,粪便和气体不时的流出。能控制干便排出,而不能控制稀便和气体排出称为不完全失禁。不自觉地有少量稀便、黏液和气体排出则称感觉性便失禁。

## 二、诊断流程

参见图 5-29。

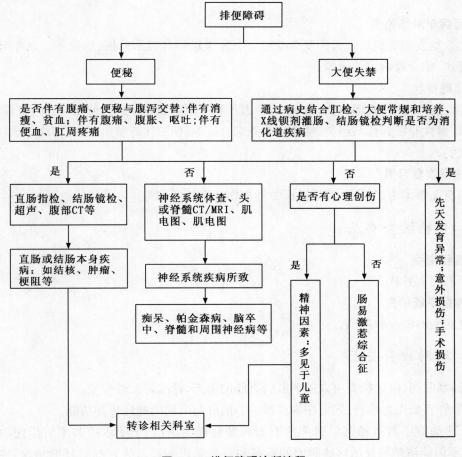

图 5-29 排便障碍诊断流程

## 三、排便障碍的定位

1. 神经系统疾病

(1)脑部病变:排便的大脑皮质中枢位于旁中央小叶,发出纤维至丘脑下部和脑干。当大脑或脑干病变时常出现便秘,例如脑血管病、颅脑外伤、脑肿瘤时。该部位病变出现的排便障碍与排尿障碍相似,也是在双侧损害才出现排便障碍。深昏迷时可有大便失禁。

(2)脊髓病变:排便反射的初级中枢位于脊髓的腰骶段。下部脊髓或圆锥病变,表现为大便失禁,因对结肠膨胀感障碍而致;脊髓严重损害时,常致便秘,因损害了排便感觉上行纤维而致;骶髓以上的横贯性病变,呈自动性排便,常伴以出汗、立毛、血压升高及肢体血管显著收缩;高位脊髓病变,排便障碍是因呼吸肌麻痹而致。

2. 直肠或结肠本身的病变也可导致排便障碍。

## 四、诊断要点

### (一)问诊要点

**1. 起病年龄很重要**

如儿童期发病常提示先天性发育畸形。中青年起病常提示外伤、感染等。老年起病常提示脑血管病、帕金森病或肿瘤等。

**2. 伴随症状**

急性便秘伴呕吐、腹部包块、腹痛,应考虑各种肠梗阻、肠肿瘤等;便秘与腹泻交替者,常见于肠结核、慢性非特异性结肠炎、结肠易激惹综合征等;便秘伴有贫血、便血等均考虑结肠或直肠本身疾病。

**3. 注意饮食习惯**

询问有无手术史、外伤史等排除医源性损伤或意外损伤等。

### (二)体格检查要点

**1. 直肠指检**

了解肛门直肠状态。

**2. 神经系统检查**

发现病变的程度和范围。

### (三)辅助检查要点

(1)钡剂灌肠、内镜检查可以了解肛门直肠的形态,排除肿瘤性病变。

(2)肛管直肠压力检查、肌电图客观反映会阴肛门反射的神经传导功能。

(3)CT直观了解直肠肛门肌肉的形态和发育程度,有利于手术前和术后排便功能的评估;MRI不但能清楚的显示这些肌肉的形态和直肠是否通过耻骨直肠肌环的情况,而且能显示脊柱和骶前情况。

## 五、常见疾病的鉴别要点

**1. 脊髓病损**

排便功能障碍是脊髓病损的最常见的症状之一。在脊髓病损,包括脊髓炎、脊髓外伤、脊髓血管病或脊髓肿瘤等病变,特别是支配肠道运动的骶髓2～4神经根受损时,由于下运动神经元损伤引起肠道神经麻痹症状。支配肠壁平滑肌和肛管括约肌的副交感神经与支配肛管外括约肌的阴部神经受损,导致排便障碍。主要表现为顽固性便秘、大便失禁和腹胀。便秘出现率较高,大便失禁可能为完全性或不完全性。

**2. 糖尿病后便失禁**

糖尿病可引起外周神经和自主神经系统的损伤,除了引起排尿障碍外,也常引起排便障碍。约20%患者出现大便失禁,一般发生在糖尿病后10年左右。同时多伴有慢性腹泻,大便次数增多,失禁多发生于夜晚。由于副交感神经受损,使粪便在结肠内停留时间过长,也常出现便秘和排便困难。

### 3. 脑血管病

脑血管病后的便秘和排便困难较失禁多见。患者卧床或制动、摄入液量与食物的不足、抑郁或焦虑、因脑部病损而引起的肠功能障碍与认知功能障碍等均可为其病因。由于传入通路中断,排便随意控制的消失,不产生便意,因此粪便在结肠内停留时间过长,降低了在结肠内的移行性收缩及肛门外括约肌的张力,从而出现便秘和排便困难。

## 六、尿便障碍的治疗

### 1. 尿失禁

逼尿肌过度活动的一线治疗是口服抗胆碱能药物,多种药物对大部分患者有效,但是其不良反应(最常见的口干、眼干、便秘)使应用受限。

二线治疗的目的在于减弱逼尿肌过度活动,很大程度上基于膀胱失神经支配。尽管一直在发明膀胱内给药来改善膀胱的传入神经活动,但是目前尚无临床实践。

膀胱逼尿肌注射肉毒素对严重逼尿肌过度活动有很好的疗效,但是该项治疗的适应证尚不确定,还可能导致膀胱排空障碍而需要导尿;膀胱功能改善可维持 6～9 个月,之后多次注射还会有效。

### 2. 尿潴留

小便排空不全者可留置导尿,也可自行间断清洁导尿,大多数患者选择后者。

完全尿潴留在排除泌尿系统本身的疾病后,急性期需要导尿,但是如果问题持续存在并且患者或其护理者不能完成间断导尿,应该给予长期膀胱造瘘耻骨上导尿。

### 3. 便秘

可予缓泻剂、栓剂、灌肠治疗,如蓖麻油、乳果糖、番泻叶、开塞露等。应注意高纤维饮食、具有膨胀作用的缓泻剂只会使肠道更膨胀,对蠕动缓慢的便秘者无效。

# 第十八节　痴　呆

认知功能是指人类在觉醒状态下始终存在的各种有意识的精神活动,包括从简单的对自己和环境的确定、感知、理解、判断到完成复杂的数学运算等。人类认知功能障碍是指人的认知功能受到不同程度的损害。

轻到轻度的认知功能障碍,重到痴呆。其中正常老化是生理事件,而痴呆等认知功能障碍则是病理事件。认知功能障碍到痴呆的分类如图 5-30 所示。

认知功能障碍的临床表现包括:①记忆障碍(常常被认为是早期症状),如近事记忆、个人经历记忆、生活中重大事件的记忆障碍;②定向障碍,包括事件、地点、人物的定向障碍;③语言障碍,包括找词困难、阅读、书写、理解困难;④视空间能力受损;⑤计算能力下降;⑥判断和解决问题能力下降。

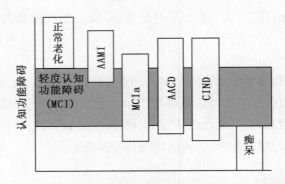

图 5-30　认知功能从正常到痴呆的分类

AAMI:年龄相关的记忆缺陷(记忆低于青年标准 1SD);MCIa:遗忘,轻度认知功能缺损(记忆低于同年龄标准 1.5SD);AACD:年龄相关的认知功能下降(1 个认知内容低于同年龄标准 1SD);CIND:认知功能缺损但非痴呆(超过 1 个认知内容损害)。

其中记忆力下降是痴呆最早期与最重要的临床表现。遗忘综合征与痴呆早期表现常容易混淆,临床上(特别是门诊)工作中容易将他们误诊。因此本章着重描述痴呆时,也将遗忘综合征一并加以描述。

# 一、痴呆的确定

## (一)概念

痴呆(dementia)是在意识清晰的情况下全面持续的智能障碍,是获得性进行性认知功能障碍综合征。智能障碍表现为不同程度的记忆障碍、语言功能障碍、视空间功能障碍、人格异常及认知能力降低。认知能力包括计算力、判断力、想像力、创造力、思维能力、综合能力、分析及解决能力,常伴行为和感觉异常。智能障碍导致患者的日常生活、社会交往和工作能力明显减退。

强调获得性是为了与先天性精神发育迟滞综合征相区别,持续性被包括在定义中是为了排除意识错乱状态(confudional state)。若智能缺损持续数小时到几天,甚至几周则诊断意识错乱更为合适,如持续几个月则应考虑为痴呆。在国际疾病分类诊断标准第十次修订(ICD-10)拟定的痴呆的诊断要点中指出,当多种高级皮质动能紊乱至少存在 6 个月,方可确定痴呆的临床诊断。

## (二)分类、分级

### 1. 痴呆的临床分类

传统上根据病因或病理对痴呆进行分类,较实用的是按照神经体征、伴随的内科体征及实验室改变分为 3 类。

(1)痴呆伴其他内科疾病的临床及实验室征象

①AIDS;

②内分泌疾病：甲减、Cushing 综合征、罕见的垂体功能减退症；

③营养缺乏状态：Wernicke-Korsakoff 综合征、脊髓亚急性联合变性（VB 缺乏）、糙皮病；

④慢性脑膜脑炎：麻痹性痴呆、脑膜血管梅毒、隐球菌病；

⑤肝豆状核变性：即家族性（Wilson 病）和获得性；

⑥慢性药物中毒和一氧化碳中毒；

⑦长期低血糖或低氧血症；

⑧副肿瘤性边缘叶脑炎；

⑨接触重金属：砷、铋、金、锰、水银等；

⑩透析性痴呆：目前已罕见。

（2）痴呆伴其他神经体征而不伴其他明显的内科疾病

①始终伴其他神经体征

• Huntington 舞蹈病（表现舞蹈手足徐动症）；

• 多发性硬化、Schilder 病、肾上腺脑白质营养不良及相关的脱髓鞘疾病（表现痉挛性无力、假性球麻痹和失明）；

• 脂质贮积病（表现肌阵挛发作、失明、痉挛、小脑性共济失调）；

• 肌阵挛癫痫（弥漫性肌阵挛、全面性发作、小脑性共济失调）；

• 亚急性海绵状脑病 Creutzfeld-Jakob 病、Gerst-mann-Strausler-Scheinker 病（朊蛋白病、肌阵挛痴呆）；

• 大脑小脑变性（小脑性共济失调）；

• 大脑-基底节变性（失用-强直）；

• 痴呆伴痉挛性截瘫；

• 进行性核上性麻痹；

• Parkinson 病；

• 肌萎缩侧索硬化症（ALS）和 ALS-Parkinson-痴呆综合征；

• 其他罕见的遗传性代谢性疾病。

②常伴有其他神经体征

• 多发性血栓或栓塞性脑梗死和 Binswanger 病；

• （原发性或转移性）脑肿瘤和脑脓肿；

• 脑外伤，如挫伤、中脑出血、慢性硬膜下血肿；

• Lewy 体病；

• 交通性、正压性或阻塞性脑积水（常伴共济失调性步态）；

• 进行性多灶性白质脑炎；

• Marchiafava-Bignami 病（常伴有失用及其他额叶体征）；

• 脑肉芽肿性及其他血管炎；

• 病毒性脑炎（单纯疱疹性）。

（3）痴呆通常是神经疾病或内科疾病的惟一表现

• Alzheimer 病；

- Pick 病；
- 部分 AIDS；
- 进行性失语综合征；
- 与 tau 蛋白沉积有关、Alzheimer 改变或不伴特异性病理改变的额颞痴呆和"额叶"痴呆；
- 非特异性变性疾病。

**2. 痴呆的临床分级**

见表 5-74。

**表 5-74　临床痴呆评定表(CDR)**

| | 健康 CDR0 | 可疑痴呆 CDR0.5 | 轻度痴呆 CDR1 | 中度痴呆 CDR2 | 重度痴呆 CDR3 |
|---|---|---|---|---|---|
| 记忆力 | 无记忆力缺损或只有轻度不恒定的健忘 | 轻度、持续的健忘,对事情能部分回忆,属"良性"健忘 | 中度记忆缺损,对近事遗忘突出。缺损对日常活动有妨碍 | 严重记忆缺损,能记着过去非常熟悉的事情,新发生的事情则很快遗忘 | 严重记忆力丧失,仅存片断的记忆 |
| 定向力 | 能完全正确地定向 | | 在时间关系定向上有一些困难,对进行检查的场所和人能做出定向,对所处地理位置可能有失定向 | 通常不能对时间做出仅有人物定向,常有地点失定向 | 不能做出判断,或不能解决问题 |
| 判断力＋解决问题的能力 | 能很好地解决日常问题,能对过去的行为和业绩做出良好的判断 | 仅在解决问题,辨别事物间的相似点和差异点方面有可疑的损害 | 在处理复杂的问题方面有中度困难;对社会和社会交往的判断力通常保存 | 在处理问题,辨别事物的相似点和差异点方面有严重损害;对社会和社会交往的判断力通常有损害 | 不能做出判断,或不能解决问题 |
| 社会事务 | 在工作,购物,一般事务,经济事务,帮助他人和与社会团体社交方面,具有通常水平的独立 | 在这些活动方面若有损害的话,仅是可疑的或轻度的损害 | 不能独立进行这些活动,但仍可以从事其中部分活动,偶尔或临时检查似乎表现正常 | 很明显地不能独立进行室外活动 | |

续表

| | 健康 | 可疑痴呆 | 轻度痴呆 | 中度痴呆 | 重度痴呆 |
|---|---|---|---|---|---|
| 家庭生活＋业余爱好 | 家庭生活,业余爱好,智力活动均保持良好 | 家庭生活,业余爱好,智力活动保持良好或仅有轻度损害 | 家庭活动有轻度而肯定的损害,较困难的家务事被放弃;较复杂的业余爱好和活动被放弃 | 仅能够做简单的家务事;活动非常有限,持续时间短 | 在自己卧室之外,不能进行有意义的家庭内活动 |
| 个人照管 | 能够完全照管自己 | | 偶尔需要督促 | 在穿衣、个人卫生以及保持个人仪表方面需要帮助 | 个人照管需更多帮助,常常不能控制大小便 |

只有当损害是由于认识能力缺损引起时,才记 0.5、1、2、3 分。                     评分:

## 二、诊断流程

参见图 5-31。

痴呆需要通过病史询问,详细的精神检查和体格检查,结合适当的辅助检查收集临床资料,再进行综合分析做出诊断。痴呆诊断可按以下 3 个步骤进行:①判断是否存在痴呆;②确定痴呆的程度;③明确痴呆的病因。

## 三、痴呆的定位

痴呆的定位体征没有特征,神经系体征往往提示定性。但神经系统体征有提示痴呆病因的重要价值,如偏瘫、假性延髓性麻痹、锥体束征等局灶性神经体征提示脑血管疾病;步态障碍提示正常压力性脑积水;肌张力高、震颤和运动迟缓提示帕金森病、Lewy 体痴呆及其他伴帕金森综合征的痴呆;舞蹈症提示亨廷顿病;眼球垂直凝视障碍提示进行性核上性麻痹;肌阵挛提示 CJD;阿-罗瞳孔提示神经梅毒;角膜 K-F 环提示 Wilson 病;视盘水肿提示颅内占位;脑膜刺激征提示慢性脑膜炎;周围神经病提示维生素 $B_{12}$ 缺乏。

## 四、诊断要点

### (一)诊断标准

目前,所接受的对痴呆的内涵阐述最为妥当的是 1987 年美国精神病学会的精神障碍和统计手册(DSM-3-R)痴呆诊断标准。

有明确的近期记忆障碍及远期记忆障碍。近期记忆障碍是指学习新知识的能力减低;远期记忆障碍是指回想、忆起以前所学习过的知识、所经历的事情的能力下降,不能想起有关个

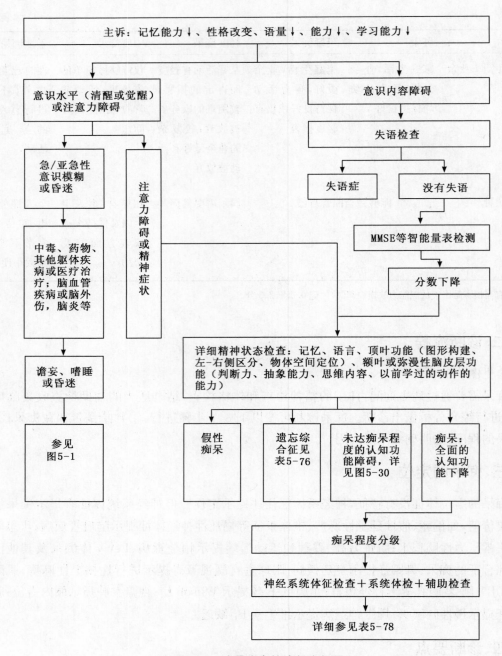

图 5-31　痴呆患者的诊断流程图

人过去的一些事情或是过去所掌握的一般知识。

至少符合以下各项中的一项：

(1)抽象思维能力受损：患者不能阐明相关词语间的相似点和不同点，难以给单词或概念性的东西下定义等。

(2)判断能力下降：患者不能合理地处理人际关系、家庭矛盾以及在工作中所遇到的问题，不能合理地做出计划。

（3）其他高级皮质功能障碍：患者出现失语、失用、失认、空间结构认识丧失等。

（4）人格改变：特别是得病之前的性格倾向变得更为突出。

以上2项的改变，严重影响了患者的正常工作、日常生活及与他人的人际关系。上述异常改变是在意识清楚的状态下，而非只在谵妄状态下出现。

能够除外抑郁等非器质性因素，包括：

（1）存在明确病因的器质性因素。

（2）虽说找不到明确的证据，但一定存在器质性的原因。

## （二）诊断要点

### 1. 问诊要点

（1）现病史：在询问病史时注意询问起病时间，疾病如何发展（痴呆可以发生在任何年龄阶段，若智能发育迟缓是一出生即表现出来的，则考虑精神发育迟滞），患者认知功能和社会生活功能的损害程度，有无伴随神经症状和体征（如头痛、瘫痪、步态异常、小便失禁等）。

（2）既往史、个人史、家族史：注意询问：有无脑血管疾病及其危险因素、脑外伤、脑炎史，有无吸烟史、饮酒史及其他生活嗜好；有无胃大部分切除术，因可能导致维生素 $B_{12}$ 缺乏；有无甲状腺疾病；有无酗酒、药物史和毒物摄入史；有无家族中有无神经病史、精神病史、遗传性痴呆，如亨廷顿病，有明确的常染色体显性遗传的特征。

（3）警惕十大早期症状：记忆力减退，难以胜任家务；语言有问题；时间和地点定向障碍，判断力变差，理解力下降，将东西放错地方，情绪或行为改变，人格改变，主动性减退。

### 2. 体格检查要点

（1）精神状况检查重点是判断认知功能损害的范围（局限性还是全面性）、程度、有无意识障碍。当怀疑痴呆时，可使用痴呆筛查量表做初步筛查，以大致了解患者的认知功能状况，常用量表为简易精神状态检查（MMSE）。精神检查应包括定向、注意、记忆、语言、失认、失用、计算、抽象思维、幻觉、妄想、行为和情感。精神检查后对可疑痴呆患者可选用神经心理测验，以便了解各种认知的损害情况。可供临床使用的神经心理测验有许多，如智商测验、各种成套神经心理测验、记忆测验、语言测验等。对早期患者来说，这些测验对诊断具有重要的参考价值。中、重度患者，多半难以完成这类复杂的神经心理测验。

（2）神经系统体征在提示痴呆病因上有重要价值，如偏瘫、假性延髓性麻痹、锥体束征等局灶性神经体征提示脑血管疾病；步态障碍提示正常压力性脑积水；肌张力高、震颤和运动迟缓提示帕金森病、Lewy 体痴呆及其他伴帕金森综合征的痴呆；舞蹈症提示亨廷顿病；眼球垂直凝视障碍提示进行性核上性麻痹；肌阵挛提示 CJD；阿罗瞳孔提示神经梅毒；角膜 K-F 环提示 Wilson 病；视盘水肿提示颅内占位；脑膜刺激征提示慢性脑膜炎；周围神经病提示维生素 $B_{12}$ 缺乏。

（3）系统检查的体征也有助于提示系统疾病引起的痴呆病因，如黄疸提示获得性肝脑变性，低体温、低血压、心动过缓提示甲减。

### 3. 辅助检查要点

痴呆辅助检查应根据具体病情选择。一般包括：

(1)常规检查：应包括血、尿、大便三大常规。

(2)血液学检查：包括血清叶酸和维生素 $B_{12}$ 浓度，肝、肾和甲状腺功能，血糖，血清梅毒筛查，人类免疫缺陷病毒（HIV）检查。脑脊液检查对部分痴呆鉴别往往可提供阳性结果，如脑瘤、脑内血肿时 CSF 压力可增高；中枢神经系统炎症可有 CSF 蛋白、细胞数增高；脑内血肿、蛛网膜下隙出血可见血性 CSF；细胞学检查有助肿瘤和寄生虫的诊断；寡克隆区带阳性对脱髓鞘病诊断有利；囊虫免疫反应阳性对脑囊虫病具有确诊价值；病毒抗体滴定度对部分病毒感染具特异诊断价值；阿尔茨海默病患者中可见 CSF-tau 明显增加。

(3)器械检查：包括心电图，脑电图。CT 或 MRI。CT 或 MRI 有助于痴呆的诊断和鉴别诊断，须注意影像表现有时与临床情况不一定平行。CT 示脑萎缩而临床无痴呆或临床有痴呆而 CT 正常的情况时有出现。对 CT 或 MRI 检查无异常的病例，功能性脑成像如正电子发射断层扫描（PET）、单光子发射断层扫描（SPECT）和磁共振波谱检查（MRS）可提供非常有用的诊断依据。脑电图检查对中枢神经系统感染的诊断帮助较大。如急性单纯疱疹性脑炎患者可显示弥漫性慢波或双颞部阵发性 θ 波或尖波；SSPE 患者可显示周期波；阿尔茨海默病患者 EEG 可有广泛慢波。事件相关电位（P300）潜伏期明显延长，波幅降低。

(4)脑活体组织检查：脑活体组织检查可以用于诊断影像学不能确定的中枢神经系统变性、遗传疾病及慢性病毒感染等。

## 五、常见疾病及鉴别诊断要点

### (一)痴呆的常见病因或疾病

多种原因均可引起认知功能障碍（表 5-75），如变性疾病、血管性疾病、脑外伤、酒精中毒等。危险因素包括：①人口学因素：包括年龄、性别、家族史、人种学等；②遗传学因素：包括 APOE4、tau 蛋白等；③血管性危险因素：如高血压、高血脂、糖尿病、高血黏度、高同型半胱氨酸、高纤维蛋白原、TIA、脑卒中等；④不良生活方式：如抽烟、酗酒、高脂肪饮食、缺乏体育锻炼等；⑤个人史：如低教育水平、头部外伤史、绝经史等；⑥其他：如抑郁、工作极度紧张等。

表 5-75　引起痴呆的常见疾病

| 变性疾病痴呆 | 非变性疾病痴呆 |
| --- | --- |
| 阿尔茨海默病 | 血管性痴呆 |
| | 脑缺血性痴呆 |
| | 脑出血性痴呆 |
| | 皮质下白质脑病 |
| | 合并皮质下梗死和白质脑病的常染色体显性遗传性脑动脉病 |

续表

| 变性疾病痴呆 | 非变性疾病痴呆 |
|---|---|
| **路易体痴呆病** | **感染性疾病所致的痴呆** |
|   弥漫性路易体病 |   螺旋体感染：神经梅毒、神经钩端螺旋体病、莱姆病等 |
|   路易体痴呆 |   艾滋病-痴呆综合征 |
|   阿尔茨海默病路易体型病 |   病毒性脑炎 |
| **帕金森合并痴呆** | **朊蛋白病** |
|   关岛型帕金森病-肌萎缩侧索硬化痴呆症 |   真菌和细菌性脑膜炎、脑炎后进行性多灶性白质脑病 |
| **Pick 病和额颞痴呆** | **抑郁和其他精神疾病所致的痴呆综合征** |
| **亨廷顿病** | **正常颅压脑积水** |
| | **脑肿瘤或占位性疾病所致的痴呆** |
| |   内原发性或转移性肿瘤 |
| |   慢性硬膜下血肿 |
| **皮质基底节变性** | **代谢性或中毒性脑病** |
| **苍白球黑色素变性** |   心肺衰竭 |
| |   慢性肝性脑病 |
| |   慢性尿毒症性脑病 |
| |   贫血 |
| |   慢性电解质紊乱 |
| |   维生素 $B_{12}$ 缺乏、叶酸缺乏 |
| |   重金属中毒 |
| **肝豆状核变性** | **脑外伤性痴呆** |

## （二）鉴别诊断

记忆障碍常常是痴呆患者的早期症状，是患者首次就诊的主要主诉，要询问记忆力减退的具体情况，区分是良性健忘还是遗忘，有无虚构。通常认为良性健忘是老化的自然现象，仅有记忆力减退，但经过提示也可以回忆，抽象思维能力和综合判断能力保持完好，不属病态。遗忘是记忆过程的损害，是根本想不起来的，如短暂性脑缺血可影响边缘系统，并出现一过性全面遗忘（TGA），表现为一过性的记忆丧失，可持续数小时到数天不等，部分患者可反复发作。痴呆患者通常先出现近事遗忘，晚期可逐渐发展为远事遗忘。虚构为记忆幻觉，是在记忆严重损害的基础上，编造许多不存在的内容来填充记忆的空白，但即使是对这些虚构的内容也不能保持记忆，不能复述，故每次复述都不一样。记忆障碍史通常是一种慢性进展性变化，而无标志性事件出现。如果发现恶化的特定日期,则血管性痴呆的可能性加重。

从痴呆的定义看,痴呆患者除记忆障碍外,还有言语、认知、行为和视空间技能等改变。Alzheimer病(AD)患者早期即有视空间技能损害,不能准确判断物品的位置,取物时伸手过近而抓空,或伸手过远将物品碰倒,放物品时不能正确判断应放的位置。在熟悉的环境中迷路,甚至在自己家中也发生定向障碍。淡漠、情绪不稳常出现自我认识受损产生"镜子征",患者坐在镜子前与镜中自己的影像说话。失用则表现为已熟练掌握的技能丧失。

智能障碍是急性起病还是隐袭性、慢性起病,起病经过是波动性的、阶梯式进展还是进行性加重,了解这些有助于鉴别痴呆的不同病因。急性起病者可见于血管性痴呆,特别是大面积梗死后痴呆,血管性痴呆病程多为阶梯式发展,病程为波动性;变性疾病如AD、Pick病常隐袭起病,稳定发展,进行性加重。对于急性起病,突出表现注意力不集中,且症状波动,常考虑有无谵妄,需加以区别,但谵妄也常附加于痴呆之上,如Lewy体痴呆中常表现波动性意识错乱和突出的谵妄。

病史中还应注意询问患者有无"丧失"体验,如退休、配偶的去世,变更住所或工作单位,家庭结构有无变化,是否有全身性疾病,是否有不明原因的不快感,如果有上述环境因素和机体因素的变化,则抑郁的可能性大。

**1. 与年龄相关正常老化的鉴别**

健忘是大多数老年人常见的主诉,他(她)们可能记得某些事,只是一时想不起来,事后可能重新回忆起来或经提醒想起来。除仅有记忆障碍外,没有言语和视空间定向障碍等其他认知功能的损害,生活自理,自知力和社会活动正常。20世纪90年代中期,大多数研究者认为这种老年性健忘与痴呆是两种截然不同的、相互独立的疾病。但是现在越来越多的人认为二者是相互联系的,很难将二者完全分开。最近,来自美国联邦早老性痴呆研究中心的研究人员发现,有许多老年性健忘不久可发展为早老性痴呆,每年大约15%的进行性记忆力损害的患者会转化为症状明显的早老性痴呆,不是一个简单的问题,明确鉴别的惟一途径是随访、动态观察。

**2. 与其他精神症状的鉴别**

谵妄或急性意识错乱状态是临床常见的精神综合征,以不能维持注意力为特征。患者可短时间集中注意力,但注意力飘忽,可被出现的任何其他刺激所吸引,同时伴有全面性精神功能障碍。伴随症状包括昏睡、定向障碍、烦躁、易怒、语无伦次、情绪不稳、幻觉和睡眠周期紊乱等。可发生于任何年龄,但以60岁以上者多见。谵妄状态是短暂的,严重程度有波动,多数患者在4周内或更短的时间内恢复功能损害,但持续6个月的波动性谵妄也不少见。谵妄是急性可逆性器质性功能损害,常继发于全身性疾病、外源性毒素和药物撤退等,谵妄状态也可继发于痴呆或演变成痴呆。谵妄与痴呆的鉴别见表5-76。

表5-76　谵妄与痴呆的鉴别

| 临床特征 | 谵妄 | 痴呆 |
| --- | --- | --- |
| 病程 | 急性起病、持续数小时、数日或更长 | 隐袭、进展性、经过、以月或年记 |
| 注意 | 注意和唤醒明显受损 | 早期正常、晚期受损记忆 |

续表

| 临床特征 | 谵妄 | 痴呆 |
|---------|------|------|
| 知觉 | 错觉、幻觉；常为视觉性、短暂；记忆错误 | 错觉、早期知觉异常不突出 |
| 病情波动 | 数小时、数天内症状波动，常在夜间恶化，昼-夜周期紊乱 | 无明显波动，昼-夜周期轻度紊乱 |

在临床上有时还遇到一些智能障碍的患者与痴呆有类似的表现，但其本质迥然不同，称之为假性痴呆。假性痴呆的概念多见于精神病学范畴，这类智能障碍主要由于强烈精神创伤引起，因而在大脑组织结构无任何器质性损害，病变的性质基本上是功能性的。发生时伴有意识障碍而出现的短暂性脑功能障碍，并非真正的智能缺损，它常突然发生，突然消失，属可逆性。一般持续时间短，但表现智能缺损的程度却比真性痴呆还严重，且智能障碍也先后不一致，如对简单问题不能正确回答，但对复杂问题反而可正确回答，还可伴有"故意做作"的惊讶表情。行动似乎幼稚荒谬，但目光仍显机灵。常见有以下3种情况：癔症性假性痴呆、刚塞综合征和童样痴呆。痴呆与抑郁征也是鉴别诊断的另一个难点，尤其是与老年抑郁症的鉴别。此外，也有学者将假性痴呆扩大至更多的其他精神障碍的病人。

**3. 失语症**

由于失语症（aphasia），患者往往表现出对语言不能理解或不能表达，常被描述为痴呆。但是失语症是由于大脑局灶性病变引起的语言障碍，可通过某种表情或动作与他人进行正常的交流，行为、情绪正常。痴呆是由于各种原因出现记忆障碍、人格异常、认知能力下降等，影响患者行为、情绪和生活能力。

**4. 抑郁症**

抑郁症（depressive disorder），患者往往有明显的心理因素刺激，起病较快，有长期抑郁症的病史。进行各种检查时，抑郁症患者注意力欠集中；痴呆患者进行检查时注意力集中，能认真计算、回答问题，有错误但不一定认识错误。抑郁症患者过分关注智能障碍，反复强调，不想尝试；痴呆患者由于智能损害导致遗忘，导致真正不知道。抑郁症患者的情绪衰退是因心理及抑郁继发的精神衰退，痴呆是由于功能减退导致的精神衰退。抑郁症患者抗抑郁治疗有效，而痴呆患者抗抑郁治疗无效或加重。P300和PET检查有助于诊断。

**5. 遗忘综合征**

见表5-77。

**表5-77　遗忘综合征的分类**

（1）突然发病的遗忘综合征——通常逐渐恢复但不完全
　①由大脑后动脉或其颞下分支的动脉粥样硬化——血栓形成或者栓子栓塞所致的双侧或左侧（优势侧）海马梗死
　②双侧或者左侧（优势侧）前内侧丘脑核的梗死
　③由于大脑前交通动脉的阻塞所致的前脑基底部的梗死
　④蛛网膜下腔出血（通常由前交通动脉瘤破坏所致）

⑤间脑外伤、颞叶下内侧外伤或眶额区的外伤

⑥心跳停止、一氧化碳中毒和其他的缺氧性脑病(海马损伤)

⑦长时间的癫痫持续状态后

⑧谵妄性震颤后

(2)突然而短暂发病的遗忘症

①颞叶癫痫

②脑震荡后状态

③短暂性全脑遗忘症

④癔症

(3)亚急性起病的遗忘综合征,伴有不同程度的恢复,通常留有持久的后遗症

①Wernicke-Korsakoff综合征

②单纯疱疹性脑炎

③结核性或其他形式的脑膜炎,以脑基底部有肉芽肿样渗出为特征

(4)慢性进展性遗忘症

①第三脑室底部和壁以及边缘皮质结构的肿瘤

②Alzheimer病(早期)和其他颞叶不对称性受累变性疾病

③类肿瘤"边缘性脑炎"

## (三)临床常见痴呆疾病的鉴别诊断

见表 5-78 和表 5-79。

**表 5-78　皮层性痴呆与皮层下痴呆的鉴别**

| | 皮层性痴呆 | 皮层下痴呆 |
| --- | --- | --- |
| 记忆 | 识记障碍,遗忘,提示无助于回忆 | 回忆障碍,健忘,提示有助于回忆 |
| 言语 | 命名不能,理解障碍,错语 | 构音不清,发音过弱,缄默症 |
| 动作 | 正常 | 缓慢 |
| 姿势 | 正常 | 屈曲或伸直 |
| 步态 | 正常 | 慌张,舞蹈样,共济失调 |
| 不自主运动 | 正常或晚期有肌阵挛 | 震颤,舞蹈症,肌阵挛,扭转痉挛 |
| 肌张力 | 正常,晚期僵直 | 增高或降低 |
| 情绪 | 漠不关心或脱抑制 | 抑郁 |
| 代表疾病 | AD,Pick 病 | PD,Huntinton 病,Wilson 病,进行性核上性眼肌麻痹、Lewy 体病等 |

表 5-79 痴呆的病因

| 疾病 | 特征性表现 |
|---|---|
| 脑部疾病 | |
| 不伴锥体外系特征 | |
| 阿尔茨海默病 | 明显的记忆缺失、语言障碍、视空间障碍、抑郁、焦虑、妄想 |
| 皮克病(PicK) | 淡漠、抑制解除、疾病感缺失、多言症、模仿言语、重复言语 |
| 克-雅病(CJD) | 肌阵挛、共济失调、周期性 EEG 复合波 |
| 正常压力性脑积水 | 尿失禁、步态异常 |
| 伴锥体外系特征 | |
| 路易体痴呆(包括弥漫性路易体病和阿尔茨海默病的路易体变异型) | 波动性认知功能障碍、视幻觉、帕金森综合征 |
| 皮质基底核变性 | 帕金森综合征、失用(包括与失语相似的口面失用)、皮质性感觉缺失、异手综合征 |
| 亨廷顿(Huntington)病 | 舞蹈病、精神症状 |
| 进行性核上性麻痹 | 核上性眼肌麻痹、假性球麻痹、轴性伸展性肌张力障碍 |
| 威尔逊(Wilson)病 | 肝硬化、构音障碍．锥体系及锥体外系体征,共济失调、角膜 Kayser-Fleischer 色素沉着环、血清铜蓝蛋白降低 |
| 系统性疾病 | |
| 癌症 | |
| 脑肿瘤 | 头痛、局灶性神经系统体征、视神经盘水肿 |
| 脑膜瘤 | 局部无力或感觉缺失、反射消失、锥体束征、头痛 |
| 感染 | |
| 艾滋病(AIDS) | 机会性感染、记忆缺失、精神运动迟滞、共济失调、锥体束征、MRI 脑扫描可见白质病变 |
| 神经梅毒 | 反应性脑脊液 VDRL、精神症状、阿盖尔-罗伯逊(Argyll-Robertson)瞳孔、面肌震颤、卒中、脊髓痨 |
| 进行性多灶白质脑病 | 视觉障碍、MRI 扫描可见白质病变 |
| 代谢性疾病 | |
| 酒精中毒 | 明显的记忆缺失、眼震、共济失调步态 |
| 甲状腺功能低下 | 黏液性水肿、脱发、皮肤改变、体温过低、头痛、听力丧失、耳鸣、眩晕、共济失调、腱反射消失或延迟性松弛 |
| 维生素 B 族(维生素 $B_{12}$)缺乏 | 巨细胞性贫血、血清维生素 $B_{12}$ 降低、精神症状、感觉障碍、痉挛性轻截瘫 |

| 疾病 | 特征性表现 |
| --- | --- |
| 器官衰竭 | |
| 　透析性痴呆 | 构音障碍，肌阵挛、痫性发作 |
| 　非威尔逊肝脑变性病 | 肝硬化、食管静脉曲张、波动性精神症状、构音障碍、锥体系及锥体外系体征、共济失调 |
| 外伤 | |
| 　血管性疾病 | |
| 　慢性硬膜下血肿 | 头痛、各种锥体系及锥体外系体征 |
| 　血管性痴呆 | 头痛、轻偏瘫、CT 或 MRI 脑扫描偏中心侧异常信号、高血压-糖尿病、阶梯式进展功能缺损、轻偏瘫、失语、CT 或 MRI 脑扫描可见梗死灶 |
| 假性痴呆 | |
| 　抑郁症 | 情绪抑郁、快感缺乏、食欲缺乏、体重减轻、失眠或睡眠过度、自杀倾向 |

## 变性病性痴呆

**1. 阿尔茨海默病**

阿尔茨海默病是老年人最常见的痴呆类型，是一种中枢神经系统慢性进行性变性疾病。

（1）临床表现：患者起病隐袭，多见于女性，早期不容易察觉，症状进行性加重，主要表现为进行性记忆障碍、认知障碍、人格改变和语言障碍等。

①AD 的首发症状是进行性记忆障碍或遗忘，患者近期记忆障碍明显，远期记忆可相对保留。随着病情的进展，远记忆逐渐减退，最终会表现为记不住自己的姓名，不认识自己的家人等。

②精神障碍主要表现为患者出现思维和行为障碍等精神症状，如幻觉错觉、虚构、古怪行为、个性改变、贪食等，也可以出现抑郁、情感淡漠或失控、焦躁不安、兴奋和欣快等。

③认知障碍随着病情进展逐渐表现明显，其他认知障碍表现为患者出现视空间功能受损。早期表现为定向力障碍，容易迷路。不能分辨穿衣顺序等，后期严重时不能使用常用的物品如筷子、汤匙等，不能描绘简单的几何图形，出现失用和失认、计算力障碍等，不能按照手势或指令做出简单的连续动作，如划火柴等。

④患者出现语言功能障碍，主要表现为命名不能和 Wernicke 失语，多数患者语言空洞、缺乏实质性词汇而喋喋不休。命名和听力理解受损，不能完成复杂指令。终末期，患者可出现完全性失语。早期语言困难明显的患者，痴呆进展速度较快。即使患者最初没有失语，随着痴呆的进展，最终出现严重语言功能障碍，除模仿语言之外，表现为缄默，没有任何交谈。

（2）辅助检查

①酶联免疫吸附试验（ELISA）检测脑脊液 tau 蛋白、αβ 蛋白；生化法检测 CSF 多巴胺、去甲肾上腺素、5-羟色胺等神经递质及代谢产物含量。早期发现家族性痴呆患者检测 APP、PS-1 或 PS-2 基因突变有助于确诊。散发性阿尔茨海默病患者的 ApoE4 基因携带者明显增加，但因特异性和敏感性低，不能用作疾病诊断。

②进行神经心理学检查和量表使用对痴呆的诊断及鉴别诊断起重要作用，简易精神状态检查量表（mini-mental state examination，MMSE）、韦氏成人智力量表（WAIS-RC）、临床痴呆评定量表（CDR）、Blessed 行为量表（BBS）及 Hachinski 缺血积分（HIS）等是常用的量表。

③神经电生理检查 EEG 可有广泛慢波，事件相关电位（P300）潜伏期明显延长，波幅降低。

④CT 和 MRI 可以显示弥漫性脑萎缩、评估脑部病变；PET 显示有全脑糖代谢低，以一侧或双侧顶和颞叶的埔 F-FDG 下降为特征性表现；SPECT 可发现额、颞、顶叶脑区代谢率或脑血流减低，尤其在中重度患者。

（3）诊断标准：阿尔茨海默病的诊断主要根据患者详细的病史、临床资料，结合精神量表检查及有关的辅助检查。诊断准确性可达 85%～90%。目前，临床应用较广泛的是美国国立神经病语言障碍卒中研究所和阿尔茨海默病及相关疾病协会建立的 NINCDS-ADRDA 专题工作组推荐的诊断标准（1984 年）。

很可能的（probable）阿尔茨海默病的诊断标准是：①临床检查确认痴呆，简易精神状态检查（MMSE）及 Blessed 痴呆量表等神经心理测试支持；②必须有 2 个或 2 个以上认知功能障碍；③进行性加重的记忆和其他智能障碍；④无意识障碍，可伴有精神和行为异常；⑤发病年龄 40～90 岁，多在 65 岁以后；⑥排除其他可以导致进行性记忆和认知功能障碍的脑部疾病。

可能的（possible）阿尔茨海默病的诊断标准是：①特殊认知功能障碍进行性加重，如语言（失语）、运动功能（失用）和知觉（失认）；②日常生活能力减退和行为异常；③类似家族史，并有神经病理证据；④实验室检查：做腰穿常规检查，脑电图可提示非特异性改变如慢波活动增加，CT 检查显示脑萎缩，必要时复查。

确诊的（definite）阿尔茨海默病的诊断标准是：①符合很可能的阿尔茨海默病的临床诊断标准；②尸检或脑活检组织病理改变符合阿尔茨海默病的特征表现。

**2. 皮克病**

皮克病（Pick's disease）主要表现为认知与行为障碍，缓慢进展。发病原因和机制不明，病理学检查发现额、颞叶局灶性萎缩明显，部分神经元中可见特征性的皮克小体（神经元胞浆中的嗜银包涵体）。随着研究的进展，现在 Pick 病已经归入额颞痴呆，额颞痴呆中约 1/4 存在 Pick 小体。

（1）临床表现：皮克病多在中老年发病，起病隐袭，缓慢进展，女性多见。

①早期患者表现以人格改变为主，伴有情感变化，出现抑郁、焦虑、妄想等，有时可以出现对事物漠不关心，行为异常，如容易饥饿或过度饮食。症状持续 1～3 年以后渐出现认知障碍，注意力、记忆力减退，与阿尔茨海默病相比较轻，患者语言能力减退明显，出现词汇缺乏、语言刻板、失语等，症状逐渐进展，病程 3～6 年之后，患者出现严重遗忘、缄默等表现；

②Kluver-Bucy 综合征表现为口部过度活动,善饥、贪食、把任何东西放在口中试探,摸索周围物体,迟钝、淡漠,出现视觉失认、思维变换等表现;

③早期可以出现额叶体征如强握反射等,晚期出现锥体束征、肌阵挛等。

(2)辅助检查

①脑电图检查:早期正常;晚期脑电图 α 波减少或消失,出现不规则的 δ 波;

②CT 和 MRI 检查:皮克病表现为典型的额叶、颞叶萎缩,一般表现为不对称,少数对称;

③SPECT、PET 检查:SPECT 检查可见额叶、颞叶血流不对称减少;PET 检查可见额颞叶代谢不对称降低。与其他检查相比 SPECT、PET 检查更为敏感,可用于早期诊断。

(3)诊断标准:目前没有统一的诊断标准,以下可用于参考:

①中老年人(50～60 岁)早期缓慢出现人格改变、情感变化和行为异常,如 Kluver-Bucy 综合征;

②早期出现语言减少、词汇贫乏、语言刻板和模仿语言等言语障碍,随后出现明显失语症。早期计算力正常,记忆力减退较轻,视空间能力相对保留;

③智能减退、遗忘、尿便失禁和缄默症等晚期出现;

④CT 和 MRI 检查显示额叶颞叶不对称性萎缩;

⑤病理检查可见 Pick 小体和 Pick 细胞。

⑥具备(1)～(4)条标准,排除其他原因所致的痴呆疾病,临床可以诊断为额颞痴呆,如有家族史、遗传学检查发现 tau 蛋白基因突变可以确诊;具备(1)～(5)条标准可以确诊为皮克病。

**3. 额颞痴呆**

1987 年,Gustafson 首先提出这一概念,包括皮克病以及类似临床表现的疾病但不存在 Pick 小体的其他综合征,后者包括:额颞叶痴呆(frontal lobe dementia)、原发性进行性失语(primary progressive aphasia,PPA)。

**4. 额颞叶痴呆**

多见于中老年,表现为人格改变和言语障碍、行为异常,症状缓慢加重。

临床表现　额颞痴呆多数在 50～60 岁时发病,缓慢进展。一般病程 2～20 年,平均 8～10 年。早期可见额叶功能障碍,如人格改变、记忆和执行功能退化,刻板和持续行为异常。临床表现主要包括两方面:渐进性的行为和语言功能改变。如存在家族史,影像学检查提示额、颞叶萎缩,病理检查排除 Pick 小体和 Pick 细胞,遗传学检查发现相关基因突变可以确诊。

**5. 原发性进行性失语(primary progressive aphasia,PPA)**

PPA 是以语言功能进行性下降为惟一或突出表现的痴呆综合征。

临床表现　临床少见,目前病因不明,文献报道可能与遗传有关。隐袭起病,缓慢进展,语言障碍早期以命名性失语为主,可以是流利型,也可以是非流利型。随着病程进展,逐渐演化为全失语,出现阅读、书写、理解障碍,可以合并失认、空间损害或失用,日常生活能力可以长期保存,病程长达 10 年以上,最后出现痴呆。

## 6. 路易体痴呆

路易体痴呆(dementia with Lewy body,DLB)是一种神经系统变性疾病,主要的病理特征是大脑皮质和脑干弥散分布的路易体(Lewy body)。临床表现主要为认知功能障碍、锥体外系运动障碍以及精神障碍(表 5-80)。

表 5-80 **Alzheimer 病与弥散性路易体病特征的比较**

| Alzheimer 病 | 弥漫性路易体病 |
| --- | --- |
| 皮层老年斑,神经纤维缠结 | 皮层路易小体 |
| 占整个痴呆的 50%~60% | 占整个痴呆的 15%~20% |
| 男女患病率相同 | 男性是女性患者的 2 倍 |
| 常为家族性发病 | 极少为家族性发病 |
| 有时可有每天症状波动 | 每天波动非常突出 |
| 突然加重时提示发生了新的疾病或药物反应 | 常发生突然加重,可能是特发性的("假性谵妄") |
| 帕金森的表现很少,发生在疾病的晚期 | 帕金森表现明显,发生在疾病的早期 |
| 自主神经功能失常少见 | 自主神经功能失常常见 |
| 幻觉发生率占 20%,往往发生在疾病中晚期 | 幻觉的发生率占 80%,常在疾病的早期 |
| 常可见到抗精神药物的副反应 | 常发生严重或危及生命的抗精神药物副反应 |

**临床表现** DLB 多见与中老年发病,临床主要表现为波动性的认知功能障碍、帕金森综合征和视幻觉等。认知功能障碍症状呈波动性,认知功能减退为全面减退,多数患者早期表现为记忆力减退、定向力障碍,症状在数周内可有较大变化,异常与正常状态交替出现,出现不同程度的注意力不集中、警觉减退。

有明显的视幻觉,内容复杂、具体、形象、生动,幻视内容牢固,患者往往信以为真,且反复发生。一般为安静的图像。与其他类型的痴呆相比,路易体痴呆的患者对于抗精神病药物和安定剂非常敏感,容易出现不良反应或使症状加重,严重时出现昏迷。

同时或之后出现锥体外系运动障碍,以肌肉强直、运动减少和运动迟缓为主,震颤少见;反复意外的跌倒;短暂性意识丧失等。

**辅助检查**

①脑电图检查:多数患者可以出现颞叶 $\alpha$ 波减少和短暂性慢波。睡眠脑电图可见快速眼动异常。

②神经影响学检查:头颅 CT、MRI 检查无特异性。可有大脑半球萎缩和脑室扩大,脑室周围和白质 $T_2$ 高信号。

③PET 检查:可见患者颞-顶-枕叶皮质葡萄糖代谢率降低。

**诊断标准**

①存在有妨碍正常社会的或职业功能程度的进行性认知功能障碍。初期记忆障碍可不明显。此外,可有明显注意力降低或额叶皮质功能或视空间功能障碍。

②下述特征(probable DLB 有 2 项,possible DLB 有 1 项):

• 伴有注意或觉醒明显变化的认知功能出现;

• 有牢固、具体内容的幻视体验反复出现;

• 特发性帕金森病。

③支持 DLB 特征:

• 反复跌倒;

• 失神;

• 一过性意识障碍;

• 抗精神病药物过敏;

• 系统妄想;

• 其他幻觉。

④可能性小的情况:

• 有局部神经征象或影像学根据的卒中;

• 临床症状可由明确的内科疾病或神经系统其他疾病解释。

**7. 帕金森病痴呆**

帕金森病(Parkinson's disease,PD)是一种中老年常见的神经系统变性疾病,其主要病变是黑质、蓝斑以及迷走神经背核等处色素细胞坏死,多巴胺递质生成障碍,导致多巴胺能系统与胆碱能系统不平衡,患者出现静止性震颤、运动迟缓、肌张力增高、姿势步态异常等临床综合征(表 5-81)。

表 5-81　帕金森病与弥散性路易体病特征的比较

| 帕金森病 | 弥散性路易体病 |
| --- | --- |
| 中脑路易小体 | 皮层路易小体 |
| 执行功能性痴呆,常发生在疾病晚期 | 皮层性痴呆,在疾病的早期出现 |
| 常表现为静止性震颤 | 常无静止性震颤 |
| 有时能见到自主神经功能失常 | 自主神经功能失常突出 |
| 左旋多巴和卡比多巴治疗有效 | 左旋多巴和卡比多巴的治疗效果不确定 |
| 幻觉仅见于应用抗帕金森药物时的副反应 | 不用抗帕金森药物情况下,常常发生幻觉 |

临床表现　帕金森病痴呆早期表现为轻微认知功能障碍、视空间能力障碍以及语言障碍等。年龄的增长,晚期发病,病程、症状的严重程度,抑郁、幻觉以及记忆和语言功能受损都是PD 患者发生痴呆的危险因素。主要表现在注意力下降和波动、信息处理速度下降及包括启动、计划、组织、有效地进行有目的的活动等在内的执行障碍,自发语言缓慢、言语声音低微、最终言语完全不清,不能理解。失用、失认,命名、理解等困难少见。

患者还可以出现神经精神症状,以视幻觉和错觉更常见。视幻觉表现为复发性的生动的色彩鲜明的动物或人物形象,这种视幻觉可以是自发的,也可以是抗帕金森病药物治疗诱发的;错觉多伴随视幻觉发生,可表现为不同形式,以被迫害、被偷窃、感觉陌生人住在自己房间里更常见。

#### 8. 亨廷顿病

亨廷顿病（Huntington's disease，HD）是一种常染色体显性遗传病，主要表现为慢性进行性舞蹈样动作、精神症状和痴呆等。

**临床表现** 一般在 30 或 40 岁之后发病，少数可以在儿童和青少年期出现，一般都有家族史，症状进行性加重，一般起病后平均生存时间约 15 年。

早期患者出现站立不稳，不能胜任精细工作，出现舞蹈样动作，上肢不规则伸展或屈曲等舞蹈样动作多变，频率和强度逐渐增加，一般情绪紧张时加重，休息时减轻，睡眠时消失。早期也可以出现容易激惹、暴躁、抑郁、淡漠等，智能减退、记忆力减低、注意力减退、计算力、理解力下降等，随着病情进展逐渐加重。晚期出现痴呆，但失语、失用和失认少见。

#### 9. 肝豆状核变性

肝豆状核变性（hepatolenticular degerleration，HLD）又称为 Wilson 病（Wilsons disease，WD），是一种常染色体隐性遗传病，主要为铜代谢障碍引起。发病机制目前不明。

**临床表现** 多见于儿童和青少年，多数以神经系统的锥体外系症状起病。15%～50% 患者早期出现认知功能障碍，患者表现为智力减退、记忆力下降、学习能力减退，思维迟钝，可出现情感失常。不及时治疗时，后期往往发展为严重痴呆。伴有角膜 K-F 环，血清铜蓝蛋白和血清铜下降等可明确诊断。

#### 10. 进行性核上性麻痹

进行性核上性麻痹（progressive supranuclear palsy，PSP）是一种神经系统变性疾病，目前病因不明，主要为中脑、脑桥神经元变性。

**临床表现** 主要的临床表现为姿势不稳、运动障碍、垂直性核上性麻痹、轻度痴呆等。

一般认知障碍和行为异常出现较晚，可见严重的心理紊乱，如抑郁、易激惹等。神经心理测试发现，有注意力障碍、语言流利性和精细语言能力降低，抽象思维和推理能力较差，轻中度记忆力丧失，握持反应和运动不持续，模仿和利用行为障碍。晚期患者出现活动困难、躯体僵硬严重痴呆，甚至出现无动性缄默。

**辅助检查** CT 及 MRI 检查可见中脑被盖部萎缩、中脑导水管扩大、脚间池及四叠体池增宽、第三脑室扩大、外侧裂增宽、大脑皮质特别是额叶皮质萎缩、侧脑室扩大等，并随着病情发展而加重。SPECT 检查发现全脑血流量下降，特别是额叶血流量明显减少。PET 检查显示额叶糖代谢下降，脑干、丘脑、基底节区脑血流及耗氧量下降，纹状体 $D_2$ 受体活性下降。

**诊断标准** 1996 年美国国立神经系统疾病与脑卒中研究所（NINDS）与进行性核上性麻痹分会（SPSP）联合推荐 PSP 诊断标准：

（1）可疑的（possible）PSP

必备条件：①发病年龄在 40 岁以后，缓慢进展的帕金森综合征；②垂直性向下或向上的核上性凝视麻痹，或眼球缓慢的垂直相跳跃，或早期跌倒、姿势不稳；③排除其他情况。

辅助条件：①对称性运动不能或强直，近端重于远端；②颈部体位异常，尤其是颈后仰；③左旋多巴治疗无效或无反应性帕金森综合征；④早期的吞咽困难和构音障碍；⑤早期出现的认知功能受损，如淡漠、抽象思维障碍、言语流利性降低、模仿行为、额叶释放症状等。至少出现 2 种以上异常。

须排除的条件：①近期有脑炎病史，以及肢体瘫痪、皮层感觉减退、局限性额叶或颞叶萎缩；②与多巴胺能药物无关的幻觉和妄想，AD 型皮质型痴呆（严重记忆缺失、或失认）；③病程早期出现明显的小脑症状，或者无法解释的自主神经功能失调；④严重的不对称性 Parkinson 综合征，如动作迟缓；⑤有关脑部结构（如基底节或脑干梗死、脑叶萎缩）神经放射学依据；⑥必要时 PCR 检查排除 Whipple 病。

（2）很可能的（probable）PSP

必须条件：①40 岁以后发病，逐渐进展的病程；②垂直性向上或向下的核上性凝视麻痹，病程第 1 年中即出现姿位不稳或反复跌倒。

其他情况的排除：辅助条件及排除条件同上。

（3）明确的（definite）PSP：经组织病理证实的 PSP。

**11. 皮质基底节变性**

皮质基底节变性（corticobasal degeneration，CBD）是一种少见的神经系统变性疾病，主要为皮质齿状核黑质变性，病理改变为出现特征性的皮质气球样神经元、tau 蛋白染色神经元、胶质细胞包涵体以及神经原纤维缠结等改变。

（1）临床表现：一般隐袭起病，缓慢进展，先出现一侧肢体症状，双侧症状、体征可不对称。

①锥体外系受损，患者出现主动运动减少、动作缓慢、肌强直等帕金森综合征表现。但多巴药物治疗无效，并可见姿势性和运动性震颤。可伴有姿势反射障碍，步态障碍，行走困难，容易跌倒，平衡不稳。约半数患者出现肌阵挛，多见于上肢，检查腱反射、触摸患侧肢体等可致肌阵挛反复发作。

②多数患者出现运动性失用、观念性失用、观念运动性失用和结构性失用。主要表现为肢体运用障碍，亦可见口、足失用和眼睑睁开性失用。

③部分患者可见典型的异己手表现，即固定形式或节律性自主运动行为，或无目的的强握摸索，或将自己的肢体视为外来的、外人的肢体，或双手协调障碍，出现镜像书写和镜像运动。

④部分患者可见失语、认知功能障碍、记忆力减退和视空间技能障碍、额叶释放体征如摸索反射和强握反射。皮质性感觉障碍表现为受累肢体的疼痛、感觉疏忽和皮质性感觉缺失等。

⑤部分患者可见人格改变、行为异常、缄默、注意力下降、淡漠，最终出现痴呆。

此外，患者还可以出现腱反射亢进、Babinski 征阳性、构音障碍、眼球运动障碍等表现。

（2）辅助检查：①CT 和 MRI 可见不对称性脑萎缩，壳核、苍白球 $T_2$ 低信号，脑室扩大。

②SPECT 和 PET 可见额顶叶局灶性脑血流减少或代谢降低，多数患者受累半球顶叶、丘脑、尾状核、壳核的脑血流呈特异性减少，少数患者双侧尾状核和壳核脑血流呈对称性降低。

③肌电图：明显的自发性肌阵挛，背景仅见少许连续性肌肉活动（与肌强直、肌张力障碍有关）。如刺激腕部正中神经时，手肌反射性肌阵挛潜伏期约为 40 毫秒。局灶性、远端为主的超同步反射为皮质兴奋性增强的证据。

④脑脊液 tau 蛋白明显升高。

**12. 基底节钙化**

特发性基底节钙化（idiopathic basal ganglia calcification，IBGC），又称为 Fahr 病，是一种

神经变性疾病,指由多种原因引起的两侧对称性基底节钙化。目前病因不明,可能与遗传因素、一些外源性毒物、铁及磷酸钙代谢异常等因素有关。病理改变主要为双侧基底节钙化斑,斑块多位于血管外膜细胞浆中,主要由糖蛋白、钙盐和铁组成。

(1)临床表现:家族性病例一般在青春期或成年早期起病,少数患者伴有一些少见的遗传疾病,如假性甲状旁腺功能减退 2 型、难治性贫血、自身免疫性内分泌疾病等。

患者主要表现为扭转痉挛、手足徐动、震颤等运动障碍,部分患者出现抑郁、躁惹、激惹、淡漠、谵妄等精神障碍。痴呆也是最常见的临床表现,患者出现智能减退、记忆力下降、空间定位能力下降等表现。

(2)辅助检查:血清钙检查正常,但是伴有甲状旁腺功能减退或假性甲状旁腺功能减退时血清钙减少。

CT 检查可见对称性基底节钙化斑>800mm。MRI 检查可见基底节以及部分灰质 $T_1WI$ 高信号。SPECT 检查见双侧基底节脑血流量与皮质相比明显减少,血流量下降与疾病严重程度呈正比。

(3)诊断标准:Moskowitr(1971 年)提出 Fahr 病诊断标准:①CT 或 X 线检查提示双侧基底节对称性钙化;②无假性甲状旁腺功能减退的临床表现;③血清钙、磷水平正常;④肾小管对甲状腺素反应正常;⑤无感染、中毒以及其他病因;⑥有或无家族史。

**13. 丘脑性痴呆**

丘脑性痴呆是由于丘脑及下丘脑退行性病变引起的痴呆。病理改变为丘脑神经元严重丧失,胶质细胞增生。患者临床表现早期主要为人格改变,逐渐出现定向力障碍、智能下降以及舞蹈、言语困难、缄默等表现。一般病情进展较快,目前没有有效治疗方法。

**14. 痴呆-肌萎缩侧索硬化**

(1)临床表现:中老年起病,首发症状多为痴呆,表现为记忆力下降、功能受损、情感障碍、性格改变和自发性进行性言语减少等,最终发展为缄默。即使在病程晚期,定向力仍相对保留。一般不出现阿尔茨海默痴呆患者常见的失用和失认。运动神经元病的临床症状多随后或相伴出现,常以球麻痹起病,随着疾病进展加重。肌萎缩以上肢远端、肩胛和面部明显,双下肢较少累及。下运动神经元受累较上运动神经元突出,锥体束征和锥体外系表现很少见。

(2)辅助检查:无特异性发现。

(3)诊断标准:痴呆合并运动神经元病临床病理诊断标准:①额颞叶型痴呆,隐袭起病;②神经源性肌萎缩(ALS 或进行性脊肌萎缩);③病程 2～5 年(平均 30.6 个月);④锥体外系症状和明确的感觉障碍少见;⑤脑脊液和脑电图无特异性改变;⑥无家族史;⑦非特异性轻到中度变性改变,见于额颞皮质、舌下神经核、脊髓和黑质。特征性改变为在大脑皮质第Ⅱ层和海马的齿状颗粒细胞内存在对泛素(ubiquitin)有免疫反应的神经元包涵体。

**15. 舞蹈-棘红细胞增多症**

(1)临床表现:舞蹈-棘红细胞增多症(choreoacanthocytosis)是常染色体隐性遗传疾病。一般青年期起病,首先表现为舞蹈症或口面部活动明显增多,逐渐扩展到其他部位。部分患者有行为改变、注意力下降、淡漠、智力与精神异常等表现。

(2)辅助检查:血涂片检查可见 5％～15％的红细胞为棘红细胞。血清肌酸激酶及乳酸脱氢酶增高。肌电图检查提示神经源性肌萎缩。

（3）治疗：本病目前尚无特效疗法。

### 16. Schilder 弥散性硬化

Schilder 弥散性硬化又称为 Schilder 病，是广泛性的亚急性或慢性的脑白质脱髓鞘疾病。病理检查是特征性的大脑半球大块的界限清晰的不对称性白质脱髓鞘，多于幼儿或少年期发病。

（1）临床表现：发病多在 5～12 岁之间，临床表现主要是痴呆、智能减退、精神障碍，患者出现行走困难、共济失调、同向性偏盲、皮质盲、皮质聋、偏瘫或四肢瘫、假性球麻痹、痫性发作。查体可见视乳头水肿、眼外肌麻痹、核间性眼肌麻痹、锥体束征等。

（2）辅助检查：在进行脑脊液检查时，可发现部分患者蛋白轻度增高，少数患者可见脑脊液 IgG 指数升高；脑电图检查无特异性改变；皮质盲时视觉诱发电位出现异常；CT、MRI 检查可见双侧大脑白质弥散性病灶。

## 血管性痴呆

血管性痴呆（vascular dementia，VaD）是指由于脑血管病引起的智能和认知功能障碍综合征。一般由脑梗死、脑出血和全脑缺血、缺氧引起，症状及体征与病灶的部位、大小以及数量关系密切。NIND-AIREN 工作组关于血管性痴呆的诊断标准见表 5-82。

**表 5-82　NINDS-AIIIEN 工作组关于血管性痴呆的诊断标准**

| | |
|---|---|
| 痴呆 | 记忆明显减退以及其他 2 个认知功能障碍引起的日常生活能力减退 |
| 脑血管病 | 局灶性神经系统体征，影像学上可见大或小的梗死，特殊部位梗死或广泛的白质改变 |
| 痴呆与脑血管病有关 | 痴呆出现在卒中后 3 个月内，突然或阶梯性认知功能障碍 |
| 支持血管性痴呆的体征 | 早期步态障碍，行走不稳或容易跌倒病史。早期出现排尿症状，与尿路病变无关，假性球麻痹，个性和情绪改变 |

### 1. 多梗死性痴呆

多梗死性痴呆（multi-infarct dementia，MID）为最常见痴呆类型，多次反复发生脑梗死，引起颈内动脉、大脑中动脉主干和皮质支等血管供血区皮质、白质以及基底节区受累。病变为多发性腔隙性病变或者大面积脑梗死。认知功能障碍与脑血管病变的部位和范围大小有关，表现为记忆力减退、注意力下降、焦虑、抑郁、视空间能力下降、失认、失用等，最终生活不能自理。神经心理学检查提示痴呆；头颅 CT 和 MRI 检查提示多发性梗死病灶。

### 2. 单发性脑梗死痴呆

大面积脑梗死性痴呆主要是由于脑动脉大血管，如大脑中动脉、基底动脉的主干闭塞引起。大面积的脑梗死体积超过 50～60ml 以上，导致一侧额叶或颞叶甚至一侧大脑半球功能的严重损害，可以出现局灶定位体征和痴呆。此外，特殊部位梗死如丘脑、角回、额底以及边缘系统时，也可以出现痴呆。

（1）临床表现：呈急性起病，病情严重，出现偏瘫、偏身感觉障碍、失读、失认等表现。大脑后动脉丘脑穿通动脉闭塞后引起严重记忆丧失以及痴呆；丘脑梗死时主要以精神症状为主，如冷漠、注意力不集中、遗忘、嗜睡等，累及脑干时，出现眼球垂直注视困难及其他中脑、脑桥损害的症状及体征。角回梗死时表现为流利性失语、失读、记忆障碍以及运动障碍等。单发性脑梗死痴呆（large-infarctdementia，LID）引起的认知障碍表现为反应迟钝、记忆力下降、计算力减退、表情淡漠、抑郁等，最终生活不能自理。

（2）辅助检查：MRI 检查可在丘脑、颞叶、边缘叶等处发现责任病灶，$T_1WI$ 低信号 $T_2WI$ 高信号。

### 3. 皮质下动脉硬化性脑病

皮质下动脉硬化性脑病（subcortical arteriosclerotic encephalopathy）又称为 Binswanger 病（Binswanger's encephalopathy，BE），病因和发病机制目前不明，主要为缺血性脑损伤造成皮质下白质和灰质损害。

（1）临床表现：起病隐袭，多于中老年发病，长期高血压病，可有小卒中发作，神经系统检查可发现神经系统局灶性定位体征、慢性进行性痴呆和精神症状。一般以记忆力下降、抑郁等起病，逐渐加重，一般很少出现完全性偏瘫体征，多表现为小的局灶性体征逐渐叠加。

（2）辅助检查：CT 检查可见皮质轻度萎缩，脑室不同程度扩张，可以伴有基底节、丘脑、脑桥等多发性腔隙性梗死。MRI 检查可见白质萎缩，皮质萎缩较轻，双侧侧脑室周围以及半卵圆区有散在多发的 $T_1WI$ 低信号、$T_2WI$ 高信号，伴多发腔隙性梗死。PET 检查可见脑室周围白质脑血流量减少，葡萄糖及氧代谢显著减少。

### 4. 低灌注导致痴呆

本病临床较少见，各种原因引起心功能不全、药物引起的血压偏低等导致脑组织长期处于低灌注及缺血、缺氧状态，边缘带往往最容易累及，患者表现出缓慢进展的认知功能障碍，表现为皮质性失语、记忆下降、失用、视空间障碍等。

### 5. CADASIL

合并皮质下梗死和白质脑病的常染色体显性遗传性脑动脉病（cerebral autosomal dominant arteriopathy with subcortical infarcts and leukoencephalopathy，CADASIL），也称为遗传性多梗死性痴呆。该病是一种由于 Notch 3 基因的错义突变所致的散发性常染色体遗传疾病，患者多于中年发病，没有性别差异以及卒中危险因素。

（1）临床表现：偏头痛为患者早期症状，30 岁左右出现，偏头痛发作时多有先兆，表现为一侧剧烈头痛伴血管搏动感、恶心、呕吐等。反复发作，每次持续时间为数小时（2～48 小时），发作间期可无症状。

大多数患者有多发性皮质下梗死表现，如构音障碍、共济失调、表达性言语困难、视野缺损等。部分患者可表现为纯运动性卒中、共济失调性轻偏瘫、纯感觉性卒中、感觉运动性卒中等。

进行性血管性痴呆表现以额叶症状为主，如注意力下降、偏执、冷漠、认知功能障碍、记忆力下降。也可有精神异常，如严重抑郁、躁狂、自杀行为或自杀倾向。

（2）辅助检查：MRI 有重要诊断意义，可见侧脑室周围以及半卵圆中心点状、结节状的 $T_2WI$ 高信号，也可见于脑桥及基底节。此外，皮肤活检发现嗜锇颗粒状物体（GOM）沉积有助于诊断。

(3)诊断标准：①家族遗传方式起病；②中年发病，反复发作缺血性脑卒中、进行性智能减退，部分患者有偏头痛或家族性偏头痛病史；③CT/MRI显示广泛多发脑白质变性及梗死灶；④基因学检测示 Notch 3 基因点突变；⑤皮肤或脑组织活检示小动脉玻璃样变性，超微结构找到嗜锇酸颗粒；⑥无高血压、糖尿病、高脂血症等血管危险因素；⑦排除家族性偏瘫型偏头痛、阿尔茨海默病、多发性硬化、Binswanger 病、线粒体脑肌病乳酸血症型、脑淀粉样血管病、HIV感染、神经梅毒等。Notch 3 突变的分子诊断价格昂贵，皮肤活检的敏感度为 45%，特异度为100%，超微结构中的嗜锇酸颗粒可确诊本病。

# 附录　血管性痴呆诊断标准草案

定义：血管性痴呆系指缺血性、出血性脑血管疾病引起的脑损害所致的痴呆。

诊断标准

1. 临床很可能(probable)血管性痴呆

(1)痴呆符合 DSM-Ⅳ-R 的诊断标准，主要表现为认知功能明显下降，尤其是自身前后对比，记忆力下降，以及 2 个以上认知功能障碍，如定向、注意、言语、视空间功能、执行功能、运动控制等，其严重程度已干扰日常生活，并由经神经心理学测试所证实。

(2)脑血管疾病的诊断：临床检查有局灶性神经系统症状和体征，如偏瘫、中枢性面瘫、感觉障碍、偏盲、言语障碍等，符合 CT、MRI 上相应病灶，可有或无脑卒中史。影像学表现：多个腔隙性脑梗死或者大梗死灶或重要功能部位的梗死(如丘脑、基底前脑)，或广泛的脑室周围白质损害。

(3)痴呆与脑血管病密切相关，痴呆发生于脑卒中后 3 个月内，并持续 6 个月以上；或认知功能障碍突然加重、或波动、或呈阶梯样逐渐进展。

(4)支持血管性痴呆诊断：①认知功能损害不均匀性(斑块状损害)；②人格相对完整；③病程波动，多次脑卒中史；④可呈现步态障碍、假性球麻痹等体征；⑤存在脑血管病的危险因素。

2. 可能(possible)为血管性痴呆

(1)符合上述痴呆的诊断。

(2)有脑血管病和局灶性神经系统体征。

(3)痴呆和脑血管病可能有关，但在时间或影像学方面证据不足。

3. 确诊血管性痴呆

临床诊断为很可能或可能的血管性痴呆，并由尸检或活检证实不含超过年龄相关的神经原纤维缠结(NFTs)和老年斑(SP)，以及其他变性疾患组织学特征。

4. 排除性诊断(排除其他原因所致的痴呆)

(1)意识障碍。

(2)其他神经系统疾病所致的痴呆(如阿尔茨海默病)。

(3)全身性疾病引起的痴呆。

(4)精神疾病(抑郁症等)。

注：当血管性痴呆合并其他原因所致的痴呆时，建议用并列诊断，而不用"混合性痴呆"的诊断。

## 血管性认知功能障碍

血管性认知功能障碍（vascular cognitive impairment，VCI）是指由脑血管病危险因素（如高血压、心脏病、糖尿病和高血脂等）、明显（如脑梗死和脑出血等）或不明显的脑血管病（如白质疏松和慢性脑缺血等）引起的从轻度认知障碍到痴呆的综合征。国外学者主张用 VCI 代替血管性痴呆（vascular dementia，VaD）。

VCI 的病因与发病机制目前尚不清楚，血管性危险因素包括高或低血压、心脏病、糖尿病、高脂血症、脑卒中等。目前，VCI 包括 3 种情况：非痴呆血管性认知功能障碍（vascular cogrlitive impairment no delnentia，VCIND）、VaD、伴血管因素的 AD（mixed AD/VaD）。

VCI 的临床表现包括血管神经病变、认知损害以及神经系统定位体征。半数 VCI 患者急性起病，半数为渐进性发病，初期记忆力保留而注意力和执行功能障碍，思维迟缓，逐渐出现语言、记忆、视觉空间技能、情感、人格和认知（概括、计算、判断等）中 1～2 项受损，不够痴呆程度。严重患者为血管因素或脑血管病引起的痴呆，一般有神经系统局灶体征。患者也可出现精神症状如抑郁、情绪不稳、淡漠等。

1999 年，Howard 提出如下的 VCI 诊断标准：

（1）患者有获得性认知障碍，根据病史推断比以前的认知功能水平有所下降并得到认知检查的证实。

（2）临床特点提示为血管源性病因，并至少要满足以下中的 2 项：①急性起病；②阶梯式恶化；③波动性病程；④有自动恢复期；⑤起病或加重与卒中或低灌注有关（例如，心律失常，术中低血压）；⑥局灶性神经系统症状；⑦认知检查正常，但个别项目受损。

（3）影像学检查提示为血管源性，包括：①一处或多处皮质或皮质下卒中或出血；②腔隙性梗死；③白质缺血性改变。

（4）VCI 可以单独出现，也可以与其他痴呆形式并存。

（5）VCI 可以符合或不符合（基于 AD 的）痴呆诊断标准。混合性痴呆的典型表现是患者既有 AD 表现又有临床和（或）影像学缺血病灶表现。

（6）VCI 可以呈现以下影像模式的一种或几种的组合：①多发性皮质性卒中；②多发性皮质下卒中；③单个关键部位卒中；④脑室周围白质改变；⑤未见病灶。

认知损害的严重程度视疾病对患者功能的影响而定，必须个体化，反映与病前相比的变化程度：

（1）极轻度：患者接受治疗或通过辅助代偿认知损害，或者认知损害使患者不能从事复杂的职业或精细的爱好。

（2）轻度：原来能完成的复杂的自理活动（如开车、结账、打电话、服药）变得难以完成。

（3）中度：不能完成中等难度的自我照料及活动，如洗澡、散步、做家务、做饭、购物或外出行走。

（4）重度：不能完成基本的自我照料及活动，如上厕所、穿衣、进餐、搬动物体、梳头。

如果患者符合以上条件,但未达到痴呆,则诊断为 VCIND;如果患者符合以上条件,而且符合痴呆的诊断标准,则诊断为 VaD;如果患者病程提示 AD,但又有局灶性症状和体征,或影像学检查提示脑缺血,则诊断为 mixed AD/VAD;但如果有 AD 型痴呆的患者仅仅有血管性危险因素,则不能诊断为 mixed AD/VAD。

<h2 style="text-align:center">其他痴呆</h2>

### 1. 正常压力脑积水

正常颅压脑积水(normal pressure hydrocephalus,NPH)主要是交通性脑积水综合征,表现为脑室扩张,但颅压在正常范围上限(150~180 mmHg)。往往继发于动脉瘤破裂或外伤后蛛网膜下隙出血、慢性脑膜炎等。

NPH 患者早期表现为记忆减退、表情淡漠、动作减少、反应迟钝,逐渐加重甚至卧床不起、缄默不语,一般患者没有失语、失算、失认等症状。步态障碍患者主要表现为步态不稳,步伐变小、弯腰及前倾姿势,没有肌张力升高和震颤。晚期站立困难甚至翻身不能。尿失禁一般出现较晚,开始为尿急尿频,逐渐尿失禁。

脑脊液压力正常。CT 可见脑室扩张,无脑沟萎缩,侧脑室额角宽度常常作为脑室分流术是否成功的粗测手段。MRI 可见脑室周围水渗入脑实质。

### 2. Creutzfeldt-Jakob 病

(1)临床表现:本病又称为克雅病,是人类最常见的朊蛋白病,主要累及皮质、基底节和脊髓,又称为皮质-纹状体-脊髓变性。患者多为中老年人,表现为进行性痴呆、肌阵挛、锥体束或锥体外系损伤。

(2)辅助检查:脑脊液免疫荧光检测 14-3-3 阳性和 130 脑蛋白和 133 蛋白检测具有诊断价值。

脑电图检查初期为广泛非特异性慢波,表现为特异性周期性同步放电(periodic synchronous discharge,PSD),主要表现为间歇性或连续性中至高波幅尖慢波或棘慢波同步放电,每隔 0.6~1.0 秒发放 1 次,持续数秒到 10 秒不等,晚期消失。中晚期时脑电图出现间隔 0.5~2 秒周期性棘慢复合波。

病程较短时 CT、MRI 检查可以正常,病程较长时 CT 可见不同程度脑萎缩,严重时脑室扩大。MRI 显示双侧尾状核、壳核 $T_2WI$ 对称性均匀高信号,无增强效应,$T_1WI$ 可正常。PET 检查可见脑部出现多灶性低代谢区。

(3)诊断标准

①患者在 2 年以内发生进行性痴呆;

②肌阵挛、视力改变、小脑症状、无动性缄默等 4 项症状中任 2 项;

③特征性脑电图改变即周期性同步放电。

3 项具备时诊断为很可能(probable)CJD;具备①和②项为可能(possible)CJD。在 3 条标准中,可用脑蛋白检测代替脑电图特异性改变。

### 3. 艾滋病-痴呆综合征

90%患者可见神经系统病变,10%~27%的艾滋病患者可以神经系统症状为首发症状,

HIV直接感染中枢神经系统引起无菌性脑膜炎、亚急性脑炎和空泡脊髓病。艾滋病-痴呆综合征(AID dementia,ADC)亦称HIV相关性痴呆、HIV脑病、HIV相关性认知/运动综合征,是HIV最常见最严重的神经系统并发症。

(1)临床表现:在亚急性、慢性艾滋病脑病或AIDS痴呆综合征中,痴呆可以是首发症状或最主要的症状。早期思维减慢、记忆力下降、注意力不集中、回避社会、性欲降低等,出现抑郁或躁狂、动作迟缓、共济失调、震颤等表现。病情逐渐加重,最终出现无动性缄默、严重认知功能障碍、尿失禁、截瘫等。

(2)辅助检查:外周血中可有轻度贫血,淋巴细胞总数减少$1.0×10^9$/L(正常$1.5～4×10^9$/L)。HIV抗原抗体检测阳性。免疫学检查外周血$CD4^+$/$CD8^+$比例倒置<1.0(正常1.75～2.1),免疫球蛋白增高。CT和MRI检查半数患者出现脑萎缩。

**4. 神经梅毒**

神经梅毒是苍白密螺旋体感染后出现大脑、脑膜或脊髓损害的一组综合征,是晚期(Ⅲ期)梅毒的主要表现。神经梅毒有多种临床类型,常见的是无症状性神经梅毒、脑膜梅毒、脑膜血管梅毒。以往常见的麻痹性神经梅毒又称为麻痹性痴呆,临床已经少见。

(1)临床表现:一般在梅毒感染后15～20年发病,年龄约为35～50岁。遗传性麻痹性痴呆多于儿童或青春期发病,伴有精神发育不全,患者往往有神经麻痹症状,如视神经萎缩、阿罗瞳孔(Argyll-Robertson)、言语含糊、肌肉震颤、锥体束征、共济失调等,以及痴呆症状。患者表现出记忆力下降、判断力差等以及精神症状,记忆力与判断力减退,不能做过去熟悉的工作,疾病进展到麻痹阶段时,患者生活不能自理、认知全面下降。

(2)辅助检查:脑脊液色清,压力一般在50～300mmH$_2$O,细胞数增高,可达(100～300)×10/L,淋巴细胞为主。蛋白含量升高,40～200mg/L,糖含量正常或稍减低。血清、脑脊液梅毒螺旋体抗原抗体阳性。CT检查可见到白质低密度病灶,脑室扩张和脑萎缩,经治疗后白质低密度可以消失,脑萎缩可以减轻。MRI检查可见脑动脉的缺血性损害,脑皮质萎缩,一侧脑室扩张等。PET可见额叶萎缩和血流量减低。

**5. 亚急性硬化性全脑炎**

亚急性硬化性全脑炎(subacute sclerosing panencephalitis,SSPE)与麻疹缺陷病毒有关,主要表现为进行性痴呆、运动障碍、共济失调及肌阵挛等。

(1)临床表现:SSPE多见于儿童和少年,青年发病较少。初期患者表现为性格改变焦虑或抑郁、学习能力下降、注意力下降等;随着病情进展出现智力减退加重、症状恶化,出现广泛的肌阵挛性抽动、肌张力增高、震颤、舞蹈症、手足徐动、失语等,强直期后出现肢体肌强直、锥体束征、去皮质强直、角弓反张等,对外界刺激无反应。终末期处于去皮质状态,最终死于感染或循环衰竭。

(2)辅助检查:脑电图可见弥散性异常,进展后出现特征性的周期为4～20秒爆发—抑制性高波幅慢波或尖慢波,伴棘波,之后为相对平坦波。血清和脑脊液中麻疹病毒中和抗体升高,脑脊液细胞数正常,免疫球蛋白升高,可出现寡克隆带。CT检查可见皮质萎缩以及单个或多个局灶性白质低密度病灶。

#### 6. 神经系统钩端螺旋体病

钩端螺旋体病简称钩体病,是一种自然疫源性急性传染病,由致病性钩端螺旋体引起神经系统损害的一种综合征。主要表现有钩端螺旋体脑炎、脑膜炎、脑膜脑炎和脑动脉炎。认知功能障碍见于脑动脉炎型。

(1)临床表现:钩端螺旋体脑动脉炎大多在钩体病流行之后 2～5 个月发病,一般无急性感染症状,临床表现多样,这也是本病的临床特点。突然出现偏瘫、运动性失语或四肢瘫及精神症状等,伴有发音障碍及吞咽困难及痫性发作等。以精神症状为主的患者,则表现反应迟钝、哭笑无常、定向力、记忆力、计算力障碍、幻觉、妄想等症状,以及神经系统器质性损害体征。

(2)辅助检查:钩体凝集溶解试验(简称凝溶试验)敏感性高,阳性率超过 90%。病程中期可以从患者的血液、尿液、脑脊液中分离出病原体。脑血管造影检查可呈多发性脑动脉炎改变、形成动脉阻塞或狭窄,儿童和青少年可以形成丰富的侧支循环,部分患者形成颅底异常血管网,呈烟雾状。头颅 CT、MRI 表现为大脑半球多发性或双侧梗死灶。

#### 7. 神经 Lyme 病

神经 Lyme 病是指伯氏疏螺旋体(Borrelia burgdorferi)引起的神经系统疾病。蜱是主要传播媒介,临床表现复杂,主要为早期的慢性游走性红斑(erythema chronicum migrans),继而有神经、心脏与关节等损害。

(1)临床表现:Lyme 病分为 3 期,其中 I 期主要表现为游走性红斑以及类似脑膜炎症状,脑脊液多正常。II 期多数出现脑膜炎和周围神经症状,认为是神经 Lyme 病。III 期临床少见,一般仅为神经系统症状,其中部分患者可以出现记忆减退、嗜睡、异常行为、情绪改变等认知功能障碍、痴呆的表现。

(2)辅助检查:脑脊液检查可见淋巴细胞增多,平均为 $100\times10^6/L$,蛋白轻度增高。病程约 1 个月后脑脊液 IgG 指数增高,可见寡克隆带。血液、脑脊液以及皮肤分离培养出伯氏疏螺旋体是诊断的金指标。血清免疫吸附法(ELISA)可检出血清特异性 IgM 抗体以及 IgG 抗体,慢性期患者 CT 及 MRI 可显示脑室周围多灶性病变。

#### 8. 进行性多灶性白质脑病

进行性多灶性白质脑病(progressive multifocal leukoence phalopathy,PML)是一种罕见的亚急性脱髓鞘疾病,通常见于免疫功能低下、慢性免疫缺陷及肿瘤患者,本病多见于霍奇金病、淋巴瘤、白血病、艾滋病、恶性肿瘤、结核病和结节病以及器官移植后长期接受大量免疫抑制剂的患者。主要为大脑半球白质的广泛脱髓鞘改变,也可累及小脑和脑干,脊髓较少累及。

(1)临床表现:临床症状和体征与病灶的部位和数目有关。起病隐匿,人格改变和智力下降常为首发症状。神经系统症状多样,出现轻偏瘫、失语、共济失调、视野缺损及其他多灶症状。脑神经及脊髓症状较少见。一旦发病,病情呈持续进展,往往于数周至数月内死亡。平均病程为 9 个月左右,个别可存活数年。

(2)辅助检查:血清乳头多瘤空泡病毒 JC 抗体水平增高。脑电图常呈现非特异性散漫性慢波,或局灶慢波。头颅 CT 扫描显示皮质下白质有多数低密度灶,无占位效应,也不被强化。MRI 也显示皮质下白质多数异常信号区,$T_1WI$ 低或等信号 $T_2WI$ 高信号。

### 9. 慢性硬膜下血肿

慢性硬膜下血肿(chronic subdural hematomas)是指脑损伤后 3 周以上出现症状者。约占硬膜下血肿的 1/4,以高龄患者居多,常有头部外伤史,亦可不能确定。

(1)临床表现:慢性硬膜下血肿临床表现以头痛为主,可出现视乳头水肿,记忆力减退,嗜睡,进行性痴呆等症状较常见。局灶性症状出现率低且较轻,可有轻偏瘫,不全性失语和癫痫发作。

(2)辅助检查:头颅 CT 多呈低密度新月状影,亦可呈混杂或等密度影。

### 10. 肾衰竭有关的痴呆

在肾功能不全的患者中,神经系统的病变常出现在疾病后期,并常为导致患者死亡的主要原因之一。肾衰竭神经系统损害的发生率为 13%～36%。

临床表现

(1)精神症状:早期常觉得容易疲劳、情绪不好、注意力、计算力以及记忆力减退。情绪改变出现欣快、淡漠、急躁、定向障碍和躁动不安等。患者还可以出现判断力减退、认知力下降等。症状时轻时重,容易受到用药、环境的影响,与肾功能不全的程度和进展速度不成比例。

(2)意识障碍:水电解质紊乱及酸碱平衡失调后往往引起或加重意识障碍,患者出现嗜睡、谵妄、幻觉等,肌张力增高,去皮质状态或去大脑状态,病情加重后出现昏迷。偶有木僵状态。

(3)抽动发作:常常发生在尿素氮 8.9～14.8mmol/L,透析时尿素氮迅速下降时偶尔也可出现。急性肾衰竭患者的抽搐发生在无尿期的第 8～11 天,常伴严重的脑病,发作早期表现为阵挛或单纯部分性发作,晚期出现强直-阵挛发作,往往伴有木僵和昏迷。

(4)此外,在扑翼样震颤之前往往出现上肢不规则震颤;视力减退、视野缺损、幻嗅、眩晕等脑神经受损症状;四肢末端麻木、刺痛感等。

### 11. 甲状腺功能减退性痴呆

临床表现:甲状腺功能减退简称甲减,主要由于各种原因引起的甲状腺素合成、分泌或生物效应不足引起的一组临床综合征。可分 3 型:①功能减退在胎儿期或出生不久的新生儿期出现,称呆小症(又称克汀病);②功能减退出现在发育前儿童期者,称为幼年甲状腺功能减退症,严重时称为幼年黏液性水肿;③功能减退出现在成人期者,称为甲状腺功能减退症,严重时称为黏液性水肿。5%～37.5%的甲状腺功能减退患者出现精神障碍,表现多样,常见抑郁、淡漠、情绪低落、注意力不集中、记忆力减退、思维贫乏、失眠等,慢性严重者多见错觉和幻视,常为人和动物形象,幻听少见,可伴有猜疑和继发性妄想,精神错乱、谵妄等。

### 12. 亚急性联合变性

亚急性联合变性(subacute combined degeneration,SCD)是患者因胃黏膜内因子的缺乏导致胃肠道内维生素 $B_{12}$ 吸收不足,或消耗性疾患导致叶酸、维生素 $B_{12}$ 相对缺乏所造成神经系统变性疾病。本病的损害并不限于脊髓,外周神经、视神经与大脑白质也都有病变发生。

(1)临床表现:亚急性或慢性病程,少数患者出现白质受损的表现如易激惹、淡漠、遗忘、抑郁、类偏执狂倾向,以及严重的精神病反应与智能衰退。检体可发现震动觉与关节位置觉的消失、Babinski 征阳性。

(2)辅助检查:周围血象及骨髓涂片检查见巨细胞性高色素性贫血。血清维生素 $B_{12}$ 水平低于 74pmol/L(正常 140～660mmol/L)。MRI 检查示脊髓 $T_1WI$ 低信号，$T_2WI$ 高信号，多数有强化。

**13. 化学物质中毒**

(1)锰中毒：呼吸道是职业接触锰的主要途径，一般接触数年后发病。已知最短发病期为 42 天，最长达 20 年以上。在体内一般蓄积于富含线粒体的肝、胰、肾、心、脑等组织中。锰在脑内主要存在于纹状体和大脑白质，周围神经含量较少。

临床表现　主要表现在精神和神经两方面。

辅助检查　尿锰定量仅反映近期机体吸收情况，与临床症状不平行，不能作为确诊依据。部分患者出现尿香草扁桃酸(VMA)和 17-酮类固醇、脱氢雄酮含量降低。脑电图重度患者可见 α 波减少，全脑散在或阵发性同步 θ 或 δ 慢波。MRI 检查见苍白球 $T_1WI$ 高信号，晚期可见脑萎缩和脑室扩张。

(2)二硫化碳中毒：二硫化碳为油脂、磷、硫、碘等的良好溶剂。主要用于黏胶纤维、橡胶、化工、光学玻璃等工业中。二硫化碳主要经呼吸道吸入而中毒，皮肤和胃肠道亦能吸收，经肺、肾排泄。

临床表现　以中枢、周围神经系统和心血管系统症状为主。轻度中毒出现头晕、头痛、乏力、失眠或嗜睡、恶梦、健忘、急躁等神经症征象，周围神经损害不明显。重度中毒时出现精神症状，如多疑、哭笑无常、妄想、抑郁和痴呆等，也可出现言语障碍、假性球麻痹、痉挛性瘫痪、震颤麻痹、舞蹈样动作或手足徐动、心悸、多汗、血压不稳定、消瘦和性欲减退或亢进等自主神经功能紊乱。尿中 2-硫代噻唑烷-4-羧酸(TTCA)含量增高(正常值为<0.03mg/L 或 0.02mg/L)，可以作为近期接触二硫化碳的指标。

(3)一氧化碳中毒所致痴呆：包括一氧化碳中毒性脑病(carbon monoxidepoisioning encephalopathy)和一氧化碳中毒迟发性脑病。是因一氧化碳经呼吸道进入体内，与血红蛋白迅速结合成碳氧血红蛋白(Hb-CO)，血红蛋白的携氧能力下降，导致脑组织缺氧所致。

临床表现　痴呆见于一氧化碳中毒迟发性脑病，常伴有幻觉、妄想、痴呆、去皮质状态等，锥体外系症状常见为震颤麻痹、舞蹈症或手足徐动等，还可有单瘫、偏瘫、截瘫、四肢瘫、失语、延髓麻痹、去大脑强直、癫痫、皮质性失明、失听等表现。

辅助检查　血碳氧血红蛋白浓度测定有助于确诊以及判断一氧化碳中毒程度；脑电图可见弥散性异常，脑电图恢复正常可以作为康复的标准之一；MRI 检查可见脑室周围白质、苍白球、内囊、胼胝体等处对称融合病灶，$T_1WI$ 低信号 $T_2WI$ 高信号。MRI 白质受损患者提示迟发性脑病可能。

**14. 酒精中毒及相关痴呆**

(1)Korsakoff 综合征：此综合征又称 Korsakoff 精神病，由俄国神经科医师 Korsakoff (1887 年)首先报道。患者可以在长期饮酒(10 年以上)缓慢起病，也可以在一次或数次谵妄后出现。主要由于维生素 $B_1$ 缺乏损害间脑引起记忆障碍以及酒精直接损害皮质等结构，造成智能损害。

临床表现　慢性起病，主要表现为记忆力减退、遗忘、虚构、错构等。记忆力减退表现为顺行性遗忘，患者容易遗忘近期接触过的人、地点以及数字，在此基础上，出现错构以及虚构，如无意识地编造从未发生过的事或体验并坚信是事实。学习、记忆能力减退，患者当时记忆减少，长时间后回忆更少，也可有逆行性遗忘。患者意识清楚，思维障碍明显，因此在日常生活中常表现为心情愉快，欣快、幼稚、懒散以及运动失调等，处理生活的能力减退。

神经系统检查可发现患者有不同程度的多发性周围神经病、震颤及共济失调等。

(2)Wernicke 脑病(Wernicke's encephalopathy,WE)：Wernicke 脑病是长期饮酒致硫胺缺乏引起的代谢性脑病。

临床表现　多见于中老年男性，急性或亚急性起病。主要表现为眼外肌麻痹、精神异常以及共济失调。①眼部症状：复视、双侧展神经麻痹常见，其他可见双眼同向运动障碍、瞳孔对光反射迟钝、眼球震颤、眼睑下垂等，及时治疗后眼肌麻痹可在 24 小时内恢复，眼球震颤在 1～2 周内恢复；②精神障碍：意识模糊，患者记忆力下降、注意力不集中，自发言语减少、淡漠或激惹，定向力、记忆力障碍和嗜睡。常伴 Korsakoff 精神病，出现选择性遗忘、学习记忆能力下降，昏睡和昏迷是常见的症状；③共济失调：躯干性共济失调为主，行走不稳、站立困难。上肢少见。仅少部分(10%～16.5%)患者出现 3 组症状，多数(82%)患者出现共济失调。

Wernicke 脑病特征性改变是乳头体萎缩，可作为与其他类型痴呆，如阿尔茨海默病的鉴别要点

辅助检查　CT 检查可见双侧丘脑和脑干低密度或高密度影。MRI 检查早期敏感，可见双侧丘脑和脑干对称性病变，急性期典型改变是第三脑室和导水管周围对称性 $T_2WI$ 高信号，6～12 个月后降低或消失。

(3)酒精中毒性痴呆：酒精中毒性痴呆是长期饮酒的患者出现震颤、谵妄、痉挛发作以及急慢性人格改变、智力低下、记忆力减退等临床综合征，约占慢性酒精中毒患者的 2%。

临床表现　一般隐匿起病，早期表现为情感平淡、对事物不关心、缺乏兴趣，病情逐渐加重出现记忆力、注意力减退，学习、抽象思维、视空间等认知能力下降。患者逐渐出现以自我为中心、自我控制能力丧失、行为粗暴等。病程可以合并 Korsakoff 综合征、Wernicke 脑病等，晚期出现尿失禁，卧床不起，预后不良。

**15. 神经系统先天性和遗传性疾病**

(1)肾上腺脑白质营养不良(adrenoleukodystrophy,ALD)：肾上腺脑白质营养不良又名嗜苏丹性脑白质营养不良伴青铜色皮肤和肾上腺萎缩。主要特点为大脑白质进行性脱髓鞘伴肾上腺皮质功能降低，是遗传性代谢性过氧化物酶体病。该病有两种遗传形式：儿童或青少年期发病为 X 连锁隐性遗传，新生儿型为常染色体隐性遗传。

由于细胞内过氧化酶体遗传缺陷，最基本的缺陷是过氧化物酶体氧化极长链脂肪酸(Very long chain fatty acids,VLCFA)障碍，大量未经氧化的长链和极长链脂肪酸蓄积在脑和肾上腺。病理改变为中枢神经系统，大脑皮质神经元缺失和胶质细胞增生，白质广泛髓鞘脱失、巨噬细胞增生，以顶、枕及颞后部明显，肾上腺皮质萎缩。

临床表现　①连锁遗传性 ALD：多见于男性，4～10 岁发病，多以肾上腺功能减退的表现为首发症状，出现肢体无力、血压下降以及皮肤色素沉着。随着病情进展出现言语含糊、构音障碍、视力减退、痉挛性瘫痪、痴呆等。部分患者可以出现学习能力下降、人格改变、性格古怪、痉挛步态、排尿困难等，最后出现肾上腺功能不全的表现；②新生儿型 ALD：往往在 1 岁时出

现发育缓慢、肌张力升高以及视力、听力下降、痴呆等。病情进展较快,多于 3～5 年死于并发症;③肾上腺脊髓神经病(adrenomyeloneuropathy,AMN)为变异型 ALD,儿童期时以肾上腺功能不全为主,20 岁后出现轻微多发性神经病以及痉挛性截瘫,女性携带者症状轻微。

辅助检查 ①血浆 VLCFA(C20、C22、C24、C26、C30)升高。C26/C24 比值增高;②血清钠、氯水平下降,血清钾水平增高,肾上腺萎缩导致皮质类固醇合成减少,血清皮质醇水平下降,24 小时尿中 17-羟皮质类固醇和 17-酮皮质类固醇排出减少;③CT 检查见脑室周围对称性白质低密度病灶,顶、枕区明显。MRI 可见脑室周围白质 $T_1WI$ 低信号 $T_2WI$ 高信号。

(2)葡萄糖脑苷脂贮积病

葡萄糖脑苷脂贮积病也称 Gancher 病,为常染色体隐性遗传性疾病,突变基因位于 1 号染色体长臂(1q21～q31)。由于体细胞溶酶体内 13-葡萄糖脑苷脂酶缺乏,不能分解来自 GM3 的葡萄糖苷脂,底物在全身网状内皮系统和脑中沉积。

临床表现 根据起病年龄可区分为成年型(Ⅰ型)、急性婴儿型(Ⅱ型)、少年型(Ⅲ型)。

①急性婴儿型(Ⅱ型):出生后 3～6 个月之内或 12 个月之内出现症状。患儿可发育停滞,表情淡漠,不能翻身或坐起,眼球活动受限,吞咽困难,四肢肌张力增高,或牙关紧闭,眼球震颤等,晚期张口困难、眼球斜视,去大脑强直。多数患儿 3 岁前死于呼吸道感染或全身衰竭;②少年型(Ⅲ型):极为罕见,主要表现为进行性发育迟钝,智能下降,肢体多动,共济失调,吞咽困难,或伴抽搐发作;③成年型(Ⅰ型):起病隐匿,肝脾肿大、贫血和病理性骨折为其常见的表现形式,不出现神经症状。

辅助检查 ①血清碱性磷酸酶增高:骨髓涂片中发现大量 Gancher 细胞,白细胞或肝细胞葡萄糖脑苷脂酶活力降低等;②病理检查可在骨髓、肺及其内脏中发现 Gancher 细胞,直径 $20～60\mu m$,细胞质皱缩,核位于中央,但神经元中少见。脑组织主要为神经细胞丢失,延髓神经细胞明显;③CT、MRI 检查可见脑萎缩。

(3)脑-肌腱黄瘤病

脑-肌腱黄瘤病亦称为胆甾烷醇沉积病(cholestanosis),是一种少见的常染色体隐性遗传性疾病。本病可能是胆固醇 27-羟化酶的缺陷使胆固醇合成胆酸受阻,胆固醇和胆甾烷醇肝性产物增加,在脑、肌腱及其他组织内沉积。

临床表现 常于儿童期或青年期发病,出现进行性智能减退、学习能力和记忆力下降、注意力减退、痴呆、共济失调、共济失调一痉挛步态、吞咽困难、言语含糊等。少数患者可有末梢型感觉运动神经病早期可有白内障,肺部出现肉芽肿样病损,肌腱中出现黄色瘤,跟腱最常见,肱三头肌腱和手指肌腱亦很常见。病程缓慢进展,逐步出现肌肉萎缩、球麻痹,通常在中年后死亡。

辅助检查 血清及红细胞中胆甾烷醇含量增高,肌腱切除的黄色瘤活检可见胆固醇。

# 六、痴呆的治疗方案

### 1. 对部分表现为痴呆的原发病

如能及时针对病因诊断和治疗,则在原发病好转和痊愈的同时,痴呆症状也会有部分好转或显示其进程停滞,故称之为可逆性痴呆的治疗。VaD 虽也属可逆性痴呆,但治疗效果尚难肯定,常用药物有氢化麦角碱类、钙离子拮抗药、多肽类和促智药及针对脑血管病的治疗。

**2. 对不可逆痴呆的治疗(主要是 AD)**

侧重于以下几点:

(1)生活护理和防治并发症。

(2)非药物治疗:如职业疗法、音乐疗法、群体治疗和家庭劝告等。

(3)如需药物治疗:则,①不应使用引起并加重自身生活能力衰竭,或引起医疗问题和营养不良等的药物;②在使用抗抑郁、抗组胺和抗精神病药物时,应避免或尽量减少使用抗胆碱能药物以防止造成病情加重。

(4)目前临床上使用的抗痴呆药物多为对症治疗(以改善认知功能为主),如胆碱酯酶抑制剂、多肽类、促智药、抗氧化剂等。所显示的效果也只能部分和暂时改善认知功能,但不能阻碍病程的进行性过程。

阿尔茨海默病(Alzheimer's disease,AD)的治疗有了不少进展,但 AD 的临床治疗仍然是一个有待攻破的世界性难题。目前所有治疗均根据病因假说。除少数能暂时改善症状外,尚无一种方法能从根本上阻止病理学上的退行性变,或恢复其智能,均为对症治疗。

## (一)阿尔茨海姆病治疗方案

治疗包括药物治疗与非药物治疗。认知功能障碍的药物治疗较多,但临床疗效均不确切。AD 患者大脑的胆碱乙酰基转移酶和乙酰胆碱酯酶活性比常人降低。有证据显示这类神经生化改变与 AD 无患者的记忆损害有关,所以 AchE 抑制剂可改善患者的记忆障碍。此类药物如多那培佐,副作用较少,并无明显肝功能异常。约 1/3 的 AD 患者治疗有效,可时认知功能,但不能痊愈。胆碱酯抑制剂石杉碱甲也能改善患者的记忆,副作用较少。

## (二)路易体痴呆治疗方案

目前 DLB 尚无有效疗法,治疗原则与 AD 类似,下述药物可改善某些症状。

**1. 胆碱酯酶抑制剂**

如多奈哌齐(安理申)、利凡斯的明(艾斯能)等可改善皮质认知功能及行为障碍,亦可用神经细胞活化剂及改善脑循环的药物等。

**2. 多巴胺类**

如左旋多巴/苄丝肼(美多巴)、左旋多巴/卡比多巴(帕金宁),以及多巴胺受体激动药如培高利特(pergolide)等可改善帕金森综合征症状,帕金森综合征的对症治疗中容易使谵妄和幻觉加重,应从小剂量起始,慎重加量。

**3. 抑郁可用选择性 5-HT**

再摄取抑制剂如西酞普兰、氟西汀等,视幻觉用新型抗精神病药如利培酮(利哌酮)、奥氮平(olanzapine)效果很好;DLB 患者对神经安定剂和抗精神病药敏感,须慎用。

## (三)匹克病性痴呆治疗方案

因本病目前病因不明,故尚无特殊治疗,多为对症处理。

(1)对症治疗:对失眠者可给予氯硝西泮(氯硝安定)、唑吡坦(思诺思)等。有人格改变、行为障碍、自制力降低可口服舒必利 50～200mg/d,硝西泮 5～20mg/d,也有人用左旋多巴进行治疗。对精神运动性兴奋、激越者,可给予强安定剂,但剂量宜小,增量宜缓慢。服药期间要注意药物性谵妄及药源性休克的发生。对伴抑郁情绪的患者可采用抗抑郁剂治疗,如 SSRI 类药物。对伴焦虑情绪者可采用劳拉西泮、丁螺环酮等治疗。

(2)可采用改善脑循环、促进脑细胞代谢的药物,如吡拉西坦、阿米三嗪/萝巴新(都可喜)等,对患者可能有一定帮助,但对提高智能几乎是没有效果。

(3)给予大量维生素 B 族药物及维生素 C。

### (四)其他痴呆治疗方案

**1. 皮质下性痴呆**

①锥体外系综合征(帕金森病、亨廷顿病等);

②脑积水(如正常颅内压性脑积水)—脑室分流术;

③抑郁症(假性痴呆)—治疗抑郁症;

④白质病变(多发性梗死、人类免疫缺陷病毒病)—针对原发病;

⑤脑血管性痴呆(腔隙状态、多灶梗死型等)—改善循环、控制血压、控制高血脂等。

**2. 皮质和皮质下混合性痴呆**

①多灶梗死性痴呆—改善循环、控制血压、控制高血脂等;

②感染性痴呆(病毒性痴呆等)—针对感染病因;

③中毒和代谢性脑病。

**3. 其他痴呆综合征(脑外伤后和脑缺氧后等)**

主要针对原发病进行治疗。

# 第十九节　精神行为障碍

精神行为障碍是指在各种因素(包括生物的、心理的、社会环境的)作用下造成的大脑功能失调,出现以感知觉、思维、情感、意志行为、智力等心理过程的异常,其严重程度达到需医学治疗的一类疾病,它包括精神病但其范围更为广泛。分 10 大类:①器质性精神行为障碍;②精神活性物质所致精神障碍或非成瘾物质所致精神障碍;③精神分裂症(分裂症)和其他精神病性障碍;④心境障碍(情感性精神障碍);⑤精神发育迟滞与童年和少年期心理发育障碍;⑥癔症、应激相关障碍、神经症;⑦心理因素相关生理障碍;⑧人格障碍、习惯和冲动控制障碍、性心理障碍;⑨童年和少年期的多动障碍、品行障碍和情绪障碍;⑩其他精神障碍和心理卫生情况。其中器质性精神行为障碍多数由神经内科疾患导致,本节重点介绍其诊断与治疗。

## 一、器质性精神行为障碍的确定

### (一)概念

包括原发于脑的疾病和影响大脑的功能的其他躯体疾病所致的精神病,总称为器质性精神病。其中由脑部器质性病变所致者,称为脑器质性精神病;由身体或其他内脏器官病变所致者,称为躯体疾病伴发的精神障碍或称症状性精神病。智能减退(痴呆)和意识障碍(谵妄)、精神病性症状为精神发育迟滞与童年和少年期心理发育障碍此类疾病的基本症状。它们一般都伴有神经系统或躯体疾病的症状和体征。其疾病概念和诊断方法和一般内科疾病相同。

## (二)分类、分级

### 1. 器质性精神行为障碍的临床分类

见表 5-83 和表 5-84。

**表 5-83　器质性精神行为障碍的临床分类**

**脑部疾病所致精神障碍**
　　脑部变性疾病所致障碍
　　脑血管病
　　颅内感染
　　脑外伤
　　癫痫伴发的精神障碍
　　脑肿瘤
　　与其他精神疾病有关的精神障碍
**躯体疾病所致的精神障碍**
　　人类免疫缺陷病毒(HIV)所致的精神障碍
　　内脏器官疾病所致的精神障碍
　　内分泌疾病所致的精神障碍
　　营养代谢疾病所致的精神障碍
　　结缔组织疾病所致的精神障碍
　　　系统性红斑狼疮
　　　类风湿性关节炎
　　染色体异常所致的精神障碍
　　物理因素所致的精神障碍
　　其他躯体疾病所致的精神障碍

**表 5-84　主要临床表现**

| | | 功能性 | 器质性 |
|---|---|---|---|
| 意识障碍 | 谵妄 | 无 | 大多有 |
| 智能障碍 | 记忆障碍 | 多无 | 大多有 |
| | 痴呆 | 多无或假性痴呆 | 可有认知障碍或真性痴呆 |
| 情感障碍 | | 情感倒错或情感不协调,情感高涨或低落 | 类似于功能性,部分虚构、错构表现与之类似 |

| | | 功能性 | 器质性 |
|---|---|---|---|
| 精神病性症状 | 妄想 幻觉 | 大多有,为各种妄想,如被害妄想、关系妄想 评论性幻听、争议性幻听、命令性幻听、思维 幻听、持续 1 个月以上反复出现的言语性幻 听,或所听到的语声来自体内某一部位 | 可有,多为猜疑或被害妄想 多数幻觉内容鲜明、形象、生 动。而且内容相对固定 |
| | 意志减退 | 缺乏对人或事物的情感亲和力。较以往显著 的孤僻、懒散或思维贫乏,或情感淡漠 | 同左 |
| | 社会能力衰退 | 社交隔离、动力低下、驱动力或进取心局限 | 同左 |
| | 联想障碍 | 思维松弛或破裂性思维,或逻辑倒错,或病理 象征性思维 | 同左 |
| | 体验错误 | 被动体验或被控制体验,或被洞悉感,或思维 被播散体验。思维被插入,或被撤走,或思维 中断,或强制性思维等 | 可有,但不鲜明 |
| | 行为障碍 | 紧张症状群,或怪异、愚蠢行为 | 人格改变,行动迟缓,摸索行为 |
| 其他症状 | 焦虑症状 | 是指与现实不符的恐惧、紧张或危机感。焦 虑症状与其他症状或疾病是有关联的,如抑 郁症或精神病。例如,听到他人未听到的威 胁性声音可能会使人非常焦虑 | 随原发病改善而改善 |
| | 抑郁症状 | 抑郁的感受可以是正常的,但如果抑郁持续 时间超过 2 周,则可能是抑郁症。它可能是 疾病所引起,如抑郁症或分裂症。抑郁症状 包括:持续情绪低落、绝望感甚至自杀意念 | 随原发病改善而改善 |

## 二、精神行为障碍的诊断流程

见图 5-32 所示。

## 三、器质性精神行为障碍的定位诊断

器质性精神障碍的定位诊断

见表 5-85。

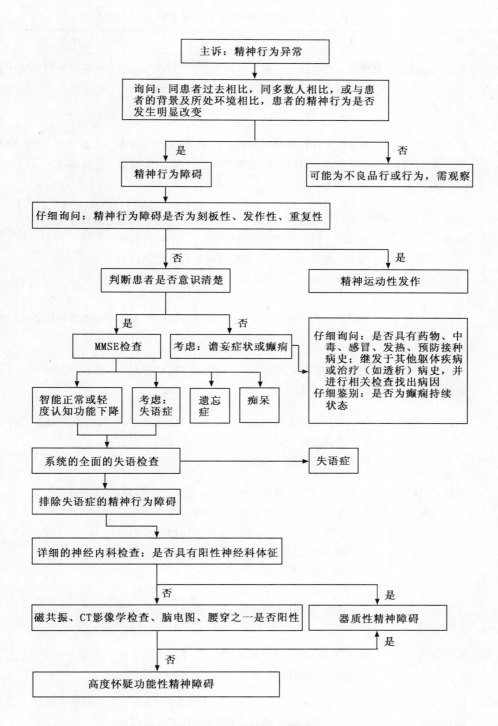

**图 5-32  精神障碍的诊断流程**

表 5-85　器质性精神障碍的定位诊断

| 综合征 | 症状 | 症状特点 | 损害部位 |
|---|---|---|---|
| 额叶前额背外侧综合征 | 社会功能减退 | 患者对环境缺乏或没有兴趣。参加社会活动少，自发活动，而且对周围环境的觉察力也下降 | 前额背外侧部或中脑网状结构 |
| | 注意、计划、执行活动功能下降 | 缺乏预见性和缺乏制订和执行计划的能力，患者不能启动自发的和经过考虑的动作，而且不能启动动作去达到目的 | 前额背外侧部，特别是左额额叶 |
| | 数学运算时出现困难 | 一般对已牢固建立的运算如加法、减法似乎无明显障碍。但出现解决问题的困难。患者往往仅抓住了问题的一个片断，没有任何计划就用这片断进行没有联系的数学运算 | 前额背外侧部 |
| | 抑郁症 | 部分患者的抑郁症是原发的，无法与内源性抑郁症区别 | 前额背外侧损害 |
| | 空间与时间顺序记忆受损 | 患者对判断时间顺序发生的事件受损，抽象画与实物画功能受损 | 右额叶前部 |
| | 语言流量减少 | 仔细检查才可发现患者可出现类似 Broca 失语的语言功能受损。可出现重复语言、模仿语言，严重的额叶内侧受损可出现缄默 | 语言优势侧额叶病变 |
| | 自我意识与自我知识分离 | 患者能知道根据外部标准判断自我行为的错误，但不能根据这些标准改变他的行为。患者能很好的记住指导语，但不能根据指导语做出正确的行为。患者做错后能表示出错误"唉，做错了"，或者能在询问后指出错误 | 前额病变 |
| | 不能执行新的任务与目的 | 患者能做老的任务与事件，但不能执行新的有目的任务 | |
| | 感觉忽视 | 患者对身体的一侧完全不能觉察，不能注意发生于身体一侧的任何刺激 | 顶叶，较罕见于右额病 |
| 前额眶部综合征 | 运动减少（hypo-kinesia） | 这种障碍的特点是自发运动活动的减少。常见于前额背外侧部有大块病变的患者，症状包括淡漠和缺乏主动性以及对外部刺激与事件的反应性减小 | 额叶眶内侧部 |

续表

| 综合征 | 症状 | 症状特点 | 损害部位 |
|---|---|---|---|
| | 运动过多（hy-perkinesia）） | 常见到过度的和无目的的活动。活动过多或不安是因眶额皮质后部损伤引起。这时通常还伴有过度的反应性和多种也是由眶皮质损害引起的其他症状，如本能抑制的解除、分心、兴奋和轻躁狂 | 额叶眶额 |
| | 分心-不能集中注意力于有目的的思维与活动 | 注意异常地被无关刺激所吸引，患者不能抵御在正常情况下应该被抑制或忽视的干扰刺激。这种不能抑制是由于对来自背景的无关信息干扰的控制有障碍，不仅容易受外界干扰的影响，而且对内部干扰也一样，也就是容易受来自内部表象或冲动的干扰<br>额叶患者运动性注意也受损，在进行某些运动和心理操作时容易受到来自内部动作表象的干扰。运动注意特别容易受到来自不适当的或不合事宜的动作冲动的干扰，而这种冲动是成功地达到目的所必须抑制的 | 前额眶部皮质 |
| | 视觉搜寻和凝视控制障碍 | 注视异常，对视野内刺激物的敏感性降低，视觉扫描和搜寻速度减慢，不注意和忽视以及对声音定位错误；视觉搜寻作业也可受损。不能进行复杂图形分析，患者可能仅注意于其中某一细节，忽视了其余部分，或者是杂乱地看该图，没有正常的合乎逻辑的分析次序，视觉扫视变得任意、无系统，并倾向于不必要的重复。特点：长时间分析复杂图形 | 额叶眼区 |
| | 运动不能（失动症）或运动减少 | 内侧损害部位的大小与运动能力下降相关。语言、肢体、眼睛的运动与启动下降。常伴严重的神经营养变性 | 额叶内侧部或扣带回 |
| | 失张力发作 | 在激烈的情绪刺激下的发作性的普遍性肌张力丧失 | 扣带前区病变 |
| | 淡漠 | 对自己及他人均不关心 | 额叶内侧 |
| 颞叶癫痫的精神行为障碍精神感觉症状 | 情感障碍 | 发作性情感异常，如忧伤、愤怒、恐惧、大祸临头感、末日感等 | |

续表

| 综合征 | 症状 | 症状特点 | 损害部位 |
|---|---|---|---|
| | 意念障碍 | 如出现强迫性思维等 | |
| | 记忆障碍 | 患者对发作情况多有遗忘,为最常见的记忆障碍。有的患者表现为"似曾相识",即对陌生人或物产生熟识的感觉;有的表现为"旧事如新",即对熟识的人或环境产生陌生的感觉 | 乳头体,丘脑后部或双侧海马受损 |
| | 错觉 | 听错觉可表现为对音调高低、距离和性质感知的错误。视觉的变化是指清晰度、距离、形状、大小、移动速度等发生变化,如有的患者感觉周围环境好像蒙了一层纱,有时看见地面起伏不平,有时看见柴刀像扭歪了,有的视物显大,有的视物显小,这些都是较常见的视错觉 | |
| | 幻觉 | 精神运动性发作的幻觉具有复杂、鲜明、生动的特点。且患者的情绪和行为也受其支配。另外还有一种情况,称为梦样状态,此时患者对虚幻时的境遇和当时的实在处境都能感知,好像做梦一样 | |
| | 精神运动症状 | 以自动症最常见,自动症又以行为自动症和口咽自动症最常见。因自动症表现为口咽部不自主动作,如吸吮、咀嚼、吞咽、流涎等;行为自动症则表现为单调而不协调的动作,如用手摩擦衣服,解纽扣,手举起在空中画圈等。有时较为复杂的自动症则可表现为梦游或漫游 | |
| | 复合型 | 可表现为多种复杂症状的综合。有的产生病理性激情,突然暴发冲动,甚至发生违法行为。有的病例形成较为持久的精神状态。有的为发作性,一段时间自行缓解。也有的持续数月或数年,成为慢性癫痫精神病,可表现为被害、夸大或疑病妄想,听幻觉,视幻觉,强迫性思维,自创新词,以及各种形式的思维障碍。其症状酷似精神分裂症,因此,又称为癫痫性类精神分裂症 | |
| | 意识障碍 | 这种发作应与失神发作鉴别。其不同点在于本型意识障碍常在1分钟以上,而真正的失神发作则不超过1分钟。有时伴有其他精神运动发作表现;脑电图无失神发作的每秒3次棘慢波综合 | |

## 四、器质性精神障碍诊断要点

器质性精神障碍包括中枢神经系统感染、颅脑外伤、脑血管病、脑肿瘤、脑变性、脑萎缩等器质性疾病,常直接损害脑细胞的结构和功能,导致精神障碍。急性弥漫性脑损害常导致意识障碍、谵妄;慢性广泛损害常导致痴呆;额叶、颞叶或边缘系统的损害则可表现为各种精神症状,如人格改变、情绪改变、幻觉妄想等。因此,对器质性精神障碍患者的检查,应当遵循一般临床实践的共同规则外,当怀疑患者的精神症状可能具有器质性基础时,对具有特别重要的临床意义问题须加以注意。

### (一)问诊要点

病史由患者的诉述和知情人的补充材料组成,其内容常可初步提示诊断印象,引导施行必要的检查,以进一步抗击病理过程的本质,确定诊断。

由于器质性精神障碍患者常有不同程度的记忆和智能缺损或意识障碍,对自己的病况、症状的严重程度和病期等难以准确描述,因此须由对患者整个病情变化十分清楚的知情者来提供病史、资料才比较可靠。

采集病史应注意以下几方面:

(1)起病形势、起病时间和病程演进方式:起病隐袭者,家属容易将生活中某一特殊事件视为疾病的开端,因为正是这一事件才开始引起家人对疾病的注意,这样一来就容易忽视事件以前的精神变化,造成对病期认识的错误;因此,对以往情况做系统询问,给予一些提示,帮助家属回顾症状的演变经历,常有助于了解确切的病期和病情变化。病程呈进行性发展抑或波动性变化,对诊断亦有提示意义,例如脑变性病和肿瘤常呈进行性病程;脑血管病的病情则有时可表现为阶段性;骤然发生又突然中止的发作形式常提示癫痫的可能;行为和精神症状的昼轻夜重变化,常为意识清晰水平轻度下降的指标。

(2)症状出现的先后次序:症状出现的次序包括躯体和精神方面。一般来说,脑器质性疾病早期常有的记忆减退、工作能力下降、对新环境新工作适应困难、情绪不稳、人格和行为改变等精神变化,以后才表现为典型的智能减退,症状性精神病多先有躯体疾病存在,然后才出现精神异常。但脑器质性病有时可伴有癔症发作之类的神经症状,有时可出现显著的幻觉、妄想、行为紊乱等精神病性症状;这些精神症状可早于躯体症状出现,或比躯体症状更为突出,容易引起诊断的混淆。有时患者及其家属可能只注意其躯体症状,对精神症状缺乏认识,只有在仔细询问下方能发现。对于怀疑患有脑器质疾病的患者,要查明并记录在病程中有无口齿不清、言语障碍、轻瘫、癫痫发作或其他短暂的神经系统障碍。

(3)既往情况的询问:既往有无精神病史、躯体疾病史、颅脑外伤史、手术史、酒精和药物滥用史,以及以往对应急的习惯性反应方式等,这有助于澄清当前临床征象的意义。此外,还应了解患者病前的性格类型、心理功能状态、家庭社会背景,以及特殊的易感素质等,以便能更好的理解患者的症状内容,找出在处理过程中必须加以注意的特殊因素。患者的教育程度、工作水平和社会适应能力对于评价目前的智力水平也有参考意义。

(4)家族史情况:家庭成员的疾病史对诊断有重要提示意义。例如肝豆核变性、Huntington 病、Alzheimer 病均有显著的家族性倾向。

（5）其他：总之，病史收集要全面，诊断思路要广泛些，再加上仔细的精神检查、实验室检查、脑影像检查和躯体检查，常能找出诊断的线索。

### （二）体格检查要点

（1）是否具有颅神经或大脑皮层定位体征。
（2）要区分失语还是精神障碍。
（3）要区分虚构、错构与幻觉、躁狂的区别。

## 五、常见疾病及鉴别诊断要点

### （一）器质性精神疾病障碍的常见病因或疾病

**1. 谵妄**

（1）基本概念：谵妄又称为急性脑病综合征，指的是由于脑部广泛性代谢失调引起的急性器质性精神病性反应，其核心症状是意识障碍，主要是意识清晰程度的下降，或者觉醒与注意的障碍。具体地说，患者由于意识不清，注意力下降，造成认知功能混乱，感知觉障碍，思维活动不能正常进行，定向及记忆力均有障碍；精神活动可以增强，出现兴奋躁动，也可减弱，表现少言少动；此外，患者还经常有自主神经功能紊乱和睡眠觉醒节律失调。谵妄的临床表现在一天 24 小时内常有变化，昼轻夜重。其病程及发展取决于原发疾病性质，一般是暂时性可逆性的。

（2）谵妄的常见病因：几乎所有的躯体疾病都具有引起谵妄的潜在可能性，但以感染性发热及药物所引起的谵妄最为常见。此外，不同年龄组的人引起谵妄的病因也往往各有所侧重，例如，童年期以感染发热、药物、癫痫及外伤较为多见；青少年期以药物或物质中毒、成瘾性物质戒断、头部外伤、感染、手术后等较为多见；中壮年期以戒酒、镇静安眠药戒断、工业中毒、内脏病变，内分泌、肿瘤等较为多见；老年期则以脑血管病、药物或药物戒断、心脏较为多见。

①颅内病变；

②主要有癫痫，癫痫发作后的状态，脑外伤，颅内感染（脑炎、脑膜炎、脑脓肿），出血或其他血管性病变（蛛网膜下腔出血、硬膜下血肿、脑梗死、颅内血管炎），颅内肿瘤等；

③药物及其他物质中毒；

④成瘾性药物或戒断：如戒酒、戒毒、镇静安眠药戒断；

⑤内分泌功能失调（亢进或低下）：垂体、甲状腺、甲状旁腺、肾上腺皮质；

⑥内脏疾病：肝：肝性脑病；肾：尿毒症性脑病，透析性谵妄；肺：缺氧，二氧化碳潴留；心血管系统：心力衰竭，心律紊乱，低血压；

⑦代谢障碍及营养缺乏：维生素 $B_1$ 缺乏、烟酸缺乏、营养不良、水及电解质平衡失调，血糖过高或过低、血卟啉病；

⑧感染性疾病伴发热；

⑨过敏性疾病；

⑩物理因素致病:电击、日射病、冻伤。

(3)谵妄的易感因素有:

①年龄:老年期和婴儿期;

②酒依赖、药物依赖或长期使用具有精神活性作用的药物者;

③脑部原有某种器质性病变或损伤者;

④患有慢性心肺、肝肾及内分泌疾病者;

⑤外科手术恢复期。

(4)临床表现:谵妄的起病大多是急性、突如其来的,但是部分患者可有 1~2 天的前驱期,表现为疲倦、焦虑、恐惧、警惕、坐立不安、对声音刺激过分敏感,失眠、多梦等。充分发展的谵妄有如下表现:

①意识障碍:主要是意识清晰水平的下降,清晰程度以及对外界情况的察觉与注意均减退。谵妄时意识障碍的程度轻重不一,轻的只是有点神志恍惚,不像经常那样机敏,谈话的内容比较离题,显得心不在焉,有时单纯根据当前情况连医生也很难断定是否有意识障碍,等到病情康复之后,在询问患者,如果患者对病中情况茫茫所知,则可回头来断定当时他确曾经有过一段意识障碍的时期。在谵妄的诸多症状之中,意识障碍是最根本的、最重要的,没有它便不宜下谵妄的诊断;但在有些意识障碍程度较轻的病例,意识障碍往往并不是最明显最突出的症状,而这些正是最容易被误诊的病例。

②知觉障碍:是谵妄最常见的症状,表现错觉、幻觉及定向障碍。谵妄时的错觉以错视、错听最为常见。错觉通常发生在感觉分辨有些困难的环境条件下,例如在光线较暗淡中出现错视。谵妄程度较轻的患者有时可自行发现与纠正错觉,但是程度较重者往往对错觉深信不疑,甚至由此可引发妄想,或做出激烈的行为反应。超过半数以上的谵妄患者伴有幻觉,以幻视最常见,其次是幻视与幻听兼而有之,再其次是幻听。在震颤谵妄、感染发热性谵妄及药源性谵妄时,幻觉内容往往带恐惧性质,患者常感到惊慌恐惧,并可做出防卫或逃避反应,有时会因此而引起伤人或自伤的后果。此外,谵妄的患者还常有定向障碍,程度较轻时,只有时间定向障碍,或地点定向障碍;程度较重时也可出现人物定向障碍,甚至可发生自我定向障碍。谵妄时的定向错误常常是将不熟悉的事物误认为熟悉的,例如将病房当成自己家庭,将医护人员当成自己的家属等。

③思维障碍:谵妄时由于意识清晰程度下降,注意力不集中,因此思维过程变慢,思维结构显得松散甚至凌乱,推理过程与解决问题的能力受损。谵妄患者还常有妄想,这种妄想往往继发于错觉或幻觉。谵妄时的妄想通常是不系统、不持久的,有时可通过解释说服得以纠正。

④记忆障碍:谵妄时由于意识不清,对新信息难以铭记与保存,瞬间记忆及短期记忆都发生障碍。谵妄过去之后,患者对病中经历常只有零星片段的记忆,或全部遗忘。情绪障碍:最常见的是焦虑不安、抑郁及情绪不稳。

⑤精神运动障碍:大多表现为精神运动性兴奋,也可表现为精神运动性抑制。谵妄时的精神运动性兴奋性抑制。谵妄时的精神运动性兴奋大多属于不协调性质,程度有轻有重,重的可不停喊叫、扭动、翻滚、无目的的摸索,有的患者可表现重复动作与刻板动作。少数患者在病程中可由兴奋躁动转为精神运动性抑制,往往表示病情加重,逐渐进入昏睡或昏迷状态。

⑥不自主运动：常见形式有震颤、扑翼样运动及多发性肌阵挛。

⑦睡眠-觉醒节律障碍：谵妄时常有睡眠-觉醒节律障碍，典型表现是白天嗜睡和夜间失眠。

⑧自主神经功能障碍：谵妄时常有自主神经功能障碍，如皮肤潮红或苍白、多汗或无汗、瞳孔扩大或缩小、心跳加快或减慢、血压升高或降低、体温升高或降低、恶心、呕吐、腹泻或便秘等。

**2. 痴呆**

(1)概述：痴呆是由于器质性病变造成的智能衰退，一种慢性脑器质性综合征。一般而言，这类智能减退是持久而全面的，但有些患者可能某些智能方面的影响较轻，不容易察觉；有些患者在消除病因后，他们智能障碍还可以有所改善和恢复。

痴呆早期表现思维的敏捷性和创造性减退，对复杂的环境适应能力降低，容易疲劳，动作迟缓，常发生判断错误。痴呆症状明显时，可出现记忆和定向障碍，思维和判断障碍及性格改变。

(2)痴呆的常见病因

①脑变性疾病：Alzheimer 病、Pick 病、Huntington 病、Parkinson 病、肝豆状核变性等；

②脑血管疾病：多发性梗死性痴呆、颈动脉闭塞、颅内动脉炎；

③颅内感染：各种脑炎、神经梅毒、艾滋病性脑炎；

④颅脑外伤：头部外伤，拳击者脑病；

⑤颅内占位性病变：脑肿瘤、脑膜下血肿；

⑥药物与其他物质的毒性损害：一些医疗用药、酒、$CO$、$CO_2$、有机磷、有机溶剂、重金属（铅、砷、铝、锰、汞、铊）等；

⑦代谢性脑病：尿毒症、透析性痴呆、肝衰竭、恶性肿瘤的远处影响；

⑧缺氧性脑病：麻醉后缺氧、慢性肺功能不足、心脏停搏；

⑨内分泌病：甲状腺、甲状旁腺、垂体、肾上腺皮质；

⑩营养缺乏：维生素 $B_1$、烟酸、维生素 $B_{12}$、叶酸；

⑪其他：正常压力性脑积水、类肉瘤病。

很多颅内及颅外疾病都可引起痴呆，以上所列其中一些较常见的原因，根据西方国家的调查资料，引起痴呆最常见原因为 Alzheimer 病，约占痴呆总数中的 $48\%\sim65\%$，其次为多发梗塞性痴呆，约占 $10\%$，酒精性痴呆也将近 $10\%$。

(3)临床表现

①痴呆的早期主要表现：脑变性病所引起的痴呆其起病及病程都是很缓慢的，在回顾病史时，不论是患者本人或其家属往往都说不出准确的发病时间。有的病例是在得了一次躯体疾病之后，或是经历了一场生活事件之后，他们的智能减退或人格变化才开始引起周围人的注意。

少数痴呆病例的发病还是相当急性的，例如颅脑外伤之后的痴呆或缺氧性痴呆（一氧化碳中毒后）、多发梗死性痴呆、神经梅毒等。

缓慢发展的痴呆早期表现相当隐晦，不容易察觉。近记忆力减退是最早出现的症状之一，主要是铭记功能受损,患者记不住定好了的约会和任务,记不起近期发生过的事件。但患者对此有自知之明,并力求掩饰与弥补,往往采取一系列的辅助措施,例如不厌其详地做书面记录或一反常态地托人提醒等,从而减少或避免了记忆缺陷对工作、社交与生活等的不良影响,以此而掩盖了作为症状表现的记忆减退。因而尽管近记忆力减退是慢性痴呆的最早期症状,但却不一定能被及时发现。

痴呆的另一早期症状是学习新知识、掌握新技能的能力下降,遇到不熟悉的作业时容易感到疲乏、沮丧与激怒。这类障碍是不容易掩盖的。

由于痴呆患者对于自己的认知功能减退具有自知之明,并为此担心和苦恼,所以在心理上会出现这样那样的继发反应:表现焦虑、抑郁、惶惶不可终日,心绪不宁,容易激惹,有的人的心理反应带有病前的人格烙印,例如表现偏执、疑病或强迫倾向等。有时患者会以这些继发心理反应作为症状来求医,医生如果没有注意到这些表面现象下所隐藏的智能减退,很可能会做出这种或那种神经症的诊断。因此有些临床医生的经验是:中年或老年患者如果首次出现众多的神经症性表现或躯体化症状主诉时,而又不好以某个单一的精神障碍或躯体疾病来解释时,就应当考虑早期痴呆的可能性,并进行深入的检查。

痴呆的另外一些早期改变涉及人格即个性方面,患者变得缺乏活力,容易疲劳,对工作失去热情,对既往爱好的活动失去兴趣,对周围的人和事物显得漫不经心,有时会开一些不和时宜的玩笑,对衣着与仪容也不如从前那样注意,有的人会变得多疑、固执与斤斤计较。

②痴呆的中期表现:到了痴呆中期,智能减退与人格变化已相当显著,主要表现近记忆力继续减退,程度日益严重,事无巨细,都难以记住,所以在工作、社交及生活中常不免失误,以至到后来因记忆太差而迷路走失。同时远记忆力也会出现障碍,但在相当长时间内瞬间记忆功能(如顺背数字)仍能保持完好。除记忆减退之外,理解力、判断力、计算力及定向力都会一一受损,思维能力的减退也日趋明显。开始是思维失去条理性和清晰性,说话冗赘离题,抽象能力缺乏,遇事多作具体性认识,到后来思维过程愈加缓慢和迟钝,思维内容越来越贫乏,言语也会发生相应变化,或出现失语。

由于记忆减退与理解缺损,患者对外界事物往往做出错误的判断,如果在加上病前个性中的偏执与多疑倾向,便有可能发展成妄想,其内容通常是被监视、被迫害或怀疑配偶不贞等。由于智能障碍已达严重阶段,妄想多半是不系统及多变的,也多半不会持久。随着痴呆的发展,有时可因判断不良,抑制减退而出现性行为不检点形同猥亵的举动,或到商店取物不付钱形同偷窃的行为。在痴呆的中期阶段。尽管智能与人格缺损已经相当严重,但只要痴呆不是由于脑部局灶性病变所致,那么患者便不会出现神经病学局灶性症状与体征如抽搐、瘫痪等。一旦出现局灶性症状与体征,便标志着痴呆已进入晚期阶段。

③痴呆的晚期表现

智能减退与人格衰败都十分严重,患者的记忆力极差,事情刚过就忘,刚放下饭碗说还没吃饭;有的患者连自己的配偶、子女也不认得。对时间及地点的定向力更是几乎完全丧失,经常发生出门走失的情况,即使在家里也总是睡错床铺。由于失认及失用,所以穿衣穿鞋、使用餐具、料理个人清洁的能力都丧失了,生活不能自理。言语理解及表达能力都严重受损,往往翻来覆去地只能重复说出几句简单的词句或短语。行为方面也有严重障碍,有的患者终日不停地做某些刻板动作,有的患者终日在室内徘徊走动,捡东捡西,家人不堪其扰。到后来更会出现大小便失禁及肢体瘫痪,终日缠绵床褥,最后死于感染内脏疾病或衰竭。

**3. 其他器质性精神障碍综合征**

(1)器质性遗忘综合征:器质性遗忘综合征又称柯萨科夫综合征,是一种以记忆减退为主要或惟一临床表现的器质性精神障碍,患者意识清晰,其他认知功能并无缺损。

①病因:任何原因凡能引起双侧边缘系统内侧部位病损的都可导致本病。其中以维生素$B_1$缺乏较为常见,慢性嗜酒者,胃肠道疾病患者,以及孤独,与外界疏离的老年人是高危人群。

除了长期嗜酒者发生本病,其他如头部外伤,大脑后动脉系统出血,血栓形成或栓塞,一氧化碳中毒,第三脑室及颞叶内侧面脑瘤,双颞叶外科手术后等都可以引起本综合征。

②临床表现:主要是近记忆力明显减退,学习与保持新信息的能力严重受损,对刚说的话,刚经过的事马上就忘记了,造成工作,社交及生活严重影响。远记忆也有缺损,但瞬间记忆保持完好。患者对其记忆减退有自知力,出现虚构,常张冠李戴或无中生有地编造一些情节来填补记忆空白。此外,由于记忆严重受损,所以定向也发生困难,情绪反应以及意志行为也会迟钝一些,但意识清晰如常,其他认知功能并无障碍。

(2)器质性幻觉症:器质性幻觉症是一种以器质性病因引起的幻觉为主要症状的精神障碍。

①戒酒性幻觉症:见于嗜酒者突然戒酒或饮酒量突然恒定地减少时,通常发生在停饮或减量之后 2～14 天之内,主要是幻听,病程一般比较短暂,持续数小时至数日,约 10% 的病例可持续数周或数月。

②酒精中毒性幻觉:症较戒酒性幻觉症少见,发生于长期饮酒者中,幻觉持续时间较长,至少是几个月,也有长期存在者。

③长期使用致幻药之后:可以引起颞叶及边缘系统深部的电生理功能改变,有的时候,特别是躯体劳累或精神受刺激之后,虽然未使用致幻药,也可以出现颞叶及边缘系统的阵发性自发放电,从而引起往日用药时的幻觉体验的自发性再现,称为回闪反应。这种药物所致的幻觉以幻视较常见。

④颞叶或枕叶病灶所引起的癫痫发作:有以幻听或幻视为其发作形式者,这种幻觉发作的内容几乎是固定不变的,即每次发作时都会出现同样内容的幻觉。

(3)器质性妄想综合征:器质性妄想综合征指的是由器质性所引起的以妄想为主要表现的精神障碍,单从临床表现来看,本病的妄想与功能性精神病时的妄想并无区别,诊断根据在于其器质性原因。

病因　药物:长期大剂量的使用苯丙胺、其他拟交感药物、可卡因、大麻及其他致幻药都有可能引起器质性妄想综合征。部分癫痫,颞叶癫痫的患者在多年发作之后可出现本综合征。脑部变性病(如 Huntington 病)有时可出现器质性妄想综合征。

临床表现　器质性妄想征时妄想的性质与结构并不一律,可以是被害妄想、宗教妄想或其他妄想;结构可以松散而变化不定,也可以系统而固定不变。可伴有幻觉,但不突出,如果幻觉突出便是器质性幻觉症或两次诊断兼而有之。

苯丙胺类药物引起的妄想综合征先是有短时间(数天)的前驱症状,表现为激惹性增高、感觉过敏与躁动不安,继而出现牵连观念与被害妄想,妄想内容往往不固定,可有幻视或幻听。停用该类药物之后,激动很快减轻,继以为期数天的嗜睡伴多梦,经过 7～10 天左右妄想会自行消失。多年(超过 15 年)颞叶癫痫发作之后所出现的妄想综合征以偏执或宗教妄想为主,有时伴有幻觉。

(4)器质性人格综合征:器质性人格综合征又称器质性人格障碍,这类患者病前人格正常,其异常人格是由于脑部器质性疾病或损伤所造成的,如果单从精神方面的表现来看,本综合征与真性人格障碍(又称异常人格、病态人格或变态人格)并无不同,区分在于有无器质性病因。

病因　任何原因凡造成前额叶、额叶眶面部分或颞叶损害者都可引起器质性人格障碍。在各种病因之中,以颅脑外伤最为常见。此外,颞叶癫痫、累及额叶的肿瘤、大脑前动脉系统的脑血管意外、某些内分泌疾病(如甲状腺或肾上腺皮质疾病)、某些神经疾病(如多发性硬化、Huntington 病)、长期服用精神活性物质或毒品成瘾等都可引起本病。

临床表现　前额叶凸面损害时的典型表现是情感淡漠,一直减退,动力缺乏,对一贯喜好的活动失去兴趣,对外界动向无动于衷,对自身行为的后果也漫不经意。额叶眶面损害时的典型表现是情绪不稳,容易冲动,自我控制能力减弱,常有不符合社会规范的行为,有时可出现发作性的攻击行为。颞叶损害时的典型表现是拘谨而又暴躁,思维冗赘,容易受激惹,有时有爆发性的攻击行为,有的患者还具有偏执多疑的特征。如果病理损害累及多处脑部,则临床表现呈混合形式,上述表现兼而有之。

(5)器质性抑郁、躁狂综合征:器质性抑郁、躁狂综合征又称器质性情感综合征,指的是由于器质性原因所引起的情感障碍,或表现为躁狂,或表现为抑郁。单就临床表现来看,与躁狂抑郁症并无多少差异,区别在于有无器质性病因。

病因　药源性情感障碍相当常见,常引起抑郁症状的药物有降压药(如利血平、甲基多巴、胍乙啶)、β 受体阻滞剂(如心得安)、肾上腺皮质激素、口服避孕药、抗精神病药(如氟哌啶醇)等;常引起躁狂症状的药物有三环抗抑郁药、单胺氧化酶抑制剂、苯丙胺等拟交感作用药、肾上腺皮质激素、异烟肼等。

内分泌疾病也容易引起器质性情感反应,例如甲状腺功能过低可引起情绪抑郁,甲状腺功能亢进可引起轻躁狂样反应,肾上腺皮质功能亢进或减退可引起抑郁。

中枢神经系统疾病,如帕金森病、Huntington 病、多发性硬化、脑血管病(尤以左半球前部受累时)容易引起抑郁。而多发性硬化、脑血管病(尤以右半球前部受累时)有时可引起躁狂发作。脑瘤时也可以引起情感障碍,以躁狂较常见。癫痫有时可诱发躁狂发作。

癌症如胰腺癌、胃癌、肺癌时常伴发抑郁,其中尤以胰腺癌可以抑郁作为首先出现的症状,称为预警性抑郁。

一些躯体性疾病如心功能不全、慢性肺功能不全、叶酸缺乏等也可伴发意欲嗜酒者也长发生抑郁,但多半是心理-社会因素影响所致。

临床表现　器质性抑郁、躁狂综合征的临床表现与重性抑郁症及躁狂症并无很大差异,区别在于器质性病因的有无。

### (二)鉴别诊断要点

脑器质性精神障碍可由很多原因引起,它们的诊断与鉴别诊断有共同的一面,又各具特色。器质性精神障碍鉴别诊断的原则是,主要根据整个临床相,先区分是"功能性"还是"器质性"疾病,如果属于器质性,则应区分是急性抑或慢性器质性反应,然后再进一步确定是弥漫性还是局限性脑损害,据此选择必须的辅助检查,最后明确诊断。

**1. 区别器质性与功能性**

临床上对病症都要认真进行"器质性"或"功能性"的区分,其重要性是不言而喻的。一般来说,当认知功能损害或意识障碍明显时,当伴有明显的神经系统体检或症状时,以及当患者出现癫痫发作时,均较容易做出"器质性"疾病的诊断。但在很多情况下,"功能性"与"器质性"之间的界限并不十分清晰,特别是当精神障碍进展缓慢,器质性症状不明显,而又伴有某些常见于"功能性"疾病的精神症状时,在一段时间内更容易造成诊断混淆。有些情况的存在常提示"器质性"疾病的可能而必须加以重视和进一步检查,例如:①任何认知功能的损害,包括记忆和集中注意困难的主诉;②情绪不稳定;③个性或人格的突然改变;④出现某些神经系统损害征象,如头痛、共济失调、大小便失禁、抽搐、失语或构音不清。

(1)在临床上最常遇到的情况是器质性疾病与神经症的鉴别。器质性脑病的早期常可出现与神经症十分相似的症状,如易激惹、焦虑、抑郁、失眠、集中注意困难、健忘等,恐怖症状与强迫症状在器质性脑病的早期也可见到,容易使人忽视器质性基础,造成诊断的错误。癔症也常是容易误诊的诊断之一。例如,急性器质性反应时,病情是周期性波动,有时淡漠,有时迷糊、症状短暂,可使人想到癔症的可能;低血糖病时出现的周期性突发行为紊乱或肢体抽动,血卟啉病时突发的肢体瘫痪等,均容易被误诊为癔症。另外,真正的转换性癔症症状也可发生于慢性发展的器质性脑病患者,例如在额叶或顶叶部位的小肿瘤或痴呆早期可有癔症性症状的"释放";其次,具有癔症性格的人,对其躯体疾病症状往往过分夸张,容易混淆人们的认识。在进行鉴别诊断时,发病年龄具有一定的参考意义,对中年以后首次出现神经症状者,应注意探查有无器质性原因,患者对疾病的态度有时也可能为诊断提供线索,例如,器质性患者通常对疾病的叙述较少,而检查所获往往较主诉为多;于此相反,神经症的患者叙述繁多,四处求医,而检查所获甚少;再者,器质性患者的症状一般不像神经症那样丰富多变,这些都可作为诊断时参考。

(2)脑器质损害时可出现幻觉、妄想、行为紊乱等精神分裂症样表现,也可导致误诊。鉴别之要点是,在器质性损害时,幻视较幻听多见,妄想内容单调且易变,情绪不稳定或情感肤浅,行为幼稚,大多数缺乏精神分裂症的特征性症状等,可作为诊断时参考。不过,也有文献报告,在各方面都表现为典型的精神分裂症而最终被发现为器质性脑病者。另外,感觉性失语所造成的答非所问、句法性失语所造成的词语杂乱容易被误认为是精神分裂症的联想障碍,说明精神科医生必须具有一定的神经病学知识。

(3)有些功能性精神障碍在某一时期可出现某些容易与器质性症状混淆的表现,例如,轻度定向障碍和意识障碍可见于急性分裂症,急性躁狂症和激越性抑郁患者。在心里紧张、急性应激障碍状态、感觉剥夺或睡眠剥夺等情况下,也可出现意识障碍。不过,这些意识障碍都发生在精神疾病的高峰阶段,常是一过性的,意识清晰后,原发疾病的本质很快会显现出来,使诊断得以明确。

（4）抑郁症有时也造成鉴别诊断的困难。抑郁症患者一般是先有情绪低下,然后才显得认知减退,但一般行为并无明显笨拙或幼稚,而且临床症状波动,抑郁晨重夜轻,在抑郁减轻时,注意集中能力改善,能较有条理的叙述一些病史和症状,吐露抑郁的内心体验和自责自罪观念,而痴呆患者则智能损害在先,行为的退化与智能损害程度一致,智能和记忆的损害呈进行性加剧,不大可能清楚地叙述自己病情的发展经过。值得注意的是,有时抑郁症是器质性脑病最早诉述,因此,对于年长的抑郁患者,要进行仔细的认知功能检查,以避免漏诊或误诊。

（5）木僵可见于脑器质性障碍,须与紧张性木僵、抑郁性木僵、躁狂性木僵、心因性木僵和器质性木僵鉴别。

①紧张性木僵是紧张型分裂症的表现之一,常伴有其他紧张症症状,如违拗、模仿动作、蜡样屈曲等,对外界一切事物毫无感受,但患者的意识是清楚地,木僵状态解除后能回忆当时的经历;

②抑郁性木僵是严重抑郁时运动抑制的表现,患者的面部表情有时是呈现忧郁和绝望,或躺在床上静静地流泪;有时患者在耐心的询问下,可获得几声反映抑郁心境的低声回答,但也有表现得完全默然的。病情恢复后对当时所见所闻能够回忆,过去的抑郁发作史及本次病中的抑郁症状可做诊断参考;

③躁狂性木僵较少见,常紧随躁狂兴奋状态之后发生,患者静卧床上,缄默不动,面部隐约似有一丝微笑。病情缓解后常能回忆当时正经历的一系列躁狂症的思维活动和愉快体验,过去的躁狂症状有助于诊断;

④癔症性和心因性木僵发生于强大精神刺激之后。癔症还常伴有转换症状,病情波动大,当谈及敏感问题时常有明显的情绪反应;

⑤器质性木僵可由多种原因引起,最常见的原因是间脑后部或中脑上部的局灶性病变,包括肿瘤（尤其是颅咽管瘤）、脑梗死、脑膜炎（尤其是结核性脑膜炎）、神经梅毒、昏睡性脑炎及颅脑外伤。老年痴呆的晚期、癫痫等皆可呈现木僵状态,内分泌疾病,包括黏液性水肿、Addison病、垂体功能低下及甲状腺功能亢进也可产生木僵状态。木僵状态还可见于严重的酒精中毒、巴比妥中毒、烟酸缺乏性脑病,以及某些传染病,如斑疹伤寒等。

**2. 急性与慢性器质性脑病的区别**

急性器质性脑病常继发于各种急性感染、中毒和躯体疾病,大多是可逆性的,而慢性器质性脑病的致病原因多数在脑内,是由于脑部有实质性病理变化所致。

急性器质性脑病的最大特点是具有起病急骤,病程短暂,不同程度的意识障碍。病情波动很大,症状昼轻夜重,也是急性和慢性器质性反应的区别要点。此外,与慢性器质性脑病相比,急性者更多见于知觉损害,特别是错视和幻视;丰富的幻觉,并可继发妄想;患者思维杂乱无章,常有各种各样的紊乱行为。这些症状与慢性脑病患者的思维贫乏、行为迟缓形成鲜明的对照。

有时急性与慢性脑病的鉴别并不十分容易,只有通过对病情的仔细观察,追踪病程的发展,综合各方面的检查结果,最后才能确诊。例如,由于缺氧、尿毒症或肝损害所产生的迁延性亚急性谵妄状态可能与痴呆十分相似；随着病情的进展，在急性脑功能紊乱的基础上可逐渐产生脑结构的病理改变，在临床表现上也就是逐渐夹杂一些慢性脑病的特征，致使症状复杂化。再者，慢性脑病患者新近患躯体疾病或发生缺氧、代谢障碍等情况又可表现出短暂的急性器质性症状，一些急慢性症状同时存在，这就需要依靠详细的病史资料，仔细的躯体和精神检查，综合辅助检查结果，做出分别的诊断。

**3. 区别弥漫性与局限性脑损害**

区别弥漫性与局限性脑损害的目的，主要是为了寻找病因和有的放矢地计划治疗。例如脑肿瘤可通过手术清除往往收到良好的效果。因此神经系统体征十分重要，要仔细检查有无颅神经障碍、视野缺损、一侧运动或感觉障碍、失语、失认、失用、空间定向障碍等症状和体征，这些具有局灶性定位意义。例如，无局部病变或外伤病史，单侧的嗅觉丧失或视神经萎缩常指向有额叶肿瘤；较集中的运动或感觉障碍常指向相应部位有颅内占位性病变、脑血管病、脑梅毒等疾病。Gerstmann综合征（包括手指失认、左右定向缺失、计算障碍和书写障碍）提示主侧顶叶有病变。

精神症状有时亦有定位价值，还可结合病史资料及其他检查，推测出病变的性质。例如，以近事遗忘为突出症状遗忘综合征，其病理部位常在乳头体，丘脑后部或双侧海马受损时。常见的病因是维生素 $B_1$ 缺乏，慢性酒中毒、胃癌和重症营养不良等。此外，结核性脑膜炎的炎症渗出物在前基底池机化累及乳头区及第三脑室底部时，也可引起遗忘综合征；蛛网膜下腔出血时血块在脑基底部机化，或脑基底部的局限性出血，也可产生遗忘状态，单纯疱疹病毒脑炎好发于边缘叶（包括海马和海马回）而造成显著地记忆障碍。

## 六、器质性精神障碍治疗原则

### （一）痴呆的精神行为症状（BPSD）的治疗

BPSD既是痴呆症状中对患者和和生活质量影响最突出的的症状，又是医学干预最有可能奏效的症状。BPSD的治疗包括行为治疗、环境治疗、音乐治疗和药物治疗。

药物治疗BPSD原则：①治疗一定要针对"靶症状"，切忌无的放矢或盲目用药；②以最小有效量进行治疗；③根据病情变化动态调整药物剂量，如症状加重适当加减、症状减轻或消失则适当减药或酌情停药；④起始剂量宜小、剂量调整的幅度宜小、剂量调整间隔时间宜长；⑤始终警惕药物的不良反应以及药物之间的相互作用。

（1）促智药物：目前尚无特异性治疗BPSD的药物、研究提示胆碱酯酶抑制剂（ChELs）对AD患者的行为问题具有一定改善作用，盐酸美金刚可能对激越、易激惹等症状具有一定作用（表5-86）。

表5-86　促智药或改善认知功能药

| 分类 | 中文通用名（商品名） | 国外通用名（商品名） | 日剂量（mg） |
| --- | --- | --- | --- |
| 胆碱酯酶抑制剂 | 多奈哌齐（安理申） | donepezil（aricept） | 5～10 |
| | 重酒石酸卡巴拉丁（艾司能） | rivastagmine（exelon） | 6～12 |

| 分类 | 中文通用名（商品名） | 国外通用名（商品名） | 日剂量（mg） |
| --- | --- | --- | --- |
| | 加兰他敏 | galantamine | 15～45 |
| | 四氢氨吖啶 | Tetrahydroaminocaridine THA（tacrine） | 120～160 |
| | 石杉碱甲（哈伯因） | huperzine A | 0.4～0.6 |
| 谷氨酸受体拮抗剂 | 盐酸美金刚（易倍申） | memantine HCI（ebixa） | 10～20 |

（2）抗精神病药：经典抗精神病药物能够有效地控制大多数 BPSD，疗效大同小异，多采用每天 1 次给药（表 5-87）。

表 5-87　常用于 BPSD 的抗精神病药

| 药物 | 起始剂量（mg/d） | 剂量调整间隔时间（d） | 剂量增加幅度（mg/d） | 最大剂量（mg/d） |
| --- | --- | --- | --- | --- |
| 氟哌啶醇 | 0.5 | 4～6 | 0.5～1 | 2～5 |
| 奋乃静 | 2～4 | 4～6 | 2～4 | 16～24 |
| 甲硫达嗪 | 25～50 | 4～6 | 25～75 | 150 |
| 利培酮 | 0.5 | 4～6 | 0.5 | 2～3 |
| 氯氮平 | 6.25～12.5 | 4～6 | 12.5 | 75～100 |
| 奥氮平 | 2.5 | 5～6 | 2.5～5 | 10 |
| 喹硫平 | 50～100 | 4～6 | 50～100 | 300～400 |

（3）抗抑郁药：主要用疾呆患者合并的抑郁症状。在常用的抗抑郁药物中，三环抗抑郁药物因其有较强的抗胆碱不良反应，对老年患者容易诱发意识障碍特别是谵妄、易加重习惯性便秘甚至导致麻痹性肠梗阻、加重或诱发老年患者的闭角性青光眼、加重认知功能损害、引起心动过速、传导阻滞或直立性低血压、尿潴留、肝功能异常等。此外，某些三环类药物还产生明显的过度镇静作用，增加了患者发生意识障碍和跌倒的危险。因此，不推荐对老年痴呆患者使用三环类抗抑郁剂。5-羟色胺再摄取抑制剂（SSRI）同样具有某些不良反应，但其发生率和严重程度均远低于三环类。

表 5-88　常用抗抑郁药

| 药物 | 起始剂量（mg/d） | 剂量调整间隔时间（d） | 剂量增加幅度（mg/d） | 最大剂量（mg/d） |
| --- | --- | --- | --- | --- |
| 多塞平 | 25 | 3～4 | 12.5～25 | 100～150 |
| 阿咪替林 | 25 | 4～6 | 12.5～25 | 100～150 |
| 丙咪嗪 | 25 | 3～4 | 12.5～25 | 100～150 |
| 氯丙咪嗪 | 25 | 3～4 | 12.5～25 | 100～150 |
| 氟西汀 | 10～20 | 4～6 | 10～20 | 20～40 |
| 帕罗西汀 | 10～20 | 4～6 | 10～20 | 20～40 |

续表

| 药物 | 起始剂量(mg/d) | 剂量调整间隔时间(d) | 剂量增加幅度(mg/d) | 最大剂量(mg/d) |
|------|---------------|-------------------|-------------------|---------------|
| 氟伏沙明 | 50 | 3～5 | 50 | 50～150 |
| 舍曲林 | 50 | 3～5 | 50 | 50～150 |
| 西酞普兰 | 10～20 | 4～6 | 10～20 | 20～40 |
| 吗氯贝胺 | 150 | 4～6 | 150 | 300～600 |
| 文拉法辛 | 25 | 5～7 | 25 | 50～100 |
| 噻奈普汀 | 25 | 3～5 | 12.5 | 37.5～75 |

（4）抗焦虑药物：痴呆患者的焦虑症状多不典型，其疗效并不理想或有较多的不良反应，故主张以抗精神病药物、抗抑郁药物或心境稳定剂治疗为主。

（5）心境稳定剂：对于有明显的攻击或激越现象的患者，加用心境稳定剂可减轻或减少攻击行为。常用的药物有碳酸锂、丙戊酸纳、卡马西平、拉莫三嗪等。

## （二）躯体疾病所致的精神障碍的治疗原则

### 1. 病因治疗

积极治疗原发躯体疾病。大多数病例在采取相应的病因疗法后精神障碍可得到缓解。

### 2. 对症治疗

精神障碍的存在会影响躯体疾病的治疗，躯体疾病的改善也需要有个过程，故在治疗开始须同时应用相应精神药物以对症治疗是十分必要的。精神药物治疗原则与功能性精神疾病不同，①剂量宜小；②充分考虑药物的副作用和禁忌证，选用同类药品中副作用较少者；③等精神症状缓解后即应停药。

### 3. 支持疗法

如以意识障碍为主，则须同时施行支持疗法，包括能量供给，维持水、电解质平衡和维生素的补充。

### 4. 心理治疗

一般须在急性期缓解后或等意识障碍恢复后，患者能接受时再施行。心理治疗手段视精神障碍的种类而定，如对有抑郁、焦虑、恐惧等病的患者，以个别、言语性解释、保证为主，对有幻觉妄想的患者症状的解释注意时机，往往需要等待药物起效后，或患者稍能接受的条件下进行，否则引起反感或抵触而拒绝治疗，结果会事与愿违；对精神运动性抑制或缄默、木僵、孤独、退缩者，要加强行为训练；对那些遗留的痴呆、人格改变者心理治疗往往收效甚微。

### 5. 加强护理

良好的护理直接躯体性精神障碍的预期后和结局。护理工作中既要注意对躯体疾病的护理，又要做好精神科的特殊护理。环境和心理护理有助于消除患者的恐惧、焦虑情绪，对有意识障碍的患者特别要注意安全护理，以防其自伤、意外身亡、摔倒、冲动、毁物等，对抑郁患者应警惕其自杀企图。

# 第六章

# 治疗策略

-----------------------------------------------------------------

## 第一节 病因治疗策略

### 一、脑血管病的病因治疗策略

由于脑血管病的病因与发病机制的复杂性,在脑血管病的治疗中,既要考虑脑本身的特点,又要考虑到脑血管病各种错综复杂的病因及病变性质。一般来讲,不论脑血管病的分类如何复杂,仅从治疗角度,可将脑血管病大体分为急性脑血管病和其他脑血管病。在急性脑血管病的治疗中,已经有较为规律性方法可循;在其他脑血管病中,主要是针对不同的病因进行特殊治疗。值得注意的是在治疗脑血管病的过程中,既要有一定的规范化治疗,也要注重个体化治疗,才能使其治疗达到最佳效果。

#### (一)急性脑血管病的病因治疗策略

**1. 缺血性脑血管病的病因治疗策略**

(1)预防性治疗

一级预防:即针对健康人群或存在缺血性脑血管病的危险因素者开展预防工作。目前已知的最常见的可预防的危险因素有:短暂性脑缺血发作,高血压,糖尿病,高脂血症,房颤,脑动脉狭窄,吸烟,酗酒。

二级预防:即针对已经出现的缺血性脑血管病的患者开展预防工作。常用的策略有药物预防再发:如抗血小板药物,抗凝剂等;对于脑动脉狭窄者,依不同的程度和部位,可采用血管内介入和动脉内膜切除。

(2)急性期治疗:包括溶栓治疗、抗凝治疗、降纤治疗及一般性治疗。

**2. 出血性脑血管病的病因治疗策略**

(1)蛛网膜下腔出血:动脉瘤和动静脉畸形是主要的病因,因此病因治疗是主要的治疗策略,除去病因可使蛛网膜下腔出血不再复发;

（2）脑出血的治疗策略：减轻和控制脑水肿，积极防治并发症。保持营养及水电解质平衡。

## （二）其他脑血管病的治疗策略

根据不同的病因和发病机制，进行针对性治疗。除了免疫介导的炎性脑血管病按免疫性疾病给与相应的特殊治疗外，其他类型的脑血管病多采用血管内介入、立体定向破坏或手术进行相应的治疗。

## 二、感染性疾病的病因治疗策略

### 1. 病毒性脑膜脑炎

（1）单疱病毒感染时给予特异性治疗，即阿昔洛韦 10mg/kg，静脉用，8 小时 1 次，10～14天。或更昔洛韦。

（2）阿昔洛韦对水痘带状疱疹病毒亦有效。

（3）尚无证据说明糖皮质激素、干扰素、鞘内给药或其他辅助疗法对病毒性脑炎有效。

### 2. 细菌性脑膜炎

（1）早诊断、早治疗很重要，如果疑为细菌性脑膜炎，应该开始经验性选用广谱抗生素治疗。尽快完善血和脑脊液细菌培养，但是不能耽误治疗，不能等到检查确诊微生物后再治疗；一旦明确了特异性病原体和抗生素敏感性，应该更换适当的抗生素。

（2）理想的抗生素选用应具有 3 个条件：透过血脑屏障多，脑脊液中药物浓度应数倍于最小杀菌浓度；杀菌力强；毒副反应小。

### 3. 结核性脑膜炎

（1）一旦确诊，尽早开始给予 4 联抗结核药物联合治疗，必须遵守两个原则：a. 早期、联合、适量、规律、全程的结核病化疗原则；b. 首选通过血脑屏障良好的杀菌药组成标准化疗方案。一般的结核性脑膜炎选用 4HRZS/14HRE（H 异烟肼，R 利福平，Z 吡嗪酰胺，S 链霉素，E 乙胺丁醇）方案治疗重症结核性脑膜炎、合并脑外结核尤其是全身血行结核时应选用 6HRZSE/18HRE 化疗方案。应当强调：结核性脑膜炎用 H 的量必须加大到 $10～15mg/(kg \cdot d)$，同时口服维生素 $B_6$；结核性脑膜炎治疗的强化期延长为 4～6 个月，总疗程延长以 18～24 个月为宜，该疗程的复发率为零；强化期应住院治疗待症状基本消失 CSF 接近正常后，可出院继续治疗，定期复查到治愈为止。

（2）同时给予地塞米松治疗，有明确禁忌证除外。应遵守早期、小剂量、短疗程、递减法、每日疗法和顿服疗法的原则。

### 4. 隐球菌性脑膜炎

（1）选用抗真菌药两性霉素 B、氟胞嘧啶、氟康唑治疗。

（2）疗程需要 3 个月以上，停药标准为脑脊液培养每周 1 次，连续 4 次阴性。

### 5. 神经梅毒

首选水剂青霉素 G：每日 1800 万～2400 万 IU，静脉滴注，每天 4～6 次。连用 14 天。

第二方案：普鲁卡因青霉素，每日 240 万 IU，肌内注射。同时口服丙磺酸0.5g，每天 4 次，共 10～14 天。

为确保神经梅毒彻底治愈，上述两种方案的疗程完成后加用苄青青霉素 G 240 万 IU，每周 1 次。

为防止青霉素治疗过程中出现赫氏反应，可在青霉素治疗的前 1 天，口服泼尼松，每次 10mg，2 次/天，连续 3 天。

如果青霉素过敏，口服多西霉素 200mg，1 次/天，30 天；或强力霉素，100mg，3 次/天，30 天；或红霉素，500mg，4 次/天，30 天。

## 三、脱髓鞘性疾病的病因治疗策略

### (一)多发性硬化主要针对其免疫反应过程进行治疗

(1)肾上腺皮质激素：目前首选甲基泼尼松冲击疗法，连用 3～7 天后递减。近期有效率为 74.8%。长期肾上腺皮质激素治疗尚无预防复发的证据。也无证据能证明短期肾上腺皮质激素治疗能改善其长期的预后。

(2)促肾上腺皮质激素：是治疗急性发作和复发的主要药物，缩短急性期和复发期病程及加速恢复。多提倡大剂量短程疗法。近期有效率可达 74.8%，但能否改善总体恢复及远期病程还不清楚。

(3)硫唑嘌呤：口服硫唑嘌呤 2～3mg/(kg·d)可降低多发性硬化的复发率，但不能影响残疾的进展。长期治疗有低致癌风险。

(4)环磷酰胺：适合治疗快速进展型，特别是低毒性药物如甲氨蝶呤治疗无效者。

(5)环孢霉素 A：可延长患者完全致残的时间，但副作用大，容易出现肾脏毒性，需监测血肌酐。

(6)甲氨蝶呤：可使病情进展变慢，对继发进展型多发性硬化效果明显。临床取得中等疗效时毒性很小，对进展型恶化的患者可考虑使用。

(7)β-干扰素：两类干扰素($\beta_1 a$，$\beta_1 b$)均由美国 FDA 和欧洲管理机构批准上市，并作为多发性硬化的推荐用药，主要是有复发的继发进展型。β-干扰素可显著降低复发率，降低残疾进展和严重残疾的可能。但是仍存在重要问题有待解决，如干扰素治疗应何时开始？是否初次发作即开始长期治疗？最理想的治疗时机？治疗持续多长时间？最佳剂量？对每个人都应进行药物风险和疗效评估。采用个体化治疗方案。

(8)免疫球蛋白：严重复发并且禁用激素时，这些治疗是有效的。此外，有报道显示免疫球蛋白对激素治疗无效的复发有明显的疗效，但这些多为不典型的多发性硬化患者。

### (二)急性播散性脑脊髓膜炎

(1)早期、足量、短程和急性期使用肾上腺皮质激素。

(2)若病情较重且激素治疗效果不理想，可加用免疫抑制剂。常用环孢霉素 A 或硫唑嘌呤，需注意药物副作用。

(3)可选用大剂量免疫球蛋白或血浆置换治疗。

### 四、变性和遗传性疾病的病因治疗策略

**1. 对症治疗**

Alzheimer病、Pick病、皮质基底节变性、纹状体黑质变性等目前均无特异性治疗,主要是对症治疗。

**2. 运动神经元病目前尚无特殊治疗**

根据谷氨酸兴奋性毒性作用假说,目前应用的药物仅为力鲁唑。可能在治疗早期延长大约2个月的生存期。主要是对症治疗。

**3. 帕金森病的治疗原则强调综合性治疗**

包括药物、理疗、水疗、医疗体育和日常生活的调整等。不应强调单一的治疗方法。

药物治疗遵循的原则 ①"细水长流,不求全效",以最小剂量达到最佳疗效;②需从小剂量开始缓慢递增,进行"剂量滴定";③不可盲目加用别种药物,也不宜突然停药;④治疗方案必须个体化,即根据患者的年龄、症状类型和严重程度、工作或已退休、药物价格和经济承受能力、所给药物的预期效果和不良反应等选择药物。权衡利弊、联合用药。

**4. 肝豆状核变性的治疗原则**

早期尤其是超早期(症状前)治疗。长期治疗,终身维持治疗。通过低铜高蛋白饮食、药物排除积聚在体内组织过多的铜、减少铜的吸收,防止铜在体内再次积聚,大多数患者预后较好。

## 五、代谢性疾病的病因治疗策略

神经系统代谢病往往是全身代谢病的一部分,而仅仅是以神经症状或综合征为其临床的主要表现。该类疾病是按主要代谢环节出现障碍的物质类型来区别,如脂肪、糖类、蛋白等。或以发生代谢缺陷的细胞内亚细胞器来命名,如溶酶体病、线粒体病、过氧化体病等。治疗原则为:

**1. 膳食成分的限制**

目前针对氨基酸及有机酸代谢病、半乳糖血症等,都可采用膳食成分限制的疗法,可取得一定的效果。如丙酮酸尿症限制苯丙氨酸的摄入,半乳糖血症限制乳类的入量。

**2. 维生素辅酶类**

对一部分由于酶缺乏的代谢病可能有一定的疗效。如维生素$B_1$用于支链酮酸尿症、丙酮酸血症,维生素$B_6$用于黄尿酸尿症,维生素$B_{12}$用于甲基丙二酸血症、同型胱氨酸尿症等。

**3. 水解蛋白制剂**

如脱苯丙氨酸水解蛋白用于苯酮尿症。

**4. 酶蛋白制剂**

对于某些类型的鞘脂累积病,已经有人试用人工合成的酶蛋白滴注疗法。

**5. 骨髓移植疗法或基因治疗**

目前尚在试验过程中。

## 六、营养障碍性疾病的病因治疗策略

对于明确的神经系统营养缺乏性疾病,针对病因,补充相应的足够的营养素。如:

（1）脚气病：因缺乏维生素 $B_1$，应采用高蛋白、高热量膳食并且补充维生素 $B_1$。

（2）Wernicke 脑病：补充大剂量的维生素 $B_1$，加用核黄素和烟酸等其他 B 族维生素。

（3）亚急性联合变性：补充大剂量的维生素 $B_{12}$，如同时有叶酸缺乏，则补充叶酸，并适当补充其他 B 族维生素和高蛋白膳食。

## 七、骨骼肌病的病因治疗策略

### （一）重症肌无力的病因治疗策略

（1）首选：胸腺摘除，若术后病情明显恶化，则考虑辅以血浆交换、肾上腺皮质激素、甚至胆碱能抑制剂。

（2）次选：若因病情严重而当时不能摘除胸腺者，应先用血浆交换配合肾上腺皮质激素，渐过渡到单用肾上腺皮质激素。等病情好转且稳定 2 个月后行胸腺摘除，术后维持原剂量2 个月，再渐酌情减量，于 2～4 年内缓慢减量至停用肾上腺皮质激素。

（3）三选：不能或拒绝做胸腺摘除的重症肌无力患者，危重者应首选血浆交换，非危重者首选肾上腺皮质激素治疗。在肾上腺皮质激素减量过程中，可适量加用硫唑嘌呤、环孢霉素 A 等其他免疫抑制剂治疗。

（4）四选：既拒绝或不能做胸腺摘除，又拒绝或不能耐受肾上腺皮质激素治疗的重症肌无力患者，应考虑用环磷酰胺、环孢霉素 A 等其他免疫抑制剂治疗。

（5）胆碱酯酶抑制剂适用于除胆碱能危象以外的所有重症肌无力危象患者。只能起到治标不治本的作用，不宜单独长期使用，一般应配合其他免疫抑制剂等治疗。

（6）避免可加重重症肌无力的药物和因素。

### （二）周期性麻痹的病因治疗策略

周期性麻痹包括低钾性、正常钾性、高钾性周期性麻痹和甲状腺功能亢进周期性麻痹。因此，针对不同类型的疾病，采取不同的病因治疗策略。

### （三）对于各种遗传性或先天性肌营养不良疾病尚无特异性病因治疗

基因治疗可能是解决本类疾病的最佳途径但尚有许多难题需要克服。

# 第二节　常见症状治疗策略

主要的对症治疗见各章节。

# 第三节　神经系统疾病的特殊治疗方法

## 一、高压氧疗法

高压氧疗法是在超过 1 个绝对大气压环境下给氧治疗,以提高血氧分压,增加血氧弥散和组织的氧含量。改善组织缺氧,防止或减轻缺氧性损害的发生和发展,从而达到治疗或抢救的目的。高压氧治疗所需的特殊设备称为高压舱。

### (一)适应证

(1)急性脑缺氧:一氧化碳中毒、脑复苏、植物状态。

(2)脑血管疾病、血管性痴呆。

(3)偏头痛。

(4)脑外伤、脑水肿。

(5)脑炎或中毒性脑病。

(6)多发性硬化。

(7)脊髓病变包括炎症、损伤、血管畸形、减压病、脱髓鞘病变等。

(8)脑神经和周围神经疾病;突发性耳聋。

(9)减压病;气栓症;高原适应不全症。

(10)肌病:多发性肌炎、进行性肌营养不良症。

(11)脑脊髓手术需阻断循环者。

### (二)禁忌证

(1)急性上呼吸道感染,急、慢性鼻窦炎、中耳炎或咽鼓管阻塞者。

(2)严重肺部感染,活动性肺结核、空洞形成或咯血者。

(3)严重肺气肿,肺大疱或肺损伤自发性气胸未经处理者。

(4)颅内、椎管内活动性出血或内出血未控制者。

(5)脑脊液漏、开放性颅脑损伤或脑室引流不通畅者。

(6)恶性肿瘤未经处理或已转移者。

(7)血压过高,窦性心动过缓者。

(8)精神患者、月经期和孕妇。

(9)原因不明的高热或急、慢性接触性传染病。

(10)视网膜剥离视神经炎。

(11)有氧中毒史或对高压氧耐受较差者。

## （三）高压氧治疗的副作用和并发症

### 1. 气压伤

机体某些空腔部位在加压过程中引起不均匀受压造成相当压差时，可引起局部出血、水肿、疼痛甚至损伤。如中耳气压伤（耳部闷胀、闭塞感，疼痛，鼓膜内陷，甚至破裂、出血）。故有上呼吸道感染时不宜进舱。昏迷者应做鼓膜穿刺后入舱。为避免中耳气压伤，在压力变动阶段可做捏鼻、鼓气、吞咽等动作，可避免或防止上述反应发生。高压氧治疗过程中尚可引起鼻窦气压伤，甚至肺气压伤（肺损伤、撕裂），在减压过程中不可屏气。

### 2. 氧中毒

主要发生在吸氧阶段，尤其持续吸氧时间较长时。可有以下几种类型：

（1）神经型氧中毒：最初出现口唇、眼眶额部肌肉及小指肌肉抽搐，反应迟钝或表现烦躁不安，继之出现意识障碍及四肢抽搐发作。停止吸氧后数分钟内抽搐停止。必要时与癫痫发作鉴别。

（2）肺型氧中毒：表现为胸骨后不适，疼痛、烧灼感，不可控制的咳嗽等。

（3）眼型氧中毒：主要见于早产婴儿，可发生晶体后纤维增生。足月婴儿及成人少见。

### 3. 减压病

发生在减压过程中，由于在高压环境中迅速降压，使溶解于血液、组织内氮气大量逸出。不能经呼吸道排出而滞留在体内，在血管内外、组织内产生大量的气泡，引起广泛的血管内外栓塞和压迫，使微血管障碍，组织缺血、缺氧、水肿等，从而产生一系列临床症状。

（1）轻型：肌肉、关节疼痛，皮肤瘙痒、皮疹等。

（2）重型：头昏、头痛、感觉异常、肢体瘫痪，尤其截瘫，以及呼吸、循环障碍等，甚至威胁生命。

上述副作用和并发症，只要严格掌握高压氧治疗方案和加减压的操作规程，采取一切安全措施，严密观察，上述并发症是可以防止的。

# 二、血浆交换疗法

血浆交换（plasma exchange，PE）疗法又称血浆清除疗法（plasmapheresis therapy），这是一种指清除血浆内有害物质的治疗方法。近年来，被广泛用于复杂的免疫性疾病，也用于与免疫机制有关的某些神经系统疾病和肌肉疾病。

## （一）适应证

（1）脱髓鞘疾病：多发性硬化、视神经脊髓炎、感染后脑脊髓炎、格林-巴利综合征、慢性炎症性脱髓鞘性多发性神经根神经炎以及异常蛋白血症多发性神经炎。

（2）重症肌无力与肌无力综合征。

（3）多发性肌炎和皮肌炎。

## （二）实施方法

常用的血浆交换疗法有两种：

（1）从患者静脉流出的血液，经离心为血细胞和血浆两部分，弃去上清液（血浆）将洗涤过的血细胞与血浆交换液体（新鲜的冷冻血浆或洗净的人体白蛋白）一起输回体内。一般每一循环约为 500ml，每天交换血液 2000ml，7 次为 1 个疗程。

（2）分离血细胞和血浆后，选择性地清除患者血浆中的有害物质。仍将血细胞和血浆输回体内。近年来，有采用特殊的吸附剂（如色氨酸）吸附重症肌无力患者血浆中抗乙酰胆碱受体抗体，取得一定的疗效。

### （三）血浆交换疗法的副作用

**1. 感染**

可引起免疫球蛋白降低及补体减少，有发生感染的可能。因此，除严格无菌操作外，每次血浆交换至少间隔 2 天以上，以防免疫球蛋白及补体降低。有人提出补充丙种球蛋白对预防严重感染有效。

**2. 血容量减少或低血压**

预防措施是采血速度不宜过快；充分补液纠正脱水状态；适当给予胶体以补充丧失的血容量。

**3. 血容量增多和充血性心力衰竭**

在血浆蛋白减低的情况下，含有电解质的液体进入体内后，容易从血管内移向间质组织，反复的电解质输入，可引起充血性心力衰竭。此外，由于免疫反应容易引起肺泡毛细血管损伤，水分渗入肺泡内可致肺水肿。

**4. 出血倾向**

血浆交换疗法时，血浆交换 4L，即可使凝血酶、凝血酶原、部分凝血活酶时间延长，血小板减少，纤维蛋白原减少。但大部分凝血系统参数于血浆交换疗法后 4 小时恢复正常，故发生出血者较少见。

**5. 血栓**

由于血浆交换疗法引起机体的抗凝因子、抗凝血酶显著降低所致的高凝状态所引起。

**6. 过敏反应**

新鲜冰冻血浆含有各种异性蛋白，故可引起过敏反应，因此当施行血浆交换疗法时应使用抗组胺药物或肾上腺皮质激素。

## 三、神经阻滞疗法

神经痛可采用神经阻滞法治疗。短期疗效肯定。但容易复发，虽可再次阻滞，其疗效则愈来愈差。由于其方法简便，痛苦较小，仍为临床普遍采用。注射药物选用 2％的普鲁卡因、98％无水乙醇、维生素 $B_{12}$ 等。

## （一）三叉神经阻滞术

**1. 适应证**

(1)应用药物治疗效果不佳或无效而患者暂时不愿或不宜施行手术者。

(2)发作频繁,疼痛严重以致营养情况较差者,可先作阻滞术使疼痛缓解,全身情况改善,为手术治疗创造条件。

**2. 阻滞点**

(1)第 1 支(眼支):在眶上孔行眶上神经阻滞术。

(2)第 2 支(上颌支):在眶下孔行眶下神经阻滞术。

(3)第 3 支(下颌支):在颅底卵圆孔行颏神经阻滞术。

(4)半月神经节阻滞:适于多支疼痛或经各支阻滞后未能止痛者。

## （二）面神经阻滞术

**1. 适应证**

(1)面肌抽搐发作频繁而严重,影响日常生活工作者。

(2)排除桥小脑角占位性病变而又不能行面神经显微血管减压术者。

**2. 阻滞点**

乳突尖前 1.5cm 处进针达茎乳孔面神经主干。

## （三）枕大神经阻滞术

**1. 适应证**

枕大神经痛,仅作暂时缓解症状之用。

**2. 阻滞点**

枕大神经压痛点,常位于枕外粗隆下 2cm 的水平线上,离中线 2～4cm 处。

## （四）肋间神经阻滞术法

**1. 适应证**

(1)胸背部带状疱疹所致的局部疼痛。

(2)胸椎病变压迫神经根所致的根痛。

(3)脊髓肿瘤所致的根痛,可暂时缓解症状。

**2. 阻滞点**

疼痛部位的神经分布阻滞相应的肋间神经。常从肋骨下缘与腋前线、腋中线或腋后线的交点为进针点;或于肩胛骨内缘至各棘突连线之间的中线与肋骨下缘的交点进针。

# 四、肾上腺皮质激素疗法

用于治疗神经系统疾病常用的肾上腺皮质激素有:泼尼松、氢化泼尼松、甲泼尼松、地塞米松、氢化可的松。主要通过其抗炎、抗过敏和免疫抑制起作用。同等剂量的肾上腺皮质激素对不同患者的反应可能有很大的差异。这一方面是由于疾病的性质、范围和严重程度不同所致；另一方面与肾上腺皮质激素的吸收和排泄不同也有关。

**1. 神经系统疾病适应证**

(1)重症肌无力、多发性硬化、视神经脊髓炎。

(2)格林-巴利综合征、多发性肌炎和皮肌炎及感染性多发性神经病等自身免疫疾病。

(3)急性脊髓炎、脊髓蛛网膜炎。

(4)急性脊髓损伤治疗应在创伤后 8 小时内开始。

(5)有原发性或转移性肿瘤,和/或手术及放疗引起的脑水肿、创伤性脑水肿。

(6)颅内炎症、面神经炎等。

**2. 禁忌证**

(1)全身性真菌感染,和已知对肾上腺皮质激素过敏者。

(2)相对禁忌证:儿童、糖尿病、高血压、有明显症状的某些感染性疾病,如结核病,或有明显症状的某些病毒性疾病,如波及眼部的疱疹及带状疱疹。

**3. 使用方法**

(1)用药期限:为消除炎症、减轻水肿等通常用药时间较短,一般仅有数天或数周。如良性颅内压增高、颅内炎症、面神经炎、急性格林-巴利综合征等。大多数在急性期用 7～10 天冲击剂量,治疗时限 10 天以内者,可突然停药,无需渐撤药。对有复发倾向自身免疫性疾病,如重症肌无力、多发性硬化、多发性肌炎、慢性格林-巴利综合征等,需较长的服药时间,至少数月,甚至 1～2 年。

(2)长期治疗者,应选用钠潴留作用小、下丘脑-垂体-肾上腺轴抑制作用小、生物半衰期短、能 1 天 1 次使用,可转换成隔日疗法的中效制剂。剂量递减 10%/10 天。

(3)大剂量冲击疗法

①适用于:疾病严重恶化或对常规治疗无反应的自身免疫性疾病;重症肌无力危象为争取短期内取得疗效者;多发性硬化、感染性多发性神经病等自身免疫性疾病者;

②可选用甲强龙 1000mg/d,静脉滴注,连用 3 天,再递减;或地塞米松 20～30mg/d,静脉滴注。待症状获稳定后渐减。

**4. 副作用及其防治**

大剂量长时间应用不仅容易出现类库欣综合征(满月脸、肥胖、痤疮、多毛、浮肿)以及失眠、高血压、白细胞增高等轻度副作用,还可引起一些少见而较为严重的副作用。必须仔细观察,积极防治。

(1)水电解质紊乱:水钠潴留、低钾、高血压。防治措施:限钠、补钾和钙;

(2)肌肉、骨骼系统:肌无力、类固醇性肌病、骨质疏松、压缩性脊柱骨折、病理性骨折。防治措施:给予维生素 D 和钙剂,可用氢氯噻嗪 25mg,2 次/天;

(3)胃肠道:溃疡、出血甚至穿孔。防治措施:有胃溃疡病史者慎用。确有必要时采用静脉注射;并用胃黏膜保护剂、制酸剂;定期复查大便潜血试验;

(4)神经系统:颅内压增高、癫痫发作、精神症状(常为欣快、失眠不安、谵妄,个别会出现抑郁和镇静)。防治措施:减药或者停药;使用相应的镇静剂或抗精神病或抗抑郁药物对症处理;

（5）皮肤：妨碍伤口愈合、皮肤薄脆、淤点和淤斑；

（6）代谢和内分泌：糖代谢异常致血糖增高和葡萄糖尿。脂肪代谢异常导致脂肪重新分布，呈向心性肥胖。防治措施：控制饮食，服用降糖药，减少激素的剂量甚至停药；

（7）眼：长期使用可引起后囊下白内障、青光眼、增加眼部激发真菌或病毒感染的机会。主要是定期查眼，预防上述不良反应。

## 五、大剂量静脉免疫球蛋白疗法

静脉大剂量免疫球蛋白制剂是从大量健康人群混合血浆中加入硫酸铵及酒精，再分离、提取制备而成，主要含有四种亚类的 IgG 单体分子和微量的 IgA，其 IgG 四种亚类的构成比与正常人血浆相似。

**1. 神经系统疾病适应证**

（1）重症肌无力，炎性肌病等自身免疫性疾病；

（2）多发性硬化，急、慢性格林-巴利综合征，多灶性运动神经病等脱髓鞘性疾病。

**2. 禁忌证**

（1）对人免疫球蛋白过敏或有其他严重过敏史者；

（2）有 IgA 抗体的选择性 IgA 缺乏者。

**3. 使用方法**

一般应用大剂量免疫球蛋白 $0.4g/(kg \cdot d)$，静脉滴注，连续 5 天为 1 个疗程。

**4. 副作用**

一般无不良反应，或者很轻。

（1）有传染病毒和其他疾病的可能，老年人有发生电解质紊乱或因血液黏滞度增高而发生脑血管病的可能；

（2）常见的有头痛、畏寒、心悸及胸部不适等，多发生在治疗后 1 小时，减慢注射速度症状可消失。疲劳、发热和恶心多出现在输液后，可持续 24 小时。

## 六、化学免疫抑制剂

近年来的研究证实对神经科常见的自体免疫性疾病（重症肌无力、多发性硬化和慢性复发性格林-巴利综合征等），不仅用生物免疫抑制剂-肾上腺皮质激素有效而且用化学免疫抑制剂治疗也有效，甚至有些用前者长期治疗无效的患者而用后者却可见到显著效果。化学免疫抑制剂就是对机体的免疫反应具有抑制作用的化学药物，如常用的烷化剂—环磷酰胺；嘌呤拮抗剂—硫唑嘌呤和 6-巯基嘌呤；叶酸拮抗剂—甲氨蝶呤和抗生素类—环孢霉素等。

**1. 适应证**

主要用于自身免疫血管性疾病，如重症肌无力、多发性肌炎、多发性硬化和慢性复发性格林-巴利综合征等。特别在下列情况下：①大剂量肾上腺素皮质激素治疗无效者；②长期使用肾上腺皮质激素治疗，因副作用较大而不能耐受者；有精神病、糖尿病、溃疡病而不宜用肾上腺皮质激素治疗者；激素减量即复发者。

**2. 使用方法**

对重症肌无力、多发性肌炎、多发性硬化和慢性复发性格林-巴利综合征 4 种肯定的自身免疫系统相关性神经肌肉疾病均需要较长时间的用药否则容易复发。不同的药物应采用不同的给药方法。

(1)大剂量冲击疗法：如环磷酰胺和甲氨蝶呤，目前多采用间歇冲击疗法；

(2)小剂量长程疗法：如硫唑嘌呤、环孢霉素和环磷酰胺。

**3. 副作用**

(1)环磷酰胺的副作用：骨髓抑制作用(白细胞和血小板减少)、脱发、带状疱疹，个别出现出血性膀胱炎；

(2)硫唑嘌呤和 6-巯基嘌呤的副作用：骨髓抑制、胃肠症状、肝功能损害和高热；

(3)甲氨蝶呤的副作用：较少，偶可导致白细胞减少和肝功能损害；

(4)环孢霉素的副作用：据报道，用于多发性硬化时副作用明显较硫唑嘌呤组高 2 倍以上。用于重症肌无力时，少数出现轻度恶心、腹泻、头痛及血肌酸增高，减量后未再加重，停药后恢复正常。


# 第四节　基因治疗策略


## 一、基因治疗概论

基因治疗是将特定的遗传物质转入特定的靶细胞，最终达到预防或改变疾病状态。运载治疗性遗传物质的工具叫做载体，目前载体通常以病毒为主，非病毒载体也可以使用，如脂质体载入法、基因枪、裸露 DNA 直接转移法等。

## 二、基因治疗策略和技术

**1. 基因治疗策略**

在基因治疗中，根据对宿主病变细胞基因采取的措施不同，可分为 4 大策略：①基因置换：用正常基因取代致病基因，使致病基因永久得到更正；②基因增强：将目的基因导入病变细胞，目的基因表达产物改变缺陷细胞的功能或使原有的功能得到加强；③基因失活：应用反义技术或 RNA 干扰技术特异地封闭和抑制有害基因的表达；④基因修正：纠正致病基因的突变碱基序列，保留正常部分。

**2. 基因治疗的技术**

(1)体内基因治疗(in vivo)：利用适当的重组病毒或化学基因转移载体将目的基因以及有治疗作用的蛋白，装配于特定的真核细胞表达载体直接导入体内的靶组织。此途径技术要求高，导入的治疗基因及载体必须安全，难度高，适宜大规模生产。

(2)回体基因治疗(ex vivo)：在体外先对适当的细胞进行基因修饰，使其能表达特定的重组蛋白，然后将修饰后细胞移植入活体神经组织，使可替代的神经递质、营养因子或其他具有生物活性的治疗因子引入,以图恢复正常的神经功能。此途径容易操作,由于使用人体细胞,尤其自体细胞,解决了安全性问题,但不适宜大规模生产。

## 三、基因治疗现状

### 1. 神经系统变性疾病

(1)帕金森病(Parkinson's disease,PD):PD 基因治疗的主要策略是:①在病变黑质导入参与左旋多巴及多巴胺合成、影响多巴胺代谢的生物分子,增加纹状体多巴胺合成,弥补黑质纹状体系统多巴胺含量不足,起治疗作用;②在病变部位导入防止多巴胺神经元死亡或促进神经元死亡或促进神经元功能恢复的保护基因,防止病情恶化或减轻症状。酪氨酸羟化酶(TH)将酪氨酸转化为左旋多巴,是多巴胺合成的限速酶,左旋多巴经左旋芳香族氨基酸脱羧酶(AADC)脱羧成多巴胺。PD 患者脑内 TH 和 AADC 活性下降,多巴胺减少而发病,提高 TH 及 AADC 活性可改善症状。将表达外源 TH、AADC 的遗传修饰工程细胞植入或将 TH、AADC 基因直接注入纹状体,是 PD 基因治疗的主要策略。

(2)阿尔茨海默病(Alzheimer's disease,AD):AD 早期基因治疗策略是向脑内移植遗传修饰后能产生 NGF 的神经细胞系,但供体-宿主相容性限制了神经细胞系的应用。用经遗传修饰可产生神经生长因子的成纤维细胞、胚胎胆碱能神经元等工程细胞可望治疗 AD,脑内海马移植经遗传修饰可产生胆碱乙酰转移酶的成纤维细胞可产生乙酰胆碱。但是临床上的 AD 是一个复杂的、多系统神经变性的疾病,基底神经核群胆碱能神经元变性只是其表现的一个方面,而且迄今为止,还未能制造出与临床 AD 确切相似的动物模型。因此,对该病的基因治疗的实际应用还有待于将来许多技术方面的改进或突破。

(3)肌萎缩侧索硬化(ALS)。

(4)Duchenne 肌营养不良症(DMD):是位于 Xp21 的抗肌萎缩蛋白(dystrophin,Dys)基因突变导致细胞骨架蛋白 Dys 缺乏,从而引起肌细胞膜的形态及功能损害,使肌纤维变性坏死。因此纠正 Dys 在肌细胞膜上的表达缺陷是根治本病的关键。目前,采用质粒和 DNA 脂质体直接注射、修饰病毒载体转染等,使外源性基因进入病变肌肉修复肌肉 Dys 蛋白。但缺点都是不能广泛分布和表达时间短。目前认为用病毒载体进行 DMD 的基因治疗最有前途。从 20 世纪 90 年代以来已有人开始研究对 DMD 等试用成肌细胞的移植疗法,实际上是一种细胞与基因的结合治疗。经临床试验的儿童中,在应用了 9～12 个月的治疗后,已有部分患儿的肌组织中见到 Dys 增高,随意运动的肌力有所增强等效应。但仍需较长时间的随访观察。

### 2. 神经系统遗传代谢性疾病

(1)苯酮尿症(PKU)研究较多的一种:常用的方法是用其缺乏的酶-苯丙氨酸羟化酶(PAH)基因修饰的细胞直接导入或经过病毒载体导入类似 PKU 的模型动物,可以在动物的肝细胞中检出有 PAH 活性的酶。目前,对在体或离体肝细胞中外源性基因的转移和表达都已经被公认,但如何使植入的基因能在受体内较长时间的表达却未能解决,因此还不能达到临床试用的阶段。

(2)肾上腺脑白质营养不良(Adrenoleukodystroph,ALD):是以脑白质进行性脱髓鞘为特征的 X 连锁隐性遗传病,细胞内 β-氧化的能力缺失。ALD 基因突变位于 Xq28。ADL 基因治疗策略以基因置换及基因增强为主,在近来的体外实验中,用正常人的 ALD 蛋白的 cDNA 转染于患者的成纤维细胞后可增加细胞的 β-氧化能力。尚未进入临床应用。

### 3. 神经系统缺血性疾病

基因治疗策略是导入血管生长因子(VEGF、b-FGF)基因促进血管再生或调节血管功能;采用反义寡核苷酸抑制缩血管因子及受体功能、促进抑凋亡基因的表达、逆转迟发性神经元损害;导入神经生长因子促神经元再生、改善缺血区的脑功能、抑制多种细胞因子作用及减少缺血后细胞毒性反应等。迄今尚无将遗传物质导入血管、脑组织和脑室治疗人类脑卒中的报道。脑卒中的基因治疗临床应用尚存在不少问题首先是有治疗价值的目的基因筛选,随着人类基因组计划的进展,会鉴定出更多的缺血性脑血管病的遗传学危险因素,脑缺血病理生理机制的研究会提供更多用于治疗的目的基因;其次是转基因,目前心血管疾病的血管内基因转移技术已经建立,可以起到借鉴作用。

### 4. 神经系统损伤

目前的研究主要针对脊髓的损伤。基因治疗的策略主要通过转基因技术提供合适的有利于中枢神经再生的微环境,主要是神经营养因子,如脑源性神经营养因子(BDNF)、睫状神经营养因子(CNTF)、神经营养素 3/4/5(NT3/4/5),以及碱性成纤维细胞生长因子(bFGF)等。这些因子具有中枢神经系统营养作用,并参与其损伤后修复。采用病毒载体为主,如腺病毒和逆转录病毒。目前的脊髓损伤的基因治疗尚处在实验探索阶段,存在不少问题有待解决,如目的基因的选择、载体的选择、免疫排斥反应、受体细胞在脊髓长期存活和持续表达等。

### 5. 神经系统肿瘤

应用基因治疗神经系统肿瘤的研究,目前仍主要集中在常见的胶质瘤类。常选用病毒载体,如逆转录病毒、腺病毒、腺相关病毒及单疱病毒等。由于腺病毒载体的宿主范围广、易纯化、滴度高、安全性高、使用方便,能直接原位注射,转移率高达 100%,可以感染分裂期和非分裂期肿瘤细胞,目前应用较多。目前恶性胶质瘤的基因治疗研究热点有:①自杀基因治疗:用载体将自杀基因(存在于细菌和病毒中的酶代谢基因,哺乳动物一般不存在此基因)导入宿主细胞,给宿主投以低毒性细胞毒药物,只对基因导入的细胞进行特异性杀伤。美国 NIH(1992年)批准第一个用腺病毒介导单纯疱疹病毒胸腺嘧啶核苷激酶/丙氧鸟苷(HSV-tk/GCV)系统治疗脑胶质瘤的临床方案。用携带自杀基因的逆转录病毒载体治疗脑肿瘤的优势是:逆转录病毒载体只能在 DNA 合成活跃的肿瘤细胞整合和表达目的基因,正常脑组织不被转染治疗基因,不受 GCV 影响;恶性脑胶质瘤相对局限,很少远隔转移;被转导的肿瘤细胞及逆转录病毒载体包装细胞,可被宿主免疫系统及 GCV 治疗杀死,消除插入突变的潜在风险;②脑肿瘤细胞导入过度表达癌基因的反义 RNA 或抑癌基因,如针对癌基因 ras、IGF-1、端粒酶的反义 RNA 基因治疗。端粒酶是一种核糖核蛋白体复合物,有别于一般的 DNA 聚合酶,是专一性逆转录酶,能以自身 RNA 组分为模板从头合成端粒,使染色体末端延长。端粒酶使细胞永生,生殖细胞以外的正常细胞几乎没有这种酶,即使存在含量极微,但大多数肿瘤细胞都发现此种酶过剩。可使用反义 RNA 技术使端粒酶失活,导致细胞凋亡。也可针对抑癌基因的基因治疗。但目前仍处于实验阶段。

## 四、神经系统基因治疗的风险和展望

归根结底,有关神经系统基因治疗,虽然已经积累了大量的离体与活体的实验性资料,但是从实际应用的角度而言,目前大多数还处于初步探索阶段。

### 1. 人体基因治疗试验的风险

病毒载体携带基因进入人体,不仅靶细胞发生改变,其他细胞也可发生改变,也存在新基因在 DNA 错位加入的可能,导致癌症或其他损害的风险。当 DNA 直接注入肿瘤或用脂质体传递时,也存在外来基因进入生殖细胞产生遗传变异的微小机会。科学家们担心转入基因过分表达,合成过多原先没有的蛋白质而产生危害。但迄今为止,这些问题在人体基因治疗试验中尚未发生。

### 2. 神经系统基因治疗的技术问题

中枢神经系统(CNS)有完整的血脑屏障,从周围组织、器官或血液向脑内导入基因转移载体有天然的障碍;CNS 功能和疾病的分子机制,至今还有许多方面未能阐明,而且大多数的神经变性病,目前仅能了解其发病机制的某些环节,而不是起病的病因。因此,通过基因修饰而得到彻底治愈的机会极少;神经系统遗传代谢病,在胚胎期中已经有大量的毒性物质在脑内积累,因此这一类疾病的基因治疗,必须在胚胎期就开始进行才能获得较满意的疗效;大多数神经细胞很难分离,因此难于进行原代培养和基因修饰。

### 3. 未来发展

随着基因治疗技术方法的不断进展,上述的诸多难点有一些已经获得部分的解决。科学家需要解决基因分离和注入干细胞治疗免疫和血液障碍,用更好的办法传递基因进入体内。为了有效的治疗癌症、艾滋病及变性和遗传代谢性等疾病,需要开发可直接注入体内的载体,并可准确进入遍布全身的靶细胞(如癌细胞),把所需基因嵌入细胞 DNA 中。还需解决将基因始终传递到患者遗传物质准确位置的方法(消除基因转移诱发癌症的风险)保证移植基因受人体正常生理信号的控制。

# 第七章

# 会诊及转诊决策

- - - - - - - - - - - - - - - - - - - - - - - - - - - - - - - - - - - - - - - - - - - - - -

## 第一节　会诊决策

凡遇疑难病例,应及时申请会诊。

(1)科间会诊:由经治医师提出,上级医师同意,填写会诊单。如需专科会诊的轻病员,可到专科检查。

(2)急诊会诊:被邀请的人员,必须随请随到。

(3)科内会诊:由经治医师或主治医师提出,科主任召集有关医务人员参加。

(4)院内会诊:由科主任提出,经医务科同意,并确定会诊时间,通知有关人员参加。

## 第二节　转诊决策

(1)医院因限于技术和设备条件,对不能诊治的患者,由科内讨论或由科主任提出,经医务科批准,提前与转入医院联系,征得同意后方可转院。

(2)患者转院,如估计途中可能加重病情或死亡者,应留院处置,待病情稳定或危险过后,再行转院。较重患者转院时应派医护人员护送。患者转院时,应将病历摘要随患者转去。

(3)本科不能处理的患者,需转他科治疗时,建议及时转专科门诊,或请其他科会诊并同意后转科治疗,并记录好病情简介。

# 第八章

# 专科医师门诊职责

## 第一节　住院医师职责

(1)在门诊部领导和各上级医师指导下,分担神经内科门诊部患者的诊断、治疗工作。

(2)坚持首诊医师负责制。应详细询问病史,进行必要的体格检查,认真书写门诊病历,给患者开写处方。如需转专科门诊或请其他科会诊的患者,应写好病历,做好有关检查。

(3)对多次门诊未能确诊或治疗上有困难的患者,应及时请示上级医师或转专科门诊,以求得妥善处理。

(4)需收住院患者,一般情况下应做好必要的检查方能收治。

(5)担任门诊综合值班、出诊工作。对急诊患者做好急救治疗处理。单独值班时,根据病情有权决定留治或转院。严格做好病情观察和记录,做好值班交接工作。

(6)遇到大批外伤、中毒、传染患者时,应及时上报,并采取相应措施。

(7)认真执行各项规章制度和技术操作常规。亲自操作或指导护士进行各种重要的检查和治疗,保障医疗安全,严防差错事故,避免发生医疗事故及医疗纠纷。

(8)认真学习、运用国内外先进医学科学技术,积极开展新技术、新疗法,参加科研工作,及时总结经验。

(9)随时听取门诊患者的意见,做好患者的思想工作。

(10)注意保持门诊的清洁、整齐、安静,改善候诊环境。

## 第二节　主治医师职责

(1)在门诊部领导和各上级医师指导下,分担神经内科门诊医疗、预防、保健、教学和科研工作。

(2)实行首诊医师负责制。应详细询问病史,进行必要的体格检查,认真书写门诊病历,给患者开写处方。如需转专科门诊或请其他科会诊的患者,应写好病历,做好有关检查。

（3）发现传染病,按规定报告,并采取相应措施。

（4）负责门诊重症患者的抢救。解决较复杂、疑难诊疗技术问题。

（5）对多次门诊未能确诊或治疗上有困难的病员,应及时请示上级医师或转专科门诊,以求得妥善处理。

（6）参加门诊值班、出诊及院内的各种医疗服务。

（7）负责指导进修医师和住院医师解决较复杂、疑难技术问题,认真修改各种医疗文件,指导技术操作,并负责其技术考核,防止差错事故。

（8）学习和运用国内外先进诊疗技术,开展新业务、新技术和科研工作。做好资料积累,总结经验,撰写学术论文。

# 第三节 （副）主任医师职责

（1）在门诊部主任领导下,负责指导并参与门诊医疗、预防保健、教学和科研工作。

（2）坚持首诊医师负责制。参加危重、疑难患者的门诊、会诊和抢救,解决神经内科疑难技术问题。

（3）组织担任教学,帮助下级医师提高专业理论、技术操作水平和解决复杂、疑难技术问题的能力。指导进修、实习医师的培训。

（4）掌握国内外本专业技术发展动态,开展科学研究,总结经验,撰写学术论文。

# 参 考 文 献

1　徐运,周国庆,赵杨. 神经系统疾病鉴别诊断学. 上海:第二军医大学出版社,2008

2　粟秀初,孔繁元,黄如训. 眩晕的临床诊断和治疗流程建议之一. 中国神经精神疾病杂志,2003,29(4):314—317

3　王维治. 神经病学[M]. 北京:人民卫生出版社,2006.

4　史玉泉,周孝达. 实用神经病学[M]. 3版. 上海:上海科学技术出版社,2004.

5　Caplan L. Posterior circulation ischemia:then,now,and tomorrow[J]. Stroke,2000,31:2011—2023

6　Duus P, Topical diagnosis in neurology[M]. 刘宗惠,胡维夷,译. 北京:海洋出版社,2003.

7　Asbury A K,Mckhann G M,McDald,W I,et al. Disease of the nervous system[M]. 3rd ed. The United Kingdom:Cambridge University Press,2002:678—691.

8　王荫华. 汉语失语症及失语类型的鉴别诊断流程[J]. 中国康复理论与实践,1997,1(3):10.

9　陈卓铭. 临床汉语失语症诊疗新进展[J]. 广东医学,2004,25(11):1.

10　Victor M,Ropper A H. Adams and Victor's principle of neurology [M]. 7th ed. 北京:科学出版社,2001:499—522

11　Goetz C G. Topical diagnosis in neurology[M]. 2nd ed. The Unite States of Americal:Alsevier Science,2003:77—78

12　张玉梅,王拥军,周筠. 原发性进行性失语[J]. 中国康复理论与实践,2005,11(6):453

13　Mesulam M M. Primary progressive aphasia[J]. Ann Neurol,2001,49:425—432.

14　Poeck K,Luzzatti C. Slowly progressive aphasia in three patiens:the problem of accompanying neuropsychological deficit[J]. Brain,1988,111:151—168.

15　Bhidayasiri R,Plant G T,Leigh R J,A hypothetical scheme for the brainstem control of vertical gaze [J]. Neurology,2000,54:1985—1993.

16　Johkura K,Komivama A,Kuroiwa Y. Eye deviation in patients with one-and-a-half syndrome[J]. Eur Neurol,2000,44(4):210—215.

17　Carr M,Ross,D,Zuker R. Cranial nerve defects in congenital facial palsy[J]. Otolaryngology,1997,26(2):80—87.

18　HelmchenC,Rambold H,Fuhry L,et al. Deficits in vertical and torsional eye movements after uni-bilateral muscimol inactivation of the interstitial nucleus of the alert monkdy[J]. Exp Brian Res,1998,119(4):436—452.

19　Angela D,Kyle R A,Lacy M Q,et al. POEMS syndrome:definitions and long-term outcome[J]. Biood,2003,101:2496—2506.

20　Dain S J. Clinical colour vision tests[J]. Clin Optom,2004,87:276—293.

21　Fizazik,Asseiain B,Vincent S A,et al. Meningealcarci nomatosisinpatients with breast carcinoma [J]. Cancer,1996,77:1315—1326.

22　Husain M,Mannan S,Hodgson T,et al. Impaires spatial working memory across saccades contributes to abnormal search in parietal neglect[J]. Brain,2001,124:941—952.

23　林锦镛. 葡萄膜疾病[M]//孙为荣. 眼科病理学,北京:人民卫生出版社,1996:237—238.

24 裘法祖.外科学[M].4版.北京:人民卫生出版社,1995:289-294

25 张振馨.认知功能障碍研究进展[J].中华内科杂志,2005,44(8):633.

26 李舜伟.认知功能障碍的诊断与治疗[J].中国神经精神疾病杂志,2006,32(2):189.

27 Feilman H H,Jacova C,Mild cognitive impairment[J].Am J Geriatr Psychiatr,2005,13(8):645.

28 Petersen R C,Doody R,Kurz A,et al. Current concepts in mild cognitive impairment[J].Arch Neurol, 2001,58:1985-1992.

29 王新德.老年人痴呆的定义分类诊断和鉴别诊断[J].中华老年医学杂志,2005,24(1):5.

30 中华医学会神经病学会.血管性痴呆的诊断标准草案[J].中华神经科杂志,2002,35(4):246.

31 赵鹏,张本恕.发作性运动诱发性舞蹈指痉症[J].中国现代神经疾病杂志,2004,4(4):224-226.

32 Korczyn A D,Reichmann H. Dementia with Lewy bodies[J].Neurol Sci,2006,248(1-2):3-8.

33 Cardoso F,Chorea gravidarum[J].Arch Neurol,2002,59(5):868-870.

34 刘道宽,蒋雨平,江澄川,等.锥体外系疾病[M].上海:上海科学技术出版社,2000.

35 高旭光.神经内科门诊手册.沈阳:辽宁科学技术出版社.2005

36 Charles Warlow主编.吴士文译.THE LANCET 神经病学治疗手册.北京:人民军医出版社,2008年8月第一版。

37 王笑中,焦守恕,肖镇祥.神经系统疾病症候学.北京:人民卫生出版社.

38 董为伟,郑履平,罗勇等.神经系统疾病治疗学.北京:科学出版社,2007年1月第一版.

39 江帆,赵振环.睡眠障碍.广州:暨南大学出版社,2008年

40 内山真(日)主编.谭新译.睡眠障碍诊疗指南.西安:第四军医大学出版社,2005年

41 Chaeles Warlow主编.吴士文,刘若卓,徐金刚,崔芳译.神经病学治疗手册,北京:人民军医出版社, 2008年

42 赵忠新主编.临床睡眠障碍学.上海:第二军医大学出版社,2003年

43 张熙主编.现代睡眠医学.北京:人民军医出版社,2007年

44 失眠定义、诊断及药物治疗专家共识(草案).中华神经科杂志,2006年

45 阻塞性睡眠呼吸暂停低通气综合征诊疗指南(草案).中华结核和呼吸杂志,2002年